神经内科常见病鉴别诊断与治疗

主编　赵庆玲　宋珊珊　郭志男　孟宪华

霍　莹　宋秋云　李　璐

黑龙江科学技术出版社

HEILONGJIANG SCIENCE AND TECHNOLOGY PRESS

图书在版编目（CIP）数据

神经内科常见病鉴别诊断与治疗 / 赵庆玲等主编
. -- 哈尔滨：黑龙江科学技术出版社，2023.2
ISBN 978-7-5719-1797-5

Ⅰ．①神… Ⅱ．①赵… Ⅲ．①神经系统疾病－诊疗
Ⅳ．①R741

中国国家版本馆CIP数据核字（2023）第029069号

神经内科常见病鉴别诊断与治疗
SHENJINGNEIKE CHANGJIANBING JIANBIEZHENDUAN YU ZHILIAO

主　　编	赵庆玲　宋珊珊　郭志男　孟宪华　霍　莹　宋秋云　李　璐
责任编辑	陈兆红
封面设计	宗　宁
出　　版	黑龙江科学技术出版社
	地址：哈尔滨市南岗区公安街70-2号　邮编：150007
	电话：（0451）53642106　传真：（0451）53642143
	网址：www.lkcbs.cn
发　　行	全国新华书店
印　　刷	黑龙江龙江传媒有限责任公司
开　　本	787 mm×1092 mm　1/16
印　　张	23.5
字　　数	592千字
版　　次	2023年2月第1版
印　　次	2023年2月第1次印刷
书　　号	ISBN 978-7-5719-1797-5
定　　价	198.00元

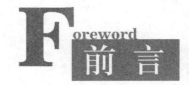

前言

　　神经内科疾病具有高发病率和高致残率的特点，严重影响患者的自理能力与生活质量，造成了极大的家庭与社会负担。而且，由于神经系统解剖的复杂性、致病因素和病情种类的多样性，以及人类社会环境的变迁、神经系统疾病谱系的变化，神经系统疾病的诊疗存在着相当大的难度。这需要医师们时刻以患者为中心，在临床实践中努力学习、刻苦钻研、善于总结，不断提升自己的诊疗水平，最大限度地解除患者的痛苦。

　　近年来，随着神经影像技术、基因检测技术的飞速发展，神经系统疾病的诊疗水平得到了空前的提升，大量先进的诊断技术和治疗方法应用于临床。对于神经内科常见病和多发病，国内外神经学界总结和推荐了一系列标准治疗方案和指南；对于一些神经系统少见病和罕见病的诊断和治疗也有了新的思路和途径。但目前全面系统地介绍神经内科疾病诊疗标准的书籍并不多见。为此，我们特邀多位长期工作于临床一线的专家，在参阅大量相关文献和资料的基础上，编写了《神经内科常见病鉴别诊断与治疗》。

　　本书从临床实际出发，力求用最简洁的方式介绍神经内科常见疾病的诊断、鉴别诊断和治疗方案，同时向读者展示疾病诊疗的最新进展。在内容编排上，首先简要介绍了神经内科疾病常见症状；然后针对神经内科临床工作中遇到的常见病和多发病，详细阐述了其病因与发病机制、临床表现、诊断思路、鉴别诊断要点、治疗原则及疗效判定标准；最后针对现代神经内科的热点问题，介绍了神经内科疾病的康复治疗和介入治疗，以及神经内科常见疾病的护理。本书反映了神经内科领域中的最新进展，并汇集了编者的宝贵临床经验，内容简明扼要，结构清晰、明确，实用性较强，有助于临床医师对神经系统疾病迅速做出正确的诊断和恰当的治疗，可供神经内科临床医生借鉴与参考。

　　由于编者学识水平有限、编写时间仓促，书中难免存在疏漏、错误和不足之处，殷切希望广大同仁批评指正。

《神经内科常见病鉴别诊断与治疗》编委会
2022 年 12 月

C目录
ontents

第一章 神经内科疾病常见症状

第一节 昏 迷

一、诊断思路

昏迷是脑功能衰竭的突出表现,是由各种病因引起的觉醒状态与意识内容及身体运动均完全丧失的一种极严重的意识障碍,对剧烈的疼痛刺激也不能觉醒。

意识是自己处于觉醒状态,并能认识自己与周围环境。人的意识活动包括"觉醒状态"与"意识内容"两个不同但又相互有关的组成部分。前者是指人脑的一种生理过程,即与睡眠呈周期性交替的清醒状态,属皮质下激活系统的功能;后者是指人的知觉、思维、情绪、记忆、意志活动等心理过程(精神活动),还有通过言语、听觉、视觉、技巧性运动及复杂反应与外界环境保持联系的机敏力,属大脑皮质的功能。意识正常状态即意识清醒,表现为对自身与周围环境有正确理解,对内外环境的刺激有正确反应,对问话的注意力、理解程度及定向力和计算力都是正常的。意识障碍就是意识由清醒状态向着昏迷转化,是指觉醒水平、知觉、注意、定向、思维、判断、理解、记忆等许多心理活动一时性或持续性的障碍。尽管痴呆、冷漠、遗忘、失语等,都是意识内容减退的表现,但只要在其他行为功能还能做出充分和适当的反应,就应该认为意识还是存在的。

按照生理与心理学基础可将意识障碍分为觉醒障碍和意识内容障碍两大类。

根据检查时刺激的强度和患者的反应,可将觉醒障碍区分为以下 5 级:①嗜睡,主要表现为病理性睡眠过深,患者意识存在,对刺激有反应,瞳孔、角膜、吞咽反射存在,唤醒后可作正确回答,但随即入睡,合作欠佳。②昏睡或朦胧,是一种比嗜睡深而又较昏迷稍浅的意识障碍。昏睡时觉醒水平、意识内容及随意运动均减至最低程度。患者不能自动醒转,在持续强烈刺激下能睁眼、呻吟、躲避,意识未完全丧失,对刺激反应时间持续很短,浅反射存在,可回答简单问题,但常不正确。③浅昏迷,仅对剧痛刺激(如压迫眶上神经)稍有防御性反应,呼之偶应,但不能回答问题,深浅反射存在(如吞咽、咳嗽、角膜和瞳孔光反射)。呼吸、血压、脉搏一般无明显改变。④中度昏迷,对强烈刺激可有反应,浅反射消失,深反射减退或亢进,瞳孔光反射迟钝,眼球无转动,呼吸、血压、脉搏已有明显改变,常有尿失禁。⑤深昏迷,对一切刺激均无反应,瞳孔光反射迟钝或消失,四肢张力消失或极度增高,并有尿潴留,呼吸不规则,血压下降。

意识内容障碍有以下 3 种:①意识混浊,包括觉醒与认识两方面的障碍,为早期觉醒功能低下,并有认识障碍、心烦意乱、思考力下降、记忆力减退等。表现为注意力涣散,感觉迟钝,对刺激的反应不及时,不确切,定向不全。②精神错乱,患者对周围环境的接触程度障碍,认识自己的能力减退,思维、记忆、理解与判断力均减退,言语不连贯并错乱,定向力亦减退。常有胡言乱语、兴奋躁动。③谵妄状态,表现为意识内容清晰度降低,伴有睡眠-觉醒周期紊乱和精神运动性行为。除了上述精神错乱以外,尚有明显的幻觉、错觉和妄想。幻觉以视幻觉最为常见,其次为听幻觉。幻觉的内容极为鲜明、生动和逼真,常具有恐怖性质。因而,患者表情恐惧,发生躲避、逃跑或攻击行为,以及运动兴奋等。患者言语可以增多,不连贯,或不易理解,有时则大喊大叫。谵妄或精神错乱状态多在晚间加重,也可具有波动性,发作时意识障碍明显,间歇期可完全清楚,但通常随病情变化而变化,持续时间可数小时、数天甚至数周不等。

(一)病史和检查

任何原因所致的弥漫性大脑皮质和/或脑干网状结构的损害或功能抑制均可造成意识障碍和昏迷。因此,对昏迷的诊断需要详询病史、细致而全面的体检及必要的辅助检查。

病史应着重了解:①发生昏迷的时间、诱因、起病缓急、方式及其演变过程。如突然发生、进行性加剧、持续性昏迷者,常见于急性出血性脑血管病、急性感染中毒、严重颅脑损伤等;缓慢起病、逐渐加重多为颅内占位性病变、代谢性脑病等。②昏迷的伴随症状及相互间的关系。如首先症状为剧烈头痛者要考虑蛛网膜下腔出血、脑出血、脑膜炎;高热、抽搐起病者结合季节考虑乙型脑炎、流行性脑脊髓膜炎;以精神症状开始应考虑脑炎、额叶肿瘤等;老年患者以眩晕起病要考虑小脑出血或椎-基底动脉系的缺血。③昏迷发生前有无服用药物、毒物或外伤史,既往有无类似发作,如有则应了解此次与既往发作的异同。④既往有无癫痫、精神疾病、长期头痛、视力障碍、肢体运动受限、高血压和严重的肝、肾、肺、心脏疾病及内分泌代谢疾病等。

体格检查时,应特别注意发现特异性的体征,如呼吸气味(肝臭、尿臭、烂苹果、乙醇、大蒜等)、头面部伤痕、皮肤瘀斑、出血点、蜘蛛痣、黄疸、五官流血、颈部抵抗、心脏杂音、心律失常、肺部哮鸣音、水泡音、肝脾大、腹水征等,以及生命体征的变化。全面的神经系统检查应偏重于神经定位体征和脑干功能的观察:①神经定位体征。肢体瘫痪如为单肢瘫或偏瘫则为大脑半球病变;如为一侧颅神经麻痹(如面瘫)伴对侧偏瘫即交叉性瘫则为脑干病变。双眼球向上或向下凝视,为中脑病变;眼球一上一下,多为小脑病变;双眼球向偏瘫侧凝视,为脑干病变,向偏瘫对侧凝视,为大脑病变;双眼球浮动提示脑干功能尚存,而呈钟摆样活动,提示脑干已有病变(如脑桥出血),双眼球固定则示脑干功能广泛受累;水平性或旋转性眼球震颤见于小脑或脑干病变,而垂直性眼球震颤见于脑干病变。②脑干功能观察。主要观察某些重要的脑干反射及呼吸障碍类型,以判断昏迷的程度,也有助于病因诊断。双侧瞳孔散大,光反射消失,提示已累及中脑,也见于严重缺氧及颠茄、阿托品、氰化物中毒;一侧瞳孔散大,光反射消失,提示同侧中脑病变或颞叶钩回疝;双侧瞳孔缩小见于安眠药、有机磷、吗啡等中毒及尿毒症,也见于脑桥、脑室出血。垂直性头眼反射(头后仰时两眼球向下移动,头前屈时两眼球向上移动)消失提示已累及中脑;睫毛反射、角膜反射、水平性头眼反射(眼球偏向头转动方向的对侧)消失,提示已累及脑桥。吞咽反射、咳嗽反射消失,提示已累及延髓。呼吸障碍如潮式呼吸提示累及大脑深部及脑干上部,也见于严重心力衰竭;过度呼吸提示已累及脑桥,也见于代谢性酸中毒、低氧血症和呼吸性碱中毒;叹息样抑制性呼吸提示已累及延髓,也见于大剂量安眠药中毒。③其他重要体征包括眼底检查、脑膜刺激征等。实验室检查与特殊检查应根据需要选择进行,但除三大常规外,对于昏迷患者,血液电解质、尿素氮、CO_2CP、血糖等应列为常规检查;对病情不允许者必须先就地抢救,视病情许可后再进行检查。脑电图、头 CT 和 MRI 及脑脊液检查对昏迷的病因鉴别有重要意义。

(二)判断是否为昏迷

临床上可见到特殊类型的意识障碍,呈现意识内容活动丧失而觉醒能力尚存。患者表现为双目睁开,眼睑开闭自如,眼球无目的地活动,似乎给人一种意识清醒的感觉;但其知觉、思维、情感、记忆、意识及语言等活动均完全丧失,对自身及外界环境不能理解,对外界刺激毫无反应,不能说话,不能执行各种动作命令,肢体无自主运动,称为睁眼昏迷或醒状昏迷。常见于以下3种情况。

1.去大脑皮质状态

由于大脑双侧皮质发生弥漫性的严重损害所致。特点是皮质与脑干的功能出现分离现象:大脑皮质功能丧失,对外界刺激无任何意识反应,不言不语;而脑干各部分的功能正常,患者眼睑开闭自如,常睁眼凝视(即醒状昏迷),痛觉灵敏(对疼痛刺激有痛苦表情及逃避反应),角膜与瞳孔对光反射均正常。四肢肌张力增高,双上肢常屈曲,双下肢伸直(去皮质强直),大小便失禁,还可出现吸吮反射及强握反射,甚至伴有手足徐动、震颤、舞蹈样运动等不随意运动,双侧病理征阳性。

2.无动性缄默

无动性缄默或称运动不能性缄默,以不语、肢体无自发运动,但却有眼球运动为特征的一种特殊类型意识障碍。可由于丘脑下部-前额叶的多巴胺通路受损,使双侧前额叶得不到多巴胺神经元的兴奋冲动而引起。但临床上以间脑中央部或中脑的不完全损害,使正常的大脑皮质得不到足够的脑干上行网状激活系统兴奋冲动所致者更为常见。有人把前种原因所致者称无动性缄默Ⅰ型,后者称无动性缄默Ⅱ型。主要表现为缄默不语或偶有单语小声稚答语,安静卧床,四肢运动不能,无表情活动,但有时对疼痛性刺激有躲避反应,也有睁眼若视、吞咽等反射活动,有觉醒-睡眠周期存在或过度睡眠现象。

3.持续性植物状态

严重颅脑损伤后患者长期缺乏高级精神活动的状态,能维持基本生命功能,但无任何意识心理活动。

神经精神疾病所致有几种貌似昏迷状态:①精神抑制状态常见于强烈精神刺激后或癔症性昏睡发作,患者表现出僵卧不语,对刺激常无反应,双眼紧闭,扳开眼睑时有明显抵抗感,并见眼球向上翻动,放开后双眼迅速紧闭,瞳孔大小正常,光反射灵敏,眼脑反射和眼前庭反射正常,无病理反射,脑电图呈现觉醒反应,经适当治疗可迅速复常。癔症性昏睡多数尚有呼吸急促,也有屏气变慢,检查四肢肌张力增高,对被动活动多有抵抗,有时四肢伸直、屈曲或挣扎、乱动。常呈阵发性,多属一过性病程,在暗示治疗后可迅速恢复。②闭锁综合征由于脑桥腹侧的双侧皮质脊髓束和支配第Ⅴ对脑神经以下的皮质延髓束受损所致。患者除尚有部分眼球运动外,呈现四肢瘫,不能说话和吞咽,表情缺乏,就像全身被闭锁,但可理解语言和动作,能以睁眼、闭眼或眼垂直运动示意,说明意识清醒,脑电图多正常。多见于脑桥腹侧的局限性小梗死或出血,亦可见于颅脑损伤、脱髓鞘疾病、肿瘤及炎症,少数为急性感染后多发性神经变性、多发性硬化等。③木僵常见于精神分裂症,也可见于癔症和反应性精神病。患者不动、不语、不食,对强烈刺激也无反应,貌似昏迷或无动性缄默,实际上能感知周围事物,并无意识障碍,多伴有蜡样弯曲和违拗症等,部分患者有发绀、流涎、体温过低和尿潴留等自主神经功能失调,脑干反射正常。④发作性睡病是一种睡眠障碍性疾病。其特点是患者在正常人不易入睡场合下,如行走、骑自行车、工作、进食、驾车等时均能出现难以控制的睡眠,其性质与生理性睡眠无异,持续数分钟至数小时,但可随时唤醒。⑤昏厥仅为短暂性意识丧失，一般数秒至 1 分钟即可完全恢复；而昏迷的持续时间更长，一般为数分钟至若干小时以上，且通常无先兆，恢复也慢。⑥失语，完全性失语的患者，尤其是伴有四肢瘫痪时，对外界的刺激均失去反应能力，如同时伴有嗜睡，更易误诊为昏迷。但失语患者对给予声光及疼痛刺激时，能睁眼，能以表情来示意其仍可理解和领悟，表明其意识内容存在，或可有喃喃发声，欲语不能。

(三)昏迷程度的评定

目前国内外临床多根据格拉斯哥昏迷评分(Glasgow Coma Scale,GCS)进行昏迷计分(表 1-1)。

表 1-1　GCS 昏迷评分标准

自动睁眼 4 分	正确回答 5 分	按吩咐动作 6 分
呼唤睁眼 3 分	错误回答 4 分	刺痛能定位 5 分
刺痛睁眼 2 分	语无伦次 3 分	刺痛时躲避 4 分
不睁眼 1 分	只能发音 2 分	刺痛时屈曲 3 分
	不能言语 1 分	刺痛时过伸 2 分
		肢体不动 1 分

1.轻型

GCS 13～15 分，意识障碍 20 分钟以内。

2.中型

GCS 9～12 分，意识障碍 20 分钟至 6 小时。

3.重型

QCS 3～8 分，意识障碍至少 6 小时或再次昏迷者。有人将 QCS 3～5 分定为特重型。昏迷的判定以患者不能按吩咐动作，不能说话，不能睁眼为标准。一旦能说话或睁眼视物就是昏迷的结束。除外因醉酒、服大量镇静剂或癫痫发作后所致昏迷。

(四)脑死亡

脑死亡又称不可逆性昏迷，是颅内结构的最严重损伤，一旦发生，即意味着生命的终止。许多国家制定出脑死亡的诊断标准，归纳起来如下：①自主呼吸停止。②深度昏迷，患者的意识完全丧失，对一切刺激全无知觉，也不引起运动反应。③脑干反射消失(眼脑反射、眼前庭反射、光反射、角膜反射和吞咽反射、瞬目和呕吐动作等均消失)。④脑生物电活动消失，EEG 呈电静止，AEP 和各波消失。如有脑生物活动可否定脑死亡诊断，但中毒性等疾病时，EEG 可呈直线而不一定是脑死亡。上述条件经 6～12 小时观察和重复检查仍无变化，即可确立诊断。

二、病因分类

昏迷的病因诊断极其重要，通常必须依据病史、体征和神经系统检查，以及有关辅助检查，经过综合分析，做出病因诊断。

(一)确定是颅内疾病或全身性疾病

1.颅内疾病

位于颅内的原发性病变，临床上通常先有大脑或脑干受损的定位症状和体征，较早出现意识障碍和精神症状，伴明显的颅内高压症和脑膜刺激征，提示颅内病变的有关辅助检查如头 CT、脑脊液等通常有阳性发现。

2.全身性疾病

全身性疾病又称继发性代谢性脑病。其临床特点:先有颅外器官原发病的症状和体征,以及相应的实验室检查阳性发现,后才出现脑部受损的征象。由于脑部受损为非特异性或仅是弥散性机能障碍,临床上一般无持久和明显的局限性神经体征和脑膜刺激征,主要是多灶性神经机能缺乏的症状和体征,且大都较对称。通常先有精神异常,意识内容减少。一般是注意力减退,记忆和定向障碍,计算和判断力降低,尚有错觉、幻觉,随病程进展,意识障碍加深。脑脊液改变不显著,头CT等检查无特殊改变,不能发现定位病灶。常见病因有急性中毒、内分泌与代谢性疾病、感染性疾病、物理性与缺氧性损害等。

(二)根据脑膜刺激征和脑局灶体征进行鉴别

1.脑膜刺激征(+),脑局灶性体征(-)

(1)突发剧烈头痛:蛛网膜下腔出血(脑动脉瘤、脑动静脉畸形破裂等)。

(2)急性发病:以发热在先,如化脓性脑膜炎、乙型脑炎、其他急性脑炎等。

(3)亚急性或慢性发病:真菌性、结核性、癌性脑膜炎。

2.脑膜刺激征(-),脑局灶性体征(+)

(1)突然起病者:如脑出血、脑梗死等。

(2)以发热为前驱症状:如脑脓肿、血栓性静脉炎、各种脑炎、急性播散性脑脊髓炎、急性出血性白质脑病等。

(3)与外伤有关:如脑挫伤、硬膜外血肿、硬膜下血肿等。

(4)缓慢起病:颅内压增高、脑肿瘤、慢性硬膜下血肿、脑寄生虫等。

3.脑膜刺激征(-),脑局灶性体征(-)

(1)有明确中毒原因:如乙醇、麻醉药、安眠药、一氧化碳中毒等。

(2)尿检异常:尿毒症、糖尿病、急性尿卟啉症等。

(3)休克状态:低血糖、心肌梗死、肺梗死、大出血等。

(4)有黄疸:肝性脑病等。

(5)有发绀:肺性脑病等。

(6)有高热:重症感染、中暑、甲状腺危象等。

(7)体温过低:休克、酒精中毒、黏液性水肿昏迷等。

(8)头部外伤:脑挫伤等。

(9)癫痫。

根据辅助检查进一步明确鉴别。

三、急诊处理

(一)昏迷的最初处理

1.保持呼吸道通畅

窒息是昏迷患者致死的常见原因之一。通常引起缺氧窒息的原因有头部位置不当、咽气管分泌物填塞、舌后坠及各种原因引起的呼吸麻痹等。有效方法:①仰头抬颏法。示指和中指托起下颏,使下颏前移,舌根离开咽喉后壁,气道即可通畅。简单易行,效果好。②仰头抬颈法。一手置于额部使头后仰,另一手抬举后颈,打开气道。③对疑有颈部损伤者,仅托下颏,以免损伤颈髓。④如有异物,需迅速清除,或在其背后猛击一下。如仍无效,则采用Heimlich动作。⑤放置口-咽通气道。⑥气管插管或气管切开。⑦清除口腔内异物。⑧鼻导管吸氧或呼吸机辅助呼吸。

2.维持循环功能

脑血灌注不足影响脑对糖和氧等能源物质的摄取与利用,加重脑损害。因此,尽早开放静脉,建立输液通路,以利抢救用药和提供维持生命的能量。

3.使用纳洛酮

纳洛酮是吗啡受体拮抗剂,能有效地拮抗 β-内啡肽对机体产生的不利影响。应用纳洛酮可使昏迷和呼吸抑制减轻。常用剂量:每次 0.4～0.8 mg,静脉注射或肌内注射,无反应可隔 5 分钟重复用药,直达效果。亦可用大剂量纳洛酮加入 5% 葡萄糖液缓慢静脉滴注。静脉给药 2～3 分钟(肌内注射15 分钟)起效,持续45～90分钟。

(二)昏迷的基本治疗

1.将患者安置在有抢救设备的重症监护室

原则上应将患者安置在有抢救设备的重症监护室内,以便于严密观察,抢救治疗,加强护理。

2.病因治疗

针对病因采取及时果断措施是抢救成功的关键。

3.对症处理

(1)控制脑水肿、降低颅内压。

(2)维持水电解质和酸碱平衡。

(3)镇静止痉(抽搐、躁动者)。

4.抗生素治疗

预防感染,及时做痰、尿、血培养及药敏试验。

5.脑保护剂应用

能减少或抑制自由基的过氧化作用,降低脑代谢从而阻止细胞发生不可逆性改变,形成对脑组织起保护作用。

6.脑代谢活化剂应用

临床上主要用促进脑细胞代谢、改善脑功能的药物,即脑代谢活化剂。

7.改善微循环,增加脑灌注

对无出血倾向,由于脑缺氧或缺血性脑血管病引起的昏迷,可用降低血液黏稠度和扩张脑血管的药物,以改善微循环和增加脑灌注,帮助脑功能恢复。

8.高压氧治疗

提高脑组织与脑脊液的氧分压,纠正脑缺氧,减轻脑水肿,降低颅内压,促进意识的恢复。

9.冬眠低温治疗

使自主神经系统及内分泌系统处于保护性抑制状态,防止机体对致病因子的严重反应,以提高机体的耐受力;同时在低温下,新陈代谢降低,减少耗氧量,提高组织对缺氧的耐受性;且可改善微循环,增加组织血液灌注,从而维护内环境的稳定,以利于机体的恢复。

10.防治并发症

积极防治各种并发症。

(霍　莹)

第二节 抽　搐

抽搐是指全身或局部骨骼肌的不自主收缩,伴有意识丧失的抽搐则称为惊厥。

一、发生机制

抽搐的发生机制极其复杂,依据引起肌肉异常收缩的电兴奋信号的来源不同,基本上可分为两种情况。

(一)大脑功能障碍性抽搐

这是脑内神经元过度同步化放电的结果,当异常的电兴奋信号传至肌肉时,则引起广泛肌群的强烈收缩而形成抽搐。在正常情况下,脑内对神经元的过度放电及由此形成过度同步化,均有一定控制作用,即构成所谓抽搐阈。许多脑部病变或全身性疾病可通过破坏脑的控制作用,使抽搐阈下降,导致抽搐的发生。

1.神经元的兴奋阈下降(即兴奋性增高)

神经元的膜电位取决于膜内外离子的极性分布(细胞内高钾、细胞外高钠)。颅内外许多疾病,可直接引起膜电位降低(如低钠血症、高钾血症),使神经元更易去极化产生动作电位(兴奋阈下降);间接通过影响能量代谢(如缺血、缺氧、低血糖、低血镁、洋地黄中毒)或能量缺乏(高热使葡萄糖、三磷酸腺苷等的过度消耗),导致膜电位下降;神经元膜的通透性增高(各种脑部感染或颅外感染的毒素直接损伤神经元膜,血钙离子降低使细胞对钠离子通透性增高),使细胞外钠流入细胞内,使细胞内钾外流,而使膜电位及兴奋阈降低。

2.神经介质的改变

中枢神经系统有多种传递介质,某些神经元的轴突于突触点释放抑制性介质,对神经元的过度放电及同步化起控制作用。当兴奋性神经介质过多,如有机磷中毒时,抑制胆碱酯酶的活性,使兴奋性递质的乙酰胆碱积聚过多,即可发生抽搐。抑制性神经递质过少,如维生素 B_6 缺乏时,由于谷氨酸脱羧酶辅酶的缺乏,使谷氨酸转化成抑制性介质的 γ-氨基丁酸减少;或肝性脑病早期,因脑组织对氨的解毒需要谷氨酸,致使以由谷氨酸生成的 γ-氨基丁酸减少,也可导致抽搐。

3.抑制系统通路受阻

脑内有些神经组成广泛抑制系统,有控制神经元过度放电的作用。脑部病变(如出血、肿瘤、挫伤或各种原因所致局部胶质增生和瘢痕形成),除了直接损害神经元膜或影响脑血液供应外,也可能阻断抑制系统,使神经元容易过度兴奋。

4.网状结构的促去同步化系统功能降低

脑干神经元放电同步化系统与网状结构的促去同化系统之间的平衡,对控制神经元的过度放电及同步化起相当重要的作用。一旦网状结构的促去同化系统功能降低,脑干神经元放电同步化系统就相对亢进,可使较多的神经元同时放电而发生抽搐。

(二)非大脑功能障碍性抽搐

有些引起肌肉异常收缩的电兴奋信号,不是源于大脑,而是源于下运动神经元,主要是脊髓前角的运动神经元。如破伤风杆菌外毒素选择性作用于中枢神经系统(主要是脊髓、脑干的下运动神经元)的突触,使其肿胀而发生功能障碍。士的宁中毒系引起脊髓前角细胞过度兴奋,发生类似破伤风的抽搐。各种原因(缺钙、维生素 D 缺乏、碱中毒、甲状旁腺功能低下)引起的低钙血症,除了使神经元膜通透性增高外,也常由于下运动神经元的轴突(周围神经)和肌膜对钠离子的通透性增加而兴奋性升高,引起手足搐搦。

二、诊断

抽搐并不是一种疾病,它常常是疾病严重的临床表现,或是某些疾病(如癫痫、低钙血症)的主要征象。在诊断过程中,应综合分析各方面资料,才能明确其发生的原因。

(一)诊断方法

1.病史

不同疾病所致的抽搐,其临床表现不尽相同,详细收集病史非常重要。

(1)抽搐的类型:由于病因的不同,抽搐的形式也可不一样。临床常见有下列几种。①全身性抽搐:最常见为癫痫大发作,典型者先是全身骨骼肌持续性强直收缩,随即转为阵挛性收缩,每次阵挛后都有一短暂间歇;破伤风则是持续性强直性痉挛,伴肌肉剧烈的疼痛。②局限性抽搐:为躯体某一局部的连续性抽动,大多见于口角、眼睑、手、足等,有时自一处开始,按大脑皮质运动区的排列形式逐渐扩展,如以一侧拇指,渐延及腕、臂、肩部,多见于局灶性癫痫;手足搐搦症则呈间歇性双侧强直性肌痉挛,以上肢手部最显著,典型的呈"助产手";面肌痉挛为局限于一侧面肌的间歇性抽动。

(2)抽搐的伴随症状:临床上可引起抽搐的疾病颇多,临床表现各有特点,发病规律也并非一致,所伴发的不同症状,对诊断具有相当意义。例如,癫痫大发作常伴意识障碍和大小便失禁;破伤风有角弓反张、苦笑面容、牙关紧闭;急性中毒所致抽搐,有一系列中毒症状;大脑病变常有意识障碍、精神症状、颅内高压症等;心血管、肾脏病变、内分泌及代谢紊乱等均有相应的临床征象。

(3)过去史:既往的病史对诊断有重要参考价值,反复发作常提示癫痫,而外伤、感染,以及内脏器官的疾病情况,有助于寻找引起抽搐的原发病。

2.体征

由于导致抽搐的病因众多,常涉及临床各科,因此详细的体格检查十分重要,通常包括内科和神经系统检查。

(1)内科检查:几乎体内各重要内脏器官的疾病均可引起抽搐,在抽搐发作时必须按系统进行检查。例如,心源性抽搐可有心音及脉搏消失,血压下降或测不到,或心律失常;肾性抽搐则存在尿毒症的临床征象;低钙血症的常见体征有 Chvostek 征(即面神经征,以指尖或叩诊锤叩击耳颞下方的面神经,同侧上唇及眼睑肌肉迅速收缩)和 Trousseau 征(即手搐搦征,以血压计袖带包扎上臂,加压使桡动脉搏动暂停2～3分钟后出现手搐搦征)阳性。

(2)神经系统检查:神经系统许多不同性质的病变均可引起抽搐,通过仔细的神经系统检查,有助于判断引起抽搐的病变部位。当存在局灶体征,如偏瘫、偏盲、失语等时,对脑损害的定位更有价值。精神状态的检查,对功能性抽搐的确定有参考作用。

3.实验室检查

根据病史、体格检查所提供的线索,来选择实验室检查项目。

(1)内科方面:当临床上提示抽搐是全身性疾病引发的,应根据提供的线索,选择相应的检查。除了血尿常规外,还有心电图、血液生化(血糖、肝肾功能、电解质等)、血气分析、内分泌检及毒物分析等。

（2）神经系统方面：一旦怀疑神经系统病变，根据临床提示的病变部位及性质，进行相应的辅助检查，如脑电图、头颅X线片、CT或磁共振成像、脑脊液、肌电图、神经传导速度等，对神经系统损害的部位、性质及可能的原因具有较大的参考价值。

在临床上，面对一个抽搐发作的患者，必须将病史、体格检查及必要的辅助检查资料进行综合分析。首先要鉴别抽搐是大脑功能障碍抑或非大脑功能障碍所致；其次若确定为大脑功能障碍引起的抽搐，则应分清是原发于脑内的疾病，或是继发于颅外的全身性疾病，对前者必须判断抽搐发作是器质性还是功能性（癔症性抽搐）；最后才能进一步寻找分析引起抽搐的可能病因。

（二）鉴别诊断

临床常见的抽搐常由不同疾病所致，其临床表现不尽相同，因而认识常见疾病的抽搐特点，有助于鉴别诊断。

1.癫痫

原发性癫痫在儿童期起病，多为全身性发作，脑电图有相应的改变，从病史、体检及辅助检查中均未发现病因。继发性癫痫常见的病因有颅内感染、颅脑外伤、急性脑血管病等，抽搐仅仅是其临床表现之一；同时具有脑部局灶或弥散损害的证据，如头痛、呕吐、精神异常、偏瘫、失语、昏迷，大多数抽搐发作同病变的严重程度平行。随着脑部病变的加剧抽搐可增多，甚至发展为癫痫持续状态，脑电图、脑脊液及神经影像学检查有明显的异常发现。

2.手足搐搦症

手足搐搦症表现为间歇性双侧强直性肌痉挛，上肢重于下肢，尤其是在手部肌肉，最典型的呈"助产士手"，即指间关节伸直，拇指对掌内收，掌指关节和腕部屈曲；常有肘伸直和外旋。下肢受累时，呈现足趾和踝部屈曲，膝伸直。严重时可有口和眼轮匝肌的痉挛。发作时意识清楚，Chvostek征和Trousseau征阳性。

3.全身型破伤风

全身型破伤风呈间歇性骨骼肌强直性痉挛，在抽搐间隙，肌肉也难以放松，外界轻微刺激即可诱发，每次历时数秒，伴有剧烈疼痛，常造成角弓反张和苦笑面容，但意识清楚，脑电图无痫性放电，病前有外伤史。

4.晕厥

晕厥是一种暂时性脑缺血，原因很多，一般以血管运动失调性为多见，发作时有头晕、眼花、恶心、呕吐、出汗、面色苍白、脉率加快、血压短暂下降，平卧后即改善，意识可清醒或短暂丧失，无抽搐。

5.热性惊厥

发病多在6个月至6岁，以1～2岁为多见。最常见于上呼吸道感染、扁桃腺炎，少数见于消化道感染或出疹性疾病，约一半患儿有同样发作的家族史，提示与遗传因素有关。惊厥的发生多在体温迅速上升达39℃以上（多在24小时内），发作形式为全身性强直、阵挛性发作，持续时间在30秒以内，一般不超过10分钟，脑电图常有节律变慢或枕区高幅慢波，在退热后1周内消失。多为单次发作，也可能数次同样发作，及时降温可以预防。但若无脑损害征象，并不导致癫痫。

（宋珊珊）

9

第三节 瘫 痪

一、诊断思路

(一)病史

除详细询问现病史外,尚须收集生育史、生活史及职业等。尤其要注意起病的形式,有无先兆与诱因,伴随症状,以及瘫痪的部位和进展过程等。如血管性及急性炎症性病变,大多数为急骤发病,在短时间内达高峰;而占位性或压迫性、退行性病变,则呈缓慢出现,进行性加重。伴有肌痛者见于肌炎、重症肌无力呈晨轻暮重现象。全身性疾病如高血压、动脉粥样硬化、心脏病、糖尿病、内分泌病、血液病、风湿性疾病等,对神经系统疾病,尤其是脑血管病尤其重要。过去史尤其是治疗史应询问清楚,如长期用激素所致的肌病,鞘内注射的脊髓蛛网膜炎,放射治疗后的脑脊髓病等。出生时产伤史、窒息史、黄疸史等对大脑性瘫痪有重要意义。

(二)体检

1.一般体检

应注意观察一些具有特征性的异常体征,如疱疹病毒性脑炎的单纯或带状疱疹;面部的血管瘤或血管痣;脑囊虫病有皮下结节,神经纤维瘤的咖啡斑或皮下结节;平底颅、颈椎融合畸形的短颈;脊柱裂的臀部皮肤呈涡状凹陷或覆有毛发,或囊性膨出。

2.神经系统检查

应注意意识和精神状态的改变。颅脑神经受损的征象,运动、感觉、反射系统及自主功能的变化,必须反复对比观察,才能发现轻度异常。临床上,准确判断瘫痪的程度,将肌力评定分为6级。0级:无肌肉收缩。Ⅰ级:能触及或见到肌肉收缩,但无关节运动。Ⅱ级:肢体能在床面移动,但不能克服重力,做抬举动作。Ⅲ级:肢体可克服重力,做抬举动作,但不能克服抵抗力。Ⅳ级:肢体能抗一般阻力,但较正常为差。Ⅴ级:正常肌力。

有时为了判明肢体有无瘫痪而做肢体轻瘫试验。上肢:双上肢向前平举,瘫肢旋前,缓慢下落,低于健侧。下肢:患者仰卧,双侧髋、膝关节屈曲并抬起小腿,瘫侧小腿缓慢下落,低于健侧;俯卧时,双小腿抬举约45°角并保持该姿势,瘫侧小腿缓慢下落,低于健侧。在轻微的运动麻痹中,尤其是上运动神经元损害所致者,应仔细观察面部肌力减弱的一侧眼裂变大,鼻唇沟变浅,闭目缓慢和不紧,睫毛征(用力闭眼,短时间后,瘫侧睫毛慢慢显露出来)。

(三)辅助检查

各种辅助检查有助于病变的部位性质和病因的判断,应依据临床的不同情况选择相应的特异方法。如 CT、MRI 检查对中枢神经系统的病变具有极高的诊断价值;脑脊液的常规、生化及细胞学检查,对出血性、炎症性疾病,有较大价值,对寄生虫病、肿瘤等的判断也有帮助;肌电图主要用于肌病、神经肌肉传递障碍、周围神经病、运动神经元病等;肌肉活检、组织化学分析,则对肌病有特殊意义。

二、病因分类

从发出随意运动冲动的大脑皮质运动区到骨骼肌的整个运动神经传导通路上,任何部位的病变都可导致瘫痪。根据瘫痪的程度,分为完全性瘫痪和不完全性瘫痪,前者为肌力完全丧失,又称全瘫;后者则呈某种程度的肌力减弱。根据肢体瘫痪的表达式,可分为偏瘫——呈一侧上下的瘫痪;交叉性瘫痪——因一侧颅神经周围性损害,对侧偏瘫;四肢瘫——双侧上下肢的瘫痪,或称双侧偏瘫;截瘫——双下肢的瘫痪;单瘫——为一个肢体或肢体的某一部分瘫痪。按瘫痪肌张力的高低,分为弛缓性瘫痪和痉挛性瘫痪,前者呈肌张力明显低下,被动运动时阻力小,腱反射减弱或消失;后者为肌张力显著增高,被动运动时阻力大,并有僵硬感,腱反射亢进。

依据瘫痪的病变部位和性质,可分为以下两大类。

(一)神经源性瘫痪

神经源性瘫痪是由于运动神经传导通路受损所致。其中,上运动神经元损害出现的瘫痪,称为上运动神经元瘫痪或中枢性瘫痪;下运动神经元损害出现的瘫痪,称为下运动神经元瘫痪或周围性瘫痪。

(二)非神经源性瘫痪

非神经源性瘫痪包括神经肌肉接头处及骨骼肌本身的病变两方面,前者名为神经肌肉接头处瘫痪或神经肌肉传递障碍性瘫痪;后者名为肌肉源性瘫痪。

1.神经肌肉接头处瘫痪

主要是突触间传递功能障碍,典型疾病为重症肌无力。其特征:①骨骼肌易于疲劳,不按神经分布范围。②肌肉无萎缩或疼痛。③休息后或给予药物(抗胆碱酯酶药)有一定程度的恢复。④症状可缓解,复发。⑤血清中有抗乙酰胆碱受体抗体。⑥肌电图呈现肌疲劳现象,即在一定时间的强力收缩后,逐渐出现振幅降低现象。

2.肌肉源性瘫痪

由肌肉本身损害所致,常见有进行性肌营养不良和多发性肌炎,特征:①肌无力或强直。②肌肉萎缩或有可能假性肥大。③肌肉可有疼痛。④无力、萎缩、疼痛均不按神经分布范围,多以近端损害较严重,常呈对称性。⑤肌张力和腱反射较正常降低,不伴感觉障碍。⑥血清肌酸磷酸酶、天冬氨基转移酶、乳酸脱氢酶、醛缩酶等在疾病进展期明显增高。⑦肌电图呈低电位、多相运动单位。⑧肌肉活检有肌纤维横纹的溶解、肌浆中空泡形成,间质中大量脂肪沉积等。

三、临床特征与急诊处理

(一)上运动神经元瘫痪的定位诊断

1.皮质型

大脑皮质运动区的范围较广,故病变仅损及其中的一部分,引起对侧中枢性单瘫。由于人体在运动区的功能位置是以倒置形状排列,病变在运动区的上部引起对侧下肢瘫痪,病变在下部则引起对侧上肢及面部瘫痪。若病变为刺激性时则出现局限性癫痫,像从大拇指、示指、口角或踇趾之一开始的单肢痉挛发作。如癫痫的兴奋波逐渐扩散,可由某一肢体的局限性癫痫发展为半身或全身性癫痫发作,称杰克逊癫痫。

2.皮质下型(放射冠)

通过放射冠的锥体束纤维向内囊聚集,病损时则出现对侧不完全性偏瘫;如果丘脑皮质束受损害,可伴有对侧半身感觉障碍;若视放射损害,可伴有对侧同向性偏盲。

3.内囊型

内囊区域狭窄,锥体束、丘脑皮质束和视放射的纤维聚集紧凑,病损时出现对侧完全性偏瘫,如同时损害内囊后肢后部的丘脑皮质束及视放射时,可伴有对侧半身感觉障碍和对侧同向性偏盲,称为三偏综合征。

4.脑干型

一侧脑干病变,由于损害同侧颅脑神经核及尚未交叉的皮质脑干束和皮质脊髓束,引起病灶同侧周围性颅神经瘫痪和对侧中枢性瘫痪,称为交叉性瘫痪,是脑干病变的一个特征。

(1)延髓损害:一侧延髓损害主要是引起病灶同侧的舌咽、迷走、副、舌下神经及部分三叉神经受损的征象,对侧肢体的中枢性偏瘫和感觉障碍。

(2)脑桥损害:一侧脑桥下部腹侧损害时,可产生病灶侧面神经、展神经瘫痪及对侧中枢性偏瘫和感觉障碍,称为 Millard-Gubler 综合征。

(3)中脑损害:一侧中脑的大脑脚损害时,可产生病灶侧动眼神经瘫痪,对侧面部、舌及上、下肢中枢性瘫痪和感觉障碍,称为 Weber 综合征。

5.脊髓型

当脊髓半侧病损时,则出现脊髓半切综合征,即病变以下深感觉障碍及中枢性瘫痪,对侧痛觉、温觉障碍;若脊髓横贯性病损时,则出现病变以下感觉障碍、瘫痪(中枢性或周围性)及括约肌功能障碍。

(二)下运动神经元瘫痪的定位诊断

下运动神经元瘫痪的特点是腱反射减弱或消失、肌张力减低及肌萎缩等。各个部位病变的特点如下。

1.前角损害

该部位病变出现节段性、弛缓性瘫痪,肌张力低、肌萎缩、腱反射减弱或消失,可有肌纤维震颤,无感觉障碍。前角细胞对肌肉的支配呈节段性分布,即一定节段的前角细胞有其支配的肌群。前角大部分细胞聚合成分界清楚的细胞群,每群各支配某些功能相关的肌肉,故前角病变产生的弛缓性瘫痪呈节段性。

2.前根损害

前根损害与前角损害相似,但常与后根同时受损害出现根性疼痛和感觉障碍。当前根受刺激时,常出现纤维束性震颤。

3.神经丛损害

神经丛由多条神经干组成,损害时具有多条神经干受损的征象,表现为多组肌群有弛缓性瘫痪、多片(常融合为大片以至一个肢体)感觉障碍及自主神经障碍。

4.周围神经损害

大多数周围神经为混合神经,病变时出现弛缓性瘫痪、疼痛、感觉障碍及自主神经功能障碍,与周围神经的支配区是一致的。多数周围神经末梢受损时,出现对称性四肢远端肌无力、肌肉萎缩,伴有末梢型感觉障碍。

(三)处理原则

1.病因治疗

既要针对病变的不同性质(如血管性、炎性、占位性、退行性变)采取针对性强的相应的措施,更要依据病因进行有效的处理,如细菌、病毒、寄生虫等抗病原的药物治疗,以及血管疾病的改善循环、代谢等治疗。

2.防治并发症

瘫痪加上常伴有感觉和自主神经(大小便)障碍,容易有并发症。因此,加强护理,防治并发症是极其重要的。包括预防压疮、防治肺炎、泌尿系统感染等。

3.对症支持治疗

加强对症支持治疗,维持水、电解质平衡,应用抗生素防治感染,给予大剂量维生素及细胞代谢活化剂如辅酶 A(CoA)、ATP 等。

4.加强瘫痪肢体的功能锻炼

早期注意保持瘫痪肢全位于功能位,适当进行被动活动;恢复期更应强调主动和被动的功能锻炼,配合针灸、理疗等,以防止关节僵硬、肢体挛缩,促进功能早日恢复。

(赵庆玲)

第四节 肌 肉 萎 缩

肌肉萎缩是由于肌肉营养不良导致骨骼肌体积的缩小,肌纤维变细或数目减少,是许多神经肌肉疾病的重要症状和体征。两侧肢体相同部位周长相差 1 cm 以上,在排除皮肤和皮下脂肪影响后,可怀疑肌肉萎缩。

一、临床分类及特点

目前肌肉萎缩尚无统一分类,结合病因分类如下。

(一)神经源性肌萎缩

神经源性肌萎缩主要由脊髓和下运动神经元病变引起。前角细胞及脑干运动神经核损害时肌萎缩呈节段性分布,以肢体远端多见,可对称或不对称,伴肌力减低、腱反射减弱和肌束颤动,不伴感觉障碍,肌力和腱反射程度与损害程度有关。延髓运动核病变则可引起延髓麻痹、舌肌萎缩与束颤。肌电图见肌纤维震颤位或高波幅运动单位电位。活检见肌肉萎缩变薄。镜下呈束性萎缩改变。神经根、神经丛、神经干及周围神经病变时,肌萎缩常伴有支配区腱反射消失、感觉障碍,肌电图和神经传导速度出现相应的改变。

(二)肌源性肌萎缩

萎缩不按神经分布,常为近端型骨盆带及肩胛带对称性肌萎缩,少数为远端型。伴肌力减退,无肌纤维震颤和感觉障碍。血清肌酸磷酸激酶、乳酸脱氢酶、天冬氨酸氨基转移酶、磷酸葡萄糖变位酶、醛缩酶等均不同程度升高,肌醛磷酸激酶最为敏感。肌电图特征性改变为出现短时限多相电位。

(三)失用性肌萎缩

上运动神经元病变系由肌肉长期不运动引起,且多为可逆性。其特点为远端明显,上肢突出。全身消耗性疾病如甲状腺功能亢进、恶性肿瘤、自身免疫性疾病等。

(四)其他原因肌萎缩

如恶病质性肌萎缩、交感性肌营养不良等。

二、肌肉萎缩的定位诊断

(一)周围神经病变

周围神经病变时,该神经支配的肌肉出现肌萎缩,但无肌纤维颤动,早期腱反射可以亢进。若肌萎缩历时较久后,肌腱反射可减低或消失。在肌肉萎缩的相应分布区可伴有感觉障碍及其他营养障碍等。见于多发性肌炎、中毒、外伤、肿瘤压迫等病变。

(二)脊髓病变

其特点主要有以下几点。

(1)常在肢体远端产生肌萎缩,近端较轻,可呈对称性或非对称性分布。

(2)有肌纤维颤动,当脊髓前角有病变时可见肌纤维颤动。

(3)肌固有反射与腱反射,脊髓病变时,肌固有反射亢进,肌萎缩严重时则减低或消失。腱反射的改变,主要根据锥体束损害的情况而定,如果以下运动神经元损害为主时,则腱反射减低或消失。脊髓病变可见于急性脊髓前角灰质炎、外伤或脊髓软化等。

(三)脑部病变引起的肌萎缩

一般伴反射亢进或病理反射。可见于脑血管病引起的偏瘫,经长时间偏瘫可出现失用性肌萎缩,顶叶病变时其所支配的部位出现肌萎缩,多呈半身性。见于脑血管病变、肿瘤等。

(四)肌肉本身病变

肌源性肌萎缩一般多分布在四肢近端,肌病引起的肌萎缩无肌纤维颤动,肌固有反射减低或消失,与肌萎缩的程度平行。可见于肌营养不良症、多发性肌炎等。

三、临床意义

(一)急性脊髓前角灰质炎

儿童患病率高,一侧上肢或下肢受累多见。起病时有发热,肌肉瘫痪为阶段性,无感觉障碍,脑脊液蛋白质及细胞均增多。出现肌肉萎缩较快,由于患病者以儿童多见,多伴有骨骼肌发育异常。一般发病后几小时至几日可出现受累肌肉的瘫痪,几日至几周出现肌肉萎缩,萎缩肌肉远端较明显。

(二)肌营养不良症

肌营养不良症是一组由遗传因素所致的肌肉变性疾病。表现为不同程度分布和进行性的骨骼肌无力和萎缩。

1.Duchenne 型

最主要特点为好发于男性,婴幼儿起病,3～6 岁症状明显,逐渐加重,表现为躯干四肢近端无力、跑步、上楼困难、行走鸭步步态,有肌肉萎缩和假性肥大、肌力低下,早期肌肉萎缩明显,假性肥大不明显,数年后才出现假性肥大,以腓肠肌明显,骨盆带肌、椎旁肌和腹肌无力、萎缩明显,行走时骨盆不能固定,双侧摇摆,脊柱前凸,形似鸭步。自仰卧位立起时,必须先转向俯卧位,然后双手支撑着足背依次向上攀扶,才能立起,称 Gowers 征现象。病情逐渐发展上肢肌无力和萎缩,使举臂无力。前锯肌和斜方肌无力和萎缩不能固定肩胛内缘,使两肩胛骨竖起呈翼状肩胛。多数患者腓肠肌有假性肥大,假性肥大也可见于臀肌、股四头肌、冈下肌、三角肌等。假性肥大使肌肉体积肥大而肌力减退,随着病情的发展,病情更加严重,多数在 15～20 岁不能行走,肢体挛缩畸形,呼吸肌受累时出现呼吸困难,脑神经支配的肌肉一般不受影响,部分患者可累及心肌。

常因呼吸衰竭、肺炎、心肌损害而死亡。

2.Becker 型

多在 5～25 岁发病,早期开始出现骨盆带肌和下肢肌的无力和萎缩,走路缓慢,跑步困难,进展缓慢,逐渐累及肩胛带肌和上肢肌群,使上肢活动无力和肌肉萎缩。常在病后 15～20 年不能行走,肢体挛缩和畸形。也常有腓肠肌的肥大。

3.肢带型

各年龄均可发病,以 10～30 岁多见,早期骨盆带肌或肩胛带肌的无力和萎缩,下肢或上肢的活动障碍,双侧常不对称,进展较慢,常至中年才发展到严重程度,少数患者有假性肥大。

4.面-肩-股型

发病年龄儿童至中年不等,青年期多见,面肌无力与萎缩,患者闭眼无力,吹气困难,明显者表现肌病面容,上睑稍下垂,额纹和鼻唇沟消失,表情运动困难。常有口轮匝肌的假性肥大。肩胛带肌、上肢肌的无力与萎缩,出现上肢活动障碍,严重者呈翼状肩胛。胸大肌的无力与萎缩,使胸前平坦,锁骨和第 1 肋骨显得突出。病情发展非常缓慢,常经过很长的时间影响骨盆带肌和下肢肌,多不引起严重的活动障碍,部分患者呈顿挫型,病情并不发展。偶见腓肠肌和三角肌的假性肥大。

(三)运动神经元病

临床表现为中年后起病,男性多于女性,起病缓慢。主要表现为肌萎缩、肌无力、肌束颤动或锥体束受累的表现,而感觉系统正常。引起肌肉萎缩的疾病,有以下 3 种类型。

1.进行性肌萎缩症

主要病理表现为脊髓前角细胞发生变性,临床上首先出现双手小肌肉萎缩无力,以后累及前臂及肩胛部伴有肌束颤动、肌无力及腱反射减低、锥体束征阴性等下位运动神经元受损的特征。

2.肌萎缩侧索硬化

病变侵及脊髓前角及皮质脊髓束,表现为上、下运动神经元同时受损,出现肌萎缩、肌无力、肌束颤动、腱反射亢进、病理征阳性。

3.进行性延髓性麻痹

发病年龄较晚、病变侵及脑桥与延髓运动神经核。表现为构音不清、饮水发呛、吞咽困难、咀嚼无力、舌肌萎缩伴肌束颤动,唇肌及咽喉肌萎缩,咽反射消失。本病多见于中年后发病,进行性加重,病变限于运动神经元,无感觉障碍等,不难做出诊断。本病应与颈椎病、椎管狭窄、颈髓肿瘤和脊髓空洞症鉴别。

(四)多发性肌炎

该病是一组以骨骼肌弥漫性炎症为特征的疾病,临床主要表现为四肢近端、颈部、咽部的肌肉无力和压痛,随着时间的推移逐渐出现肌肉萎缩,伴有皮肤炎症者称皮肌炎。伴有红斑狼疮、硬皮病、类风湿关节炎等其他免疫性疾病者称多发性肌炎重叠综合征;有的合并恶性肿瘤,如鼻咽癌、支气管肺癌、肝癌、乳腺癌等。主要表现为骨骼肌的疼痛、无力和萎缩。近端受累较重而且较早,如骨盆带肌肉受累,出现起蹲困难,上楼费力;肩胛带受累,两臂上举困难。病变发展可累及全身肌肉,颈部肌肉受累出现抬头费力,咽部肌肉受累出现吞咽困难和构音障碍。少数患者可出现呼吸困难。急性期受累肌肉常有疼痛,晚期常有肌肉萎缩。有的患者可有心律失常和心脏传导阻滞。

(五)低钾性周期性麻痹

20～40岁男性多见,常在饱餐、激动、剧烈运动后、夜间醒后或清晨起床时等情况下发病。出现四肢和躯干肌的无力或瘫痪,一般不影响脑神经支配的肌肉。开始常表现为腰背部和双下肢的近端无力,再向下肢的远端发展,少数可累及上肢。一般1～2小时,少数1～2天内达到高峰。检查可见肌张力降低,腱反射减弱或消失,没有感觉障碍,但可有肌肉的疼痛。严重者可有呼吸肌麻痹,或有心律失常,如心动过速、室性期前收缩等。发作初期可有多汗、口干少尿、便秘等。每次发作持续的时间为数小时、数天,长则1周左右。发作次数,多者几乎每晚发病,少数一生发作一次。常在20多岁发病,40岁以后逐渐减少。一般不引起肌肉萎缩,发作频繁者,在晚期可有肢体力弱,甚至轻度萎缩。

(六)吉兰-巴雷综合征

病前1～4周有感染史,急性或亚急性起病,四肢对称性弛缓性瘫痪,脑神经损害,脑脊液蛋白-细胞分离现象。一般3～4周后部分患者可逐渐出现不同程度肌肉萎缩。

(赵庆玲)

第五节 步态异常

行走能力是人类一种基本的运动技能,完成行走动作几乎要涉及所有的脊髓节段、全身大部分肌肉及中枢神经系统的许多功能,所以任何这些部位的轻微改变均有可能反映出步态的改变。有些疾病在早期,步态异常可以是唯一表现。任何年龄,步态的变化都可能是神经系统疾病的一种表现。

行走障碍在老年人较常见,也是使其丧失独立生活能力和造成跌倒性损伤的重要原因。临床上,步态和平衡障碍有时难于诊断。它可能涉及多种疾病,特别在老年人,往往是多因素共同造成的。客观地讲,每一个行走困难的患者均有一个可探明的原因。

一、正常行走的解剖生理基础

正常的行走可分解为两个基本动作:①保持平衡,即首先使人体在直立状态下保持平衡。②行走动作,即能启动并维持节律性的步伐。两者为完全不同但相互有联系的两个部分。

(一)平衡的维持

1.直立反射

直立是人类完成行走的第一步,它依赖于全身一系列肌肉的协同收缩,带动躯干、肢体的移动,使人体从坐卧爬方式改为垂直站立。直立反射弧传入部分由前庭、触觉系统器官、本体感觉系统及视觉系统共同组成的。

2.支撑反射

一旦直立的姿势建立后,体内与抗重力相关的肌群立即协同工作,以保持直立身体的平衡,同时纠正体内、外的各种非平衡因素。它还依赖灵活的韧带、肌腱、肌肉以维持下肢足、踝、膝、髋关节的稳定性。

3.调整反射

姿势的调整反射是躯体一组多突触类型的反射,当牵拉、抬举站立者的肢体时,会使人体重心发生轻微的偏移,人体会依据感觉系统所感知的重心移动程度及既往经验,调整其躯干及下肢为主的远隔部位肌肉收缩,从而建立新的平衡。

4.挽救性反射

如果上述调整反射失败,人体会启动挽救反射,带动上、下肢体运动来维持平衡。即平衡被打乱后,人体可向不同方向跨出一步或多步,以改变重心,对应外力。而当人体认为迈步不能时(如面临悬崖),则可使用挥动双臂的方法,此反射是随意的。

5.保护性反射

当挽救性反射也失败,人体不能纠正偏差的重心,从而面临跌倒时,保护性反射被启动,以使双手能拉住某物,阻止或减慢人体的倾倒,或在触地之前用肢体保护颜面、头颅等重要部位免受伤害。

总之,平衡是由前庭、本体感觉及视觉传入经支撑反射弧所产生的反射性肌肉收缩,结合既往的经验而共同维持的。

(二)行走的动作

1.行走的启动

在行走前,必须有起步的信号启动肢体及躯干运动。下列一组动作是启动步伐所必须完成的:①重心移向一侧以使另一侧可迈出。②躯体前移使重心移至前方的一足。许多临床步态异常均影响起步及步伐。

2.节律性迈步

启动后行走的进行即依赖于躯干肌及肢体的协同运动产生交替的步伐,走的动作受肢体、躯干的骨、关节、肌肉力量及中枢神经系统行走中枢的调节。

正常步态分析:步行周期从某足跟触地开始,而以该足跟再次触地结束,其中,一侧肢体约60%的时间为支撑时间(与地面接触),40%为移动时间(不与地面接触)。而双腿支撑时间(即同时触地)应少于20%,肌电图连续记录可以发现,在移动时间里,主要是屈肌兴奋及收缩,而在支撑时间里,则是伸肌兴奋及收缩为主。

(三)影响行走的解剖结构

1.周围神经系统

周围神经系统包括体感神经、前庭神经及视觉传入,以及广泛分布的运动神经和肌肉,它们构成了行走的最低级结构。

由于双足直立的人类行走方式与四足动物有很大区别,故行走的生理及解剖学研究很难借助动物实验的结果,只能依靠在四足动物基础上结合临床观察及推测而得。

2.脊髓

游离脊髓是所有脊椎动物的行走基本中枢,在横断脊髓后,猫的四肢均可随转轮转动而产生节律性步伐。此结果说明,离断脊髓虽不能保持体位,但在部分哺乳动物却是动作发生器,但随进化程度越高,行走越依赖于上级中枢的调控。在人类,离断的脊髓除产生一些复杂的防御反射外,既不能保持平衡也不能产生其他行为,患者只能通过人造支撑物,结合损伤部位以上的躯干及肢体的提拉牵动瘫痪肢体的移动。四肢瘫痪者不能保持任何形式的平衡也不能行走,所以,人的脊髓在只是行走的基本中枢之一,完成行走必须有上级中枢的参与和调控。

3.脑干

脑干是维持姿势的所有反射的基本中枢,在去大脑强直的动物,伸肌张力普遍升高,可使动物能尽量保持站立体位。而去大脑后,位于脑桥被盖部的直立反射中枢完整保存,当电刺激背侧脑桥被盖区时,可使站立的猫蹲下,然后躺倒。当刺激腹侧脑桥被盖部时,可使躺下的猫站起,并开始行走。脑干结构的排列方式也与损伤后平衡功能障碍的表现形式有关,在猴,脑干侧面的损伤以锥体束损伤为主,主要是四肢远端肌肉瘫痪,不出现平衡障碍,而脑干中央的损伤可累及网状脊髓束、前庭脊髓束及顶盖脊髓束,运动障碍以躯干及近端肢体肌肉受累较明显,合并严重的平衡障碍。而临床上神经系统检查时,对运动障碍的检查主要以肢体远端肌肉为主,近端肌力及躯干运动障碍与平衡紊乱常被忽略。

脑干也是行走动作产生的中枢,包括猴在内的哺乳动物,电刺激丘脑底部、中脑尾部或脑桥网状结构等均可诱导动物产生行走动作。最轻度刺激仅导致对侧后肢的短暂轻微运动,最强的刺激可造成动物奔跑。它们对脊髓运动中枢有控制作用,也参与行走的启动。人体这种也应存在调节区域,只是更加依赖于皮质及皮质下的控制。

4.基底节

双侧电损猴苍白球并不影响行走节律,但明显影响姿势及相关的反射。灵长类多巴胺能神经元与起步及姿势的维持有关,严重帕金森病猴多呈现屈曲姿势,姿势反射消失,僵硬。

5.小脑

小脑是一个平衡有关的结构,但其基本原理还不清。去小脑犬可完整保存直立反射、挽救反射和保护性反射。

6.大脑皮质

在动物实验中证实,皮质在平衡维持中只是起调节作用,在随意性行走过程必须依赖丘脑、纹状体,但皮质并非必不可少的,犬的皮质完整但额叶损伤时,可出现非对称性转圈运动。同样猴 brodmann 区 8 区单侧性损伤在早期可造成同侧头和眼的歪斜,一段时间后症状可减轻,但兴奋时可出现向同侧的旋转。皮质对于调节脚的较为精细的活动尤为重要,如过较窄的平衡木等。猴的皮质损伤后,许多平衡及姿势性反射均消失,提示皮质对灵长类的平衡及姿势性反射较猫及犬等有重要的调控作用。

二、病因及分类

临床上,对步态异常的病因及分类常按其损伤部位及临床表现。近年来,随着对行走的解剖基础及生理基础与病理生理的深入了解,逐渐过渡为按受损伤结构水平分析其病因及分类。

三、诊断方法

(一)病史

起病及病情发展的趋势对诊断有重要帮助。绝大多数老年患者步态异常是逐渐发生的,且进展缓慢,病程多为数月或数年,而几天内急性发生的步态异常多为脑脊髓血管性疾病。一般情况下,患者均因为跌倒才意识到平衡障碍的存在。脑及脊髓疾病变患者除步态异常外,常可有头痛、腰背痛、感觉障碍、肌力减退等神经系统其他表现。尿急、排尿不连续提示脑特别是额叶皮质下病变或脊髓病变。应查清患者对乙醇及其他影响平衡运动的药物的使用情况及既往健康状况,有无肝、肾功能障碍及呼吸系统疾病的病史。对跛行者还应注意有无骨、关节疾病与损伤史。

如有步态异常家族史者应考虑遗传性肌病、遗传性共济失调等的可能。视力障碍与眩晕发作病史可提示视觉及前庭病变。

(二)神经系统检查

严格的神经系统检查可帮助定位,由于躯干及肢体近端肌力对行走的影响更大,故应成为神经系统检查的重点。

除常规的神经系统检查外,应着重对步态进行分析,必须认真进行下列针对行走异常的检查。

(1)嘱患者从就座的椅子上站立起来。

(2)维持站立姿势。

(3)承受各个方向(向前、向后及向两侧)的推动。

(4)观察起步,有无僵硬、迟疑。

(5)行走的动作,步基的宽度,步幅的长度,双足立地时间长短,抬脚力度,节律,双臂摆动的情况。

(6)转弯。

(7)观察患者在失衡状态下自主性的挽救及保护反射。

通过上述检查可进一步与患者建立良好的沟通,增加对病状的进一步了解,从而提高诊断正确率。

(三)特殊检查

尽早施行 MRI 检查对诊断有较大的帮助,它可以清晰显示脑干及小脑的病变,MRI 检查还可进行屏幕测试以确诊脑积水,对白质异常的表现较为敏感,但应注意,在临床上,T_2 相含水增多的表现是非特异性的,应结合其他的表现来诊断白质疏松症等病变。在许多不明原因的老年性行走异常者,MRI 检查常可发现脑室旁及半卵圆中心的多发性腔隙性梗死。最后可考虑使用诊断试验包括平台位置图、肌电图连续记录,以进行步态分析。

对步态异常的观察需一定的识别能力,有的颇具特征性如帕金森病的慌张步态,脊髓疾病所致痉挛性下肢轻瘫步态、僵硬、环行运动和触地反弹,小脑病变则躯干向两侧晃动、双足控制不良、特别是当患者在较窄的环境中行走时调节不良尤为明显,而临床上往往见到的是这些特征性表现被许多非特征性代偿及防御性反应所掩盖,如步基加宽、步幅变小、双足同时支撑时间(一般少于 20%)延长等。还要注意患者因焦虑和对跌倒的恐惧常使表现变得复杂而多样,应仔细评价。

四、鉴别诊断

(一)"低层次"姿势及步态异常

凡周围神经和骨、关节、肌肉病变所产生的平衡及步态障碍划归此类较容易诊断。如果此时中枢神经系统保持完整,该类步态异常是较容易被适应而逐渐得到改善,如失明、义肢、本体感觉障碍等所造成的行走障碍。

1.感觉性共济失调步态及平衡障碍

平衡是依靠从视觉系统、前庭系统及本体感觉传入中获得的高质量的信息而维持,当此种信息来源受损,则需要其他系统的代偿,但这种代偿又常不完全,则站立平衡系统不能维持而出现步态不稳。故临床上许多患者的慢性进行性平衡障碍是由于感觉传入系统的疾病所致,当患者已察觉到平衡有障碍时必然会试图调整而呈现谨慎步态。或成为感觉性共济失调,步态不稳,因而常易跌倒。体感性共济失调步态与小脑共济失调步态相比其步基更窄,举足过高,踏地过重(跨阈步态),但迈步节律基本正常,其步行的调节更依赖于视力,可反复跌倒,患者不能在狭窄的空间站立,昂伯氏征阳性。典型表现常出现在脊髓痨或亚急性脊髓联合变性患者,也可见于累及大纤维传入的周围神经病,有可能不出现其他感觉障碍而单独累及步态和平衡功能。部分双侧前庭损伤的患者可不出现眩晕,也仅表现为严重的平衡障碍。此类患者确诊需借助平衡功能的检查。

2.神经肌肉病变及肌病性步态异常

神经肌肉病及肌病患者均有不典型的步态异常,周围神经病所致远端肌无力者,常出现抬脚过高以矫正双足下沉,脚跟落地很重,另外这类患者常伴感觉缺失。肌病及肌萎缩导致肢体近端肌无力者,常因不能站起而无法行走,下肢肢带肌无力患者行走时常表现出特殊的骨盆晃动,呈典型的"鸭步"。

(二)"中等层次"步态异常

"中等层次"步态障碍往往导致正常体位、步态及协同行为的变形,即中枢神经系统的正常行走及命令在执行中被歪曲,从而表现为步态异常,如小脑性共济失调者虽保存支持及保护反射,可以行走,但其体姿及动作均不协调。"中等层次"行走异常包括痉挛性、共济失调性、肌张力不全性及舞蹈性步态。早期帕金森病步态属于此类,但进展一段时间后则出现平衡失调及起步困难,则属于"高层次"步态异常。

1.痉挛性步态

痉挛性步态是脊髓损害所表现的特殊步态异常,以躯干及双下肢僵硬,下肢触地反弹,划圈样动作及脚步拖曳为特点,在严重时双侧内收肌过度收缩,肌张力升高,形成剪刀步态,痉挛是上运动神经元损伤表现之一,多数源于脊髓,也可由脑部疾病所致。

多数老年人出现这种步态是由于颈关节强直所致,它常被内科及骨科医师所忽略,直到出现神经系统症状,随年龄增长颈关节囊增生,韧带肥厚,造成椎管狭窄,使脊髓受到压迫,同时也挤压了脊髓血管,出现脊髓供血不足,最常见表现为下肢轻瘫,伴站立不稳及膀胱功能障碍(尿急、尿频),常可无颈痛及神经根痛,部分可诉说手麻及活动不灵活,典型时可出现下肢痉挛性共济失调步态,还可因跌伤而加重病情。该病诊断除以临床脊髓压迫的表现外,MRI检查还可发现颈椎增生性改变、椎管狭窄及脊髓早期受压的证据。此病的病程因人而异,多可相对静止,部分可呈进行性加重。

脊髓外伤及脱髓鞘疾病是年轻人痉挛性步态的常见原因,多发性硬化可通过MRI及脑脊液检查而诊断。同时应注意排除脑膜及脊髓血管的先天性异常。

少数痉挛性瘫痪可由于脑部损伤所致及大脑性瘫痪(脑瘫),可波及上肢,并出现失语等症状,成年患者多由于脑血管病及脱髓鞘性疾病,而婴幼儿则与产伤及宫内窒息有关,表现为轻度双侧瘫痪及智能发育迟滞。

2.锥体外系步态

帕金森病是老年常见神经系统疾病,危及15%的65岁人群。具有特征性的前倾姿势和慌张步态。老年患者有时仅表现僵硬和步态异常,并不出现上肢震颤和动作迟缓,近1/4运动迟缓性强直综合征后来被证实为非特发性帕金森病。其诊断包括进行性核上性麻痹、纹状体-黑质变性、皮质-基底节变性等均应考虑到,特别是在患者出现姿势保持困难及对左旋多巴不敏感时更应考虑。

亨廷顿病患者的步态异常主要表现为突发性舞蹈样动作,而肌张力不全及肌肉痉挛患者则表现为肢体僵硬、固定,躯干常呈屈曲(脊柱前凸、侧屈)样,慢性抗精神病药物所致步态异常以迟发性运动障碍为主。而部分患者用地西泮后可因损害平衡支撑反射而致频繁跌倒,此现象在停药后数天才可恢复。

3.小脑性步态

小脑性步态是最具特点的行走异常,以步伐缓慢及蹒跚,步基加宽为主,在狭窄的地面行走时其躯干不稳更明显,不能完成足跟接足尖直线行走,但患者平衡代偿反射均完好,故在日常生活中并不常跌倒。

成年患者的慢性进行性小脑性步态异常诊断较困难,应首先排除小脑脱髓鞘病及后颅窝占位病变的可能,各种遗传性及获得性小脑变性也应考虑,如橄榄-脑桥-小脑萎缩症,均发病较迟。而以躯干共济失调伴小脑蚓部变性者多与慢性酒精中毒有关。副肿瘤性小脑变性及苯妥英钠中毒也可出现小脑性共济失调步态,但后者系急性表现。

4.其他

中毒性及代谢性脑病的运动障碍通常是可以治疗的,近年来发病逐渐增多,有的代谢性脑病患者常表现为不稳定步态,且常向后跌倒,最典型的为尿毒症及肝衰竭,其扑翼样震颤可影响姿势的维持。镇静药物尤其是长效苯二氮䓬类和 neuroleptic 类可影响姿势反射,从而增加跌倒的危险。

个别老年患者表现步态异常是因为颅内占位性疾病、原发性中枢神经系统肿瘤及代谢性疾病,症状呈亚急性进展且伴跌倒史的患者应排除慢性硬膜下血肿。

(三)"高层次"平衡及步态异常

"高层次"的感觉、运动中枢与在不同环境下选择行走及维持平衡的方式有关。在排除骨关节疾病及脊髓、小脑及锥体外系病变后,步态及平衡的异常常与大脑皮质对体位、运动的协调出现差错有关。"高层次"平衡及步态异常的分类依据下列特性:①平衡障碍的代偿性反应及其障碍。②表现突出的失衡或姿势控制能力障碍。③有无起步困难及行走的行为过程有无障碍。④伴随症状。

1.谨慎步态

谨慎步态的特点是正常或中度增宽的步基、步幅变小、行走变慢、转弯困难、双足同时立地的时间延长、双上肢的协同运动减少等,但起步不迟疑、步伐无拖曳、不僵硬、基本保持正常的步伐节奏,如果推动患者,可发现轻度的平衡障碍,难于保持单腿支撑的姿势,由于患者已意识到平衡有障碍,故主观上加倍小心迈步以防跌倒。此方式的行走异常属于非特异性,正常人在特殊环境下也可出现,如在冰上行走等,但主要还是见于老年人,既往曾被称作老年步态综合征,后来发现该步态在许多青年患者也可出现,特别是在疾病早期,包括多发性腔隙性脑梗死、正常颅压脑积水、阿尔茨海默征及许多周围神经病等,在疾病特征性表现还未出现时往往以无特征性谨慎步态为主,如正常颅压脑积水等。

谨慎步态是多因素造成的:①老年人骨、关节系统的灵活性减弱,对肌肉收缩所产生的反应欠灵敏,关节活动幅度减小。②肌收缩强度减弱。③运动系统的调节精确度下降,这可能是由于本体、平衡、视觉等感觉系统传入的轻度异常。④中枢神经系统对上述感觉传入的分析处理有错误。谨慎步态还应与癔症性谨慎步态鉴别,后者缺乏神经系统症状及体征而对跌倒的恐惧非常突出。

2.额叶性共济失调性步态

(1)皮质下平衡障碍:其特点为明显的平衡失调伴姿势调节反射缺失或无效。表现为逐渐发生的似木桩样的倾倒,患者肌力感觉常保持完整,但站立时常向后或病变对侧倾倒,平衡障碍也影响了行走动作的完成,造成行走困难或行走不能,同时不出现任何姿势调节反射及保护反射(尽管肌电图等显示这些反射均存在)。急性发病者的症状在起病后几天至几周内可更明显。常见的伴随症状为眼肌麻痹(垂直凝视麻痹、瞳孔改变)、构音障碍及锥体外系表现。多见于进行性核上性麻痹及多发性腔隙性脑梗死累及丘脑腹侧核时。另外,一侧壳核、苍白球和中脑损害后也偶然发生皮质下平衡障碍。

(2)额叶性平衡障碍:常指由于额叶占位性病变所造成的严重的平衡障碍,从而使患者无法独立站立或行走。其特点也是以平衡障碍为突出表现,伴姿势反射及动作不当或错位。如患者不能站起(或坐下)、站不稳或根本无法调动躯干及肢体以完成站立的动作。如欲站立时则使躯干向后仰而非正常时的向前倾,在重心以下难以抬起肢体,也根本不能迈动双腿,躯干及肢体运动笨拙、僵硬、可呈类肌强直。伴随症状有智力障碍,额叶释放表现如强握反射、类肌强直、排尿障碍、假性延髓性麻痹、腱反射亢进、病理反射阳性。常见病因有肿瘤、脓肿、梗死或出血及广泛白质病变、脑积水等累及额叶或额叶-脑桥、小脑联系中断。

皮质下平衡障碍与额叶性平衡障碍两者均是以平衡及姿势反射的严重障碍,导致行走动作不能完成,两者的区别在于当患者能够迈出脚步,则倾向于皮质下平衡障碍;相反,当额叶性平衡障碍时,迈腿的运动往往无法完成。许多学者也不同意将额叶性平衡障碍等同于运动不能。首先,额叶性平衡障碍是以平衡及保护反射的倒错、变异为主要表现,运动障碍是次要的。其次,部分坐立运动障碍者可具备正常行走的功能。相反,部分躯干及步态有异常者并无肢体运动不能。

(3)单纯性起步不能:其特点为明显的起步困难,伴动作持续异常(如转身缓慢、僵硬),患者无明显的平衡异常,无认知障碍、无肢体运动不能或帕金森病。启动行走后初期,步幅短、抬脚低,形成拖曳,然而当行走一段时间后,步幅延长、抬脚正常、双臂摆动也正常,当分散注意力及穿过较窄的通道及较急的转弯时,重新出现拖曳步态,而数步或试图跨过沟渠等方法可改善其起步困难。患者平衡功能正常,姿势反射、步基均正常,极少跌倒。单纯性起步不能也常发生于脑血管病及脑积水等损伤了额叶白质及其联系纤维及基底节部分结构损伤。

由于单纯性起步不能除明显起步及转身障碍外还有拖曳步态、步幅缩短及行进中逐渐好转可与谨慎步态相鉴别。另外,它没有平衡功能障碍,姿势反射及保护反射正常,也无额叶释放的表现,可以鉴别额叶性平衡障碍。

(4)额叶性步态异常:其特点为步基变宽,行走缓慢伴双脚似埋植土中一样难以抬起,故步幅变短、拖曳、起步及转身均迟疑,同时伴有中等程度的平衡障碍。常由于脑血管病造成的双侧额叶白质的多发性病变或双侧半球联系中断所造成的步态异常,如多发性腔隙性脑梗死、脑动脉硬化粥样化所致宾斯旺格病及正常颅压脑积水等。该步态异常常伴认知功能障碍,假性延髓性麻痹性构音障碍、额叶释放症状、锥体束征及排尿障碍。

额叶性步态异常的鉴别诊断:由于存在起步及转身迟疑、僵硬及姿势反射的异常,可与谨慎步态鉴别,但后者是非特异性表现,可随疾病的发展而逐渐转变为前者。另外,由于其平衡障碍较轻,尚能行走,可与额叶性平衡障碍鉴别,但可能由于其平衡障碍的加重而转变为额叶性平衡障碍,而单纯性起步不能则不存在平衡障碍。

额叶性步态异常与进展阶段的帕金森病性步态及其他运动不能性僵硬的鉴别比较困难,由于两者都有起步困难、僵硬、步幅变小,但如果步基变宽,则不支持帕金森病。另外,患者行走时躯干无前倾、上臂摆动正常是与额性步态异常相吻合。慌张步态行走时前倾或后仰伴四肢体僵硬则倾向于帕金森病。

应该注意,许多疾病的表现在不同时期是截然不同的,当进行到一定程度后还会出现互相交叉,最终发展成相似的最后状态,如记忆障碍在早期可明确分为额叶性、顶叶性及皮质下性,但在晚期均出现全面性智能障碍。同样,早期的谨慎步态可进一步发展为额叶性步态异常,继而当平衡障碍加重后则属于额叶性平衡障碍。

3.精神性步态异常

精神性步态异常是神经科最常见的步态异常之一,如无原因的立行不能,症状呈波动性,多见于癔症,暗示治疗常有戏剧性效果。焦虑症患者有跌倒恐惧时呈夸张的谨慎步态,行走如履薄冰或紧扶墙壁,以防止跌倒;忧郁症患者显示精神运动性迟缓,缺乏迈步动力而拒绝行走。

(四)无明确原因步态异常

事实上,临床上所见许多步态异常往往是由多种因素共同形成的,如脑血管病、颅内肿瘤及颅内转移瘤,很难确定其表现的步态异常是属于哪一层次的;而另一方面,临床上约有15%的步态异常不能找到明确的原因,尽管它们并非属于同一种疾病,多数学者称之为"原发性老年性步态"。

五、治疗

临床已发现20%～25%的老年性慢性进行性步态异常是由可治疗的疾病所致,如帕金森病、脑积水、额叶肿瘤及脓肿等,而绝大多数的精神性步态异常均可在施行适当的心理治疗后痊愈;当原发性疾病不明或治疗效果不佳时,还可借助各种有效的康复手段以促进平衡及运动功能的恢复,如对抗阻力的力量训练可帮助身体虚弱者和甚至是80岁以上的老年人恢复肌力,从而在一定程度上提高步行的速度及稳定性。感觉性平衡重复训练对前庭及本体性感觉障碍所致谨慎步态有特别的疗效,另外对有平衡障碍的患者应采取有效措施防止跌倒及摔伤,居室的墙上应安装扶手,脚步拖曳者应选择穿适当的鞋子,移动时可借助拐杖等辅助设施,还应请教专业人员视察生活及工作环境,以发现及排除可能的危险因素。

(赵庆玲)

第六节 不自主运动

不自主运动是指患者在意识清醒的状态下骨骼肌出现不能自行控制的收缩,导致身体某些部位姿势和运动的异常。一般睡眠时停止,情绪激动时增强,临床上可见多种表现形式。

一、发生机制

以往认为不自主运动与锥体外系病变有关,而锥体外系涉及锥体系以外所有与运动调节有关的结构和下行通路,包括基底节、小脑及脑干中诸多核团。但传统上仅将与基底节病变有关的姿势、运动异常称为锥体外系症状。基底节中与运动功能有关的主要结构为纹状体,其组成及病变综合征,如图1-1所示。

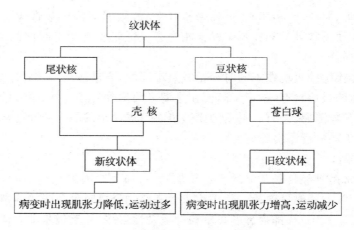

图 1-1　纹状体的结构与功能

　　纹状体与大脑皮质及其他脑区之间通过不同的神经递质(如谷氨酸、γ-氨基丁酸和多巴胺等)实现相互联系与功能平衡。其纤维联系相当复杂,其中与运动皮质之间的联系环路是基底节实现其运动调节功能的主要结构基础,包括:①皮质-新纹状体-苍白球(内)-丘脑-皮质回路。②皮质-新纹状体-苍白球(外)-丘脑底核-苍白球(内)-丘脑-皮质回路。③皮质-新纹状体-黑质-丘脑-皮质回路。

二、临床表现

(一)静止性震颤

　　静止性震颤是由主动肌与拮抗肌交替收缩引起的一种节律性颤动,常见于四肢远端、下颌和颈部,手指的震颤状如搓丸,频率 4～6 Hz。震颤静止时出现,睡眠时消失,紧张时加重,随意运动时减轻,可在意识控制下短暂减弱,放松后可出现更加明显的震颤。这是帕金森病的特征性体征之一。

(二)舞蹈症

　　舞蹈症是身体迅速、粗大、无节律的不能随便控制的动作。上肢较重,表现为耸肩、上臂甩动、手指抓握等动作;下肢可见步态不稳且不规则,重时可出现从一侧向另一侧快速粗大的跳跃动作(舞蹈样步态);头颈部可有转颈、扮鬼脸动作。随意运动或情绪激动时加重,安静时减轻,睡眠时消失。肢体肌张力低。此症状见于小舞蹈症、Huntington 舞蹈症及药物(如左旋多巴和吩噻嗪类、氟哌啶醇等神经安定剂)诱发的舞蹈症。局限于身体一侧的舞蹈症称为偏侧舞蹈症,常见于累及基底神经节的脑卒中(中风)、肿瘤等。

(三)手足徐动症

　　手足徐动症指肢体远端游走性的肌张力增高或减低的动作,如先有腕部过屈、手指过伸,之后手指缓慢逐个相继屈曲,继而上肢表现为缓慢的如蚯蚓爬行样的扭转样蠕动。由于过多的自发动作使受累部位不能维持在某一姿势或位置,随意运动严重扭曲,出现奇怪的姿势和动作,可伴有异常舌运动的怪相、发音含糊等。可见于多种神经系统变性疾病,常见为 Huntington 舞蹈症、肝豆状核变性等,也可见于肝性脑病、某些神经安定剂的不良反应;偏侧手足徐动症多见于中风患者。

（四）偏身投掷运动

偏身投掷运动以大幅度的无规律的跨越和投掷样运动为特点，肢体近端受累为主。偏身投掷运动是由对侧丘脑底核及与其联系的苍白球外侧部急性病损，如梗死或小量出血所致。

（五）肌张力障碍

肌张力障碍是肌肉异常收缩引起的缓慢扭转样不自主运动或姿势异常。扭转痉挛又称为扭转性肌张力障碍，是因身体某一部位主动肌和拮抗肌同时收缩造成的特殊姿势，主要表现为以躯干为轴的扭转，可伴手过伸或过屈、足内翻、头侧屈后伸、眼睛紧闭及固定的怪异表情，导致患者难以站立和行走。急性发病者常见于一些神经安定剂加量过快导致的不良反应，也见于原发性遗传性疾病，如早期 Huntington 舞蹈症、肝豆状核变性、Hallervorden-Spatz 病等，或继发于产伤、胆红素脑病（核黄疸）、脑炎等；最严重的一种类型是少见的遗传性变形性肌张力障碍。痉挛性斜颈被认为是扭转性肌张力障碍变异型，或称为局限性肌张力障碍，表现颈部肌肉痉挛性收缩，使头部缓慢的不自主地转动。

（孙　霞）

第七节　感　觉　障　碍

感觉是各种形式的刺激作用于感受器在人脑中的反映，可分为两类。

一般感觉包括：①浅感觉为皮肤、黏膜感觉，如痛觉、温度觉和触觉。②深感觉来自肌肉、肌腱、骨膜和关节的本体感觉，如运动觉、位置觉和振动觉。③皮质感觉（复合感觉）包括定位觉、两点辨别觉、图形觉和实体觉等。

特殊感觉：如视觉、听觉、嗅觉和味觉等。

一、解剖学基础

（一）躯体痛温觉、触觉传导径路

皮肤、黏膜痛温触觉感受器→脊神经→脊神经节（Ⅰ⊙）→沿后根进入脊髓并上升2～3个节段→后角细胞（Ⅱ⊙）→白质前连合交叉至对侧→痛温觉纤维组成脊髓丘脑侧束，触觉纤维组成脊髓丘脑前束→丘脑腹后外侧核（Ⅲ⊙）→丘脑皮质束→内囊后肢后 1/3→大脑皮质中央后回上2/3 区及顶叶。

（二）头面部痛温觉、触觉传导径路

皮肤黏膜痛、温和触觉周围感觉器（三叉神经眼支、上颌支、下颌支）→三叉神经半月神经节（Ⅰ⊙）→三叉神经脊束→三叉神经脊束核（痛温觉纤维终止于此）和感觉主核（触觉纤维）（Ⅱ⊙）→交叉到对侧组成三叉丘系上行→经脑干→丘脑腹后内侧核（Ⅲ⊙）→丘脑皮质束→内囊后肢→大脑皮质中央后回下1/3区。

（三）分离性感觉障碍的解剖学基础

深浅感觉传导路均由 3 个向心的感觉神经元相连而成，后根神经节为Ⅰ级神经元，Ⅱ级神经元纤维均交叉，丘脑外侧核为Ⅲ级神经元。痛温觉Ⅱ级神经元为脊髓后角细胞，换神经元后交叉至对侧；深感觉、精细触觉纤维进入脊髓后先在同侧脊髓后索上行至延髓薄束核、楔束核，换神经元后交叉至对侧。深浅感觉传导路不同是分离性感觉障碍(痛、温觉受损而触觉保留)的解剖学基础(图 1-2)。

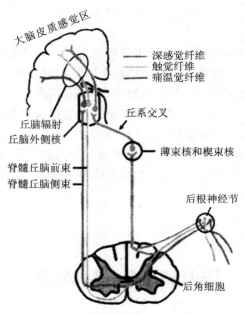

图 1-2　感觉传导径路示意图

(四)脊髓内感觉传导束排列顺序

后索内侧为薄束,是来自躯体下部(腰骶)纤维,外侧为楔束,是来自躯体上部(颈胸)纤维(图 1-3)。脊髓丘脑束与之相反,外侧传导来自下部脊髓节段感觉,内侧传导来自上部脊髓节段感觉,对髓内与髓外病变有定位意义。

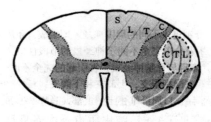

图 1-3　颈髓中白质中感觉、运动纤维排列顺序示意图

(五)感觉的节段性支配

皮节是一个脊髓后根(脊髓节段)支配的皮肤区域。有 31 个皮节,与神经根节段数相同。图 1-4示颈、胸、腰、骶神经的节段性分布。胸部皮节的节段性最明显,体表标志如乳头水平为 T_4,剑突水平为 T_6,肋缘水平为 T_8,平脐为 T_{10},腹股沟为 T_{12} 和 L_1。每一皮节均由 3 个相邻的神经根重叠支配(图 1-5),因而,脊髓损伤的上界应比感觉障碍平面高 1 个节段。

(六)神经根纤维的重新分配

神经根纤维在形成神经丛时经重新组合分配,分别进入不同的周围神经,即组成一条周围神经的纤维来自不同的神经根,因此,周围神经的体表分布完全不同于神经根的节段性感觉分布(图 1-6)。显然,一条周围神经损害引起的感觉障碍与脊髓神经根损害引起的完全不同。

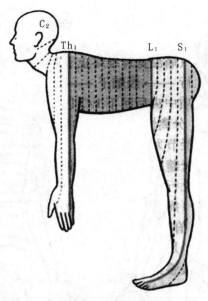

图 1-4　体表节段性感觉分布图

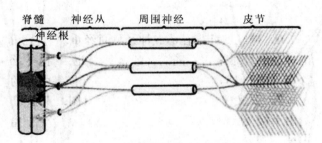

图 1-5　感觉皮节三根支配示意图

(七) 三叉神经周围性及核性支配

三叉神经周围性及核性支配见图 1-7, 周围性支配指眼支、上颌支和下颌支; 核性支配由于接受痛温觉纤维的脊束核接受传入纤维的部位不同, 口周纤维止于核上部, 耳周纤维止于核下部, 脊束核部分损害可产生面部葱皮样分离性感觉障碍。

二、感觉障碍分类

根据病变性质, 感觉障碍可分为两类。

(一) 刺激性症状

感觉径路刺激性病变可引起感觉过敏 (量变), 也可引起感觉障碍如感觉倒错、感觉过度, 感觉异常及疼痛等 (质变)。

1.感觉过敏

感觉过敏指轻微刺激引起强烈感觉, 如较强的疼痛感。

2.感觉倒错

感觉倒错指非疼痛性刺激引发疼痛。

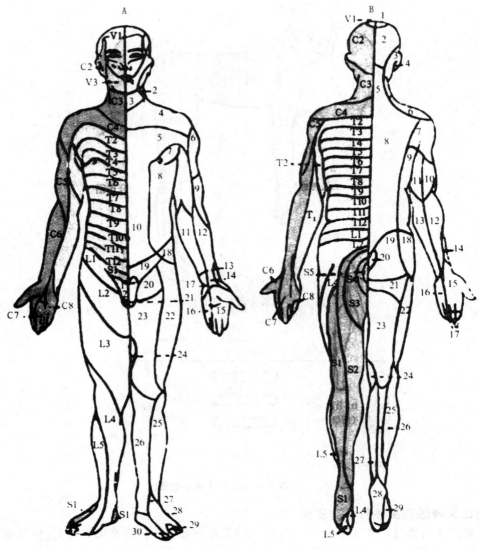

1.三叉神经	16.尺神经	1.额神经	16.尺神经
2.耳大神经	17.尺神经掌支	2.枕大神经	17.正中神经
3.颈皮神经	18.髂腹下神经外侧皮支	3.枕小神经	18.髂腹下神经
4.锁骨上神经	19.髂腹下神经前皮支	4.耳大神经	19.臂上神经
5.胸神经前皮支	20.生殖股神经股支	5.颈神经后支	20.臂中神经
6.腋神经	21.髂腹股沟神经	6.锁骨上神经	21.臂下神经
7.臂内侧皮神经	22.股外侧皮神经	7.臂内侧皮神经	22.股外侧皮神经
8.胸神经外侧皮支	23.股神经前皮支	8.胸神经后支	23.股后侧皮神经
9.臂外侧皮神经	24.闭孔神经皮支	9.胸神经外侧皮支	24.闭孔神经皮支
10.胸神经前皮支	25.小腿外侧皮神经	10.臂后侧皮神经	25.小腿外侧皮神经
11.前臂内侧皮神经	26.隐神经	11.臂内侧皮神经	26.腓肠神经
12.前臂外侧皮神经	27.腓浅神经	12.前臂后侧皮神经	27.隐神经
13.桡神经浅支	28.腓肠神经	13.前臂内侧皮神经	28.足底内侧皮神经
14.正中神经浅支	29.腓深神经	14.前臂外侧皮神经	29.足底外侧皮神经
15.正中神经	30.胫神经跟支	15.桡神经浅支	

图 1-6　体表阶段性(左侧)及周围性(右侧)感觉分布图

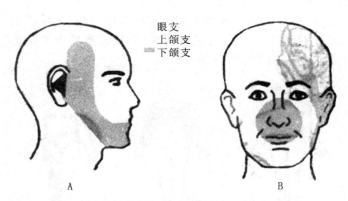

眼支
上颌支
下颌支

A   B

图 1-7　三叉神经周围性(A)及核性(B)感觉支配分布图

3.感觉过度

感觉刺激阈增高,不立即产生疼痛(潜伏期),达到阈值时可产生一种定位不明确的强烈不适感,持续一段时间才消失(后作用);见于丘脑和周围神经损害。

4.感觉异常

在无外界刺激情况下出现异常自发性感觉,如烧灼感、麻木感、肿胀感、沉重感、痒感、蚁走感、针刺感、电击感、束带感和冷热感等,也具有定位价值。

5.疼痛

依病变部位及疼痛特点分为以下 4 种疼痛。

(1)局部性疼痛:如神经炎所致的局部神经痛。

(2)放射性疼痛:如神经干、神经根及中枢神经系统刺激性病变时,疼痛由局部扩展到受累感觉神经支配区,如肿瘤或椎间盘突出压迫脊神经根,脊髓空洞症引起痛性麻木等。

(3)扩散性疼痛:疼痛由一个神经分支扩散到另一分支,如手指远端挫伤可扩散至整个上肢疼痛。

(4)牵涉性疼痛:由于内脏与皮肤传入纤维都汇聚到脊髓后角神经元,内脏病变疼痛可扩散到相应体表节段,如心绞痛引起左侧胸及上肢内侧痛,胆囊病变引起右肩痛。

(二)抑制性症状

感觉径路破坏性病变引起感觉减退或缺失。

(1)完全性感觉缺失:同一部位各种感觉均缺失。

(2)分离性感觉障碍:同一部位痛温觉缺失,触觉(及深感觉)保存。

三、分型及临床特点

感觉障碍临床表现多样,可因病变部位各异(图 1-8)。

(一)末梢型

肢体远端对称性完全性感觉缺失,呈手套袜子形分布,伴相应区运动及自主神经功能障碍,如多发性神经病。

(二)周围神经型

周围神经型可表现某一周围神经支配区感觉障碍,如尺神经损伤累及前臂尺侧及 4、5 指;如一肢体多数周围神经各种感觉障碍,为神经干或神经丛损伤;如三叉神经第三(下颌)支受损,下颌(下颌角除外)、舌前 2/3、口腔底、下部牙齿和牙龈、外耳道及鼓膜等皮肤黏膜感觉障碍,伴咀嚼肌瘫痪,张口下颌偏向患侧(运动支与下颌支伴行)。

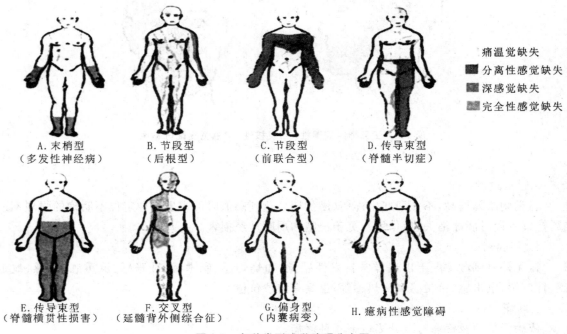

痛温觉缺失
■ 分离性感觉缺失
■ 深感觉缺失
■ 完全性感觉缺失

A.末梢型
(多发性神经病)

B.节段型
(后根型)

C.节段型
(前联合型)

D.传导束型
(脊髓半切症)

E.传导束型
(脊髓横贯性损害)

F.交叉型
(延髓背外侧综合征)

G.偏身型
(内囊病变)

H.癔病性感觉障碍

图 1-8　各种类型感觉障碍分布图

A.多发性神经病(手套袜子形感觉障碍);B.后根柄变(单侧节段性完全性感近障碍);C.髓内病变(节段性分离性感觉障碍);D.脊髓半切综合征(右侧痛温觉障碍,左侧深感觉障碍);E.脊髓横贯性损害(病变水平以下完全性感觉障碍);F.左侧延髓背外侧综合征(交叉性感觉障碍);G.内囊病变(偏身感觉障碍);H.癔症性感觉障碍

(三)节段型

1.后根型

单侧节段性完全性感觉障碍,如髓外肿瘤压迫脊神经根,可伴后根放射性疼痛(根性痛)。

2.后角型

单侧节段性分离性感觉障碍,见于一侧后角病变如脊髓空洞症。

3.前连合型

双侧对称性节段性分离性感觉障碍,见于脊髓中央部病变如髓内肿瘤早期、脊髓空洞症等。

(四)传导束型

1.脊髓半切综合征

病变平面以下对侧痛、温觉缺失,同侧深感觉缺失,如髓外肿瘤早期、脊髓外伤。

2.脊髓横贯性损害

病变平面以下完全性传导束性感觉障碍,如急性脊髓炎、脊髓压迫症后期。

(五)交叉型

同侧面部、对侧躯体痛温觉减退或缺失,如延髓背外侧综合征,病变累及三叉神经脊束、脊束核及交叉的脊髓丘脑侧束。

(六)偏身型

对侧偏身(包括面部)感觉减退或缺失,见于脑桥、中脑、丘脑及内囊等处病变,一侧脑桥或中脑病变可出现受损平面同侧脑神经下运动神经元瘫;丘脑病变深感觉障碍较重,远端较重,常伴自发性疼痛和感觉过度,止痛药无效,抗癫痫药可能缓解;内囊受损可引起三偏。

(七)单肢型

对侧上肢或下肢感觉缺失,可伴复合感觉障碍,为大脑皮质感觉区病变。皮质感觉区刺激性病灶可引起对侧局灶性感觉性癫痫发作。

(赵庆玲)

第八节 意 识 障 碍

意识障碍是高级神经功能的活动处于抑制状态的一种临床表现,高度抑制即昏迷。意识清醒状态的维持需要正常的大脑皮质及脑干网状结构不断地将各种内外感觉冲动经丘脑广泛地投射到大脑皮质。一旦疾病致弥漫性大脑或脑干网状结构的损害及功能抑制均可造成意识障碍。意识活动包括两方面:①觉醒状态,在病理情况下表现为意识障碍。②意识内容,在病理情况下意识内容减少,表现为记忆减退,失语及痴呆。

一、诊断要点

(一)意识觉醒障碍的临床表现

1.嗜睡

能被各种刺激唤醒,并能勉强配合检查及回答问题,停止刺激后又入睡。

2.昏睡

在持续强烈刺激下能唤醒,可作简单而模糊的回答,但持续时间短,很快又进入昏睡状态。

3.浅昏迷

对疼痛刺激有躲避反应及痛苦表情,但不能被唤醒,各种生理反射均存在,生命体征均无变化。

4.深昏迷

对外界任何刺激均无反应,生理反射(角膜、瞳孔、吞咽、咳嗽及腱反射)均消失,病理反射继续存在或消失,生命体征常有改变。

(二)意识内容障碍常见的临床表现

1.意识混浊

表现为注意力涣散,感觉迟钝,对刺激反应不及时,不确切,定向力不全。

2.精神错乱

思维、理解、判断力及认识自己的能力均减退,言语不连贯并错乱,定向力减退,常有胡言乱语、兴奋躁动。

3.谵妄状态

精神错乱伴有幻觉、错觉和妄想。

二、鉴别诊断

(一)脑膜刺激征(+),局限性体征(-)

1.突发剧烈头痛

突发剧烈头痛见于蛛网膜下腔出血。

2.急性起病,发热在前

急性起病,发热在前见于化脓性脑膜炎、病毒性脑膜炎及其他急性脑膜炎等感染性疾病。

3.亚急性或慢性发病

亚急性或慢性发病常见于结核性、真菌性、癌性脑膜炎。

(二)脑膜刺激征(-),局限性体征(+)

1.突然起病

突然起病常见于脑出血、脑血栓形成、脑栓塞等。

2.与外伤有关

硬膜外血肿、硬膜下血肿、脑挫裂伤、脑实质内血肿。

3.以发热为前驱症状

脑脓肿、血栓性静脉炎、各种脑炎、急性播散性脑脊髓炎、急性出血性白质脑炎。

4.缓慢起病

缓慢起病常见脑肿瘤、慢性硬膜下血肿、脑寄生虫等。

(三)脑膜刺激征(-),局限性体征(-)

1.尿异常

尿异常常见于尿毒症、糖尿病、急性尿卟啉病等。

2.有中毒原因

酒精、安眠药、一氧化碳、有机磷等中毒。

3.休克

大出血、低血糖、心肌梗死、肺梗死等。

4.黄疸

肝性昏迷。

5.发绀

肺性昏迷。

6.高热

重度感染、中暑、甲亢危象等。

7.体温过低

休克、黏液性水肿、冻伤。

8.短暂昏迷

癫痫、晕厥、脑震荡。

三、治疗

昏迷患者起病急骤,病情危重,应尽快找出引起昏迷的原因,针对病因采取及时果断的措施是治疗昏迷患者的关键。及时处理并发症。病情稳定后,应用适当的中枢苏醒剂等,对改善大脑功能和减少由于昏迷所引起的后遗症至关重要。

(一)病因治疗

针对病因治疗是抢救成功的关键。对病因明确者,应迅速给予有效的病因处理,如颅脑损伤与颅内占位性病变,其根本治疗措施是尽可能早期手术处理;急性中毒者,应争取及早有效清除毒物和采取特殊解毒措施等;低血糖昏迷者,应立即静脉注射50%葡萄糖80~100 mL等。

(二)对症处理

1.防止呼吸衰竭

昏迷患者易出现吸入性肺炎,可伴有呼吸衰竭。由各种原因引起的中枢性呼吸衰竭,均有呼吸功能障碍,严重者呼吸停止。应使患者处于侧卧位,防止痰、分泌物及呕吐物阻塞气管出现窒息,应充分给氧。出现感染时应及时应用抗生素,痰多或咳嗽反射减弱者及时做气管切开。对呼吸衰竭者可应用人工呼吸机,对急性呼吸衰竭(PCO_2过高)的昏迷患者,可给呼吸兴奋剂等。

2.维持循环功能及水电解质和酸碱平衡

使血压维持在13.3 kPa左右,一般每天静脉补液量为1 500~2 000 mL,其中5%葡萄糖盐水500 mL左右,同时注意纠正电解质紊乱,如低血钾、高血钾及酸碱平衡失调。

3.控制脑水肿、降低颅内压

除采取保持呼吸道通畅、合理地维持血压、适量的补液及防止高碳酸血症等措施外,尚需要脱水剂,常用20%甘露醇250 mL静脉快速滴汁(30分钟)6~8小时1次(必要时4小时1次),呋塞米20~40 mg以50%葡萄糖40~100 mL稀释静脉注射,每4~12小时1次;地塞米松每天10~20 mg静脉滴注。上述药物常联合或交替使用。

4.抗癫痫治疗

昏迷患者可能有癫痫发作或呈癫痫持续状态,如不及时控制癫痫发作,可加重脑水肿,使昏迷加深。因此,一旦有癫痫发作必须抗癫痫治疗。

5.保护大脑,降低脑代谢,减少脑耗氧量

昏迷的急性期,病势凶猛,有严重的脑水肿和脑缺氧,此时应采取措施,以帮助大脑渡过危急阶段,维持生命和减少后遗症。

(1)头部物理降温:用小冰袋放在头周围(眉及枕后粗隆以上部位),为防止冻伤,应内衬毛巾,有冰帽冰毯降温则更佳。

(2)对高热患者可应用人工冬眠:氯丙嗪50 mg、异丙嗪50 mg、哌替啶100 mg混合后每次用总量的1/4~1/3,肌内注射,此后4~6小时1次。呼吸功能障碍者,不用哌替啶,而改为双氢麦角碱0.6~0.9 mg,血压低于12/8 kPa者,不用氯丙嗪改用乙酰丙嗪20 mg。在人工冬眠期间必须严格观察体温(维持在33~37 ℃)、脉搏、呼吸和血压。根据病情决定疗程,一般是1~2周后渐减量,原则上不超过3周。人工冬眠的注意事项:①对原发病的诊断必须明确。②可致排痰困难,需注意呼吸道护理及并发症。③患者若出现寒战反应提示冬眠药物剂量不足,应适当加大剂量。

6.促进脑代谢的治疗

只有改善脑代谢紊乱,才能促进脑功能的恢复,防止或减少脑损害的后遗症。

(1)脑活素:多种氨基酸及肽类,促进脑细胞蛋白质合成。每次10~30 mL以氯化钠溶液250 mL稀释静脉滴注,1次/天,10~20天为1个疗程。

(2)胞磷胆碱:通过促进卵磷脂的合成而改善脑功能,又有增强上行网状结构激活系统的功能,增强脑血流,促进大脑物质代谢。用法:0.5~1 g用5%~10%葡萄糖500 mL稀释静脉滴注,10~14天为1个疗程。与ATP合用可提高疗效。

(3)能量合剂:ATP 20 mg,辅酶A 50~100 U,细胞色素C 30 mg用5%~10%葡萄糖250~500 mL稀释静脉滴注,亦可同时加胰岛素4~8 U。

(4)醋谷胺:能帮助恢复智能和记忆力,每次500~750 mg以5%~10%葡萄糖250~500 mL稀释静脉滴注,1次/天,连用10~20天;γ-氨酪酸及神经生长因子等药物也可应用。

7.苏醒治疗

乙胺硫脲每次1 g,先用5~10 mL等渗液溶解,然后以5%~10%葡萄糖500 mL稀释缓慢静脉滴注,连用7~10天,可出现皮疹、静脉炎,冠心病忌用;醒脑静脉注射射液每次4~8 mL,以25%~50%葡萄糖40 mL稀释后静脉注射,1~2次/天,或每次2~4 mL肌内注射,2次/天。也可应用纳洛酮、甲氯芬酯等。

8.改善微循环,增加脑灌注量

对无出血倾向、由于脑缺氧或缺血性脑血管病引起的昏迷,可用降血黏度和扩张脑血管的药物,以改善微循环和增加脑灌注量,帮助脑功能的恢复。

(1)低分子右旋糖酐:500 mL,静脉滴注1~2次/天,7~10天为1个疗程。

(2)曲克芦丁:抑制血小板聚集,防止血栓形成,同时对抗5-羟色胺、缓激肽等对血管的损伤作用。

增加毛细血管的抵抗力,降低毛细血管通透性,故还可防止血管通透性增加所致的脑水肿。用法:400~600 mg用低分子右旋糖酐或5%葡萄糖500 mL稀释静脉滴注,1次/天,10~14天为1个疗程,口服200 mg,3次/天;中药:扩张血管,增加脑血流,降低血黏稠度等,丹参注射液8~16 mL或川芎嗪80~120 mg用葡萄糖液或低分子右旋糖酐500 mL稀释静脉滴注,7~14天为1个疗程。

9.高压氧疗法

能显著提高脑组织与脑脊液的氧分压,纠正脑缺氧,减外脑水肿,促进意识的恢复,有条件者应尽早使用。

(霍　莹)

第九节　听觉障碍

一、临床分类与特点

(一)耳聋

耳聋指听力的减退或丧失,是由蜗神经的周围部分和听力的感音器官病变引起。

1.传导性耳聋

由外耳道病变引起,表现为听力明显减退或丧失,但高音调听力正常或减弱轻微,因此对低音调的声音听不到,而尖锐的声音却能听到。传导性耳聋不伴前庭功能障碍。

2.神经性耳聋

由蜗神经损害引起,其症状的共同特点是听力减退以高音调为主,对低音调声波感受影响很轻微。由于从蜗神经核向上传导是双侧的,故神经性耳聋主要来自周围神经的病变,而脑干和皮质病变一般不出现听力障碍,或仅出现轻微的听力下降或暂时性听力障碍。

(二)耳鸣

耳鸣指外界并无任何音响的刺激,而患者却听到音响的感觉而言,常与耳聋伴随存在。声音为单调的噪音,分为低音调和高音调。低音调耳鸣表现为嗡嗡之声,与神经系统疾病关系不大;高音调耳鸣表现为吹口哨音或蝉鸣音,多见于神经系统疾病早期,常为单侧,进一步发展则成为耳聋。

二、临床意义

(一)中枢性耳聋

由大脑或脑干病变引起,因蜗神经为双侧投射,故单侧病变一般不出现听力障碍,或仅出现轻微的听力减退,双侧病变引起双侧耳聋,但临床很少见。双侧颞横回病变,引起皮质性耳聋,中岛盖的血管闭塞性病变出现岛盖综合征,表现为皮质性耳聋和假性延髓性麻痹。

(二)听神经瘤

多见于成年人,15岁以下儿童很少见,男性多于女性,病程长,可达数月至十余年,首发症状几乎都是听神经本身的症状,包括耳鸣、耳聋和眩晕,累及绳状体出现同侧的共济失调,可有颅内压高的表现,如头痛、呕吐、视神经盘水肿,诊断以进行性单侧神经耳聋为主要症状,X线片可见内听道扩大,岩尖有骨质破坏和吸收,CT或MRI检查可明确诊断。

(三)中毒

某些药物或有害物质引起的耳聋,如链霉素、卡那霉素、庆大霉素、新霉素、水杨酸盐、奎宁、乙醇等均可损害蜗神经,产生耳聋。

(四)循环障碍

内耳有内听动脉供血,该动脉细而长,易发生痉挛与梗死,使内耳供血不足而产生听力障碍。老年人因动脉粥样硬化,血压过高或过低,均可影响内耳功能出现耳鸣、耳聋。

(五)颈性耳鸣

在颈动脉疾病或颈部疾病压迫颈动脉时,可以出现同侧的耳鸣,此种耳鸣的特点是与心脏搏动一致的似纺车叫的持续性耳鸣,多为低音调,随体位变动耳鸣程度可有变化。给患者带来极大烦恼,难以忍受,有时在颞部可听到血管杂音。

(六)其他

如颅内占位性变、感染等。

(郭志男)

第十节 记忆障碍

记忆是贮藏在脑内的信息或经历再现的功能,包括识记、保存、回忆、再认4个过程。根据记忆长短分为即刻记忆(又名瞬时记忆)、短期记忆、近事记忆和远事记忆。

识记是记忆过程的开始,是事物通过感知在大脑中留下痕迹的过程。识记好坏取决于意识水平和注意是否集中,精神疲乏、缺乏兴趣、注意力不集中、意识障碍时可以影响识记。

保存是把识记了的事物贮存在脑内,使信息储存免于消失。保存发生障碍时患者不能建立新的记忆,遗忘范围与日俱增。常见于器质性疾病。

回忆是在必需的时候将保存在脑内的痕迹重现出来。如果识记和保存过程都是正常的,那么回忆过程一般很少发生障碍。

再认指验证复现的映象是否正确的过程,即原刺激物再现时能认识它是过去已感知过的事物。回忆困难的事物可以被再认。部分或完全失去回忆和再认能力,称为遗忘。

一、记忆的分类

(一)根据时间长短分类

1.即刻记忆

即刻记忆指对发生在几秒钟到1～2分钟的经历的记忆。

2.短期记忆

短期记忆指对发生在几分钟到1小时内的经历的记忆。

3.近事记忆

近事记忆指对发生在24～48小时的经历的记忆。

4.远事记忆

远事记忆指24～48小时以前的经历的记忆。

(二)根据记忆内容分类

1.感知形象的记忆

即看到或接触到的物体是怎样的。

2.语词概念的记忆

即记起学习过的语词和概念是什么意思。

3.情绪的记忆

即记起某种事件当时情绪的联系。

4.运动的记忆

即记起某个动作或操作应该怎样执行。

记忆的神经生理基础涉及皮质的感觉联络区、颞叶、丘脑和整个大脑皮质。研究发现边缘系统与记忆密切相关,提出"海马-穹隆-乳头体-乳头视丘束-视丘前核-扣带回-海马"的记忆回路。研究还发现近事记忆与远事记忆是由两个系统负责的,记忆回路主要与近事记忆有关,而远事记忆与皮质和皮质下支配记忆活动的神经元有关。当各种刺激进入到大脑后会产生两种反应:一是激活已贮藏的记忆,产生与当时情境相应的反应;二是构成新的痕迹联系,建立新的记忆贮存起来。

二、记忆障碍

记忆障碍分为遗忘和记忆错误两大类。

(一)遗忘

遗忘指患者部分或完全不能再现以往的经历。临床上分为心因性遗忘和器质性遗忘两类。

1.心因性遗忘

心因性遗忘又名界限性遗忘指同以往经历的某一特定时期或阶段有关的记忆丧失。通常这一时期或阶段发生的事件是不愉快的,或与强烈的恐惧、愤怒、羞辱情境有关,具有高度选择性。多见于分离性障碍。

2.器质性遗忘

由于脑部疾病引起的记忆缺失。通常近事遗忘比远事遗忘重。造成器质性遗忘的原因可以是意识障碍造成识记过程困难,也可以是不能形成持久的痕迹加以保存,或者记忆回路受损,或者3个过程都受到损害。临床常见的器质性遗忘有逆行性遗忘、顺行性遗忘、近事遗忘和远事遗忘等。

(1)逆行性遗忘:指患者不能回忆脑损伤以前一段时间的经历。多见于脑外伤、脑震荡、急性意识障碍。遗忘持续的时间长短同脑外伤的严重程度呈正比关系相关。

(2)顺行性遗忘:指患者对发病以后一段时间内发生的事情不能回忆。常见于急性器质性脑病,如高热谵妄、癫痫性朦胧、醉酒、脑外伤、脑炎、蛛网膜下腔出血等。

(3)近事遗忘和远事遗忘:对新近发生的事情不能回忆再现称为近事遗忘。对过去发生的事情不能回忆再现称为远事遗忘。正常的规律是近事较易回忆,远事则不易回忆。脑器质性疾病所引起的记忆遗忘,常常是近事遗忘甚于远事遗忘,称为记忆退行规律。

(4)遗忘综合征:又名柯萨可夫综合征,包括定向障碍、虚构和近事遗忘三大特点。下丘脑,尤其是乳头体附近的病变可产生此综合征。常见于慢性弥漫性脑病患者,如老年性痴呆、麻痹性痴呆、慢性酒精中毒性精神障碍、脑外伤、脑肿瘤等。

(二)记忆错误

记忆错误指由于再现歪曲而引起的记忆障碍。常见的记忆错误有错构、虚构、似曾相识或旧事如新感、妄想性记忆/妄想性追溯和记忆增强。

1.错构

错构指对过去曾经历的事件在发生地点、时间、情节上出现错误回忆,尤其时间上容易发生,但患者仍坚信不疑。多见于脑部器质性疾病、抑郁症等。

2.虚构

虚构指患者对自己记忆的缺失部分,以虚构一套事情来填补,其内容常很生动、多变,并带有荒诞的色彩,常瞬间即忘。这是器质性脑部疾病的特征之一,与病理性谎言不同,后者没有记忆缺陷。

3.似曾相识或旧事如新感

似曾相识指患者感受从未经历过的事物或进入一个陌生的环境时,有一种早先曾经经历过的熟悉感。旧事如新感指感受早已熟悉的事物或环境时,有一种初次见面的陌生感。这些都是回忆和再认的障碍,常见于癫痫患者,也见于正常人,但正常人很快会纠正自己的错误。

4.妄想性记忆

妄想性记忆指患者将过去(产生妄想以前)的经历与当前的妄想内容联系起来,剔除了回忆中与妄想内容相抵触的部分,夸大了回忆中与妄想内容可以联系的部分。常见于有妄想的患者,如被害妄想的患者回忆起自己在孩子时期就受到某人的迫害,其实他的妄想是最近才发生的。自罪妄想的患者认为过去经历是错误的、有罪的等。妄想性记忆与错构、虚构不同,在不涉及妄想内容时,患者没有明显的记忆障碍。

5.记忆增强

记忆增强指病态的记忆增强,患者对过去很远的、极为琐碎的事情都能回忆出来,常常包括许多细节。如小时候上学时老师怎样批评自己,当时的语调,具体的每句话,同学们的具体反应等等。多见于躁狂症、强迫症、偏执性精神病等。

(郭志男)

第十一节 视觉障碍及眼球运动障碍

一、视觉障碍

(一)解剖基础

视觉传导径路自视觉感受器(视网膜圆锥、圆柱细胞)起始,经视神经、视交叉、视束、外侧膝状体、视放射至枕叶视觉皮质(纹状区的楔回和舌回),径路很长,任何一处损害均可造成视力障碍或视野缺损(图1-9)。

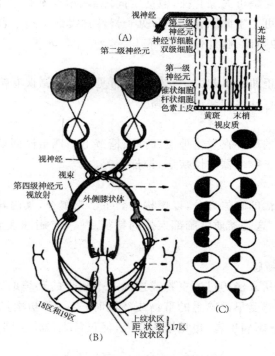

图 1-9 视神经(视束)及视觉通路
A.视网膜显微结构;B.视觉径路被病损中段;C.相应视野缺损

视网膜为视觉感受器,是脑向前延伸的部分;从视盘起始到视交叉为视神经。长约 4.6 cm,2/3 位于眼眶内,1/3 位于视神经管及颅腔内。与筛窦、蝶窦、大脑额叶、颈内动脉干及海绵窦相邻。视神经系胚胎发育早期大脑向周围突出的部分,无神经膜,神经纤维间有神经胶质细胞;两侧视神经向后至蝶鞍上方的脑底池处合并组成视交叉,再向后外方延伸形成左右视束。与第三脑室、蝶鞍、动脉 Willis 环相邻。在视交叉中,来自两鼻侧视网膜的视神经纤维互相交叉至对侧视束,而来自两颞侧视网膜的视神经纤维都不交叉而至同侧视束;视放射起始于外侧膝状体向后通过内囊后肢而与躯体感觉径路并列,位于感觉纤维之后,听放射的内侧,再向后延伸绕过侧脑室下角和后角到达枕叶视觉皮质的纹状区。

(二)定位诊断

1.单眼视力障碍

(1)突然视力丧失:患侧眼视力减退或全盲,伴直接对光反射消失,但间接对光反射存在。可见于:①眼动脉或视网膜中央动脉闭塞。②单眼一过性黑蒙见于颈内动脉系统 TIA 及眼性偏头痛时脑血管痉挛引起视网膜供血不足。

(2)进行性视力障碍:患侧眼视力减退或全盲,伴直接对光反射消失,但间接对光反射存在,眼底可见视盘萎缩。多见于:①视力障碍在数小时或数天达到高峰,多见于球后视神经炎、视神经脊髓炎和多发性硬化等。②先有不规则视野缺损,然后出现视力障碍或失明,常由于视神经压迫性病变引起,如出现视神经萎缩多见于肿瘤、动脉瘤等;额底部肿瘤除引起同侧嗅觉丧失,还可出现同侧原发性视神经萎缩及对侧视盘水肿。

2.双眼视力障碍

(1)一过性视力障碍常见于双侧枕叶视中枢短暂性脑缺血发作;双侧视中枢病变所致的视力障碍又称皮质盲。与视神经病变引起的视力障碍不同,皮质盲不伴有瞳孔散大,光反射也不丧失。

(2)进行性举力障碍见于:①中毒或营养缺乏性视神经病,如异烟肼、乙醇、甲醇和铅等重金属中毒、维生素 B_{12} 缺乏。②原发性视神经萎缩:多因球后视神经炎、多发性硬化、视神经受压等。③慢性视盘水肿:颅压增高造成视网膜中央静脉和淋巴回流受阻,晚期产生继发性视神经萎缩。

3.视野缺损

视野缺损是指视神经病变引起单眼全盲,视交叉及其后视径路病变易产生偏盲或象限盲。

(1)双眼颞侧偏盲:视交叉中央损害时,视神经双鼻侧纤维受损,产生双眼颞侧偏盲,多见于鞍区肿瘤、视交叉蛛网膜炎等,特别是垂体瘤;如病变扩及视交叉外侧累及病侧的颞侧纤维时,则患侧眼全盲;两侧颈内动脉粥样硬化并极度扩张或两侧颈内动脉的动脉瘤可造成视交叉的两外侧面损害,产生两鼻侧异位性偏盲。

(2)对侧同位性偏盲:当视束、外侧膝状体、视辐射全部及枕叶中枢的病变发生时,出现病灶同侧视神经颞侧纤维和对侧视神经鼻侧纤维受损,产生病侧眼鼻侧偏盲,对侧眼颞侧偏盲,即病灶对侧的同位性偏盲,伴有偏盲性瞳孔反射缺失(光束自偏盲侧照射瞳孔,不出现瞳孔对光反射,自另一侧照射时则有对光反射)。多见于颞叶和丘脑的肿瘤、颅底动脉瘤。枕叶视中枢的病变视野中心部常保留,称黄斑回避,其可能原因是黄斑区纤维分布在双侧枕叶视皮质。

(3)对侧同位象限盲:病损在视放射时,因视放射向后其上方和下方纤维逐渐分开,故可出现同位性上象限盲(颞叶病变引起下方纤维受损)或同位性下象限盲(顶叶病变引起上方纤维受损)。多见于内囊血管性病变和颞顶叶肿瘤。

二、眼球运动障碍

(一)解剖生理

(1)动眼神经、滑车神经和展神经司眼球运动。滑车神经支配上斜肌,展神经分布于外直肌,而动眼神经除支配上睑提肌、上直肌、下直肌、内直肌、下斜肌(统称眼外肌)使眼球向上、下、内运动以外,还发出副交感神经纤维分布于瞳孔括约肌和睫状肌(眼内肌)以司瞳孔缩小和晶体变厚。

(2)动眼神经核群为一细长的细胞团块,位于中脑的上丘水平大脑导水管周围,双侧自上而下的排列为提上睑肌核、上直肌核、内直肌核、下斜肌核和下直肌核,各核两侧相距甚近,而前后距相对较远。

(3)瞳孔对光反射传导径路:视网膜→视神经→视交叉→视束→中脑顶盖前区→Edinger-Westphal 核→动眼神经→睫状神经节→节后纤维→瞳孔括约肌。

(二)临床表现

1.眼肌麻痹

眼肌麻痹是由眼球运动神经或眼球协同运动的调节结构病变所致。

(1)周围性眼肌麻痹:由眼球运动神经损害所致眼球协同运动障碍,常出现复视。①动眼神经麻痹:可出现其所支配的全眼肌麻痹,眼外肌麻痹表现为上睑下垂,外斜视,眼球不能向上、向内及向下运动或受限,并出现复视;眼内肌麻痹表现瞳孔散大、光反射及调节反射消失。②滑车神经麻痹:多合并动眼神经麻痹,单独滑车神经麻痹少见,可表现眼球向外下方运动受限,并有复视。③展神经麻痹:呈内斜视,眼球不能向外方转动,有复视。

(2)核性眼肌麻痹:指由脑干病变(血管病、炎症、肿瘤)使眼球运动神经核受损所致的眼球运动障碍,病变常累及邻近结构,如展神经核位于脑桥面丘水平,被面神经所环绕,该处病变时表现为病灶同侧眼球外展不能,内斜视和周围性面瘫、对侧肢体交叉性瘫;如动眼神经核的亚核多而分散,病变可仅累及其中部分核团而引起某一眼肌受累,也可累及双侧。

(3)核间性眼肌麻痹:病变位于连接动眼神经内直肌与展神经核之间的内侧纵束,内侧纵束同时还与脑桥旁中线网状结构(PPRF)相连而实现眼球的水平同向运动,其损害可造成眼球水平性同向运动(凝视)障碍,表现为单眼的内直肌或外直肌的分离性麻痹(侧视时单眼侧视运动不能),并多合并分离性水平眼震(图 1-10)。

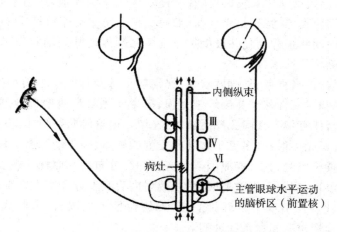

图 1-10　内侧纵束损害造成核间性眼肌麻痹

(4)中枢性眼肌麻痹:表现为双眼同向运动障碍,系脑干或皮质的眼球水平同向运动中枢(侧视中枢)病变所致的双眼水平同向运动障碍即凝视麻痹,又称核上性眼肌麻痹。同向侧视中枢:①脑桥侧视中枢,位于展神经核附近或其中,发出纤维经内侧纵束至同侧展神经核及对侧动眼神经核的内直肌核,使同侧外直肌和对侧内直肌同时收缩,产生双眼球向同侧的侧视运动(图 1-11)。②皮质侧视中枢,主要在额中回后部,下行纤维支配对侧脑桥侧视中枢,使双眼受意志支配同时向对侧侧视。上述两个侧视中枢的病变均可引起侧视麻痹。脑干侧视中枢病变时,常损及邻近的面神经核和未交叉的皮质脊髓束,而出现同侧周围性面瘫和对侧肢体上运动神经元性瘫痪及双眼不能向病灶侧注视而凝视病灶对侧(患者凝视自己的瘫痪肢体,Foville 综合征)。皮质侧视中枢病变时,双眼不能向病灶对侧注视,且因受对侧(健侧)侧视中枢的影响,双眼向病灶侧偏斜(患者凝视自己病灶);但当病变较轻产生刺激症状时,则双眼向病灶对侧偏斜。由于皮质其他部位的代偿作用,皮质侧视中枢产生的侧视麻痹多为一过性。

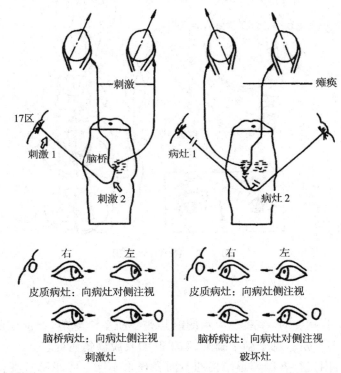

图 1-11 皮质和脑桥病灶(刺激灶及破坏灶)导致的眼球同向偏斜

2.瞳孔调节障碍

瞳孔的大小是由支配瞳孔括约肌的动眼神经副交感纤维和支配瞳孔散大肌的来自颈上交感神经节的交感纤维共同调节的。在普通光线下瞳孔的正常直径为 2~4 mm。

(1)瞳孔对光反射:受光线刺激后瞳孔缩小的反射。光反射传入纤维,即外侧膝状体之前视觉径路病变,以及传出纤维即动眼神经损害均可使光反射减弱或消失。

(2)调节反射:指注视近物时双眼会聚及瞳孔缩小的反应。缩瞳反应和会聚动作不一定同时受损,一般认为视中枢到中脑的纤维分别与 E-W 核及双侧内直肌核联系。会聚不能可见于帕金森病及中脑病变;缩瞳反应丧失可见于白喉或累及中脑的炎症。

(3)阿罗瞳孔:表现光反射消失调节反射存在,是由顶盖前区的光反射径路受损所致。多见于神经梅毒,偶见于多发性硬化等。

(4)艾迪瞳孔:表现一侧瞳孔散大,只在暗处强光持续照射瞳孔才出现缓慢的收缩,光照停止后瞳孔缓慢散大,调节反射也同样缓慢出现并缓慢恢复。多为中年女性,常有四肢腱反射消失(下肢尤明显)。如同时伴有节段性无汗及直立性低血压等,称为艾迪综合征。

(5)霍纳征:表现为一侧瞳孔缩小、眼裂变小(睑板肌麻痹)、眼球内陷(眼眶肌麻痹);可伴同侧面部少汗。见于颈上交感神经径路损害及脑干网状结构的交感纤维损害(图1-12)。

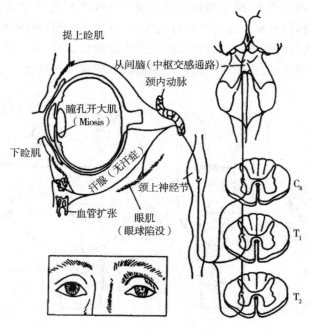

图1-12　霍纳征示意图

(三)定位诊断

1.动眼神经损害

(1)核性损害:中脑病变时,多表现为双侧的某些眼肌单个麻痹,而前端的 Edinger-Wesphal 核常不累及,故瞳孔多正常。见于脑干脑炎、脑干肿瘤及脱髓鞘病变。

(2)核下性损害:因走行各段邻近结构的不同表现也不同。①中脑病变:为髓内段动眼神经纤维受损,常累及同侧尚未交叉的锥体束,故出现病灶侧动眼神经麻痹,伴对侧中枢性面、舌瘫及肢体上运动神经元性瘫痪(Weber综合征)。见于中脑梗死、肿瘤及脑干脑炎等。②颅底病变:仅有一侧动眼神经麻痹,多见于大脑后动脉瘤、小脑幕切迹疝等。③海绵窦病变:早期可仅有动眼神经麻痹,但此处病变常累及滑车神经和展神经,故多为全眼麻痹。④眶上裂病变:同海绵窦病变,但无眼球静脉回流受阻症状,并因动眼神经入眶上裂进而分为上、下两支,故有时仅表现为部分眼肌麻痹。见于该处肿瘤、外伤等。⑤眶内病变:同眶上裂病变外,因同时累及视神经,而出现视力减退,视盘水肿。见于眶内肿瘤、炎症等。

(3)核上性损害:系脑干或皮质眼球协同运动中枢受损引起。多见于脑干肿瘤、炎症、脱髓鞘病变及大脑半球血管病变、肿瘤等。

2.展神经损害

表现为眼球内斜视、外展受限。

(1)核性损害:因病变常累及同侧未交叉的锥体束,故可出现对侧肢体上运动神经元性瘫痪。

42

多见于脑干梗死及肿瘤。

（2）核下性损害：①颅底病变，展神经在颅底行程较长，故很易受损，可为单侧或双侧，出现一侧或双侧眼球外展受限或不能，见于颅底炎症、斜坡肿瘤、颅底转移癌、颅内压增高等。②海绵窦、眶上裂和眶内病变，见上。

（3）核上性损害：表现为双眼同向运动障碍，系脑干或皮质眼球同向中枢病变引起。①侧视麻痹：见于脑桥梗死、肿瘤和脱髓鞘病等。②垂直运动麻痹：见于中脑的血管病变和脱髓鞘病及肿瘤，刺激症状时偶可产生双眼痉挛性上视，见于脑炎后帕金森综合征等。

（郭志男）

第十二节　失语症、失用症、失认症

大脑器质性病变引起高级神经活动障碍如失语症、失用症和失认症。这些症状单独或相伴出现，如 Broca 失语可伴面-口失用。

一、失语症

（一）失语症的理解

1.语言交流的基本形式

听、说（口语理解及表达）、读、写（文字理解及表达）是语言交流的基本形式。口语表达包括自发谈话、复述和命名。

2.失语症的概念

意识清晰，受损或丧失了后天获得性的对各种语言符号（口语、文字、手语等）的表达及认识能力，即脑损害导致语言交流能力障碍。

患者无精神障碍或严重智能障碍，视觉及听觉正常。无发音器官肌肉瘫痪，共济运动正常，不能听懂别人或自己的讲话，不能说出要表达的意思，不理解亦写不出病前会读、会写的字句等。

3.构音障碍

（1）构音障碍：因发音器官神经肌肉病变引起发音器官肌无力及运动不协调导致发声困难、发音不清、声音、音调及语速异常等。但能正常理解言语，保留文字理解（阅读）和表达（书写）能力，通过文字能进行交流。

构音障碍是纯言语障碍，不属于失语症，患者具有语言形成及接受的能力，仅在言语形成阶段不能形成清晰的言语。

（2）常见疾病：如肌营养不良症、重症肌无力等；延髓性麻痹和面、舌瘫，小脑病变及帕金森病。

（二）失语症的分类

参照 Benson（1979）近代失语症分类法，依据失语症的临床特点及病灶部位（图 1-13），结合我国的实际情况，制定国内常用的失语症分类（表 1-2）。

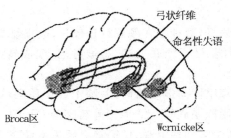

图 1-13　语言功能区示意图

表 1-2　常用的国内失语症分类

1.外侧裂周围失语综合征:病灶在外侧裂周围区,共同特点是均有复述障碍
　(1)Broca 失语(BA)
　(2)Wernicke 失语(WA)
　(3)传导性失语(CA)
2.经皮质性失语,又称分水岭区失语综合征:病灶在分水岭区,共同特点是复述相对保留
　(1)经皮质运动性失语(TCMA)
　(2)经皮质感觉性失语(TCSA)
　(3)经皮质混合性失语(MTA)
3.完全性失语(GA)
4.命名性失语(AA)
5.皮层下失语综合征
　(1)丘脑性失语(TA)
　(2)底节性失语(BGA)

(三)失语症的临床特点

大脑病变引起的失语症有 6 个方面的障碍:听理解、自发谈话、阅读、书写、复述和命名。因病因及病变部位不同,失语症类型多以一种语言障碍为主,伴有不同程度的其他语言功能障碍,或表现为全部语言功能受损,可伴有失用、失认或肢瘫等。

1.Broca 失语(运动性失语)

临床特征:口语表达障碍非常严重。

(1)相对较好的理解口语。

(2)特征性的电报式语言:语量少,仅限于实质词且缺乏语法结构。

(3)非流利型口语:即讲话费力,发音、语调障碍,找词困难。

(4)复述、命名、阅读及书写的不同程度障碍。

(5)较难理解有语法词及秩序词的句子:如分不清"猫比狗大和狗比猫大"。

(6)病位:优势半球 Broca 区(额下回后部),还可累及相应皮质下白质及脑室周围白质甚至顶叶及岛叶。

2.Wernicke 失语(感觉性失语)

临床特征:口语理解障碍十分明显。

(1)口语理解障碍:不能理解别人和自己讲的话,或仅理解个别词。

(2)答非所问。

(3)错语:患者不断地说,但因错语较多,不易被人理解。

(4)流利型口语:发音清晰,语法结构缺乏实质词,语量多,讲话不费力,正常语调。

(5)命名、朗读及文字理解障碍。

(6)复述及听写障碍:与理解障碍同时出现。

(7)病位:优势半球 Wernicke 区(颞上回后部)。

3.传导性失语

临床特征:明显的复述不成比例受损。

(1)听理解正常。

(2)伴不同程度的书写障碍。

(3)自发讲出正常的句子:患者口语清晰,语法结构、语义完整。

(4)错语复述:多为语音错语(如将"铅笔"说成"先北")。

(5)病位:优势半球缘上回皮质或深部白质内的弓状纤维。

4.经皮质性失语

临床特征:复述较其他语言功能好。根据病变部位和临床表现分为经皮质运动性失语、经皮质感觉性失语、经皮质混合性失语,如表1-3所示。

表1-3　经皮质运动性失语(TCMA)、经皮质感觉性失语(TCSA)、经皮质混合性失语(MTA)的鉴别要点

	TCMA	TCSA	MTA
口语表达	成为非流利型,语言启动及扩展明显障碍	流利型,有错误及模仿型言语	非流利型,可有模仿型言语
口语理解	相对好	严重障碍	严重障碍
复述	好	好	相对好
命名	不正常(表达性命名障碍)	严重障碍(有完成现象)	严重障碍
阅读	不正常	严重障碍	严重障碍
书写	不正常	不正常	严重障碍
病变部位	优势侧 Broca 区的前、上部	优势侧颞、顶叶分水岭区	优势侧分水岭区大病灶

5.命名性失语

临床特征:不能命名的失语。

(1)选择性命名障碍:口语找词困难、缺实质词,多以描述物品功能代替说不出的词,表现出赘语和空话较多,在所给的供选择名称中能选出正确的名词。

(2)理解及复述正常或近于正常:与 Wernicke 失语不同。

(3)病位:多在优势半球颞中回后部的颞枕交界区。

6.完全性失语(混合性失语)

临床特征:所有语言功能均有明显障碍。

(1)刻板性语言:口语表达障碍明显,只能发出吗、吧、哒等声音。

(2)理解、复述、命名、阅读和书写均严重障碍:预后差。

(3)通过学会非语言形式交流:如结合语境、表情、手势、姿势、语调变化等进行。

(4)病位:较大范围的优势侧大脑半球病变,如大脑中动脉分布区的大片病灶。

7.皮质下失语（尚存争议）

皮质下结构参与语言的过程，其病变影响了皮质语言中枢的血供及代谢从而产生失语。

CT 和 MRI 检查证实，局限于优势侧皮质下结构（如丘脑及基底节）病变引起的失语，但较皮质病变少见，症状不典型。

（1）基底节性失语：自发性言语受限，且音量小，语调低。

（2）丘脑性失语：音量小、语调低、表情淡漠、不主动讲话，且有找词困难，可伴错语。

二、失用症

（一）失用症的理解

1.概念

失用证指脑部疾病时，患者无意识及智能障碍，无运动麻痹、共济失调、肌张力障碍和感觉障碍，但在试图做出有目的或细巧的动作时不能准确执行其所了解的随意性动作。

患者不能正确地使用肢体功能完成已经形成习惯的动作，如不能按要求做洗脸、伸舌、吞咽、划火柴等简单动作，但在不经意的情况下却能自发地完成此类动作。

2.左侧缘上回

左侧缘上回是运用功能的皮质代表区，该处发出的纤维至同侧中央前回，再经胼胝体到达右侧中央前回。因此左侧顶叶缘上回病变产生双侧失用症，从左侧缘上回至同侧中央前回间的病变引起右侧肢体失用，胼胝体前部或右侧皮质下白质受损时引起左侧肢体失用。

在运动的意念指导下，一个复杂的随意运动，通过上、下运动神经元和锥体外系及小脑系统的整合而完成。

（二）临床类型及表现

1.观念运动性失用症

（1）日常生活不受影响：最常见的失用症，可自动地、反射地做有关运动。

（2）复杂的随意动作或模仿动作：不能按照指令完成。患者知道和说出如何做，但不能按指令作伸舌、刷牙等动作；进食时，可无意地自动伸舌舔留在唇边的米粒。

（3）病位：多在左侧缘上回，或运动区及运动前区病变，可能与动作观念的形成区（缘上回）和执行动作的中枢间的纤维通路中断相关。

2.观念性失用症

（1）弄错动作的前后程序：失去做复杂精巧动作的正确观念，只能做复杂动作中的单一行为或一些分解动作，日常活动显得不正常。

（2）无模仿动作障碍：与其他失用症可同时发生。

（3）综合感觉缺失。

（4）病因：多为脑部弥漫性病变，如中毒、动脉粥样硬化性脑病、帕金森综合征或神经症。

（5）病位：左侧顶叶后部、缘上回及胼胝体病损，或双侧病变所致。

3.结构性失用症

（1）空间关系的结构性运用障碍：患者能认识和理解建筑、排列和绘画的各个构成部分及位置关系，但构成整体的空间分析和综合能力出现障碍。

（2）与视觉性失认症可能有关。

（3）病位：由非优势半球枕叶与角回间联合纤维中断所致。

4.肢体运动性失用症

(1)表现:多限于上肢远端,简单动作笨拙;失去执行精巧、熟练动作的能力,患者被动执行口令,模仿及主动自发动作障碍,如不能书写、扣衣和弹琴等。

(2)病位:双侧或对侧运动区(4区及6区)及该区发出的神经纤维或胼胝体前部病变所致。

5.面-口失用症

(1)表现:不能按指令或模仿检查者完成面部动作,如眨眼、舔唇、伸舌、吹灭火柴等;但不经意时能自发地完成上述动作,运用实物的功能较好。

(2)病位:局限于左运动皮层的面部区域,则失用仅限于面部肌肉,可伴言语失用或 Broca 失语;位于左缘上回底面或左联合运动皮层区,可伴有肢体失用。

6.穿衣失用症

(1)表现:不能正确的穿脱衣裤,可合并结构性失用、偏侧忽视或失语等。

(2)病位:多由右侧顶叶病变产生,与视觉性空间定向障碍有关。

三、失认症

(一)失认症的概念

失认症指脑损害时,患者在无视觉、触觉、听觉、智能及意识障碍等情况下,不能通过感觉辨认熟悉的物体,但能通过其他感觉通道认识该物。如看到手表,虽不知为何物,经过触摸表的外形或听到表走动的声音,而知其为手表。

(二)临床类型及表现

1.视觉失认

(1)表现:初级视觉无丧失,但对视觉对象本身与其概念间的联系中断,不能正确认识、描述和命名眼前看到的熟悉物品;包括物品失认、面孔失认、颜色失认、纯失读及同时性失认。

(2)病位:后枕叶、纹状体周围区和角回病变。

2.听觉失认

(1)表现:听力正常,不能辨别原来熟悉的声音。

(2)病位:双侧听觉联络皮质(如精神聋)、双侧颞上回中部皮质、左侧颞叶皮质下白质(如纯词聋)。

3.触觉性失认

(1)表现:患者触觉、本体感觉和温度觉正常,但不能单纯通过用手触摸来认识手中感觉到的熟悉的物体。

(2)病位:双侧顶叶角回、缘上回。

4.体象障碍

(1)表现:视觉、痛温觉和本体性感觉完好,但不能认识躯体各个部位的存在、空间位置及各组成部分之间的关系。表现为自体部位失认、偏侧肢体忽视、病觉缺失、幻肢症及半侧肢体失存症等。

(2)病位:非优势半球(右侧)顶叶病变。

5.Gerstmann 综合征

(1)表现:双侧手指失认、肢体左右失定向、失写和失算。

(2)病位:优势半球顶叶角回病变。

(郭志男)

第一节　结核性脑膜炎

结核性脑膜炎(tuberculous meningitis,TBM)是由结核分枝杆菌侵入蛛网膜下腔引起的软脑膜、蛛网膜非化脓性慢性炎症病变。在肺外结核中有 5％～15％的患者累及神经系统,其中又以结核性脑膜炎最为常见,约占神经系统结核的 70％。TBM 的临床表现主要有低热、头痛、呕吐、脑膜刺激征。TBM 在任何年龄均可发病,多见于青少年。艾滋病患者、营养不良者、接触结核传染源者、精神病患者、乙醇中毒者是患病的高危人群。自 20 世纪 60 年代推广卡介苗接种后,该病的发病率显著降低。近年来,因结核杆菌的基因突变、抗结核药物研制相对滞后等,结核病的发病率及死亡率逐渐升高。

一、病因与发病机制

TBM 是由结核分枝杆菌感染所致。结核分枝杆菌可分为4型:人型、牛型、鸟型、鼠型。前两型对人类有致病能力,其他两型致病者甚少。结核菌的 90％的原发感染灶发生于肺部。当机体防御功能发生障碍时,或结核菌数量多,毒力大,不能被机体控制其生长繁殖时,则可通过淋巴系统、血流播散进入脑膜、脑实质等部位。

TBM 的发病通常有以下两个途径。

(一)原发性扩散

结核菌由肺部、泌尿生殖系统、消化道等原发结核灶随血流播散到脑膜及软脑膜下,形成结核结节。在机体免疫力降低等因素诱发下,病灶破裂,蔓延到软脑膜、蛛网膜及脑室,形成粟粒性结核或结核瘤病灶,最终导致 TBM。

(二)继发性扩散

结核菌从颅骨或脊椎骨的结核病灶直接进入颅内或椎管内。

TBM 的早期引起脑室管膜炎、脉络丛炎,导致脑脊液分泌增多,可并发交通性脑积水;结核性动脉内膜炎或全动脉炎可发展成类纤维性坏死或完全干酪样化,导致血栓形成,发生脑梗死而偏瘫。

二、临床表现

该病可发生于任何年龄,约 80％的病例在 40 岁以前发病,儿童约占全部病例的 20％。

TBM的临床表现与年龄有关,年龄越小者早期症状越不典型。儿童可以呈急性发病,发热、头痛、呕吐明显,酷似化脓性脑膜炎;艾滋病患者或特发性CD4$^+$细胞减少者合并TBM时无反应或呈低反应的改变,临床症状很不典型;老年TBM患者的头痛及呕吐症状、颅内高压征和脑脊液改变不典型,但结核性动脉内膜炎引起脑梗死的较多。一般起病隐匿,症状轻重不一,早期表现多为所谓的"结核中毒症状",随病情进展,脑膜刺激征及脑实质受损症状明显。

(一)症状与体征

1.结核中毒症状

患者出现低热或高热,头痛,盗汗,食欲缺乏,全身倦怠无力,精神萎靡不振,情绪淡漠或激动不安等。

2.颅内高压征和脑膜刺激征

发热、头痛、呕吐及脑膜刺激征是TBM早期常见的临床表现,常持续1～2周。早期由于脑膜、脉络丛和室管膜炎症反应,脑脊液生成增多,蛛网膜颗粒吸收下降,形成交通性脑积水,颅内压轻度至中度升高;晚期蛛网膜、脉络丛和室管膜粘连,脑脊液循环不畅,形成完全或不完全梗阻性脑积水,颅内压明显升高,出现头痛、呕吐、视盘水肿,脉搏和呼吸减慢,血压升高。神经系统检查有颈强直,克尼格征、布鲁津斯基征呈阳性,但婴儿和老人的脑膜刺激征可不明显;颅内压明显升高者可出现视盘水肿、意识障碍,甚至发生脑疝。

3.脑实质损害症状

该症状常在发病4～8周出现,脑实质炎症或血管炎可引起脑梗死;结核瘤、结核结节等可致抽搐、瘫痪、精神障碍及意识障碍等。偏瘫多为结核性动脉炎使动脉管腔狭窄、闭塞而引起的脑梗死所致;四肢瘫可能由基底部浓稠的渗出物广泛地浸润了中脑的动脉,引起缺血、双侧大脑中动脉或双侧颈内动脉梗死所致。不自主运动常由丘脑下部或纹状体血管炎症所致,但较少见。急性期可表现出轻度谵妄状态,定向力减退,甚至出现妄想、幻觉、焦虑、木僵状态,严重者可能深昏迷。晚期可有智力减退、行为异常。部分患者临床好转后,尚可遗留情感不稳、发作性抑郁等。

4.脑神经损害症状

20％～31.3％的TBM患者因渗出物刺激、挤压、粘连等而有脑神经损害,在单侧或双侧视神经、动眼神经、展神经多见,引起复视、斜视、眼睑下垂、眼外肌麻痹、一侧瞳孔散大、视力障碍等;也可引起面神经瘫痪、吞咽及构音障碍等。

(二)临床分期

1.前驱期

多在发病后1～2周。患者开始常有低热、盗汗、头痛、恶心、呕吐、情绪不稳、便秘、体质量下降等。儿童患者常有性格的改变,例如,以往活泼愉快的儿童,变得精神萎靡、易怒、好哭、睡眠不安。

2.脑膜炎期

多在发病后2～4周。颅内压升高使头痛加重,呕吐变为喷射状,部分患者有恶寒、高热、严重头痛,意识障碍轻,可见脑神经麻痹,脑膜刺激征与颈项强直明显,深反射活跃。克尼格征与布鲁津斯基征呈阳性,嗜睡与烦躁不安相交替,可有癫痫发作。婴儿可能前囟饱满或膨隆,眼底检查可发现脉络膜上的血管附近有圆形或长圆形灰白色、外围黄色的结核结节及视盘水肿。随病程进展,颅内压升高日渐严重,脑脊液循环、吸收有障碍而发生脑积水。脑血管炎症所致的脑梗死累及大脑动脉,导致偏瘫及失语等。

3.晚期

多在发病后 4 周以上。以上症状加重,脑功能障碍日渐严重,昏迷加重,可有较频繁的去大脑强直或去皮质强直性发作,大小便失禁,常有弛张高热,呼吸不规则或潮式呼吸,血压下降,四肢肌肉松弛,反射消失,严重者可因呼吸中枢及血管运动中枢麻痹而死亡。

(三)临床分型

1.浆液型

该类型即浆液型结核性脑膜炎,是由邻近结核病灶引起的,但未发展成具有明显症状的原发性自限性脑膜反应。主要病变是脑白质水肿。可出现轻度头痛、嗜睡和脑膜刺激征,脑脊液淋巴细胞数轻度升高,蛋白含量正常或稍高,糖含量正常。有时脑脊液完全正常。呈自限性病程,一般 1 个月左右即自然恢复。该型只见于儿童。

2.颅底脑膜炎型

该类型局限于颅底,常有脑神经损害,部分病例呈慢性硬脑膜炎表现。

3.脑膜脑炎型

早期未及时抗结核治疗,患者出现脑实质损害,出现精神症状、意识障碍、颅压升高、肢体瘫痪等。

三、辅助检查

(一)血液检查

1.血常规

血常规检查大多正常,部分病例在发病初期白细胞计数轻度至中度增加,中性粒细胞计数增多,血沉加快。

2.血液电解质

部分患者伴有血管升压素异常分泌综合征,可出现低钠血症和低氯血症。

(二)免疫检查

约半数患者的皮肤结核菌素试验结果为阳性。小儿患者的阳性率可达 93%,但小儿 TBM 晚期、使用激素后则多数呈阴性;晚期病例往往揭示病情严重,机体免疫反应受到抑制,预后不良。该试验呈阴性不能排除结核。为 TBM 患者做卡介苗皮肤试验(皮内注射 0.1 mL 冻干的卡介苗新鲜液),24~48 小时出现的硬丘疹直径超过 5 mm 为阳性,其阳性率可达 85%。

(三)脑脊液检查

1.常规检查

(1)性状:疾病早期脑脊液不一定有明显改变,当病程进展时脑脊液压力升高,可达 4.0 kPa（400 mmH$_2$O）以上,晚期可因炎症粘连、椎管梗阻而压力偏低,甚至出现"干性穿刺";脑脊液外观为无色、透明,或呈毛玻璃样的混浊,静置 24 小时后约 65% 出现白色网状薄膜。后期有的脑脊液可呈黄变,偶有因渗血或出血而呈橙黄色。

(2)细胞数:脑脊液的白细胞数呈轻度到中度升高[(50~500)×10^6/L],以淋巴细胞为主。

2.生化检查

(1)蛋白质:脑脊液蛋白含量中度升高,通常达 1~5 g/L,晚期患者有椎管阻塞,脑脊液蛋白含量可高达 10~15 g/L,脑脊液呈黄色,一般病情越重,脑脊液蛋白含量越高。

(2)葡萄糖:脑脊液中葡萄糖含量多明显降低,常在 1.65 mmol/L 以下。在抽取脑脊液前

1小时,采血的同时测定血糖,脑脊液中的葡萄糖含量为血糖含量的1/2～2/3(脑脊液中葡萄糖含量正常值为45～60 mmol/dL),如果TBM患者经过治疗后脑脊液糖含量仍低于1.1 mmol/L,提示预后不良。

(3)氯化物:正常脑脊液中的氯化物含量120～130 mmol/L,较血氯水平高,为血中的1.2～1.3倍。脑脊液中的氯化物容易受到血氯含量波动的影响,氯化物含量降低常见于结核性脑膜炎、细菌性脑膜炎等,在TBM患者的脑脊液中最为明显。

值得注意的是,TBM患者的脑脊液的常规和生化改变与机体的免疫反应性有关,对机体无免疫反应或低反应者,往往TBM的病理改变明显,而脑脊液的改变并不明显,例如,艾滋病患者伴TBM时即可如此。

3.脑脊液涂片检查细菌

常用脑脊液5 mL以3 000 r/min离心30分钟,沉淀,涂片,找结核杆菌。方法简便、可靠,但敏感性较差,镜检阳性率较低(20%～30%),薄膜涂片反复检查阳性率稍高(57.9%～64.6%)。

4.脑脊液结核菌培养

脑脊液结核菌培养是诊断结核感染的金标准,但耗时长且阳性率低(10%左右)。结核菌涂片加培养阳性率可达80%,但需2～5周;涂片加培养,再加豚鼠接种的阳性率可达80%～90%。

5.脑脊液酶联免疫吸附试验

可检测脑脊液中的结核菌可溶性抗原和抗体,敏感性和特异性较强,但病程早期阳性率仅为16.7%;酶联免疫吸附试验(enzyme linked immunosorbent assay,ELISA)测定中性粒细胞集落因子的阳性率可达90%;如用抗生物素蛋白-生物素复合ELISA(avidin-biotin complex-ELISA,ABC-ELISA)测定脑脊液的抗结核抗体,阳性率可达70%～80%。随着病程延长,阳性率增加,也存在假阳性的可能。

6.脑脊液聚合酶链反应(PCR)检查

早期诊断率高达80%,应用针对结核菌DNA的特异性探针可检测出痰和脑脊液中的小量结核菌,用分子探针可在1小时查出结核菌。该法操作方便,敏感性高,但特异性不强,假阳性率高。

7.脑脊液腺苷脱氨酶的检测

TBM患者脑脊液中的脑脊液腺苷脱氨酶显著增加,一般超过10 U/L,提示细胞介导的免疫反应升高,区别于其他性质的感染。

8.脑脊液中的免疫球蛋白测定

TBM患者脑脊液中的免疫球蛋白含量多升高,一般以IgG、IgA含量升高为主,IgM含量也可升高。病毒性脑膜炎患者的脑脊液中仅IgG含量升高,化脓性脑膜炎患者的脑脊液中IgG及IgM含量升高,故有助于与其他几种脑膜炎区别。

9.脑脊液淋巴细胞转化试验

该方法即^{3}H标记胸腺嘧啶放射自显影法。在结核菌素精制蛋白衍化物的刺激下,淋巴细胞的转化率明显升高,具有特异性,有早期诊断意义。

10.脑脊液乳酸测定

正常人脑脊液乳酸的浓度为10～20 mg/dL,TBM患者的脑脊液乳酸浓度明显升高,抗结核治疗数周后才降至正常值。此项测定有助于TBM的鉴别诊断。

11.脑脊液色氨酸试验

阳性率可达95%～100%。方法:取脑脊液2～3 mL,加5 mL浓盐酸及2滴2%的甲醛溶液,混匀后静置 4～5 分钟,再慢慢沿管壁加入 1 mL 0.06％的亚硝酸钠溶液 1 mL,静置 2～3 分钟,如两液接触面出现紫色环则为阳性。

12.脑脊液溴化试验

该试验即测定血清与脑脊液中溴化物的比值。正常比值为 3∶1,患者患有结核性脑膜炎时该比值明显下降,接近1∶1。

13.脑脊液荧光素钠试验

用 10％荧光素钠溶液以 0.3 mL/kg 肌内注射,2 小时后采集脑脊液标本,在自然光线下与标准液比色,如含量＞0.000 03％为阳性,阳性率较高。

(四)影像学检查

1.X 线检查

胸部 X 线检查如发现肺活动性结核病灶,有助于该病的诊断。头颅 X 线片可见颅内高压的现象,有时可见蝶鞍附近的基底部和侧裂处有细小的散在性钙化灶。

2.脑血管造影

其特征性改变为脑底部中小动脉狭窄或闭塞。血管狭窄与闭塞的好发部位为颈内动脉虹吸部和大脑前动脉、大脑中动脉的近端,还可出现继发性侧支循环建立。脑血管造影的异常率占半数以上。

3.CT 检查

CT 检查可发现脑膜钙化、脑膜强化、脑梗死、脑积水、软化灶、脑实质粟粒性结节和结核瘤、脑室扩大、脑池改变及脑脓肿等改变。

4.MRI 检查

MRI 检查可显示脑膜强化,有结节状强化物,脑室扩大,积水,视交叉池及环池信号异常;脑梗死主要发生在大脑中动脉皮质区与基底节;结核瘤呈大小不等的圆形信号,T_2WI 上中心部钙化,呈低信号,中心部为干酪样改变,呈较低信号,其包膜呈低信号,周围水肿呈高信号,T_1WI 显示低信号或略低信号。

(五)脑电图检查

TBM 患者的脑电图异常率为 11％～73％。成人 TBM 患者早期的脑电图多为轻度慢波化,小儿 TBM 患者的脑电图可显示高波幅慢波,严重者显示特异性、广泛性的 0.5～3.0 c/s 的慢波。治疗后症状好转,脑电图亦有改善,且脑电图一般先于临床症状改善。

四、诊断与鉴别诊断

(一)诊断

根据结核病史或接触史,呈亚急性或慢性起病,常有发热、头痛、呕吐、颈项强直和脑膜刺激征,脑脊液的淋巴细胞数增多,糖含量降低;颅脑 CT 或 MRI 有脑膜强化,就要考虑到 TBM 的可能性。脑脊液的抗酸杆菌涂片、结核杆菌培养和 PCR 检测有助于 TBM 的诊断。

(二)鉴别诊断

需要区别 TBM 与下列疾病。

1.新型隐球菌性脑膜炎

该病呈亚急性或慢性起病,脑脊液改变与 TBM 类似。该病患者的颅内高压特别明显,脑神经损害出现比 TBM 晚,脑脊液糖含量降低特别明显。临床表现及脑脊液改变酷似 TBM,但该病起病更缓,病程长,精神症状比结核性脑膜炎重,尤其是视力下降最为常见。该病多无结核中毒症状,脑脊液涂片墨汁染色可找到隐球菌。临床上可与 TBM 并存,应予注意。

2.化脓性脑膜炎

重症 TBM 的临床表现与化脓性脑膜炎相似,脑脊液细胞数>1 000×10⁶/L,需要与化脓性脑膜炎区别。脑脊液乳酸含量>300 mg/L,有助于化脓性脑膜炎的诊断;反复腰椎穿刺、细菌培养、治疗试验可进一步明确诊断。

3.病毒性脑膜炎

该病发病急,早期脑膜刺激征明显,高热者可伴意识障碍,1/3 的患者首发症状为精神症状。脑脊液无色透明,无薄膜形成,糖及氯化物含量正常。虽然 TBM 早期或轻型病例脑脊液改变与病毒性脑膜炎相似,但病毒性脑膜炎患者 4 周左右明显好转或痊愈,病程较 TBM 短,可资鉴别。

4.脑膜癌

该病患者的脑脊液可以出现细胞数及蛋白含量升高、糖含量降低,因此该病容易与 TBM 混淆。但多数患者颅内高压的症状明显,以头痛、呕吐、视盘水肿为主要表现,病程进行性加重,脑脊液细胞检查可发现肿瘤细胞,颅脑 CT/MRI 检查或脑膜活检有助于明确诊断。

五、治疗

TBM 的抗结核治疗应遵循早期、适量、联合、全程和规范治疗的原则,并积极处理颅内高压、脑水肿、脑积水等并发症。

(一)一般对症处理

患者应严格卧床休息。对患者要精心护理,加强营养支持疗法,注意水电解质平衡;意识障碍或瘫痪患者注意变换体位,防止肺部感染及压疮的发生。

(二)抗结核治疗

治疗原则是早期、适量、联合、全程和规范用药。遵循治疗原则进行治疗是提高疗效、防止复发和减少后遗症的关键。只要患者的临床症状、体征及辅助检查高度提示 TBM,即使抗酸染色结果为阴性也应立即开始抗结核治疗。选择容易通过血-脑屏障、血-脑脊液屏障的药物,以及杀菌作用强、毒性低的药物联合应用。在症状、体征消失后,仍应维持用药 1.5~2 年。

常用抗结核药物:主要的一线抗结核药物的用量、用药途径及用药时间见表 2-1。

表 2-1　主要的一线抗结核药物的用法

药物	儿童日用量	成人日用量	用药途径	用药时间
异烟肼	10~20 mg/kg	600 mg,1 次	静脉注射或口服	1~2 年
利福平	10~20 mg/kg	450~600 mg,1 次	口服	6~12 个月
吡嗪酰胺	20~30 mg/kg	500 mg,3 次	口服	2~3 个月
乙胺丁醇	15~20 mg/kg	750 mg,1 次	口服	2~3 个月
链霉素	20~30 mg/kg	750 mg,1 次	肌内注射	3~6 个月

1.异烟肼

异烟肼可抑制结核杆菌 DNA 合成,破坏菌体内酶活性,干扰分枝菌酸的合成,对细胞内、外的结核杆菌均有杀灭作用,易通过血-脑屏障,为首选药。主要不良反应有周围神经病、肝损害、精神异常和癫痫发作。为了预防发生周围神经病,用药期间加用维生素 B₆。

2.利福平

其杀菌作用与异烟肼相似,较链霉素强。该药主要在肝脏代谢,经胆汁排泄。该药与细菌的RNA 聚合酶结合,干扰 mRNA 的合成,对细胞内、外的结核菌均有杀灭作用,其不能透过正常的脑膜,只部分通过炎症性脑膜,是治疗结核性脑膜炎的常用药物。该药的药效维持 6～12 个月。该药与异烟肼合用时,对肝脏有较大的毒性作用,故在服药期间要注意肝功能,有损害迹象应减少剂量。利福喷汀是一种长效的利福平衍生物,不良反应较利福平少,成人每次口服600 mg,每天 1 次。

3.吡嗪酰胺

该药为烟酰胺的衍生物,具有抑菌和杀菌作用,对吞噬细胞内的结核菌杀灭作用较强,作用机制是干扰细菌内的脱氢酶,使细菌利用氧有障碍。酸性环境有利于该药发挥杀菌作用,pH5.5 时,该药的杀菌作用最强。该药与异烟肼或利福平合用,可防止耐药性的产生,并可增强疗效。该药能够自由通过正常和炎症性脑膜,是治疗 TBM 的重要抗结核药物,与其他抗结核药无交叉耐药性,主要用于对其他抗结核药产生耐药的病例。常见不良反应有肝损害,关节炎(高尿酸所致,表现为肿胀、强直、活动受限),眼和皮肤黄染等。

4.乙胺丁醇

乙胺丁醇是一种有效的口服抗结核药,通过与结核菌内的二价锌离子络合,干扰多胺和金属离子的功能,影响戊糖代谢和脱氧核糖核酸、核苷酸的合成,抑制结核杆菌的生长,经肾脏排泄,杀菌作用较吡嗪酰胺强。该药对生长繁殖状态的结核杆菌有杀灭作用,对静止状态的细菌几乎无影响。其在治疗中的主要作用是防止结核杆菌产生抗药性。该药不宜单独使用,应与其他抗结核药合用。主要不良反应有视神经损害、末梢神经炎、变态反应等。

5.链霉素

链霉素为氨基糖苷类抗生素,仅对吞噬细胞外的结核菌有杀灭作用,为半效杀菌药。该药主要通过干扰氨酰基-tRNA 和核蛋白体 30 S 亚单位结合,抑制 70 S 复合物的形成,抑制肽链延长、蛋白质合成,致细菌死亡。该药虽不易透过血-脑屏障,但易透过炎症性脑膜,故适用于 TBM 的急性炎症反应时期。用药期间密切观察链霉素的毒性反应(第Ⅷ对脑神经损害如耳聋、眩晕、共济失调,肾脏损害),一旦发现,及时停药。

抗结核治疗选用药物的注意事项包括以下几项:①药物的抗结核作用是杀菌还是抑菌作用;②作用于细胞内还是细胞外;③能否通过血-脑屏障;④对神经系统及肝肾的毒性反应;⑤治疗TBM 的配伍。

药物配伍常用方案:以往的标准结核化学治疗方案是在 12～18 个月的疗程中每天用药。而目前多主张采用两阶段疗法(强化阶段和巩固阶段)和短程疗法(6～9 个月)。

WHO 建议应至少选择 3 种抗结核药物联合治疗,常用异烟肼、利福平和吡嗪酰胺,对耐药菌株需加用第 4 种药,如链霉素或乙胺丁醇。对利福平不耐药菌株,总疗程 9 个月已足够;对利福平耐药菌株需连续治疗 18～24 个月。目前常选用的方案有 4HRZS/14HRE(即在强化阶段4 个月联用异烟肼、利福平、吡嗪酰胺及链霉素,在巩固阶段 14 个月联用异烟肼、利福平及乙胺丁醇),病情严重尤其是伴有全身血行结核时可选用 6HRZS/18HRE(即在强化阶段 6 个月联用异烟肼、利福平、吡嗪酰胺及链霉素,在巩固阶段18 个月联用异烟肼、利福平及乙胺丁醇)进行化学治疗。异烟肼快速代谢型的成年患者 1 天剂量可加至 900～1 200 mg,但应注意保肝治疗,防止肝损害,并同时给予维生素 B_6 以预防该药导致的周围神经病。因为乙胺丁醇有对视神经的毒性作用,所以对儿童患者尽量不用乙胺丁醇。因为链霉素对听神经有影响,对孕妇应尽量不选用链霉素。因抗结核药物常有肝、肾功能损害,用药期间应定期复查肝、肾功能。

近年来,国内外关于耐药结核菌的报道逐年增加,贫困、健康水平低下、不合理的抗结核治疗、疾病监测和公共卫生监督力度的削弱是导致结核菌耐药产生的主要原因。目前全世界有 2/3 的结核病患者处于发生耐多药结核病的危险之中。如病程提示有原发耐药或通过治疗发生继发耐药时,应及时改用其他抗结核药物。WHO 耐多药结核病治疗指南规定:根据既往用药史及耐药性测定结果,最好选用 4~5 种药物,至少选用 3 种从未用过的药物,如卷曲霉素、氟喹诺酮类药(如左氧氟沙星)、帕司烟肼、利福喷汀、卡那霉素。可在有效的抗结核治疗基础上,加用各种免疫抑制剂(如干扰素、白介素-2)进行治疗,以提高疗效。

(三)辅助治疗

1.糖皮质激素

在有效的抗结核治疗中,肾上腺皮质激素具有抗炎、抗中毒、抗纤维化、抗过敏及减轻脑水肿的作用,与抗结核药物合用可提高对 TBM 的疗效和改善预后。对于脑水肿引起颅内压升高、伴局灶性神经体征和蛛网膜下腔阻塞的重症 TBM 患者,随机双盲临床试验的结果显示,诊断明确的 TBM 患者,在抗结核药物联合应用的治疗过程中宜早期合用肾上腺皮质激素药物,以小剂量、短疗程、递减的方法使用。静脉滴注地塞米松,成人剂量为 10~20 mg/d,情况好转后改为口服泼尼松,30~60 mg/d,临床症状和脑脊液检查明显好转,病情稳定时开始减量,一般每周减量 1 次,每次减量2.5~5 mg,治疗 6~8 周,总疗程不宜超过 3 个月。

2.维生素 B_6

为减轻异烟肼的毒性反应,一般加用维生素 B_6,30~90 mg/d,口服,或 100~200 mg/d,静脉滴注。

3.降低脑水肿和控制抽搐

颅内压升高者应及早应用甘露醇、呋塞米或甘油果糖治疗,以免发生脑疝;抽搐者,可用地西泮、苯妥英钠等抗癫痫药。

4.鞘内注射

重症患者在全身用药时可加用鞘内注射以提高疗效。多采用小剂量的异烟肼与地塞米松联合应用。药物鞘内注射的方法:50~100 mg 异烟肼,5~10 mg 地塞米松,1 次注入,2~3 次/周。待病情好转,脑脊液正常,则逐渐停用。为减少蛛网膜粘连,可用 4 000 U 糜蛋白酶、1 500 U 透明质酸酶鞘内注射。但脑脊液压力较高者慎用。抗结核药物的鞘内注射有加重脑和脊髓的蛛网膜炎的可能性,不宜常规应用,应从严掌握。

(四)后遗症的治疗

蛛网膜粘连可导致脑积水,可行脑脊液分流术。脑神经麻痹、肢体瘫痪者,可针灸、理疗,加强肢体功能锻炼。

(郭志男)

第二节 急性细菌性脑膜炎

急性细菌性脑膜炎引起脑膜、脊髓膜和脑脊液化脓性炎性改变,又称急性化脓性脑膜炎。流感嗜血杆菌、肺炎链球菌、脑膜炎双球菌、脑膜炎奈瑟菌为常见的引起急性细菌性脑膜炎的细菌。

一、临床表现

(一)一般症状和体征

该病呈急性或暴发性发病,病前常有上呼吸道感染、肺炎和中耳炎等其他系统感染。患者的症状、体征可因具体情况表现不同,成人多见发热、剧烈头痛、恶心、呕吐、畏光、颈强直、克尼格征和布鲁津斯基征等,严重时出现不同程度的意识障碍,如嗜睡、精神错乱、昏迷。患者出现脑膜炎症状前,如患有其他较严重的感染性疾病,并已使用抗生素,但所用抗生素剂量不足或对抗生素不敏感,患者可能只以亚急性起病的意识水平下降为脑膜炎的唯一症状。

婴幼儿和老年人患细菌性脑膜炎时脑膜刺激征可表现不明显或完全缺如。婴幼儿临床只表现发热、易激惹、昏睡和喂养不良等非特异性感染症状,老年人可因其他系统疾病掩盖脑膜炎的临床表现,须高度警惕,需腰椎穿刺方可确诊。

脑膜炎双球菌感染可出现暴发型脑膜脑炎,脑部微血管先痉挛后扩张,大量血液积聚,炎性细胞渗出,导致严重的脑水肿和颅内压升高。暴发型脑膜炎的病情进展极为迅速,患者于发病数小时内死亡。华-佛综合征发生于 $10\% \sim 20\%$ 的患者,表现为融合成片的皮肤瘀斑、休克及肾上腺皮质出血,多合并弥散性血管内凝血(disseminated intravascular coagulation,DIC)。皮肤瘀斑首先见于手掌和脚掌,可能是免疫复合体沉积的结果。

(二)非脑膜炎体征

紫癜和瘀斑被认为是脑膜炎双球菌感染疾病的典型体征。发现心脏杂音,应考虑心内膜炎的可能,应进一步检查。非脑膜炎体征还有面部感染。

(三)神经系统并发症

细菌性脑膜炎病程中可出现局限性神经系统症状和体征。

1.神经麻痹

炎性渗出物在颅底积聚和药物毒性反应可造成多数颅神经麻痹,造成前庭耳蜗损害,多见于展神经和面神经。

2.脑皮质血管炎性改变和闭塞

该症状表现为轻偏瘫、失语和偏盲,可于病程早期或晚期脑膜炎性病变过程结束时发生。

3.癫痫发作

局限和全身性发作皆可见。局限性脑损伤、发热、低血糖、电解质紊乱、脑水肿和药物的神经毒性,均可能为其原因。癫痫发作在疾病后期脑膜炎已被控制的情况下出现,则意味着患者存有继发性并发症。

4.急性脑水肿

细菌性脑膜炎可出现脑水肿和颅内压升高,严重时可导致脑疝。对颅内压升高必须积极处理,如给予高渗脱水剂、抬高头部、过度换气,必要时脑室外引流。

5.其他

脑血栓形成和颅内静脉窦血栓形成,硬膜下积脓和硬膜下积液,脑脓肿形成甚至破裂。长期的后遗症除神经系统功能异常外,10%～20%的患者还可出现精神和行为障碍及认知功能障碍。少数儿童患者有发育障碍。

二、诊断要点

(一)诊断

根据患者呈急性或暴发性发病,表现出高热、寒战、头痛、呕吐、皮肤出现瘀点或瘀斑等全身性感染中毒症状,颈强直,出现克尼格征,可伴动眼神经、展神经和面神经麻痹,严重病例出现嗜睡、昏迷等不同程度的意识障碍,脑脊液培养发现致病菌方能确诊。

(二)辅助检查

1.外周血常规

白细胞数增多和核左移,红细胞沉降率升高。

2.血培养

血培养应作为常规检查,常见病原菌感染阳性率可达75%,若在使用抗生素2小时内腰椎穿刺,脑脊液培养不受影响。

3.腰椎穿刺和脑脊液检查

这两项检查可判断严重程度、预后及观察疗效。腰椎穿刺对细菌性脑膜炎几乎无禁忌证,相对禁忌证包括严重颅内压升高、意识障碍等。典型脑脊液为脓性或浑浊外观,细胞数为(1 000～10 000)×10^6/L,早期中性粒细胞占85%～95%,后期以淋巴细胞及浆细胞为主;蛋白含量升高,可为1～5 g/L,糖含量降低,氯化物亦常降低,致病菌培养呈阳性,革兰染色阳性率为60%～90%,有些病例早期脑脊液的离心沉淀物可发现大量细菌,特别是流感杆菌和肺炎链球菌。

4.头颅CT或MRI等影像学检查

早期可与其他疾病区别,后期可发现脑积水(多为交通性)、静脉窦血栓形成、硬膜下积液或积脓、脑脓肿等。

三、治疗方案及原则

(一)一般处理

一般处理包括降温、控制癫痫发作、维持水及电解质平衡等。低钠可加重脑水肿。出现DIC应及时给予肝素化治疗。采取血化验和培养,保留输液通路,头颅CT检查排除颅内占位病变,立即行诊断性腰椎穿刺。当脑脊液检查的结果支持化脓性脑膜炎的诊断时,应立即转入感染科或内科,并立即开始适当的抗生素治疗,等待血培养化验结果才开始治疗是不恰当的。

(二)抗生素选择

表2-2中的治疗方案可供临床医师选择,具体方案应由感染科医师决定。

(三)脑室内用药

脑室内使用抗生素的利弊尚未肯定,一般情况下不推荐使用。某些特殊情况下,如脑室外引流或脑积水时,药代动力学及药物分布改变,可考虑脑室内给药。表2-3供参考。

表 2-2　细菌性脑膜炎治疗的抗生素选择

人 群	常见致病菌	首选方案	备选方案
新生儿(＜1 个月)	B 或 D 组链球菌、肠杆菌科、李斯特菌	氨苄西林＋庆大霉素	氨苄西林＋头孢噻肟或头孢曲松
婴儿(1～3 个月)	肺炎链球菌、脑膜炎球菌、流感杆菌	氨苄西林＋头孢噻肟或头孢曲松＋地塞米松	氯霉素＋庆大霉素
婴儿(＞3 个月),儿童(＜7 岁)	肺炎链球菌、脑膜炎球菌、流感杆菌	头孢噻肟或头孢曲松＋地塞米松＋万古霉素	氯霉素＋万古霉素或用头孢吡肟替代头孢噻肟
儿童(7～17 岁)和成人	肺炎链球菌、脑膜炎球菌、李斯特菌、肠杆菌科	头孢噻肟或头孢曲松＋氨苄西林＋万古霉素	青霉素过敏者用氯霉素＋复方新诺明
儿童(7～17 岁)和成人	肺炎链球菌(抗药发生率高)	万古霉素＋第三代头孢菌素＋利福平	氯霉素
HIV 感染者	梅毒、李斯特菌、隐球菌、结核杆菌	病原不清时进行抗隐球菌治疗	
有外伤或做过神经外科手术者	金黄色葡萄球菌、革兰阴性菌、肺炎链球菌	万古霉素＋头孢他啶(对假单胞菌属细菌加用鞘内庆大霉素),甲硝唑	万古霉素＋美罗培南

表 2-3　脑室内应用抗生素的剂量

抗生素	指 征	每天剂量
万古霉素	对苯甲异噁唑青霉素抗药	5～20 mg
庆大霉素	革兰阴性菌严重感染	2～8 mg(典型剂量为 8 mg/d)
氨基丁卡霉素	对庆大霉素抗药	5～50 mg(典型剂量为 12 mg/d)

(四)类固醇皮质激素的应用

为预防神经系统后遗症,可在应用抗生素前或同时应用类固醇激素治疗。在小儿流感杆菌脑膜炎治疗前可给予地塞米松,0.15 mg/kg,1 次/6 小时,共 4 天,或 0.4 mg/kg,1 次/12 小时,共 2 天。

(郭志男)

第三节　新型隐球菌性脑膜炎

一、概述

新型隐球菌性脑膜炎是由新型隐球菌感染所致,是中枢神经系统最常见的真菌感染。该病的发病率虽很低,但病情重,病死率高,且临床表现与结核性脑膜炎颇为相似,常易误诊。

隐球菌是条件致病菌,接触鸽子排泄物是发生新型隐球菌病的主要原因,但只有当宿主免疫力低下时才会致病。该病常见于全身性免疫缺陷性疾病、慢性衰竭性疾病,如获得性免疫缺陷综合征(AIDS)、淋巴肉瘤、网状细胞肉瘤、白血病、霍奇金淋巴瘤、多发性骨髓瘤、结节病、结核病、糖尿病、肾病及红斑狼疮。

二、临床表现

该病通常起病隐袭,多呈亚急性或慢性起病,急性起病仅占 10%,进展缓慢,多见于 30～60 岁的人,男性患者较多。鸽子饲养者的患病率较一般人群高数倍。5%～10% 的 AIDS 患者可发生隐球菌性脑膜炎。几乎所有的该病患者均有肺部感染,但由于症状短暂、轻微,临床易被忽略。

该病典型的表现为间歇性头痛、呕吐及不规则低热,常见脑膜刺激征,如颈强直及克尼格征,可见意识障碍、癫痫发作及精神障碍等。发热仅见于半数病例,头痛可为持续性或进行性加重,大多数患者可出现颅内压升高、视盘水肿和小脑受累的症状及体征。由于脑底部蛛网膜下腔渗出明显,蛛网膜粘连常引起多数颅神经受损,可因脑室系统梗阻而出现脑积水。少数患者以精神症状(如烦躁不安、人格改变、记忆力减退及意识模糊)为主,大脑、小脑或脑干的较大肉芽肿偶尔引起偏瘫、失语和共济失调等局灶性神经体征,少见的症状有视力模糊、眼球后疼痛、复视和畏光等。约 15% 的患者无脑膜炎症状、体征。

新型隐球菌感染也可引起遍及全脑的隐球菌结节,大至肉眼可见,小至显微镜下方可查见,炎性反应较轻。隐球菌结节聚积于视神经,可引起视神经萎缩,较大的隐球菌结节可出现颅内占位病变症状,隐球菌结节偶见于脑室内、脊髓、脊髓硬膜外或硬膜下等。

该病通常呈进行性加重,平均病程为 6 个月,偶见几年内病情反复缓解和加重者。该病预后不良,无并发症的新型隐球菌性脑膜炎病死率为 40%,未经抗真菌治疗的患者病死率高达 87%,但极个别患者也可自愈。

三、诊断要点

(一)诊断

根据患者隐袭起病,呈慢性病程,具有真菌感染的条件;以间歇性头痛、呕吐及不规则低热等发病,出现脑膜刺激征,颅内压升高,出现精神障碍、意识障碍、癫痫发作、脑神经损害和局灶性神经体征;脑脊液的压力升高,淋巴细胞数升高,蛋白含量升高,糖含量降低,脑脊液墨汁染色检出隐球菌,可确诊。

(二)辅助检查

1.脑脊液检查

脑脊液压力升高[>2.0 kPa(200 mmH$_2$O)],淋巴细胞数升高[(10～500)×10^6/L],蛋白含量升高,糖含量降低。

2.脑脊液隐球菌检查

脑脊液中检出隐球菌是确诊的关键,脑脊液经离心沉淀后,将沉渣涂片以印度墨汁染色,隐球菌检出率可为 30%～50%。Sabouraud 琼脂培养基培养或动物接种发现隐球菌也具有确诊价值。

3.影像学检查

头颅 CT 或 MRI 检查可发现脑膜炎和脑膜脑炎的各种原发和继发的影像学表现,较具特征的是见到扩张的 Virchow-Robin 腔、凝胶状假性囊肿和脉络丛肉芽肿；非特异性表现有弥漫性脑水肿、弥漫性脑膜强化、脑实质低密度灶、交通性或梗阻性脑积水、脑实质或室管膜钙化等多种。偶可见到脑实质内低密度病灶，有增强现象，是隐球菌性肉芽肿的表现。25%～50%的隐球菌性脑膜炎患者的头颅 CT 无任何变化。

四、治疗方案及原则

(一)抗真菌治疗

1.单独两性霉素 B(amphotericin B,AmB)治疗

两性霉素 B 目前仍是治疗中枢神经系统隐球菌感染最有效的药物。两性霉素无口服制剂，只能静脉给药，也可经小脑延髓池、侧脑室或椎管内给药或经 Ommaya 储液囊做侧脑室或鞘内注射。

单独应用时多从小剂量开始，突然给予大剂量或有效剂量可使病情恶化。成人开始用药，一般每天静脉给药 0.30～0.75 mg/kg，逐渐增加至每天 1.0～1.5 mg/kg，按患者寒战、发热和恶心的反应大小决定增长的量和速度。当达到支持剂量时，因该药的半衰期较长，可改为隔天给药 1 次。其间应按临床反应和有无毒副作用，特别是肾的毒性反应来调节剂量。血清肌酐升高至 221 μmol/L(2.5 mg/dL)时应减量或停药，直至肝功能改善。治疗 1 个疗程的用药总剂量远比每次用药的单剂量大小重要，前者是治疗成败的决定因素。治疗中枢神经系统感染，成人用药总剂量为 2～3 g。两性霉素的毒副作用较多。该药的不良反应多且严重，常见的是肾脏毒性、低血钾和血栓形成性静脉炎，此外还有高热、寒战、头痛、呕吐、血压下降、氮质血症等，偶可出现心律失常、惊厥、血尿素氮水平升高、白细胞或血小板计数减少等。使用阿司匹林、抗组胺药物，输血和暂时降低给药剂量，是控制不良反应的有效手段。

2.合并用药

两性霉素 B[从 0.3 mg/(kg·d)开始，逐渐增量，总剂量为 2～3 g]与口服氟胞嘧啶 [100 mg/(kg·d)]合并使用是较理想的治疗方案，比单纯使用一种药物的治疗有效率和改善率高，复发病例亦较少，减少不良反应。疗效观察要依赖脑脊液的改变，合并治疗 2～4 周，当脑脊液转变为正常后，可改为用氟康唑治疗，剂量为 400～800 mg/d[10 mg/(kg·d)，口服或静脉滴注]，疗程为 1～3 个月。若同时服用苯妥英钠，应检测肝功能。

(二)手术治疗

脑和脊髓肉芽肿压迫脑室系统，导致梗阻性脑积水和颅内压升高，药物治疗常难奏效，可行骨片减压术，对脑积水者可行侧脑室穿刺引流术或侧脑室分流减压术。

(三)对症及全身支持疗法

对颅内压升高者可用脱水剂(如 20%甘露醇、甘油果糖和呋塞米)降颅压治疗，预防脑疝，保护视神经。因病程长，病情重，机体慢性消耗很大，故须注意患者的全身营养，防治肺部感染及泌尿系统感染等，应注意水、电解质平衡，进行全面护理。

(郭志男)

第四节　单纯疱疹病毒性脑炎

神经系统病毒感染性疾病的临床分类较多,依据发病及病情进展速度可分为急性和慢性病毒感染,根据病原学中病毒核酸的特点可分为 DNA 病毒感染和 RNA 病毒感染两大类,具有代表性的人类常见的神经系统病毒有单纯疱疹病毒、巨细胞病毒、柯萨奇病毒等。单纯疱疹病毒性脑炎(herpes simplex virus encephalitis,HSE),也称急性出血坏死性脑炎,是由 I 型单纯疱疹病毒(HSV-I)感染引起的急性脑部炎症,是最常见的一种非流行性中枢神经系统感染性疾病,是成年人群中散发性、致命性脑炎的最常见病因。病毒通常潜伏于三叉神经半月节内,当机体免疫功能降低时,潜伏的病毒再激活,沿轴突入脑而发生脑炎。病变主要侵犯颞叶内侧面、扣带回、海马回、岛叶和额叶眶面。

一、诊断

(一)临床表现

无明显季节性和地区性,无性别差异。

(1)急性起病,部分患者可有口唇疱疹病史。

(2)前驱症状有卡他症状、咳嗽等上呼吸道感染症状及头痛、高热等,体温可达 40 ℃。

(3)神经系统症状多种多样,常有人格改变、记忆力下降、定向力障碍、幻觉或妄想等精神症状。重症病例可有不同程度的意识障碍,如嗜睡、昏睡、昏迷,且意识障碍多呈进行性加重。

(4)局灶性神经功能受损症状多呈两侧明显不对称,如偏瘫、偏盲、眼肌麻痹。常有不同形式的癫痫发作,严重者呈癫痫持续状态,全身强直阵挛性发作;也可有扭转、手足徐动或舞蹈样多动等多种形式的锥体外系表现。肌张力升高,腱反射亢进,可有轻度的脑膜刺激征,重者还可表现为去脑强直发作或去皮质状态。

(5)出现脑膜刺激征,重症者可见去大脑强直。

(6)颅内压升高,甚至脑疝形成。

(二)辅助检查

(1)血中白细胞和中性粒细胞数升多,血沉加快。

(2)脑脊液压力升高、细胞数增加,最多可达 $1\,000\times10^{6}$/L,淋巴细胞和单核细胞占优势;蛋白含量轻度至中度升高,一般低于 1.5 g/L;糖和氯化物一般正常。

(3)脑组织活检或脑脊液中检出单纯疱疹病毒颗粒或抗原,或者血清、脑脊液中抗体滴度有 4 倍以上升高,可确诊该病。

(4)脑电图早期即出现异常,有与病灶部位一致的异常波,如呈弥漫性高波幅慢波。最有诊断价值的为左右不对称、以颞叶为中心的周期 2～3 Hz 的同步性放电。

(5)影像学改变:CT 多在起病后 6～7 天显示颞叶、额叶边界不清的低密度区,有占位效应,其中可有不规则的高密度点、片状出血影,增强后可见不规则线状影。MRI 早期在 T_2 加权像上可见颞叶和额叶底面周围边界清楚的高信号区。

(三)诊断依据

(1)急性起病,有发热、脑膜刺激征、脑实质局灶性损害症状。

(2)以意识障碍、精神紊乱等颞叶综合征为主。

(3)脑脊液变化特点有压力升高、细胞数轻度至中度增加,最多可达 1 000×10⁶/L,以淋巴细胞和单核细胞占优势;蛋白含量轻度至中度升高,一般低于 1.5 g/L;糖和氯化物一般正常。脑电图出现以颞叶为中心的、左右不对称、2～3 Hz周期同步性弥漫性高波幅慢波,最有诊断价值。头颅 CT 扫描可在颞叶、额叶出现边界不清的低密度区,有占位效应,其中可有不规则的高密度点、片状出血影,增强后可见不规则线状影。MRI 扫描早期在 T2 加权像上可见颞叶和额叶底面周围边界清楚的高信号区。

(4)确诊需做血和脑脊液的病毒学及免疫学检查。

(四)鉴别诊断

1.结核性脑膜炎

该病亚急性起病,中毒症状重,脑膜刺激症状明显。有特异性脑脊液改变:外观无色透明或混浊呈毛玻璃状,放置数小时后可见白色纤维薄膜形成,直接涂片,可找到结核杆菌。脑脊液压力正常或升高,细胞数增至(11～500)×10⁶/L,以淋巴细胞为主,糖和氯化物含量降低,氯化物低于 109.2 mmol/L,葡萄糖低于 2.2 mmol/L,蛋白含量中度升高,抗结核治疗有效。

2.化脓性脑膜炎

该病起病急,感染症状重,多好发于婴幼儿、儿童和老年人。常有颅内压升高、脑膜刺激症状、脑实质受累表现。血常规显示白细胞数增多,中性粒细胞数增多。脑电图表现为弥漫性慢波。脑脊液白细胞数增多,常在(1.0～10)×10⁹/L,蛋白含量升高,糖和氯化物含量降低。脑脊液细菌培养和细菌涂片可检出病原菌。

3.新型隐球菌性脑膜炎

该病以头痛剧烈、视力下降为主要临床表现,无低热、盗汗等结核毒血症状。脑脊液墨汁染色呈阳性和真菌培养可资鉴别。

4.其他病毒引起的中枢神经系统感染

例如,巨细胞病毒性脑炎,亚急性或慢性起病,出现意识模糊、记忆力减退、情感障碍、头痛等症状和体征,血清、脑脊液的病毒学和免疫学检查可明确具体的病毒类型。

二、治疗

(一)治疗原则

及早、足量、足程应用抗病毒治疗,抑制炎症,降低颅压,积极地对症和全身支持治疗,防止并发症等。

(二)治疗方案

(1)抗病毒治疗:应选用广谱、高效、低毒的药物。常选用阿昔洛韦,30 mg/(kg·d),分 3 次静脉滴注,连用 14～21 天;或选用更昔洛韦,5～10 mg/(kg·d),静脉滴注,连用 10～14 天。当临床表现提示单纯疱疹病毒性脑炎时,即应给予阿昔洛韦治疗,不必等待病毒学结果而延误治疗。

(2)免疫治疗:能控制炎症反应和减轻水肿,可早期、大量和短程给予糖皮质激素,临床上多用地塞米松 10～20 mg/d,每天 1 次,静脉滴注,连用 10～14 天,而后改为口服泼尼松 30～

50 mg,晨起服 1 次,病情稳定后每 3 天减 5~10 mg,直至停止。病情严重时可采用甲泼尼龙冲击疗法,用量为每次 500~1 000 mg,静脉滴注,每天 1 次,连续 3 天,而后改为泼尼松,每次 30~50 mg,口服,每天上午 1 次,以后 3~5 天减 5~10 mg,直至停止。还可选用干扰素或转移因子等。

(3)针对高热、抽搐、精神错乱、躁动不安、颅内压升高等症状可分别给予降温、抗癫痫、镇静和脱水降颅压等相应处理。

(4)应注意保持营养、水电解质平衡、呼吸道通畅等全身支持治疗,并防治各种并发症。

(5)恢复期可采用理疗、按摩、针灸等促进肢体功能恢复。

(郭志男)

第五节　脑蛛网膜炎

脑蛛网膜炎又称浆液性脑膜炎、局灶性粘连性蛛网膜炎,是脑的蛛网膜发生炎症,慢性者可粘连或形成囊肿,可引起脑组织损害及脑脊液循环障碍。

现代医学认为,该病多数继发于急性或慢性软脑膜感染,以结核最为常见,颅脑外伤、蛛网膜下腔异物刺激、颅外感染也可引起该病。蛛网膜急慢性炎症性损害为其病理基础。

一、病因

(一)特发性蛛网膜炎
部分患者的病因尚不明确。

(二)继发性蛛网膜炎
该类型既可继发于颅内疾病,又可继发于颅外的疾病。颅内见于蛛网膜下腔出血、急性或慢性脑膜感染、颅脑外伤、脑寄生虫病等;颅外分为局灶性和全身性感染,前者如中耳炎、鼻炎、鼻窦炎、乳突炎、龋齿、咽喉部感染;后者如结核、流行性感冒、梅毒、流行性腮腺炎、风湿热、伤寒、百日咳、白喉、败血症、疟疾,其中以结核、流行性感冒常见。

(三)医源性蛛网膜炎
该类型为诊疗操作过程所引起的蛛网膜炎,诊疗操作如脑室或髓鞘内药物注射、脑池造影检查、颅脑手术及介入治疗。

二、病理

蛛网膜呈弥漫性或局限性增厚,常与硬脑膜、软脑膜、脑组织、脑神经发生粘连。有的形成囊肿,其中含脑脊液。脑蛛网膜炎粘连可以影响脑脊液循环及吸收,从而引起脑室扩大,形成脑积水。显微镜下见大量的炎性细胞浸润,网状结构层呈现纤维增殖型变化。脑部病变部位主要侵犯大脑半球凸面、脑底部、小脑半球凸面及脑桥小脑角。

三、临床表现

任何年龄均可发病,以中年多见。大多数患者以慢性或亚急性起病,小部分急性发病。根据起病的形式和病变部位不同,临床表现可以分为下列5型。

(一)急性弥漫型

该型主要为急性脑膜炎综合征的表现,但程度较轻,局灶性神经系统体征不明显。症状在数天或数周内可改善,或呈波动性发病。

(二)慢性弥漫型

该型慢性起病,除脑膜炎综合征的表现外,常伴有颅内压升高和脑神经损害的症状。

(三)半球凸面型

该型常有局限性癫痫、单瘫、偏瘫、失语、感觉障碍、精神及行为异常,临床表现与脑肿瘤相似。此外,还可伴有颅内压升高的症状。

(四)幕上脑底型

病变主要累及视交叉与第二脑室底部。视交叉损害表现为头痛、视力减退或失明、视野缺损。视神经检查可见一侧或两侧视力下降,单侧或双颞侧偏盲,中心暗点、旁中心暗点或向心性周边视野缩小,眼底可见视神经盘水肿或视神经萎缩。第三脑室底部损害表现为烦渴、尿崩、肥胖、嗜睡、糖代谢异常等。

(五)颅后窝型

病变堵塞第四脑室出口可造成阻塞性脑积水,常表现为颅内高压症、眼球震颤、共济失调及展神经麻痹。病变累及脑桥小脑角常出现第Ⅴ、Ⅵ、Ⅶ、Ⅷ对脑神经损害及小脑体征等。

四、辅助检查

(一)实验室检查

脑脊液:压力正常或升高,细胞数及蛋白含量轻度升高,多数患者的脑脊液完全正常。

(二)影像学检查

CT和MRI显示颅底部脑池闭塞及脑室扩大。脑MRI在T2加权像上可见脑表面局部脑脊液贮积与囊肿形成。

(三)放射性核素脑显像

放射性核素脑池扫描可见核素在脑池及蛛网膜颗粒内淤积,吸收延迟。

五、诊断

根据发病前有蛛网膜下腔出血、头部外伤、颅内或颅外感染来诊断。根据脑室内介入治疗史、起病的形式、症状缓解与复发的特点,结合脑CT或MRI影像学改变,可以诊断。从病因方面,在排除继发性和医源性的蛛网膜炎外,应考虑特发性的可能。

六、治疗

(一)病因治疗

对已明确的细菌或结核菌感染者必须应用抗生素或抗结核药物治疗。

(二)抗感染治疗

对弥漫性蛛网膜炎患者可应用肾上腺皮质激素治疗,如地塞米松5～10 mg/d,静脉滴注,连用7～14天。

（三）抗粘连治疗

解除粘连可用 5 mg 糜蛋白酶或 5～10 mg 胰蛋白酶,肌内注射,每天 1 次。对严重粘连的患者可髓鞘内注射糜蛋白酶或地塞米松,每周 1 次。药物治疗无效者可根据病情进行蛛网膜粘连松解术。

（四）对颅内高压的处理

对有颅内高压者应给予高渗性脱水剂,如 20％甘露醇、甘油果糖。经药物治疗无效、脑积水进行性加重或颅内压升高而致脑疝形成的早期患者,可施行脑脊液分流术。

（五）手术治疗

对造成明显压迫症状的蛛网膜囊肿,可考虑手术摘除。

（郭志男）

第六节　流行性脑脊髓膜炎

流行性脑脊髓膜炎简称流行性脑膜炎或"流脑",是由脑膜炎双球菌引起的急性化脓性脑脊髓膜炎,具有发病急、变化多、传播快、流行广、危害大、死亡率高等特点。该病在临床上以突起发热、头痛、呕吐、皮肤黏膜有瘀点、脑膜刺激征阳性及脑脊液呈化脓性改变为主要特征。严重者可出现感染性中毒性休克及脑实质损害,并危及生命。脑膜炎的主要病变部位在软脑膜和蛛网膜,表现为脑膜血管充血、出现炎症、水肿,可引起颅内压升高。暴发型脑膜脑炎病变主要在脑实质,引起脑组织充血、坏死、出血及水肿,颅内压显著升高,严重者发生脑疝而死亡。

流行病学调查表明,该病遍布于世界各国,呈散发或大、小流行,儿童发病率高。世界各大洲年发病率在 1/10 万～10/10 万,全世界年新发流脑病例 30 万～35 万人,病死率为 5％～10％。从流脑的发病趋势看,发展中国家的发病率高于发达国家,非洲撒哈拉以南的地区有"流脑流行带"之称,在流行年度发病率可高达 400/10 万～800/10 万。我国发病率低于 1/10 万,病死率在 6％以下,呈周期性流行,一般 3～5 年为小流行,7～10 年为大流行。近年来,由于我国流动人口的增加,城镇发病年龄组发生变化,流行年发患者群在向高龄组转移。

根据该病的临床特征和发病季节,该病属中医学"春温""风温""瘟疫""痉证"等范畴。

一、病因与发病机制

（一）病因

脑膜炎双球菌自鼻咽部侵入人体后,其发展过程取决于人体与病菌之间的相互作用。如果人体健康且免疫力正常,则可迅速将病菌消灭或成为带菌者;如果机体缺乏特异性杀菌抗体,或者病菌的毒力强,病菌则从鼻咽部侵入血流形成菌血症或败血症,随血液循环再侵入脑脊髓膜,形成化脓性脑脊髓膜炎。目前认为先天性或获得性 IgM 缺乏或减少,补体 C3 或 C3～C9 缺乏易引起发病,甚至是反复发作或呈暴发型。此外,有人认为特异性 IgA 增多及其与病菌形成的免疫复合物亦是引起发病的因素。

脑膜炎双球菌属奈瑟菌属,为革兰染色阴性双球菌。菌体呈肾形或豆形,多成对排列,或 4 个相连。该菌对营养的要求较高,用血液琼脂或巧克力培养基,在 35～37 ℃、含 5％～10％

CO_2、pH 7.4～7.6 的环境中易生长,低于 32 ℃或高于 41 ℃不能生长。传代 16～18 小时,该菌生长旺盛,抗原性最强。该菌含自溶酶,如不及时接种易溶解死亡。该菌对外界环境的抵抗力弱,不耐热,温度高于 56 ℃,环境干燥,该菌极易死亡。该菌对寒冷有一定的耐受力,对一般消毒剂敏感。该菌在漂白粉、乳酸中 1 分钟死亡,被紫外线照射 15 分钟死亡。

该菌的荚膜多糖是分群的依据,分为 A、B、C、D、X、Y、Z、29E、W135、H、I、K、L13 个菌群。此外,尚有部分菌株不能被上述菌群抗血清所凝集,被称为未定群,在带菌者分离的脑膜炎双球菌中占 20%～50%,一般无致病能力。根据细菌壁脂蛋白多糖成分的不同,还可进一步分成不同的血清亚群。其中以 A、B、C 群常见,A、B、C 群占 90%以上。C 群的致病力最强,B 群次之,A 群最弱。国内调查显示,流行期间 A 群带菌率与流脑发病呈平行关系,是主要流行菌株。但近年来流脑流行菌群的变迁研究结果显示,我国流脑患者及健康人群携带的菌株中,C 群流脑菌株的比例呈上升趋势,流脑流行菌群正在发生从 A 群到 C 群的变化,C 群流脑在我国已经逐渐成为流行的优势菌群。

(二)发病机制

脑膜炎双球菌从鼻咽部进入人体后,如人体健康或有免疫力,大多数情况下只在鼻咽部生长繁殖,而无临床症状(带菌状态)。部分人可出现上呼吸道轻度炎症,出现流涕、咽痛、咳嗽等症状,而获得免疫力。如人体免疫力低下、一时性下降或脑膜炎双球菌毒力强,脑膜炎双球菌可经鼻咽部黏膜进入毛细血管和小动脉,侵入血液循环。部分感染者表现为暂时性菌血症,出现皮肤黏膜出血点。仅极少数患者由于缺乏特异性抗体,脑膜炎双球菌通过自身荚膜多糖所具有的抗吞噬屏障作用避免自身被宿主清除,发展为败血症并出现迁徙性病灶。

引起脑膜炎和暴发型脑膜炎的物质主要是细菌释放的内毒素和肽聚糖。内毒素导致血管内皮细胞、巨噬细胞、星形细胞和胶质细胞损伤,使其产生大量的细胞因子、血管脂类和自由基等炎症介质,使血-脑屏障的通透性升高,引起脑膜的炎症反应。同时,这些炎症介质可引起脑血管循环障碍,导致脑血管痉挛、缺血及出血。内毒素还可以引起休克和弥散性血管内凝血。皮肤、内脏广泛出血可造成多器官衰竭。严重脑水肿时,脑组织向小脑幕及枕骨大孔突出,形成脑疝,患者出现昏迷加深、瞳孔变化及呼吸衰竭。

二、临床表现

该病可发生于任何年龄,5 岁以下儿童容易罹患,2 岁左右的婴幼儿患病率比较高,但近年来青年人发病的也不少见,因此,应高度警惕,加强防范。发病季节一般从冬末春初开始,4 月份达到高峰,5 月下旬逐步减少,冬春季节为流行高峰期。该病呈急性或暴发性发病,病前常有上呼吸道感染史,潜伏期多为 2～3 天。临床上病情常复杂多变,轻重不一。

(一)症状与体征

1.症状

有发热、头痛、肌肉酸痛、食欲缺乏、精神萎靡等毒血症症状。幼儿哭啼吵闹、烦躁不安等。重者有剧烈头痛、恶心、喷射样呕吐等高颅压征,意识障碍表现为谵妄、昏迷等。

2.体征

主要表现有脑膜刺激征,如颈项强直,角弓反张,克尼格征和布鲁津斯基征呈阳性。

(二)临床分型与分期

根据临床表现分为普通型、暴发型、轻型和慢性败血症型。

1.普通型

约占 90%。病程经过分为 4 期。

(1)前驱期:大多数患者可无任何症状,部分患者有低热、咽喉疼痛、鼻咽黏膜充血、分泌物增多及咳嗽,少数患者常在唇周及其他部位出现单纯疱疹。此期采取鼻咽拭子做培养可以发现脑膜炎双球菌阳性,前驱期可持续 1～2 天。

(2)败血症期:患者常无明显的前驱症状,突然出现寒战、高热,伴头痛、肌肉酸痛、食欲减退及精神萎靡等毒血症症状;幼儿则有哭啼吵闹、烦躁不安、皮肤感觉过敏及惊厥等。半数以上患者的皮肤黏膜可见瘀点或瘀斑,严重者瘀点或瘀斑成片,散在于全身皮肤。危重患者的瘀斑迅速扩大,中央坏死或形成大疱,多数患者于 1～2 天发展到脑膜炎期。

(3)脑膜炎期:症状多与败血症期的症状同时出现,除持续高热和毒血症症状外,以中枢神经系统症状为主;大多数患者于发病后 24 小时左右出现脑膜刺激征,如颈后疼痛、颈项强直、角弓反张、克尼格征和布鲁津斯基征呈阳性,1 天或 2 天后患者进入昏迷状态。在此期患者出现持续高热,头痛剧烈,呕吐频繁,皮肤感觉过敏,还会出现畏光、狂躁、惊厥、昏迷等。

婴幼儿发病常不典型,出现高热、拒乳、烦躁及哭啼不安,脑膜刺激征可缺如,但惊厥、腹泻及咳嗽较成人多见,由于颅内压升高,可有前囟突出,但有时往往因呕吐频繁、高热失水而反见前囟下陷,给临床诊断带来一定困难,应加以鉴别。多数患者通常在 2～5 天进入恢复期。

(4)恢复期:经治疗,体温逐渐降至正常,皮疹开始消退,症状逐渐好转,神经系统检查正常。约 10% 的患者出现口唇疱疹,患者一般在 1～3 周痊愈。

2.暴发型

少数患者起病急骤,病情凶险,如没有被及时抢救,常于 24 小时之内死亡。病死率高达 50%,婴幼儿患者的病死率可达 80%。

(1)休克型:该型多见于儿童。患儿突起高热,头痛,呕吐,精神极度萎靡。常在短期内全身出现广泛瘀点、瘀斑,而且迅速融合成大片,皮下出血,或继以大片坏死。面色苍灰,唇周及指端发绀,四肢厥冷,皮肤呈花纹样,脉搏细速,血压明显下降。脑膜刺激征大都缺如,易并发弥散性血管内凝血。脑脊液大多清亮,细胞数正常或轻度增加,血及瘀点培养常为阳性。若不及时抢救患者多在 24 小时内死亡。

(2)脑膜脑炎型:亦多见于儿童。除具有严重的中毒症状外,患者频繁惊厥,迅速陷入昏迷;有阳性锥体束征及两侧反射不等;血压持续升高,部分患者出现脑疝,如小脑扁桃体疝入枕骨大孔内,压迫延髓,此时患者昏迷加深,瞳孔先缩小,很快散大;双侧肌张力升高或强直,上肢多内旋,下肢伸展,呈去大脑强直状态;呼吸不规则,快慢深浅不匀,或为抽泣样,或为点头样,或为潮式,此类呼吸常提示呼吸有突然停止的可能。

(3)混合型:该病最严重的一型,病死率常高达 80%,兼有两种暴发型的临床表现,常同时或先后出现。

3.轻型

多发生于流行性脑脊髓膜炎流行后期,起病较缓,病变轻微,临床表现为低热、轻微头痛及咽痛等上呼吸道症状,皮肤可有少数细小出血点和脑膜刺激征,脑脊液多无明显变化,咽拭子培养可有病原菌。

4.慢性败血症型

该型不多见,多发于成人,病程迁延数周或数月。临床表现为间歇性发热,反复出现寒战、高热,皮肤有瘀点、瘀斑。少数患者脾大。关节疼痛亦多见,发热时关节疼痛加重呈游走性。也可发生化脓性脑膜炎、心内膜炎或肾炎,导致病情恶化。

三、辅助检查

(一)血常规

白细胞总数明显升高,一般在 $20 \times 10^9/L$ 左右,高者可达 $40 \times 10^9/L$ 或以上。以中性粒细胞增多为主,有时高达 90% 以上,核左移,有时出现类白血病反应。并发弥散性血管内凝血者血小板减少。

(二)脑脊液检查

脑脊液检查是诊断流脑的重要依据。对颅内压升高的患者,腰椎穿刺时要慎重,穿刺时不宜将针芯全部拔出,而应缓慢放出少量脑脊液做检查。穿刺后患者应平卧 6~8 小时,以防引起脑疝。必要时先给予脱水剂。

脑脊液在病程初期可见压力升高、外观仍清亮,稍后则混浊似脓样。细胞数、蛋白含量和葡萄糖含量尚无变化。白细胞数常达 $1\,000 \times 10^6/L$ 以上,以中性粒细胞为主。在典型的脑膜炎期,脑脊液的压力明显升高,外观呈混浊米汤样或脓样,白细胞数常明显升高,绝大多数为中性粒细胞。蛋白含量显著升高,葡萄糖含量明显降低,有时甚或测不出,氯化物含量降低。如临床上表现为脑膜炎而病程早期脑脊液检查正常,则应于 12~24 小时后再复查脑脊液,以免漏诊。

(三)细菌学检查

1.涂片检查

涂片检查包括皮肤瘀点和脑脊液沉淀涂片检查。做皮肤瘀点检查时,用针尖刺破瘀点上的皮肤,挤出少量血液和组织液涂于载玻片上,革兰染色后镜检,阳性率为 60%~80%。此法简便易行,是早期诊断的重要方法之一;脑脊液沉淀涂片染色,有脑膜炎症状的患者阳性率为 50%,无症状患者阳性率<25%。

2.细菌培养

抽取患者的 5 mL 静脉血进行血培养、皮肤瘀点刺出液或脑脊液培养,阳性率约为 30%。应在使用抗菌药物前进行检测,出现阳性结果,可确诊。还可进行分群鉴定,应同时做药物敏感试验。

(四)血清免疫学检查

1.抗原测定

测定细菌抗原的免疫学试验主要有对流免疫电泳、乳胶凝集试验、金黄色葡萄球菌 A 蛋白协同凝集试验、酶联免疫吸附试验或免疫荧光法、反向被动血凝试验等,其用以检测血液、脑脊液或尿液中的荚膜多糖抗原。一般在病程 1~3 天可出现阳性。此法较细菌培养阳性率高,方法简便、快速、敏感、特异性强,有助于早期诊断。

2.抗体测定

测定抗体的免疫学试验有间接血凝试验、杀菌抗体试验及放射免疫分析法检测,阳性率约为 70%。固相放射免疫分析法(SPRIA)可定量检测 A 群脑膜炎双球菌特异性抗体,阳性率高达 90%,明显高于其他方法,但因抗体升高较晚,故不能将该抗体数作为早期诊断指标。

(五)其他实验室检查

1.奈瑟菌属鉴定

用专有酶进行快速鉴定,鉴定奈瑟菌属细菌的时间已由 48 小时缩短到 4 小时,这是比较快速的一种鉴定方法。

2.放射免疫分析法(radio immunoassay,RIA)检测脑脊液微球蛋白

此项检测更敏感,早期脑脊液检查结果正常时此项检测结果即可升高,恢复期可正常,故有助于早期诊断、鉴别诊断、病情检测及预后判断。

3.核酸检测

应用 PCR 检测患者急性期的血清或脑脊液中脑膜炎双球菌的 DNA 特异片段是更敏感的方法,而且不受早期抗生素治疗的影响。常规 PCR 的特异性为 95%,敏感性为 100%,可用于可疑性流脑病例的快速诊断,但仍有许多局限性;而荧光定量 PCR 更具有常规 PCR 无法比拟的优点。

(六)影像学检查

1.颅脑 CT 扫描

早期或轻型脑膜炎的 CT 检查结果可无异常表现。若持续感染,CT 平扫可显示基底池、纵裂池和蛛网膜下腔密度轻度升高,原因是脑膜血管增生,炎症渗出。脑室变小、蛛网膜下腔消失,可能是脑皮质充血和白质水肿引起弥漫性脑肿胀。由于脑膜血管充血和血-脑屏障破坏,脑膜和脑皮质在静脉注射造影剂后可以有异常的带状或脑回样强化。CT 检查还有助于发现化脓性脑膜炎的并发症和后遗症。

2.颅脑 MRI 扫描

颅脑 MRI 扫描对脑膜炎的早期非常敏感。早期炎症表现为病灶边界不清、范围较大的 T_1WI 低信号、T_2WI 高信号,同时可见斑片状不均匀轻度强化。脑膜炎早期表面的炎症波及脑膜,局部脑膜有强化;后期呈 T_1WI 稍高信号,T_2WI 稍低信号。

(七)脑电图检查

脑电图检查以弥漫性或局限性异常慢波化背景活动为特征。少数患者的脑电图有棘波、棘慢综合波。某些患者的脑电图正常。

四、治疗

流行性脑脊髓膜炎的西医治疗以用大剂量磺胺嘧啶、青霉素、头孢菌素类、氯霉素等抗菌治疗为主,并注意抗休克、纠正血压、纠正酸中毒、减轻脑水肿、止痉等对症治疗。

(一)一般治疗

必须强调早期诊断,就地住院,隔离治疗。保持病室环境安静,室内空气流通,患者要卧床休息,饮食以热量高、富于营养的流质或半流质为宜。对昏迷不能进食的患者,可适当静脉输入液体,注意纠正水、电解质及酸碱平衡紊乱,使每天尿量保持在 1 000 mL 以上。对昏迷者应加强口腔和皮肤黏膜的清洁护理,防止压疮、呼吸道感染、泌尿道感染及角膜溃疡发生。密切观察患者的血压、脉搏、体温、意识、瞳孔、呼吸等的变化。

(二)抗生素

一旦高度怀疑脑膜炎双球菌感染,应在 30 分钟内给予抗生素治疗,做到早期足量应用抗生素,对病情严重者可联合应用两种以上抗菌药物。

1.青霉素

青霉素在脑脊液中的浓度为血液浓度的 10%～30%。大剂量静脉滴注使脑脊液内的青霉素迅速达到有效杀菌浓度。维持时间长达 4 小时以上。迄今未发现耐青霉素菌株。青霉素剂

量：儿童每天（20～40）×10⁴U/kg，成人每天 20×10⁴U/kg，分次静脉滴注，可用每次（320～400）×10⁴U，静脉滴注，每 8 小时 1 次；疗程为 5～7 天。对青霉素不宜行鞘内注射，因可引起发热、肌肉颤搐、惊厥、脑膜刺激征、呼吸困难、循环衰竭等严重不良反应。

2.磺胺药

磺胺嘧啶易透过血-脑屏障，在脑脊液中的浓度较高，是治疗普通型的常用药物。但该药对败血症期患者疗效欠佳，有较大的不良反应，一般用于对青霉素过敏者、轻症患者或流行期间大面积治疗。常用量为成人 6～8 g/d，儿童 75～100 mg/(kg·d)，分 4 次口服，首次剂量加倍。由于原药在偏酸性的尿液中易析出结晶，可损伤肾小管，引起结晶尿、血尿、腰痛、少尿、尿闭，甚至尿毒症，故应用时给予等量碳酸氢钠及足量水分（使成人每天尿量保持在 1 200 mL 以上）。注意血尿、粒细胞减少、药物疹及其他毒性反应的发生。对病情较重或频繁呕吐，不能口服药物的患者，可用 20％磺胺嘧啶钠注射液 50 mg/kg，稀释后静脉滴注或静脉推注，病情好转后改为口服。疗程为 5～7 天。也可选用磺胺甲基嘧啶、磺胺二甲基嘧啶或磺胺甲噁唑，疗程为 5～7 天，对重症患者可适当延长。停药以临床症状消失为指标，不必重复腰椎穿刺。如菌株对磺胺药敏感，患者于用药后 1～2 天体温下降，神志转为清醒，脑膜刺激征于 2～3 天减轻而逐渐消失。若药后一般情况及脑膜刺激征在 1～2 天无好转或加重，可能为耐磺胺药菌株引起的，改用其他抗生素，必要时重复腰椎穿刺，再次进行脑脊液常规培养，做药物敏感试验。近年来，脑膜炎双球菌耐磺胺药菌株不断增加，故提倡改青霉素为首选药物。

3.氯霉素

氯霉素易透过血-脑屏障，在脑脊液中的浓度为血液浓度的 30％～50％，适用于青霉素过敏和不宜用磺胺药的患者，或病情危重需要用两种抗菌药物及原因未明的化脓性脑膜炎患者。脑膜炎双球菌对其非常敏感。剂量为成人 2～3 g/d，儿童 40～50 mg/(kg·d)，分次口服或肌内注射，疗程为 5～7 天。重症患者可联合应用青霉素、氯霉素。使用氯霉素应密切注意其不良反应，尤其是对骨髓的抑制。新生儿、老人慎用氯霉素。

4.氨苄西林

氨苄西林对脑膜炎双球菌、流感嗜血杆菌和肺炎链球菌均有较强的抗菌作用，故适用于病原菌尚未明确的 5 岁以下的流脑患儿。剂量：肌内注射，每天按体质量 50～100 mg/kg，分 4 次给药；静脉滴注或静脉注射，每天按体质量 100～200 mg/kg，分 2～4 次给药，疗程为 5～7 天。该药的不良反应与青霉素相仿，变态反应较常见，大剂量氨苄西林静脉给药可发生抽搐等神经系统毒性症状，应予以注意。

5.第三代头孢菌素

此类药物对脑膜炎双球菌的抗菌活性强，易透过血-脑屏障，不良反应少，适用于病情危重、又不能使用青霉素或氯霉素的患者。①头孢曲松钠（首选）：抗菌活性强，对青霉素过敏或耐药的重症患者可选用。成人和 12 岁以上儿童 2～4 g/d，12 岁以下的儿童 75～100 mg/(kg·d)，分 1～2 次静脉滴注或静脉注射，疗程为 5～7 天。②头孢噻肟钠：常用量为成人 2～6 g/d，儿童 50～100 mg/(kg·d)，分 2～3 次静脉滴注或静脉注射。成人严重感染者每 6～8 小时用 2～3 g，1 天最高剂量不超过 12 g，疗程为 5～7 天。

（三）控制脑水肿

给头部降温以防治脑水肿。及时控制、减轻脑水肿的关键是早期发现颅压升高，及时脱水治疗，防止脑疝。

1.甘露醇

125 mL 20％的甘露醇,静脉滴注,4～6 次/天。对于有脑疝先兆者,用 250 mL 甘露醇快速静脉滴注或静脉推注,可同时交替合用呋塞米,每次 20～40 mg,直到颅内高压症状好转。

2.甘油果糖

250 mL 10％的甘油果糖,1～每天 2 次,静脉滴注。

3.七叶皂苷钠

将 20～25 mg 七叶皂苷钠加入 250 mL 5％的葡萄糖注射液中,静脉滴注,每天 1 次。七叶皂苷钠有抗感染、抗渗出、增加静脉张力、降低水肿及改善微循环的作用。在用药过程中,应注意循环血容量的补充,可使患者保持轻度脱水状态。为减轻毒血症,降低颅内压,加强脱水疗效,可同时应用糖皮质激素。

4.人血清蛋白

每次 5～10 g,1～每天 2 次,静脉滴注。

(四)呼吸衰竭治疗

给患者吸氧、吸痰,给予洛贝林、尼可刹米、二甲弗林、哌甲酯等呼吸中枢兴奋剂。患者呼吸停止时应立即行气管插管或气管切开术,进行间歇正压呼吸。

(五)抗休克治疗

休克患者的变化十分迅速。抗休克治疗必须抢时间,抓关键,全力以赴地采用各种措施,力求改善微循环功能,恢复正常代谢。如患者面色青灰,皮肤湿冷,有花斑,发绀,眼底动脉痉挛,血压下降,呈休克状态,可应用微循环改善剂。大量反复应用有颜面潮红、躁动不安、心率增快、尿潴留等不良反应。

1.补充血容量

只有及时补足血容量,改善微循环和每搏排出量,才能力争在短时期内改善微循环,逆转休克。静脉快速滴注低分子右旋糖酐,每天 500～1 000 mL。然后根据休克纠正程度、血压、尿量、中心静脉压等,加用平衡液、葡萄糖氯化钠注射液。可根据先盐后糖、先快后慢原则,见尿补钾,适时补充血浆、清蛋白等胶体溶液。

2.扩容改善微循环

(1)山莨菪碱:每次 10～20 mg,静脉注射;儿童每次 0.5～1.0 mg/kg,每 15～30 分钟注射 1 次。直至血压上升、面色红润、四肢转暖、眼底动脉痉挛缓解后,可延长至 0.5～1 小时注射 1 次;待血压稳定,病情好转后改为 1～4 小时注射 1 次。

(2)东莨菪碱:成人每次用量为 1 mg,儿童为每次 0.01～0.02 mg/kg,静脉注射,10～30 分钟注射 1 次,减量方法同上。

(3)阿托品:每次 0.03～0.05 mg/kg,以生理盐水注射液稀释静脉注射,每 10～30 分钟注射 1 次,减量方法同上。

在经上述处理后,如休克仍未纠正,可应用血管活性药物,一般首选多巴胺,剂量为每分钟 2～6 μg/kg,根据血压情况调整速度和浓度。还可用酚妥拉明(每次 5～10 mg)或酚苄明(每次 0.5～1.0 mg/kg),加入液体内,缓慢静脉滴注。

应用上述药物后,若动脉痉挛有所缓解,而血压仍有波动或不稳定,可给予 20～30 mg 间羟胺,静脉滴注或与多巴胺联合应用。

3.抗凝治疗

经积极的抗休克治疗,病情未见好转,临床疑有弥散性血管内凝血,皮肤黏膜出血点即使未见增加,也应考虑有弥散性血管内凝血存在,应做有关凝血及纤溶的检查,并开始肝素治疗;若皮肤瘀点不断增多,且有融合成瘀斑的趋势,不论有无休克,均可应用肝素治疗,剂量每次为 0.5～1 mg/kg,静脉推注或加于 100 mL 5％的葡萄糖注射液内缓慢静脉滴注,以后每 4～6 小时可重复 1 次,一般 1～2 次即可。用肝素时应做试管法凝血时间测定,使凝血时间控制在正常时间的 2 倍左右(15～30 分钟)。用肝素后可输新鲜血液以补充被消耗的凝血因子。如果有继发纤溶征象,可把 4～6 g 6-氨基己酸加入 100 mL 10％的葡萄糖注射液内,静脉滴注,或把 0.1～0.2 g 氨甲苯酸加入 10％的葡萄糖注射液内,静脉滴注或静脉注射。若患者出现低凝消耗伴纤溶亢进,则应输新鲜全血、血浆、维生素 K 等,以补充被消耗的凝血因子。

(六)糖皮质激素

糖皮质激素有抗炎、抗过敏、抗休克、减轻脑水肿、降颅压等作用,对重症流脑患者可大剂量、短疗程、冲击应用。该类药可增强心肌收缩力,解除细菌内毒素造成的血管痉挛,从而减轻外周血管阻力,稳定细胞的溶酶体膜和减轻毒血症,并可抑制血小板凝集,对感染中毒性休克合并弥散性血管内凝血者也有一定作用。常用量:地塞米松,成人 10～20 mg,儿童按 0.2～0.5 mg/(kg·d),分 1～2 次静脉滴注;氢化可的松 100～500 mg/d,静脉滴注。病情控制后迅速减量停药。用药不得超过 3 天。

(七)对症治疗

1.镇静止痛

高热、头痛明显者,可用解热镇痛药,如阿司匹林或吲哚美辛。对癫痫发作者给予地西泮、氯硝西泮、苯妥英钠、卡马西平及丙戊酸钠等。

2.纠正酸中毒

感染中毒性休克往往伴有严重酸中毒,如不及时纠正,可使病情恶化和加重,可用 5％的碳酸氢钠注射液(儿童每次 3 mL/kg;成人轻症 200～500 mL/d,危重者可用 500～800 mL/d)静脉滴注。也可先给总量的 1/3～1/2,以后根据病情及实验室检查结果酌情补充。

3.强心药物

对心功能不全或心力衰竭者应及时给予洋地黄类强心药物,如把 0.2～0.4 mg 毛花苷 C 加入 20 mL 生理盐水注射液中,缓慢静脉注射。

(郭志男)

第三章　脑血管疾病

第一节　脑　出　血

脑出血(intracerebral hemorrhage,ICH)也称脑溢血,是指原发性非外伤性脑实质内出血,故又称原发性或自发性脑出血。脑出血是脑内的血管病变破裂而引起的出血,绝大多数是高血压伴发小动脉微动脉瘤在血压骤升时破裂所致,称为高血压性脑出血。主要病理特点为局部脑血流变化、炎症反应,以及脑出血后脑血肿的形成和血肿周边组织受压、水肿、神经细胞凋亡。80%的脑出血发生在大脑半球,20%发生在脑干和小脑。脑出血起病急骤,临床表现为头痛、呕吐、意识障碍、偏瘫、偏身感觉障碍等。在所有脑血管疾病患者中,脑出血占20%～30%,年发病率为60/10万～80/10万,急性期病死率为30%～40%,是病死率和致残率很高的常见疾病。该病常发生于40～70岁,其中＞50岁的人群发病率最高,达93.6%,但近年来发病年龄有越来越年轻的趋势。

一、病因与发病机制

(一)病因

高血压及高血压合并小动脉硬化是 ICH 的最常见病因,约95%的 ICH 患者患有高血压。其他病因有先天性动静脉畸形或动脉瘤破裂、脑动脉炎血管壁坏死、脑瘤出血、血液病并发脑内出血、烟雾病(moyamoya病)、脑淀粉样血管病变、梗死性脑出血、药物滥用、抗凝或溶栓治疗等。

(二)发病机制

尚不完全清楚,与下列因素相关。

1.高血压

持续性高血压引起脑内小动脉或深穿支动脉壁脂质透明样变性和纤维蛋白样坏死,使小动脉变脆,血压持续升高引起动脉壁疝或内膜破裂,导致微小动脉瘤或微夹层动脉瘤。血压骤然升高时血液自血管壁渗出或动脉瘤壁破裂,血液进入脑组织形成血肿。此外,高血压引起远端血管痉挛,导致小血管缺氧坏死、血栓形成、斑点状出血及脑水肿,继发脑出血,可能是子痫时高血压脑出血的主要机制。脑动脉壁中层肌细胞薄弱,外膜结缔组织少且缺乏外层弹力层,豆纹动脉等穿动脉自大脑中动脉近端呈直角分出,受高血压血流冲击易发生粟粒状动脉瘤,使深穿支动脉成为脑出血的主要好发部位,故豆纹动脉外侧支称为出血动脉。

2.淀粉样脑血管病

它是老年人原发性非高血压性脑出血的常见病因,好发于脑叶,易反复发生,常表现为多发性脑出血。发病机制不清,可能为血管内皮异常导致渗透性增加,血浆成分包括蛋白酶侵入血管壁,形成纤维蛋白样坏死或变性,导致内膜透明样增厚,淀粉样蛋白沉积,使血管中膜、外膜被淀粉样蛋白取代,弹性膜及中膜平滑肌消失,形成蜘蛛状微血管瘤扩张,当情绪激动或活动诱发血压升高时血管瘤破裂引起出血。

3.其他因素

血液病如血友病、白血病、血小板减少性紫癜、红细胞增多症、镰状细胞病等可因凝血功能障碍引起大片状脑出血。肿瘤内异常新生血管破裂或侵蚀正常脑血管也可导致脑出血。维生素 B_1、维生素 C 缺乏或毒素(如砷)可引起脑血管内皮细胞坏死,导致脑出血,出血灶特点通常为斑点状而非融合成片。结节性多动脉炎、病毒性和立克次体性疾病等可引起血管床炎症,炎症致血管内皮细胞坏死、血管破裂发生脑出血。脑内小动、静脉畸形破裂可引起血肿,脑内静脉循环障碍和静脉破裂亦可导致出血。血液病、肿瘤、血管炎或静脉窦闭塞性疾病等所致脑出血亦常表现为多发性脑出血。

(三)脑出血后脑水肿的发生机制

脑出血后机体和脑组织局部发生一系列病理生理反应,其中自发性脑出血后最重要的继发性病理变化之一是脑水肿。由于血肿周围脑组织形成水肿带,继而引起神经细胞及其轴突的变性和坏死,成为患者病情恶化和死亡的主要原因之一。目前认为,ICH 后脑水肿与占位效应、血肿内血浆蛋白渗出和血凝块回缩、血肿周围继发缺血、血肿周围组织炎症反应、水通道蛋白-4(AQP-4)及自由基级联反应等有关。

1.占位效应

占位效应主要是通过机械性压力和颅内压增高引起。巨大血肿可立即产生占位效应,造成周围脑组织损害,并引起颅内压持续增高。早期主要为局灶性颅内压增高,随后发展为弥漫性颅内压增高,而颅内压的持续增高可引起血肿周围组织广泛性缺血,并加速缺血组织的血管通透性改变,引发脑水肿形成。同时,脑血流量降低、局部组织压力增加可促发血管活性物质从受损的脑组织中释放,破坏血-脑屏障,引发脑水肿形成。因此,血肿占位效应虽不是脑水肿形成的直接原因,但可通过影响脑血流量、周围组织压力及颅内压等因素,间接地在脑出血后脑水肿形成机制中发挥作用。

2.血肿内血浆蛋白渗出和血凝块回缩

血肿内血液凝结是脑出血超急性期血肿周围组织脑水肿形成的首要条件。在正常情况下,脑组织细胞间隙中的血浆蛋白含量非常低,但在血肿周围组织细胞间隙中却可见血浆蛋白和纤维蛋白聚积,这可导致细胞间隙胶体渗透压增高,使水分渗透到脑组织内形成水肿。此外,血肿形成后由于血凝块回缩,使血肿腔静水压降低,这也将导致血液中的水分渗透到脑组织间隙形成水肿。凝血连锁反应激活、血凝块回缩(血肿形成后血块分离成 1 个红细胞中央块和 1 个血清包绕区)及纤维蛋白沉积等,在脑出血后血肿周围组织脑水肿形成中发挥着重要作用。血凝块形成是脑出血血肿周围组织脑水肿形成的必经阶段,而血浆蛋白(特别是凝血酶)则是脑水肿形成的关键因素。

3.血肿周围继发缺血

脑出血后血肿周围局部脑血流量显著降低,而脑血流量的异常降低可引起血肿周围组织缺血。一般脑出血后6～8小时,血红蛋白和凝血酶释出细胞毒性物质,兴奋性氨基酸释放增多等,细胞内钠聚集,则引起细胞毒性水肿;出血后4～12小时,血-脑屏障开始破坏,血浆成分进入细胞间液,则引起血管源性水肿。同时,脑出血后形成的血肿在降解过程中,产生的渗透性物质和缺血的代谢产物,也使组织间渗透压增高,促进或加重脑水肿,从而形成血肿周围半暗带。

4.血肿周围组织炎症反应

脑出血后血肿周围中性粒细胞、巨噬细胞和小胶质细胞活化,血凝块周围活化的小胶质细胞和神经元中白细胞介素-1(IL-1)、白细胞介素-6(IL-6)、细胞间黏附因子-1(ICAM-1)和肿瘤坏死因子-α(TNF-α)表达增加。临床研究采用双抗夹心酶联免疫吸附试验检测41例脑出血患者脑脊液IL-1和S100蛋白含量发现,急性患者脑脊液IL-1水平显著高于对照组,提示IL-1可能促进了脑水肿和脑损伤的发展。ICAM-1在中枢神经系统中分布广泛。Gong等的研究证明,脑出血后12小时神经细胞开始表达ICAM-1,3天达高峰,持续10天逐渐下降;脑出血后1天时血管内皮开始表达ICAM-1,7天达高峰,持续2周。表达ICAM-1的白细胞活化后能产生大量蛋白水解酶,特别是基质金属蛋白酶(MMP),促使血-脑屏障通透性增加,血管源性脑水肿形成。

5.水通道蛋白-4(AQP-4)与脑水肿

过去一直认为水的跨膜转运是通过被动扩散实现的,而水通道蛋白(aquaporin,AQP)的发现完全改变了这种认识。现在认为,水的跨膜转运实际上是一个耗能的主动过程,是通过AQP实现的。AQP在脑组织中广泛存在,可能是脑脊液重吸收、渗透压调节、脑水肿形成等生理、病理过程的分子生物学基础。迄今已发现的AQP至少存在10种亚型,其中AQP-4和AQP-9可能参与血肿周围脑组织水肿的形成。实验研究脑出血后不同时间点大鼠脑组织AQP-4的表达分布发现,对照组和实验组未出血侧AQP-4在各时间点的表达均为弱阳性,而水肿区从脑出血后6小时开始表达增强,3天时达高峰,此后逐渐回落,1周后仍明显高于正常组。另外,随着出血时间的推移,出血侧AQP-4表达范围不断扩大,表达强度不断增强,并且与脑水肿严重程度呈正相关。以上结果提示,脑出血能导致细胞内外水和电解质失衡,细胞内外渗透压发生改变,激活位于细胞膜上的AQP-4,进而促进水和电解质通过AQP-4进入细胞内导致细胞水肿。

6.自由基级联反应

脑出血后脑组织缺血缺氧发生一系列级联反应造成自由基浓度增加。自由基通过攻击脑内细胞膜磷脂中多聚不饱和脂肪酸和脂肪酸的不饱和双键,直接造成脑损伤发生脑水肿;同时引起脑血管通透性增加,亦加重脑水肿从而加重病情。

二、病理

肉眼所见脑出血病例尸检时脑外观可见到明显动脉粥样硬化,出血侧半球膨隆肿胀,脑回宽、脑沟窄,有时可见少量蛛网膜下腔积血,颞叶海马与小脑扁桃体处常可见脑疝痕迹,出血灶一般在2～8cm,绝大多数为单灶,仅1.8%～2.7%为多灶。常见的出血部位为壳核出血,出血向内发展可损伤内囊,出血量大时可破入侧脑室。丘脑出血时,血液常穿破第三脑室或侧脑室,向外可损伤内囊。脑桥和小脑出血时,血液可穿破第四脑室,甚至可经中脑导水管逆行进入侧脑室。原发性脑室出血,出血量小时只侵及单个脑室或多个脑室的一部分;大量出血时全部脑室均可被血液充满,脑室扩张积血形成铸型。脑出血血肿周围脑组织受压,水肿明显,颅内压增高,脑组织可移位。幕上半球出血,血肿向下破坏或挤压丘脑下部和脑干,使其变形、移位和继发出血,并常出现小脑幕疝;如中线部位下移形成中心疝;颅内压增高明显或小脑出血较重时均易发生枕骨大孔疝,这些都是导致患者死亡的直接原因。急性期后,血块溶解,含铁血黄素和破坏的脑组织被吞噬细胞清除,胶质增生,小出血灶形成胶质瘢痕,大者形成囊腔,称为中风囊,腔内可见黄色液体。

显微镜观察可分为 3 期。①出血期:可见大片出血,红细胞多新鲜。出血灶边缘多出现坏死。软化的脑组织,神经细胞消失或呈局部缺血改变,常有多形核白细胞浸润。②吸收期:出血24～36 小时即可出现胶质细胞增生,小胶质细胞及来自血管外膜的细胞形成格子细胞,少数格子细胞含铁血黄素。星形胶质细胞增生及肥胖变性。③修复期:血液及坏死组织渐被清除,组织缺损部分由胶质细胞、胶质纤维及胶原纤维代替,形成瘢痕。出血灶较小可完全修复,较大则遗留囊腔。血红蛋白代谢产物长久残存于瘢痕组织中,呈现棕黄色。

三、临床表现

(一)症状与体征

1.意识障碍

多数患者发病时很快出现不同程度的意识障碍,轻者可呈嗜睡,重者可昏迷。

2.高颅压征

高颅压征表现为头痛、呕吐。头痛以病灶侧为重,意识蒙眬或浅昏迷者可见患者用健侧手触摸病灶侧头部;呕吐多为喷射性,呕吐物为胃内容物,如合并消化道出血可为咖啡样物。

3.偏瘫

病灶对侧肢体瘫痪。

4.偏身感觉障碍

病灶对侧肢体感觉障碍,主要是痛觉、温度觉减退。

5.脑膜刺激征

脑膜刺激征见于脑出血已破入脑室、蛛网膜下腔及脑室原发性出血之时,可有颈项强直或强迫头位,Kernig 征阳性。

6.失语症

优势半球出血者多伴有运动性失语症。

7.瞳孔与眼底异常

瞳孔可不等大、双瞳孔缩小或散大。眼底可有视网膜出血和视盘水肿。

8.其他症状

如心律不齐、呃逆、呕吐咖啡色样胃内容物、呼吸节律紊乱、体温迅速上升及心电图异常等变化。脉搏常有力或缓慢,血压多升高,可出现肢端发绀,偏瘫侧多汗,面色苍白或潮红。

(二)不同部位脑出血的临床表现

1.基底节区出血

基底节区出血为脑出血中最多见者,占 60%～70%。其中壳核出血最多,约占脑出血的60%,主要是豆纹动脉尤其是其外侧支破裂引起;丘脑出血较少,约占 10%,主要是丘脑穿动脉或丘脑膝状体动脉破裂引起;尾状核及屏状核等出血少见。虽然各核出血有其特点,但出血较多时均可侵及内囊,出现一些共同症状。现将常见的症状分轻、重两型叙述如下。

(1)轻型:多属壳核出血,出血量一般为数毫升至 30 mL,或为丘脑小量出血,出血量仅数毫升,出血限于丘脑或侵及内囊后肢。患者突然头痛、头晕、恶心呕吐、意识清楚或轻度障碍,出血灶对侧出现不同程度的偏瘫,亦可出现偏身感觉障碍及偏盲(三偏征),两眼可向病灶侧凝视,优势半球出血可有失语。

(2)重型:多属壳核大量出血,向内扩展或穿破脑室,出血量可达30～160 mL;或丘脑较大量出血,血肿侵及内囊或破入脑室。发病突然,意识障碍重,鼾声明显,呕吐频繁,可吐咖啡样胃内容物(由胃部应激性溃疡所致)。丘脑出血病灶对侧常有偏身感觉障碍或偏瘫,肌张力低,可引出病理反射,平卧位时,患侧下肢呈外旋位。但感觉障碍常先于或重于运动障碍,部分病例病灶对侧可出现自发性疼痛。常有眼球运动障碍(眼球向上注视麻痹,呈下视内收状态)。瞳孔缩小或不等大,一般为出血侧散大,提示已有小脑幕疝形成;部分病例有丘脑性失语(言语缓慢而不清、重复言语、发音困难、复述差,朗读正常)或丘脑性痴呆(记忆力减退、计算力下降、情感障碍、人格改变等)。如病情发展,血液大量破入脑室或损伤丘脑下部及脑干,昏迷加深,出现去大脑强直或四肢弛缓,面色潮红或苍白,出冷汗,鼾声大作,中枢性高热或体温过低,甚至出现肺水肿、上消化道出血等内脏并发症,最后多发生枕骨大孔疝死亡。

2.脑叶出血

脑叶出血又称皮质下白质出血。应用CT以后,发现脑叶出血约占脑出血的15%,发病年龄11～80岁不等,40岁以下占30%,年轻人多由血管畸形(包括隐匿性血管畸形)、moyamoya病引起,老年人常见于高血压动脉硬化及淀粉样血管病等。脑叶出血以顶叶最多见,以后依次为颞叶、枕叶、额叶,40%为跨叶出血。脑叶出血除意识障碍、颅内高压和抽搐等常见症状外,还有各脑叶的特异表现。

(1)额叶出血:常有一侧或双侧的前额痛,病灶对侧偏瘫。部分病例有精神行为异常、凝视麻痹、言语障碍和癫痫发作。

(2)顶叶出血:常有病灶侧颞部疼痛;病灶对侧的轻偏瘫或单瘫、深浅感觉障碍和复合感觉障碍;体象障碍、手指失认和结构失用症等,少数病例可出现下象限盲。

(3)颞叶出血:常有耳部或耳前部疼痛,病灶对侧偏瘫,但上肢瘫重于下肢,中枢性面、舌瘫可有对侧上象限盲;优势半球出血可出现感觉性失语或混合性失语;可有颞叶癫痫、幻嗅、幻视、兴奋躁动等精神症状。

(4)枕叶出血:可出现同侧眼部疼痛,同向性偏盲和黄斑回避现象,可有一过性黑蒙和视物变形。

3.脑干出血

(1)中脑出血:中脑出血少见,自CT应用于临床后,临床已可诊断。轻症患者表现为突然出现复视、眼睑下垂、一侧或两侧瞳孔扩大、眼球不同轴、水平或垂直眼震,同侧肢体共济失调,也可表现大脑脚综合征(Weber综合征)或红核综合征(Benedikt综合征)。重者出现昏迷、四肢迟缓性瘫痪、去大脑强直,常迅速死亡。

(2)脑桥出血。占脑出血的10%左右。病灶多位于脑桥中部的基底部与被盖部之间。患者表现突然头痛,同侧第Ⅵ、Ⅶ、Ⅷ对脑神经麻痹,对侧偏瘫(交叉性瘫痪),出血量大或病情重者常有四肢瘫,很快进入意识障碍、针尖样瞳孔、去大脑强直、呼吸障碍,多迅速死亡。可伴中枢性高热、大汗和应激性溃疡等。一侧脑桥小量出血可表现为脑桥腹内侧综合征(Foville综合征)、闭锁综合征和脑桥腹外侧综合征(Millard-Gubler综合征)。

(3)延髓出血:延髓出血更为少见,突然意识障碍,血压下降,呼吸节律不规则,心律失常,轻症病例可呈延髓背外侧综合征(Wallenberg综合征),重症病例常因呼吸心跳停止而死亡。

4.小脑出血

小脑出血约占脑出血的10%。多见于一侧半球的齿状核部位,小脑蚓部也可发生。发病突然,眩晕明显,频繁呕吐,枕部疼痛,病灶侧共济失调,可见眼球震颤,同侧周围性面瘫,颈项强直等,如不仔细检查,易误诊为蛛网膜下腔出血。当出血量不大时,主要表现为小脑症状,如病灶侧共济失调,眼球震颤,构音障碍和吟诗样语言,无偏瘫。出血量增加时,还可表现有脑桥受压体征,如展神经麻痹、侧视麻痹等,以及肢体偏瘫和/或锥体束征。病情如继续加重,颅内压增高明显,昏迷加深,极易发生枕骨大孔疝死亡。

5.脑室出血

脑室出血分原发与继发两种,继发性是指脑实质出血破入脑室者;原发性指脉络丛血管出血及室管膜下动脉破裂出血,血液直流入脑室者。以前认为脑室出血罕见,现已证实占脑出血的3%~5%。55%的患者出血量较少,仅部分脑室有血,脑脊液呈血性,类似蛛网膜下腔出血。临床常表现为头痛、呕吐、项强、Kernig征阳性、意识清楚或一过性意识障碍,但常无偏瘫体征,脑脊液血性,酷似蛛网膜下腔出血,预后良好,可以完全恢复正常;出血量大,全部脑室均被血液充满者,其临床表现符合既往所谓脑室出血的症状,即发病后突然头痛、呕吐、昏迷、瞳孔缩小或时大时小,眼球浮动或分离性斜视,四肢肌张力增高,病理反射阳性,早期出现去大脑强直,严重者双侧瞳孔散大,呼吸深,鼾声明显,体温明显升高,面部充血多汗,预后极差,多迅速死亡。

四、诊断与鉴别诊断

(一)诊断要点

1.一般性诊断要点

(1)急性起病,常有头痛、呕吐、意识障碍、血压增高和局灶性神经功能缺损症状,部分病例有眩晕或抽搐发作。饮酒、情绪激动、过度劳累等是常见的发病诱因。

(2)常见的局灶性神经功能缺损症状和体征包括偏瘫、偏身感觉障碍、偏盲等,多于数分钟至数小时内达到高峰。

(3)头颅 CT 扫描可见病灶中心呈高密度改变,病灶周边常有低密度水肿带。头颅MRI/MRA有助于脑出血的病因学诊断和观察血肿的演变过程。

2.各部位脑出血的临床诊断要点

(1)壳核出血。①对侧肢体偏瘫,优势半球出血常出现失语。②对侧肢体感觉障碍,主要是痛觉、温度觉减退。③对侧偏盲。④凝视麻痹,呈双眼持续性向出血侧凝视。⑤尚可出现失用、体象障碍、记忆力和计算力障碍、意识障碍等。

(2)丘脑出血。①丘脑型感觉障碍:对侧半身深浅感觉减退、感觉过敏或自发性疼痛。②运动障碍:出血侵及内囊可出现对侧肢体瘫痪,多为下肢重于上肢。③丘脑性失语:言语缓慢而不清、重复言语、发音困难、复述差,朗读正常。④丘脑性痴呆:记忆力减退、计算力下降、情感障碍、人格改变。⑤眼球运动障碍:眼球向上注视麻痹,常向内下方凝视。

(3)脑干出血。①中脑出血:突然出现复视,眼睑下垂;一侧或两侧瞳孔扩大,眼球不同轴,水平或垂直眼震,同侧肢体共济失调,也可表现 Weber 综合征或 Benedikt 综合征;严重者很快出现意识障碍,去大脑强直。②脑桥出血:突然头痛,呕吐,眩晕,复视,眼球不同轴,交叉性瘫痪或偏瘫、四肢瘫等。出血量较大时,患者很快进入意识障碍,针尖样瞳孔,去大脑强直,呼吸障碍,并可伴有高热、大汗、应激性溃疡等,多迅速死亡;出血量较少时可表现为一些典型的综合征,如

Foville 综合征、Millard-Gubler 综合征和闭锁综合征等。③延髓出血：突然意识障碍，血压下降，呼吸节律不规则，心律失常，继而死亡。轻者可表现为不典型的 Wallenberg 综合征。

（4）小脑出血：①突发眩晕、呕吐、后头部疼痛，无偏瘫。②有眼震，站立和步态不稳，肢体共济失调、肌张力降低及颈项强直。③头颅 CT 扫描示小脑半球或小脑蚓高密度影及第四脑室、脑干受压。

（5）脑叶出血。①额叶出血：前额痛、呕吐、痫性发作较多见；对侧偏瘫、共同偏视、精神障碍；优势半球出血时可出现运动性失语。②顶叶出血：偏瘫较轻，而偏侧感觉障碍显著；对侧下象限盲，优势半球出血时可出现混合性失语。③颞叶出血：表现为对侧中枢性面、舌瘫及上肢为主的瘫痪；对侧上象限盲；优势半球出血时可有感觉性或混合性失语；可有颞叶癫痫、幻嗅、幻视。④枕叶出血：对侧同向性偏盲，并有黄斑回避现象，可有一过性黑蒙和视物变形；多无肢体瘫痪。

（6）脑室出血：①突然头痛、呕吐，迅速进入昏迷或昏迷逐渐加深。②双侧瞳孔缩小，四肢肌张力增高，病理反射阳性，早期出现去大脑强直，脑膜刺激征阳性。③常出现丘脑下部受损的症状及体征，如上消化道出血、中枢性高热、大汗、应激性溃疡、急性肺水肿、血糖增高、尿崩症等。④脑脊液压力增高，呈血性。⑤轻者仅表现头痛、呕吐、脑膜刺激征阳性，无局限性神经体征。临床上易误诊为蛛网膜下腔出血，需通过头颅 CT 检查来确定诊断。

（二）鉴别诊断

1.脑梗死

脑梗死发病较缓，或病情呈进行性加重；头痛、呕吐等颅内压增高症状不明显；典型病例一般不难鉴别；但脑出血与大面积脑梗死、少量脑出血与脑梗死临床症状相似，鉴别较困难，常需头颅 CT 鉴别。

2.脑栓塞

脑栓塞起病急骤，一般缺血范围较广，症状常较重，常伴有风湿性心脏病、心房颤动、细菌性心内膜炎、心肌梗死或其他容易产生栓子来源的疾病。

3.蛛网膜下腔出血

蛛网膜下腔出血好发于年轻人，突发剧烈头痛，或呈爆裂样头痛，以颈枕部明显，有的可痛牵颈背、双下肢。呕吐较频繁，少数严重患者呈喷射状呕吐。约 50% 的患者可出现短暂、不同程度的意识障碍，尤以老年患者多见。常见一侧动眼神经麻痹，其次为视神经、三叉神经和展神经麻痹，脑膜刺激征常见，无偏瘫等脑实质损害的体征，头颅 CT 可帮助鉴别。

4.外伤性脑出血

外伤性脑出血是闭合性头部外伤所致，发生于受冲击颅骨下或对冲部位，常见于额极和颞极，外伤史可提供诊断线索，CT 可显示血肿外形不整。

5.内科疾病导致的昏迷

（1）糖尿病昏迷。①糖尿病酮症酸中毒：多数患者在发生意识障碍前数天有多尿、烦渴多饮和乏力，随后出现食欲缺乏、恶心、呕吐，常伴头痛、嗜睡、烦躁、呼吸深快，呼气中有烂苹果味（丙酮）。随着病情进一步发展，出现严重失水，尿量减少，皮肤弹性差，眼球下陷，脉细速，血压下降，至晚期时各种反射迟钝甚至消失，嗜睡甚至昏迷。尿糖、尿酮体呈强阳性，血糖和血酮体均有升高。头部 CT 结果阴性。②高渗性非酮症糖尿病昏迷：起病时常先有多尿、多饮，但多食不明显，或反而食欲缺乏，以致常被忽视。失水随病程进展逐渐加重，出现神经精神症状，表现为嗜睡、幻觉、定向障碍、偏盲、上肢拍击样粗震颤、痫性发作（多为局限性发作）等，最后陷入昏迷。尿糖强阳性,但无酮症或较轻,血尿素氮及肌酐升高。突出的表现为血糖常高至 33.3 mmol/L (600 mg/dL) 以上,一般为 33.3～66.6 mmol/L (600～1 200 mg/dL);血钠升高可达 155 mmol/L;血浆渗透压显著增高达 330～460 mmol/L,一般在 350 mmol/L 以上。头部 CT 结果阴性。

(2)肝性昏迷。有严重肝病和/或广泛门体侧支循环,精神紊乱、昏睡或昏迷,明显肝功能损害或血氨升高,扑翼(击)样震颤和典型的脑电图改变(高波幅的 δ 波,每秒少于 4 次)等,有助于诊断与鉴别诊断。

(3)尿毒症昏迷。少尿(＜400 mL/d)或无尿(＜50 mL/d),血尿,蛋白尿,管型尿,氮质血症,水电解质紊乱和酸碱失衡等。

(4)急性酒精中毒。①兴奋期:血乙醇浓度达到 11 mmol/L(50 mg/dL)即感头痛、欣快、兴奋。血乙醇浓度超过 16 mmol/L(75 mg/dL),健谈、饶舌、情绪不稳定、自负、易激怒,可有粗鲁行为或攻击行动,也可能沉默、孤僻;浓度达到 22 mmol/L(100 mg/dL)时,驾车易发生车祸。②共济失调期:血乙醇浓度达到 33 mmol/L(150 mg/dL)时,肌肉运动不协调,行动笨拙,言语含糊不清,眼球震颤,视力模糊,复视,步态不稳,出现明显共济失调。浓度达到 43 mmol/L (200 mg/dL)时,出现恶心、呕吐、困倦。③昏迷期:血乙醇浓度升至 54 mmol/L(250 mg/dL) 时,患者进入昏迷期,表现昏睡、瞳孔散大、体温降低。血乙醇浓度超过 87 mmol/L(400 mg/dL) 时,患者陷入深昏迷,心率快、血压下降,呼吸慢而有鼾音,可出现呼吸、循环麻痹而危及生命。实验室检查可见血清乙醇浓度升高,呼出气中乙醇浓度与血清乙醇浓度相当;动脉血气分析可见轻度代谢性酸中毒;电解质失衡,可见低血钾、低血镁和低血钙;血糖可降低。

(5)低血糖昏迷。低血糖昏迷是指各种原因引起的重症的低血糖症。患者突然昏迷、抽搐,表现为局灶神经系统症状的低血糖易被误诊为脑出血。化验血糖＜2.8 mmol/L,推注葡萄糖后症状迅速缓解,发病后 72 小时复查头部 CT 结果阴性。

(6)药物中毒。①镇静催眠药中毒:有服用大量镇静催眠药史,出现意识障碍和呼吸抑制及血压下降。胃液、血液、尿液中检出镇静催眠药。②阿片类药物中毒:有服用大量吗啡或哌替啶的阿片类药物史,或有吸毒史,除了出现昏迷、针尖样瞳孔(哌替啶的急性中毒瞳孔反而扩大)、呼吸抑制"三联征"等特点外,还可出现发绀、面色苍白、肌肉无力、惊厥、牙关禁闭、角弓反张,呼吸先浅而慢,后叹息样或潮式呼吸、肺水肿、休克、瞳孔对光反射消失,死于呼吸衰竭。血、尿阿片类毒物成分,定性试验呈阳性。使用纳洛酮可迅速逆转阿片类药物所致的昏迷、呼吸抑制、缩瞳等毒性作用。

(7)CO 中毒。①轻度中毒:血液碳氧血红蛋白(COHb)可超过 10%～20%。患者有剧烈头痛、头晕、心悸、口唇黏膜呈樱桃红色、四肢无力、恶心、呕吐、嗜睡、意识模糊、视物不清、感觉迟钝、谵妄、幻觉、抽搐等。②中度中毒:血液 COHb 浓度可高达 30%～40%。患者出现呼吸困难、意识丧失、昏迷,对疼痛刺激可有反应,瞳孔对光反射和角膜反射可迟钝,腱反射减弱,呼吸、血压和脉搏可有改变。经治疗可恢复且无明显并发症。③重度中毒:血液 COHb 浓度可＞50%以上。深昏迷,各种反射消失。患者可呈去大脑皮质状态(患者可以睁眼,但无意识,不语,不动,不主动进食或大小便,呼之不应,推之不动,肌张力增强),常有脑水肿、惊厥、呼吸衰竭、肺水肿、上消化道出血、休克和严重的心肌损害,出现心律失常,偶可发生心肌梗死。有时并发脑局灶损害,出现锥体系或锥体外系损害体征。监测血中 COHb 浓度可明确诊断。

应详细询问病史,内科疾病导致昏迷者有相应的内科疾病病史,仔细查体,局灶体征不明显;

脑出血者则同向偏视,一侧瞳孔散大、一侧面部船帆现象、一侧上肢出现扬鞭现象、一侧下肢呈外旋位,血压升高。CT检查可助鉴别。

五、治疗

急性期的主要治疗原则:保持安静,防止继续出血;积极抗脑水肿,降低颅内压;调整血压;改善循环;促进神经功能恢复;加强护理,防治并发症。

(一)一般治疗

1.保持安静

(1)卧床休息3～4周,脑出血发病后24小时内,特别是6小时内可有活动性出血或血肿继续扩大,应尽量减少搬运,就近治疗。重症需严密观察体温、脉搏、呼吸、血压、瞳孔和意识状态等生命体征变化。

(2)保持呼吸道通畅,头部抬高15°～30°角,切忌无枕仰卧;疑有脑疝时应床脚抬高45°角,意识障碍患者应将头歪向一侧,以利于口腔、气道分泌物及呕吐物流出;痰稠不易吸出,则要行气管切开,必要时吸氧,以使动脉血氧饱和度维持在90%以上。

(3)意识障碍或消化道出血者宜禁食24～48小时,发病后3天,仍不能进食者,应鼻饲以确保营养。过度烦躁不安的患者可适量用镇静药。

(4)注意口腔护理,保持大便通畅,留置尿管的患者应做膀胱冲洗以预防尿路感染。加强护理,经常翻身,预防压疮,保持肢体功能位置。

(5)注意水、电解质平衡,加强营养。注意补钾,液体量应控制在2 000 mL/d左右,或以尿量加500 mL来估算,不能进食者鼻饲各种营养品。对于频繁呕吐、胃肠道功能减弱或有严重的应激性溃疡者,应考虑给予肠外营养。如有高热、多汗、呕吐或腹泻者,可适当增加入液量,或10%脂肪乳500 mL静脉滴注,每天1次。如需长期采用鼻饲,应考虑胃造瘘术。

(6)脑出血急性期血糖含量增高可以是原有糖尿病的表现或是应激反应。高血糖和低血糖都能加重脑损伤。当患者血糖含量增高超过11.1 mmol/L时,应立即给予胰岛素治疗,将血糖控制在8.3 mmol/L以下。同时应监测血糖,若发生低血糖,可用葡萄糖口服或注射纠正低血糖。

2.亚低温治疗

亚低温治疗能够减轻脑水肿,减少自由基的产生,促进神经功能缺损恢复,改善患者预后。降温方法:立即行气管切开,静脉滴注冬眠肌松合剂(0.9%氯化钠注射液500 mL＋氯丙嗪100 mg＋异丙嗪100 mg),同时冰毯机降温。行床旁监护仪连续监测体温(T)、心率(HR)、血压(BP)、呼吸(R)、脉搏(P)、血氧饱和度(SPO_2)、颅内压(ICP)。直肠温度(RT)维持在34～36 ℃,持续3～5天。冬眠肌松合剂用量和速度根据患者T、HR、BP、肌张力等调节。保留自主呼吸,必要时应用同步呼吸机辅助呼吸,维持SPO_2在95%以上,10～12小时将RT降至34～36 ℃。当ICP降至正常后72小时,停止亚低温治疗。采用每天恢复1～2 ℃,复温速度不超过0.1 ℃/h。在24～48小时内,将患者RT复温至36.5～37.0 ℃。局部亚低温治疗实施越早,效果越好,建议在脑出血发病6小时内使用,治疗时间最好持续48～72小时。

(二)调控血压和防止再出血

脑出血患者一般血压都高,甚至比平时更高,这是因为颅内压增高时机体保证脑组织供血的代偿性反应,当颅内压下降时血压亦随之下降,因此一般不应使用降血压药物,尤其是注射利血平等强有力降压剂。目前理想的血压控制水平还未确定,主张采取个体化原则,应根据患者年龄、病前有无高血压、病后血压情况等确定适宜血压水平。但血压过高时,容易增加再出血的危险性,则应及时控制高血压。一般来说,收缩压≥26.7 kPa(200 mmHg),舒张压≥15.3 kPa(115 mmHg)时,应降血压治疗,使血压控制于治疗前原有血压水平或略高水平。收缩压≤24.0 kPa(180 mmHg)或舒张压≤15.3 kPa(115 mmHg)时,或平均动脉压≤17.3 kPa(130 mmHg)时可暂不使用降压药,但需密切观察。收缩压在24.0～30.7 kPa(180～230 mmHg)或舒张压在14.0～18.7 kPa(105～140 mmHg)宜口服卡托普利、美托洛尔等降压药,收缩压24.0 kPa(180 mmHg)以内或舒张压14.0 kPa(105 mmHg)以内,可观察而不用降压药。急性期过后(约2周),血压仍持续过高时可系统使用降压药,急性期血压急骤下降表明病情严重,应给予升压药物以保证足够的脑供血量。

止血剂及凝血剂对脑出血并无效果,但如合并消化道出血或有凝血障碍时仍可使用。消化道出血时,还可经胃管鼻饲或口服云南白药、三七粉、氢氧化铝凝胶和/或冰牛奶、冰盐水等。

(三)控制脑水肿

脑出血后48小时水肿达到高峰,维持3～5天或更长时间后逐渐消退。脑水肿可使ICP增高和导致脑疝,是影响功能恢复的主要因素和导致早期死亡的主要死因。积极控制脑水肿、降低ICP是脑出血急性期治疗的重要环节,必要时可行ICP监测。治疗目标是使ICP降至2.7 kPa(20 mmHg)以下,脑灌注压>9.3 kPa(70 mmHg),应首先控制可加重脑水肿的因素,保持呼吸道通畅,适当给氧,维持有效脑灌注,限制液体和盐的入量等。应用皮质类固醇减轻脑出血后脑水肿和降低ICP,其有效证据不充分;脱水药只有短暂作用,常用20%甘露醇、利尿药如呋塞米等。

1.20%甘露醇

20%甘露醇为渗透性脱水药,可在短时间内使血浆渗透压明显升高,形成血与脑组织间渗透压差,使脑组织间液水分向血管内转移,经肾脏排出,每8 g甘露醇可由尿带出水分100 mL,用药后20～30分钟开始起效,2～3小时作用达峰。常用剂量125～250 mL,1次/6～8小时,疗程7～10天。如患者出现脑疝征象可快速加压经静脉或颈动脉推注,可暂时缓解症状,为术前准备赢得时间。冠心病、心肌梗死、心力衰竭和肾功能不全者慎用,注意用药不当可诱发肾衰竭和水盐及电解质失衡。因此,在应用甘露醇脱水时,一定要严密观察患者尿量、血钾和心肾功能,一旦出现尿少、血尿、无尿时应立即停用。

2.利尿剂

呋塞米注射液较常用,脱水作用不如甘露醇,但可抑制脑脊液产生,用于心、肾功能不全不能用甘露醇的患者,常与甘露醇合用,减少甘露醇用量。每次20～40 mg,每天2～4次,静脉注射。

3.甘油果糖氯化钠注射液

该药为高渗制剂,通过高渗透性脱水,能使脑水分含量减少,降低颅内压。本品降低颅内压作用起效较缓,持续时间较长,可与甘露醇交替使用。推荐剂量为每次250～500 mL,每天1～2次,静脉滴注,连用7天左右。

4.10%人血清蛋白

10%人血清蛋白通过提高血浆胶体渗透压发挥对脑组织脱水降颅压作用,改善病灶局部脑组织水肿,作用持久。适用于低蛋白血症的脑水肿伴高颅压的患者。推荐剂量每次10～20 g,每天1～2次,静脉滴注。该药可增加心脏负担,心功能不全者慎用。

5.地塞米松

地塞米松可防止脑组织内星形胶质细胞肿胀,降低毛细血管通透性,维持血-脑屏障功能。抗脑水肿作用起效慢,用药后 12～36 小时起效。剂量每天 10～20 mg,静脉滴注。由于易并发感染或使感染扩散,可促进或加重应激性上消化道出血,影响血压和血糖控制等,临床不主张常规使用,病情危重、不伴上消化道出血者可早期短时间应用。

若药物脱水、降颅压效果不明显,出现颅高压危象时可考虑转外科手术开颅减压。

(四)控制感染

发病早期或病情较轻时通常不需使用抗生素,老年患者合并意识障碍易并发肺部感染,合并吞咽困难易发生吸入性肺炎,尿潴留或导尿易合并尿路感染,可根据痰液或尿液培养、药物敏感试验等选用抗生素治疗。

(五)维持水电解质平衡

患者液体的输入量最好根据其中心静脉压(CVP)和肺毛细血管楔压(PCWP)来调整,CVP保持在 0.7～1.6 kPa(5～12 mmHg)或者 PCWP 维持在 1.3～1.8 kPa(10～14 mmHg)。无此条件时每天液体输入量可按前 1 天尿量＋500 mL 估算。每天补钠 50～70 mmol/L,补钾40～50 mmol/L,糖类 13.5～18 g。使用液体种类应以生理盐水注射液或复方氯化钠注射液(林格液)为主,避免用高渗糖水,若用糖时可按每 4 g 糖加 1 U 胰岛素后再使用。由于患者使用大量脱水药、进食少、合并感染等原因,极易出现电解质紊乱和酸碱失衡,应加强监护和及时纠正,意识障碍患者可通过鼻饲管补充足够热量的营养和液体。

(六)对症治疗

1.中枢性高热

中枢性高热宜先行物理降温,如头部、腋下及腹股沟区放置冰袋,戴冰帽或睡冰毯等。效果不佳者可用多巴胺受体激动剂,如溴隐亭 3.75 mg/d,逐渐加量至 7.5～15.0 mg/d,分次服用。

2.痫性发作

痫性发作可静脉缓慢推注(注意患者呼吸)地西泮 10～20 mg,控制发作后可予卡马西平片,每次100 mg,每天 2 次。

3.应激性溃疡

丘脑、脑干出血患者常合并应激性溃疡和引起消化道出血,机制不明,可能是出血影响边缘系统、丘脑、丘脑下部及下行自主神经纤维,使肾上腺皮质激素和胃酸分泌大量增加,黏液分泌减少及屏障功能削弱。常在病后第 2～14 天突然发生,可反复出现,表现呕血及黑便,出血量大时常见烦躁不安、口渴、皮肤苍白、湿冷、脉搏细速、血压下降、尿量减少等外周循环衰竭表现。可采取抑制胃酸分泌和加强胃黏膜保护治疗,用 H_2 受体阻滞剂:①雷尼替丁,每次 150 mg,每天2 次,口服。②西咪替丁,0.4～0.8 g/d,加入0.9%氯化钠注射液,静脉滴注。③注射用奥美拉唑钠,每次 40 mg,每 12 小时静脉注射 1 次,连用 3 天。还可用硫糖铝,每次 1 g,每天 4 次,口服;或氢氧化铝凝胶,每次 40～60 mL,每天 4 次,口服。若发生上消化道出血可用去甲肾上腺素4～8 mg加冰盐水 80～100 mL,每天4～6 次,口服;云南白药,每次 0.5 g,每天 4 次,口服。保守治疗无效时可在胃镜下止血,须注意呕血引起窒息,并补液或输血维持血容量。

4.心律失常

心房颤动常见,多见于病后前 3 天。心电图复极改变常导致易损期延长,易损期出现的期前收缩可导致室性心动过速或心室颤动。这可能是脑出血患者易发生猝死的主要原因。心律失常影响心排血量,降低脑灌注压,可加重原发脑病变,影响预后。应注意改善冠心病患者的心肌供血,给予常规抗心律失常治疗,及时纠正电解质紊乱,可试用β受体阻滞剂和钙通道阻滞剂治疗,维护心脏功能。

5.大便秘结

脑出血患者,由于卧床等原因,常会出现便秘。用力排便时腹压增高,从而使颅内压升高,可加重脑出血症状。便秘时腹胀不适,使患者烦躁不安,血压升高,亦可使病情加重,故脑出血患者便秘的护理十分重要。便秘可用甘油灌肠剂(支),患者侧卧位插入肛门内 6～10 cm,将药液缓慢注入直肠内 60 mL,5～10 分钟即可排便;缓泻剂如酚酞 2 片,每晚口服,亦可用中药番泻叶 3～9 g 泡服。

6.稀释性低钠血症

稀释性低钠血症又称血管升压素分泌异常综合征,10%的脑出血患者可发生。因血管升压素分泌减少,尿排钠增多,血钠降低,可加重脑水肿,每天应限制水摄入量在 800～1 000 mL,补钠 9～12 g;宜缓慢纠正,以免导致脑桥中央髓鞘溶解症。另有脑耗盐综合征,是心钠素分泌过高导致低钠血症,应输液补钠治疗。

7.下肢深静脉血栓形成

急性脑卒中患者易并发下肢和瘫痪肢体深静脉血栓形成,患肢进行性水肿和发硬,肢体静脉血流图检查可确诊。勤翻身、被动活动或抬高瘫痪肢体可预防;治疗可用肝素 5 000 U,静脉滴注,每天 1 次;或低分子量肝素,每次 4 000 U,皮下注射,每天 2 次。

(七)外科治疗

外科治疗可挽救重症患者的生命及促进神经功能恢复,手术宜在发病后 6～24 小时内进行,预后直接与术前意识水平有关,昏迷患者通常手术效果不佳。

1.手术指征

(1)脑叶出血:患者清醒、无神经障碍和小血肿(＜20 mL)者,不必手术,可密切观察和随访。患者意识障碍、大血肿和在 CT 片上有占位征,应手术。

(2)基底节和丘脑出血:大血肿、神经障碍者应手术。

(3)脑桥出血:原则上内科治疗。但对非高血压性脑桥出血如海绵状血管瘤,可手术治疗。

(4)小脑出血:血肿直径≥2 cm 者应手术,特别是合并脑积水、意识障碍、神经功能缺失和占位征者。

2.手术禁忌证

(1)深昏迷患者(GCS 3～5 级)或去大脑强直。

(2)生命体征不稳定,如血压过高、高热、呼吸不规则,或有严重系统器质病变者。

(3)脑干出血。

(4)基底节或丘脑出血影响到脑干。

(5)病情发展急骤,发病数小时即深昏迷者。

3.常用手术方法

(1)小脑减压术:高血压性小脑出血最重要的外科治疗,可挽救生命和逆转神经功能缺损,病程早期患者处于清醒状态时手术效果好。

(2)开颅血肿清除术:占位效应引起中线结构移位和初期脑疝时外科治疗可能有效。

(3)钻孔扩大骨窗血肿清除术。

（4）钻孔微创颅内血肿清除术。

（5）脑室出血脑室引流术。

（八）早期康复治疗

原则上应尽早开始。在神经系统症状不再进展，没有严重精神、行为异常，生命体征稳定，没有严重的并发症时即可开始康复治疗的介入，但需注意康复方法的选择。早期康复治疗对恢复患者的神经功能，提高生活质量是十分有利的。早期对瘫痪肢体进行按摩及被动运动，开始有主动运动时即应根据康复要求按阶段进行训练，以促进神经功能恢复，避免出现关节挛缩、肌肉萎缩和骨质疏松；对失语患者需加强言语康复训练。

（九）加强护理，防治并发症

常见的并发症有肺部感染、上消化道出血、吞咽困难和水电解质紊乱、下肢静脉血栓形成、肺栓塞、肺水肿、冠状动脉性疾病和心肌梗死、心脏损伤、痫性发作等。脑出血预后与急性期护理有直接关系，合理的护理措施十分重要。

1.体位

头部抬高 15°～30°角，既能保持脑血流量，又能保持呼吸道通畅。切忌无枕仰卧。凡意识障碍患者宜采用侧卧位，头稍前屈，以利口腔分泌物流出。

2.饮食与营养

营养不良是脑出血患者常见的易被忽视的并发症，应充分重视。重症意识障碍患者急性期应禁食1～2天，静脉补给足够能量与维生素，发病 48 小时后若无活动性消化道出血，可鼻饲流质饮食，应考虑营养合理搭配与平衡。患者意识转清、咳嗽反射良好、能吞咽时可停止鼻饲，应注意喂食时宜取 45°角半卧位，食物宜做成糊状，流质饮料均应选用茶匙喂食，喂食出现呛咳可拍背。

3.呼吸道护理

脑出血患者应保持呼吸道通畅和足够通气量，意识障碍或脑干功能障碍患者应行气管插管，指征是 $PaO_2 < 8.0$ kPa（60 mmHg）、$PaCO_2 > 6.7$ kPa（50 mmHg）或有误吸危险者。鼓励勤翻身、拍背，鼓励患者尽量咳嗽，咳嗽无力痰多时可超声雾化治疗，呼吸困难、呼吸道痰液多、经鼻抽吸困难者可考虑气管切开。

4.压疮防治与护理

昏迷或完全性瘫痪患者易发生压疮，预防措施包括定时翻身，保持皮肤干燥清洁，在骶部、足跟及骨隆起处加垫气圈，经常按摩皮肤及活动瘫痪肢体促进血液循环，皮肤发红可用 70%乙醇溶液或温水轻柔，涂以 3.5%安息香酊。

（宋珊珊）

第二节　蛛网膜下腔出血

蛛网膜下腔出血（subarachnoid hemorrhage，SAH）是指脑表面或脑底部的血管自发破裂，血液流入蛛网膜下腔，伴或不伴颅内其他部位出血的一种急性脑血管疾病。本病可分为原发性、继发性和外伤性。原发性 SAH 是指脑表面或脑底部的血管破裂出血，血液直接或基本直接流入蛛网膜下腔所致，称特发性蛛网膜下腔出血或自发性蛛网膜下腔出血（idiopathic subarachnoid hemorrhage,ISAH),约占急性脑血管疾病的 15％,是神经科常见急症之一;继发性 SAH 则为脑实质内、脑室、硬脑膜外或硬脑膜下的血管破裂出血,血液穿破脑组织进入脑室或蛛网膜下腔者;外伤引起的概称外伤性 SAH,常伴发于脑挫裂伤。SAH 临床表现为急骤起病的剧烈头痛、呕吐、精神或意识障碍、脑膜刺激征和血性脑脊液。SAH 的年发病率世界各国各不相同,中国约为 5/10 万,美国为6/10 万~16/10 万,德国约为 10/10 万,芬兰约为25/10 万,日本约为25/10 万。

一、病因与发病机制

(一)病因

SAH 的病因很多,以动脉瘤为最常见,包括先天性动脉瘤、高血压动脉硬化性动脉瘤、夹层动脉瘤和感染性动脉瘤等,其他如脑血管畸形、脑底异常血管网、结缔组织病、脑血管炎等。约75％~85％的非外伤性 SAH 患者为颅内动脉瘤破裂出血,其中,先天性动脉瘤发病多见于中青年;高血压动脉硬化性动脉瘤为梭形动脉瘤,约占 13％,多见于老年人。脑血管畸形占第 2 位,以动静脉畸形最常见,约占 15％,常见于青壮年。其他如烟雾病、感染性动脉瘤、颅内肿瘤、结缔组织病、垂体卒中、脑血管炎、血液病及凝血障碍性疾病、妊娠并发症等均可引起 SAH。近年发现约 15％的 ISAH 患者病因不清,即使 DSA 检查也未能发现 SAH 的病因。

1.动脉瘤

近年来,对先天性动脉瘤与分子遗传学的多个研究支持 I 型胶原蛋白 α_2 链基因(COLIA$_2$)和弹力蛋白基因(FLN)是先天性动脉瘤最大的候补基因。颅内动脉瘤好发于 Willis 环及其主要分支的血管分叉处,其中位于前循环颈内动脉系统者约占 85％,位于后循环基底动脉系统者约占 15％。对此类动脉瘤的研究证实,血管壁的最大压力来自沿血流方向上的血管分叉处的尖部。随着年龄增长,在血压增高、动脉瘤增大,更由于血流涡流冲击和各种危险因素的综合因素作用下,出血的可能性也随之增大。颅内动脉瘤体积的大小与有无蛛网膜下腔出血相关,直径<3 mm 的动脉瘤,SAH 的风险小;直径>5~7 mm 的动脉瘤,SAH 的风险高。对于未破裂的动脉瘤,每年发生动脉瘤破裂出血的危险性介于 1％~2％之间。曾经破裂过的动脉瘤有更高的再出血率。

2.脑血管畸形

脑血管畸形以动静脉畸形最常见,且 90％以上位于小脑幕上。脑血管畸形是胚胎发育异常形成的畸形血管团,血管壁薄,在有危险因素的条件下易诱发出血。

3.高血压动脉硬化性动脉瘤

长期高血压动脉粥样硬化导致脑血管弯曲多,侧支循环多,管径粗细不均,且脑内动脉缺乏外弹力层,在血压增高、血流涡流冲击等因素影响下,管壁薄弱的部分逐渐向外膨胀形成囊状动脉瘤,极易破裂出血。

4.其他病因

动脉炎或颅内炎症可引起血管破裂出血,肿瘤可直接侵袭血管导致出血。脑底异常血管网形成后可并发动脉瘤,一旦破裂出血可导致反复发生的脑实质内出血或 SAH。

(二)发病机制

蛛网膜下腔出血后,血液流入蛛网膜下腔淤积在血管破裂相应的脑沟和脑池中,并可下流至脊髓蛛网膜下腔,甚至逆流至第四脑室和侧脑室,引起一系列变化,主要包括:①颅内容积增加。

血液流入蛛网膜下腔使颅内容积增加,引起颅内压增高,血液流入量大者可诱发脑疝。②化学性脑膜炎。血液流入蛛网膜下腔后直接刺激血管,使白细胞崩解释放各种炎症介质。③血管活性物质释放。血液流入蛛网膜下腔后,血细胞破坏产生各种血管活性物质(氧合血红蛋白、5-羟色胺、血栓烷 A_2、肾上腺素、去甲肾上腺素)刺激血管和脑膜,使脑血管发生痉挛和蛛网膜颗粒粘连。④脑积水。血液流入蛛网膜下腔在颅底或逆流入脑室发生凝固,造成脑脊液回流受阻引起急性阻塞性脑积水和颅内压增高;部分红细胞随脑脊液流入蛛网膜颗粒并溶解,使其阻塞,引起脑脊液吸收减慢,最后产生交通性脑积水。⑤下丘脑功能紊乱。血液及其代谢产物直接刺激下丘脑引起神经内分泌紊乱,引起发热、血糖含量增高、应激性溃疡、肺水肿等。⑥脑-心综合征。急性高颅压或血液直接刺激下丘脑、脑干,导致自主神经功能亢进,引起急性心肌缺血、心律失常等。

二、病理

肉眼可见脑表面呈紫红色,覆盖有薄层血凝块;脑底部的脑池、脑桥小脑三角及小脑延髓池等处可见更明显的血块沉积,甚至可将颅底的血管、神经埋没。血液可穿破脑底面进入第三脑室和侧脑室。脑底大量积血或脑室内积血可影响脑脊液循环出现脑积水,约 5% 的患者,由于部分红细胞随脑脊液流入蛛网膜颗粒并使其堵塞,引起脑脊液吸收减慢而产生交通性脑积水。蛛网膜及软膜增厚、色素沉着,脑与神经、血管间发生粘连。脑脊液呈血性。血液在蛛网膜下腔的分布,以出血量和范围分为弥散型和局限型。前者出血量较多,穹隆面与基底面蛛网膜下腔均有血液沉积;后者血液则仅存于脑底池。40%~60% 的脑标本并发脑内出血。出血的次数越多,并发脑内出血的比例越大。并发脑内出血的发生率第 1 次约39.6%,第 2 次约 55%,第 3 次达100%。出血部位随动脉瘤的部位而定。动脉瘤好发于 Willis 环的血管上,尤其是动脉分叉处,可单发或多发。

三、临床表现

SAH 发生于任何年龄,发病高峰多在 30~60 岁;50 岁后,ISAH 的危险性有随年龄的增加而升高的趋势。男女在不同的年龄段发病不同,10 岁前男性的发病率较高,男女比为 4:1;40~50 岁时,男女发病相等;70~80 岁时,男女发病率之比高达 1:10。临床主要表现为剧烈头痛、脑膜刺激征阳性、血性脑脊液。在严重病例中,患者可出现意识障碍,从嗜睡至昏迷不等。

(一)症状与体征

1.先兆及诱因

先兆通常是不典型头痛或颈部僵硬,部分患者有病侧眼眶痛、轻微头痛、动眼神经麻痹等表现,主要由少量出血造成;70% 的患者存在上述症状数天或数周后出现严重出血,但绝大部分患者起病急骤,无明显先兆。常见诱因有过量饮酒、情绪激动、精神紧张、剧烈活动、用力状态等,这些诱因均能增加 ISAH 的风险性。

2.一般表现

出血量大者,当日体温即可升高,可能与下丘脑受影响有关;多数患者于 2~3 天后体温升高,多属于吸收热;SAH 后患者血压增高,1~2 周病情趋于稳定后逐渐恢复病前血压。

3.神经系统表现

绝大部分患者有突发持续性剧烈头痛。头痛位于前额、枕部或全头,可扩散至颈部、腰背部;

常伴有恶心、呕吐。呕吐可反复出现,系由颅内压急骤升高和血液直接刺激呕吐中枢所致。如呕吐物为咖啡色样胃内容物则提示上消化道出血,预后不良。头痛部位各异,轻重不等,部分患者类似眼肌麻痹型偏头痛。有48%～81%的患者可出现不同程度的意识障碍,轻者嗜睡,重者昏迷,多逐渐加深。意识障碍的程度、持续时间和意识恢复的可能性均与出血量、出血部位及有无再出血有关。

部分患者以精神症状为首发或主要的临床症状,常表现为兴奋、躁动不安、定向障碍,甚至谵妄和错乱;少数可出现迟钝、淡漠、抗拒等。精神症状可由大脑前动脉或前交通动脉附近的动脉瘤破裂引起,大多在病后1～5天出现,但多数在数周内自行恢复。癫痫发作较少见,多发生在出血时或出血后的急性期,国外发生率为6%～26.1%,国内资料为10%～18.3%。在一项SAH的大宗病例报道中,大约有15%的动脉瘤性SAH表现为癫痫。癫痫可为局限性抽搐或全身强直-阵挛性发作,多见于脑血管畸形引起者,出血部位多在天幕上,多由于血液刺激大脑皮质所致,患者有反复发作倾向。部分患者由于血液流入脊髓蛛网膜下腔可出现神经根刺激症状,如腰背痛。

4.神经系统体征

(1)脑膜刺激征:SAH的特征性体征,包括头痛、颈强直、Kernig征和Brudzinski征阳性。常于起病后数小时至6天内出现,持续3～4周。颈强直发生率最高(6%～100%)。另外,应当注意临床上有少数患者可无脑膜刺激征,如老年患者,可能因蛛网膜下腔扩大等老年性改变和痛觉不敏感等因素,往往使脑膜刺激征不明显,但意识障碍仍可较明显,老年人的意识障碍可达90%。

(2)脑神经损害:以第Ⅱ、Ⅲ对脑神经最常见,其次为第Ⅴ、Ⅵ、Ⅶ、Ⅷ对脑神经,主要由于未破裂的动脉瘤压迫或破裂后的渗血、颅内压增高等直接或间接损害引起。少数患者有一过性肢体单瘫、偏瘫、失语,早期出现者多因出血破入脑实质和脑水肿所致;晚期多由于迟发性脑血管痉挛引起。

(3)眼症状:SAH的患者中,17%有玻璃体膜下出血,7%～35%有视盘水肿。视网膜下出血及玻璃体下出血是诊断SAH有特征性的体征。

(4)局灶性神经功能缺失:如有局灶性神经功能缺失有助于判断病变部位,如突发头痛伴眼睑下垂者,应考虑载瘤动脉可能是后交通动脉或小脑上动脉。

(二)SAH并发症

1.再出血

在脑血管疾病中,最易发生再出血的疾病是SAH,国内文献报道再出血率为24%左右。再出血临床表现严重,病死率远远高于第1次出血,一般发生在第1次出血后10～14天,2周内再发生率占再发病例的54%～80%。近期再出血病死率为41%～46%,甚至更高。再发出血多因动脉瘤破裂所致,通常在病情稳定的情况下,突然头痛加剧、呕吐、癫痫发作,并迅速陷入深昏迷,瞳孔散大,对光反射消失,呼吸困难甚至停止。神经定位体征加重或脑膜刺激征明显加重。

2.脑血管痉挛

脑血管痉挛(CVS)是SAH发生后出现的迟发性大、小动脉的痉挛狭窄,以后者更多见。典型的血管痉挛发生在出血后3～5天,于5～10天达高峰,2～3周逐渐缓解。在大多数研究中,血管痉挛发生率在25%～30%。早期可逆性CVS多在蛛网膜下腔出血后30分钟内发生,表现为短暂的意识障碍和神经功能缺失。70%的CVS在蛛网膜下腔出血后1～2周内发生,尽管及时干预治疗,但仍有约50%有症状的CVS患者将会进一步发展为脑梗死。因此,CVS的治疗关键在预防。血管痉挛发作的临床表现通常是头痛加重或意识状态下降,除发热和脑膜刺激征外,也可表现局灶性的神经功能损害体征,但不常见。尽管导致血管痉挛的许多潜在危险因素已经确定,但 CT 扫描所见的蛛网膜下腔出血的数量和部位是最主要的危险因素。基底池内有厚层血块的患者比仅有少量出血的患者更容易发展为血管痉挛。虽然国内外均有大量的临床观察和实验数据,但是 CVS 的机制仍不确定。蛛网膜下腔出血本身或其降解产物中的一种或多种成分可能是导致 CVS 的原因。

CVS 的检查常选择经颅多普勒超声(TCD)和数字减影血管造影(DSA)检查。TCD 有助于血管痉挛的诊断。TCD 血液流速峰值>200 cm/s 和/或平均流速>120 cm/s 时能很好地与血管造影显示的严重血管痉挛相符。值得提出的是,TCD 只能测定颅内血管系统中特定深度的血管段。测得数值的准确性在一定程度上依赖于超声检查者的经验。动脉插管血管造影诊断CVS 较 TCD 更为敏感。CVS 患者行血管造影的价值不仅用于诊断,更重要的目的是血管内治疗。动脉插管血管造影为有创检查,价格较昂贵。

3.脑积水

大约 25%的动脉瘤性蛛网膜下腔出血患者由于出血量大、速度快,血液大量涌入第三脑室、第四脑室并凝固,使第四脑室的外侧孔和正中孔受阻,可引起急性梗阻性脑积水,导致颅内压急剧升高,甚至出现脑疝而死亡。急性脑积水常发生于起病数小时至 2 周内,多数患者在 1~2 天内意识障碍呈进行性加重,神经症状迅速恶化,生命体征不稳定,瞳孔散大。颅脑 CT 检查可发现阻塞上方的脑室明显扩大等脑室系统有梗阻表现,此类患者应迅速进行脑室引流术。慢性脑积水是 SAH 后 3 周至 1 年内发生的脑积水,原因可能为蛛网膜下腔出血刺激脑膜,引起无菌性炎症反应形成粘连,阻塞蛛网膜下腔及蛛网膜绒毛而影响脑脊液的吸收与回流,以脑脊液吸收障碍为主,病理切片可见蛛网膜增厚纤维变性,室管膜破坏及脑室周围脱髓鞘改变。Johnston 认为脑脊液的吸收与蛛网膜下腔和上矢状窦的压力差及蛛网膜绒毛颗粒的阻力有关。当脑外伤后颅内压增高时,上矢状窦的压力随之升高,使蛛网膜下腔和上矢状窦的压力差变小,从而使蛛网膜绒毛微小管系统受压甚至关闭,直接影响脑脊液的吸收。由于脑脊液的积蓄造成脑室内静水压升高,致使脑室进行性扩大。因此,慢性脑积水的初期,患者的颅内压是高于正常的,及至脑室扩大到一定程度之后,由于加大了吸收面,才渐使颅内压下降至正常范围,故临床上称之为正常颅压脑积水。但由于脑脊液的静水压已超过脑室壁所能承受的压力,使脑室不断继续扩大、脑萎缩加重而致进行性痴呆。

4.自主神经及内脏功能障碍

自主神经及内脏功能障碍常因下丘脑受出血、脑血管痉挛和颅内压增高的损伤所致,临床可并发心肌缺血或心肌梗死、急性肺水肿、应激性溃疡。这些并发症被认为是由于交感神经过度活跃或迷走神经张力过高所致。

5.低钠血症

尤其是重症 SAH 常影响下丘脑功能,而导致有关水盐代谢激素的分泌异常。目前,关于低钠血症发生的病因有两种机制,即血管升压素分泌异常综合征(syndrome of inappropriate anti-diuretic hormone,SIADH)和脑性耗盐综合征(cerebral salt-wasting syndrome,CSWS)。

SIADH 理论是 1957 年由 Bartter 等提出的,该理论认为,低钠血症产生的原因是由于各种创伤性刺激作用于下丘脑,引起血管升压素(ADH)分泌过多,或血管升压素渗透性调节异常,丧失了低渗对 ADH 分泌的抑制作用,而出现持续性 ADH 分泌。肾脏远曲小管和集合管重吸收水分的作用增强,引起水潴留、血钠被稀释及细胞外液增加等一系列病理生理变化。同时,促肾上腺皮质激素(ACTH)相对分泌不足,血浆 ACTH 降低,醛固酮分泌减少,肾小管排钾保钠功能下降,尿钠排出增多。细胞外液增加和尿、钠丢失的后果是血浆渗透压下降和稀释性低血钠,尿渗透压高于血渗透压,低钠而无脱水,中心静脉压增高的一种综合征。若进一步发展,将导致水分从细胞外向细胞内转移、细胞水肿及代谢功能异常。当血钠<120 mmol/L时,可出现恶心、呕吐、头痛;当血钠<110 mmol/L 时可发生嗜睡、躁动、谵语、肌张力低下、腱反射减弱或消失甚至昏迷。

但 20 世纪 70 年代末以来,越来越多的学者发现,发生低钠血症时,患者多伴有尿量增多和尿钠排泄量增多,而血中 ADH 并无明显增加。这使得脑性耗盐综合征的概念逐渐被接受。SAH 时,CSWS 的发生可能与脑钠肽(BNP)的作用有关。下丘脑受损时可释放出 BNP,脑血管痉挛也可使 BNP 升高。BNP 的生物效应类似心房钠尿肽(ANP),有较强的利钠和利尿反应。CSWS 时可出现厌食、恶心、呕吐、无力、直立性低血压、皮肤无弹性、眼球内陷、心率增快等表现。诊断依据:细胞外液减少,负钠平衡,水摄入与排出率<1,肺动脉楔压<1.1 kPa(8 mmHg),中央静脉压<0.8 kPa(6 mmHg),体重减轻。Ogawasara 提出每天对 CSWS 患者定时测体重和中央静脉压是诊断 CSWS 和鉴别 SIADH 最简单和实用的方法。

四、辅助检查

(一)脑脊液检查

目前,脑脊液(CSF)检查尚不能被 CT 检查所完全取代。由于腰椎穿刺(LP)有诱发再出血和脑疝的风险,在无条件行 CT 检查和病情允许的情况下,或颅脑 CT 所见可疑时才可考虑谨慎施行 LP 检查。均匀一致的血性脑脊液是诊断 SAH 的金标准,脑脊液压力增高,蛋白含量增高,糖和氯化物水平正常。起初脑脊液中红、白细胞比例与外周血基本一致(700∶1),12 小时后脑脊液开始变黄,2~3 天后因出现无菌性炎症反应,白细胞计数可增加,初为中性粒细胞,后为单核细胞和淋巴细胞。LP 阳性结果与穿刺损伤出血的鉴别很重要。通常是通过连续观察试管内红细胞计数逐渐减少的三管试验来证实,但采用脑脊液离心检查上清液黄变及匿血反应是更灵敏的诊断方法。脑脊液细胞学检查可见巨噬细胞内吞噬红细胞及碎片,有助于鉴别。

(二)颅脑 CT 检查

CT 检查是诊断蛛网膜下腔出血的首选常规检查方法。急性期颅脑 CT 检查快速、敏感,不但可早期确诊,还可判定出血部位、出血量、血液分布范围及动态观察病情进展和有无再出血迹象。急性期 CT 表现为脑池、脑沟及蛛网膜下腔呈高密度改变,尤以脑池局部积血有定位价值,但确定出血动脉及病变性质仍需借助于数字减影血管造影(DSA)检查。发病距 CT 检查的时间越短,显示蛛网膜下腔出血病灶部位的积血越清楚。Adams 观察发病当日 CT 检查显示阳性率为 95%,1 天后降至 90%,5 天后降至 80%,7 天后降至 50%。CT 显示蛛网膜下腔高密度出血征象,多见于大脑外侧裂池、前纵裂池、后纵裂池、鞍上池、和环池等。CT 增强扫描可能显示大的动脉瘤和血管畸形。须注意 CT 阴性并不能绝对排除 SAH。

部分学者依据 CT 扫描并结合动脉瘤好发部位推测动脉瘤的发生部位,如蛛网膜下腔出血以鞍上池为中心呈不对称向外扩展,提示颈内动脉瘤;外侧裂池基底部积血提示大脑中动脉瘤;前纵裂池基底部积血提示前交通动脉瘤;出血以脚间池为中心向前纵裂池和后纵裂池基底部扩散,提示基底动脉瘤。CT 显示弥漫性出血或局限于前部的出血发生再出血的风险较大,应尽早行 DSA 检查确定动脉瘤部位并早期手术。MRA 作为初筛工具具有无创、无风险的特点,但敏感性不如 DSA 检查高。

(三)数字减影血管造影

确诊 SAH 后应尽早行数字减影血管造影(DSA)检查,以确定动脉瘤的部位、大小、形状、数量、侧支循环和脑血管痉挛等情况,并可协助除外其他病因如动静脉畸形、烟雾病和炎性血管瘤等。大且不规则、分成小腔(为责任动脉瘤典型的特点)的动脉瘤可能是出血的动脉瘤。如发病之初脑血管造影未发现病灶,应在发病 1 个月后复查脑血管造影,可能会有新发现。DSA 可显示 80% 的动脉瘤及几乎 100% 的血管畸形,而且对发现继发性脑血管痉挛有帮助。脑动脉瘤大多数在 2～3 周内再次破裂出血,尤以病后 6～8 天为高峰,因此对动脉瘤应早检查、早期手术治疗,如在发病后 2～3 天内,脑水肿尚未达到高峰时进行手术则手术并发症少。

(四)MRI 检查

MRI 对蛛网膜下腔出血的敏感性不及 CT。急性期 MRI 检查还可能诱发再出血。但 MRI 可检出脑干隐匿性血管畸形;对直径3～5 mm 的动脉瘤检出率可达 84%～100%,而由于空间分辨率较差,不能清晰显示动脉瘤颈和载瘤动脉,仍需行 DSA 检查。

(五)其他检查

心电图可显示 T 波倒置、QT 间期延长、出现高大 U 波等异常;血常规、凝血功能和肝功能检查可排除凝血功能异常方面的出血原因。

五、诊断与鉴别诊断

(一)诊断

根据以下临床特点,诊断 SAH 一般并不困难,如突然起病,主要症状为剧烈头痛,伴呕吐,可有不同程度的意识障碍和精神症状,脑膜刺激征明显,少数伴有脑神经及轻偏瘫等局灶症状;辅助检查 LP 为血性脑脊液,脑 CT 所显示的出血部位有助于判断动脉瘤。

临床分级:一般采用 Hunt-Hess 分级法(表 3-1)或世界神经外科联盟(WFNS)分级(表 3-2)。前者主要用于动脉瘤引起 SAH 的手术适应证及预后判断的参考,Ⅰ～Ⅲ级应尽早行 DSA,积极术前准备,争取尽早手术;对Ⅳ～Ⅴ级先行血块清除术,待症状改善后再行动脉瘤手术。后者根据格拉斯哥昏迷评分和有无运动障碍进行分级,即Ⅰ级的 SAH 患者很少发生局灶性神经功能缺损;GCS≤12 分(Ⅳ～Ⅴ级)的患者,不论是否存在局灶神经功能缺损,并不影响其预后判断;对于 GCS 13～14 分(Ⅱ～Ⅲ级)的患者,局灶神经功能缺损是判断预后的补充条件。

表 3-1　Hunt-Hess 分级法(1968 年)

分级	标准
0	未破裂动脉瘤
Ⅰ	无症状或轻微头痛
Ⅱ	中-重度头痛、脑膜刺激征、脑神经麻痹
Ⅲ	嗜睡、意识混浊、轻度局灶性神经体征
Ⅳ	昏迷、中或重度偏瘫,有早期去大脑强直或自主神经功能紊乱
Ⅴ	深昏迷、去大脑强直、濒死状态

注:凡有高血压、糖尿病、高度动脉粥样硬化、慢性肺部疾病等全身性疾病,或 DSA 呈现高度脑血管痉挛的病例,则向恶化阶段提高 1 级

表 3-2　WFNS 的 SAH 分级(1988 年)

分级	GCS	运动障碍
Ⅰ	15	无
Ⅱ	14～13	无
Ⅲ	14～13	有局灶性体征
Ⅳ	12～7	有或无
Ⅴ	6～3	有或无

注:GCS(Glasgow Coma Scale)格拉斯哥昏迷评分

(二)鉴别诊断

1.脑出血

脑出血深昏迷时与 SAH 不易鉴别,但脑出血多有局灶性神经功能缺失体征,如偏瘫、失语等,患者多有高血压病史。仔细的神经系统检查及脑 CT 检查有助于鉴别诊断。

2.颅内感染

颅内感染发病较 SAH 缓慢。各类脑膜炎起病初均先有高热,脑脊液呈炎性改变而有别于SAH。进一步脑影像学检查,脑沟、脑池无高密度增高影改变。脑炎临床表现为发热、精神症状、抽搐和意识障碍,且脑脊液多正常或只有轻度白细胞数增高,只有脑膜出血时才表现为血性脑脊液;脑 CT 检查有助于鉴别诊断。

3.瘤卒中

依靠详细病史(如有慢性头痛、恶心、呕吐等)、体征和脑 CT 检查可以鉴别。

六、治疗

主要治疗原则:①控制继续出血,预防及解除血管痉挛,去除病因,防治再出血,尽早采取措施预防、控制各种并发症。②掌握时机尽早行 DSA 检查,如发现动脉瘤及动静脉畸形,应尽早行血管介入、手术治疗。

(一)一般处理

绝对卧床护理 4～6 周,避免情绪激动和用力排便,防治剧烈咳嗽,烦躁不安时适当应用止咳剂、镇静剂;稳定血压,控制癫痫发作。对于血性脑脊液伴脑室扩大者,必要时可行脑室穿刺和体外引流,但应掌握引流速度要缓慢。发病后应密切观察 GCS 评分,注意心电图变化,动态观察局灶性神经体征变化和进行脑功能监测。

(二)防止再出血

二次出血是本病的常见现象,故积极进行药物干预对防治再出血十分必要。蛛网膜下腔出血急性期脑脊液纤维素溶解系统活性增高,第 2 周开始下降,第 3 周后恢复正常。因此,选用抗纤维蛋白溶解药物抑制纤溶酶原的形成,具有防治再出血的作用。

1.6-氨基己酸

6-氨基己酸为纤维蛋白溶解抑制剂,可阻止动脉瘤破裂处凝血块的溶解,又可预防再破裂和缓解脑血管痉挛。每次 8～12 g 加入 10%葡萄糖盐水 500 mL 中静脉滴注,每天 2 次。

2.氨甲苯酸

氨甲苯酸又称抗血纤溶芳酸,能抑制纤溶酶原的激活因子,每次200～400 mg,溶于葡萄糖注射液或生理盐水注射液 20 mL 中缓慢静脉注射,每天 2 次。

3.氨甲环酸

氨甲环酸为氨甲苯酸的衍化物,抗血纤维蛋白溶酶的效价强于前两种药物,每次 250～500 mg 加入 5％葡萄糖注射液 250～500 mL 中静脉滴注,每天 1～2 次。

但近年的一些研究显示抗纤溶药虽有一定的防止再出血作用,但同时增加了缺血事件的发生,因此不推荐常规使用此类药物,除非凝血障碍所致出血时可考虑应用。

(三)降颅压治疗

蛛网膜下腔出血可引起颅内压升高、脑水肿,严重者可出现脑疝,应积极进行脱水降颅压治疗,主要选用 20％甘露醇静脉滴注,每次 125～250 mL,2～4 次/天;呋塞米入小壶,每次 20～80 mg,2～4 次/天;清蛋白 10～20 g/d,静脉滴注。药物治疗效果不佳或疑有早期脑疝时,可考虑脑室引流或颞肌下减压术。

(四)防治脑血管痉挛及迟发性缺血性神经功能缺损

目前认为脑血管痉挛引起迟发性缺血性神经功能缺损(delayed ischemic neurologic deficit,DIND)是动脉瘤性 SAH 最常见的死亡和致残原因。钙通道阻滞剂可选择性作用于脑血管平滑肌,减轻脑血管痉挛和 DIND。常用尼莫地平,每天 10 mg(50 mL),以每小时 2.5～5.0 mL 速度泵入或缓慢静脉滴注,5～14 天为 1 个疗程;也可选择尼莫地平,每次 40 mg,每天 3 次,口服。国外报道高血压-高血容量-血液稀释(hypertension-hypervolemia-hemodilution,3H)疗法可使大约 70％的患者临床症状得到改善。有数个报道认为与以往相比,"3H"疗法能够明显改善患者预后。增加循环血容量,提高平均动脉压(MAP),降低血细胞比容(HCT)至 30％～50％,被认为能够使脑灌注达到最优化。3H 疗法必须排除已存在脑梗死、高颅压,并已夹闭动脉瘤后才能应用。

(五)防治急性脑积水

急性脑积水常发生于病后 1 周内,发生率为 9％～27％。急性阻塞性脑积水患者脑 CT 显示脑室急速进行性扩大,意识障碍加重,有效的疗法是行脑室穿刺引流和冲洗。但应注意防止脑脊液引流过度,维持颅内压在 2.0～4.0 kPa(15～30 mmHg),因过度引流会突然发生再出血。长期脑室引流要注意继发感染(脑炎、脑膜炎),感染率为 5％～10％。同时常规应用抗生素防治感染。

(六)低钠血症的治疗

SIADH 的治疗原则主要是纠正低血钠和防止体液容量过多。可限制液体摄入量,1 天<500～1 000 mL,使体内水分处于负平衡以减少体液过多与尿钠丢失。注意应用利尿剂和高渗盐水,纠正低血钠与低渗血症。当血浆渗透压恢复,可给予 5％葡萄糖注射液维持,也可用抑制 ADH 药物,地美环素 1～2 g/d,口服。

CSWS 的治疗主要是维持正常水盐平衡,给予补液治疗。可静脉或口服等渗或高渗盐液,根据低钠血症的严重程度和患者耐受程度单独或联合应用。高渗盐液补液速度以每小时 0.7 mmol/L,24 小时<20 mmol/L 为宜。如果纠正低钠血症速度过快可导致脑桥脱髓鞘病,应予特别注意。

(七)外科治疗

经造影证实有动脉瘤或动静脉畸形者,应争取手术或介入治疗,根除病因防止再出血。

1.显微外科

夹闭颅内破裂的动脉瘤是消除病变并防止再出血的最好方法,而且动脉瘤被夹闭,继发性血管痉挛就能得到积极有效的治疗。一般认为 Hunt-Hess 分级Ⅰ～Ⅱ级的患者应在发病后48～72小时内早期手术。应用现代技术,早期手术已经不再难以克服。一些神经血管中心富有经验的医师已经建议给低评分的患者早期手术,只要患者的血流动力学稳定,颅内压得以控制即可。对于神经状况分级很差和/或伴有其他内科情况,手术应该延期。对于病情不太稳定、不能承受早期手术的患者,可选择血管内治疗。

2.血管内治疗

选择适合的患者行血管内放置 Guglielmi 可脱式弹簧圈(Guglielmi detachable coils,GDCs),已经被证实是一种安全的治疗手段。近年来,一般认为治疗指征为手术风险大或手术治疗困难的动脉瘤。

七、预后与预防

(一)预后

临床常采用 Hunt 和 Kosnik 修改的 Botterell 的分级方案,对预后判断有帮助。Ⅰ～Ⅱ级患者预后佳,Ⅳ～Ⅴ级患者预后差,Ⅲ级患者介于两者之间。

首次蛛网膜下腔出血的病死率为 $10\%\sim25\%$。病死率随着再出血递增。再出血和脑血管痉挛是导致死亡和致残的主要原因。蛛网膜下腔出血的预后与病因、年龄、动脉瘤的部位、瘤体大小、出血量、有无并发症、手术时机选择及处置是否及时、得当有关。

(二)预防

蛛网膜下腔出血病情常较危重,病死率较高,尽管不能从根本上达到预防目的,但对已知的病因应及早积极对因治疗,如控制血压、戒烟、限酒,以及尽量避免剧烈运动、情绪激动、过劳、用力排便、剧烈咳嗽等;对于长期便秘的个体应采取辨证论治思路长期用药(如麻仁润肠丸、苁蓉润肠口服液、香砂枳术丸、越鞠保和丸等);情志因素常为本病的诱发因素,对于已经存在脑动脉瘤、动脉血管夹层或烟雾病的患者,保持情绪稳定至关重要。

不少尸检材料证实,患者生前曾患动脉瘤但未曾破裂出血,说明存在危险因素并不一定完全会出血,预防动脉瘤破裂有着非常重要的意义。应当强调的是,蛛网膜下腔出血常在首次出血后2周再次发生出血且常常危及生命,故对已出血患者积极采取有效措施进行整体调节并及时给予恰当的对症治疗,对预防再次出血至关重要。

(宋珊珊)

第三节 脑 栓 塞

脑栓塞以前称栓塞性脑梗死,是指来自身体各部位的栓子,经颈动脉或椎动脉进入颅内,阻塞脑部血管,中断血流,导致该动脉供血区域的脑组织缺血缺氧而软化坏死及相应的脑功能障碍。临床表现出相应的神经系统功能缺损症状和体征,如急骤起病的偏瘫、偏身感觉障碍和偏盲等。大面积脑梗死还有颅内高压症状,严重时可发生昏迷和脑疝。脑栓塞约占脑梗死的 15%。

一、病因与发病机制

(一)病因

脑栓塞按其栓子来源不同,可分为心源性脑栓塞、非心源性脑栓塞及来源不明的脑栓塞。心源性栓子占脑栓塞的60%～75%。

1.心源性

风湿性心脏病引起的脑栓塞,占整个脑栓塞的50%以上。二尖瓣狭窄或二尖瓣狭窄合并闭锁不全者最易发生脑栓塞,因二尖瓣狭窄时,左心房扩张,血流缓慢瘀滞,又有涡流,易于形成附壁血栓,血流的不规则更易使之脱落成栓子,故心房颤动时更易发生脑栓塞。慢性心房颤动是脑栓塞形成最常见的原因。其他还有心肌梗死、心肌病的附壁血栓,以及细菌性心内膜炎时瓣膜上的炎性赘生物脱落、心脏黏液瘤和心脏手术等病因。

2.非心源性

主动脉及发出的大血管粥样硬化斑块和附着物脱落引起的血栓栓塞也是脑栓塞的常见原因。另外,还有炎症的脓栓、骨折的脂肪栓、人工气胸和气腹的空气栓、癌栓、虫栓和异物栓等。还有来源不明的栓子等。

(二)发病机制

各个部位的栓子通过颈动脉系统或椎动脉系统时,栓子阻塞血管的某一分支,造成缺血、梗死和坏死,产生相应的临床表现;还有栓子造成远端的急性供血中断,该区脑组织发生缺血性变性、坏死及水肿;另外,由于栓子的刺激,该段动脉和周围小动脉反射性痉挛,结果不仅造成该栓塞的动脉供血区的缺血,同时因其周围的动脉痉挛,进一步加重脑缺血损害的范围。

二、病理

脑栓塞的病理改变与脑血栓形成基本相同。但是,有以下几点不同:①脑栓塞的栓子与动脉壁不粘连;而脑血栓形成是在动脉壁上形成的,所以栓子与动脉壁粘连不易分开;②脑栓塞的栓子可以向远端移行,而脑血栓形成的栓子不能;③脑栓塞所致的梗死灶,有60%以上合并出血性梗死;脑血栓形成所致的梗死灶合并出血性梗死较少;④脑栓塞往往为多发病灶,脑血栓形成常为一个病灶。另外,炎性栓子可见局灶性脑炎或脑脓肿,寄生虫栓子在栓塞处可发现虫体或虫卵。

三、临床表现

(一)发病年龄

风湿性心脏病引起者以中青年为多,冠心病及大动脉病变引起者以中老年人为多。

(二)发病情况

发病急骤,在数秒钟或数分钟之内达高峰,是所有脑卒中发病最快者,有少数患者因反复栓塞可在数天内呈阶梯式加重。一般,发病无明显诱因,安静和活动时均可发病。

(三)症状与体征

约有4/5的脑栓塞发生于前循环,特别是大脑中动脉,病变对侧出现偏瘫、偏身感觉障碍和偏盲,优势半球病变还有失语。癫痫发作很常见,因大血管栓塞,常引起脑血管痉挛,有部分性发作或全面性发作。椎-基底动脉栓塞约占1/5,起病有眩晕、呕吐、复视、交叉性瘫痪、共济失调、构音障碍和吞咽困难等。栓子进入一侧或两侧大脑后动脉有同向性偏盲或皮质盲。基底动脉主干栓塞会导致昏迷、四肢瘫痪,可引起闭锁综合征及基底动脉尖综合征。

心源性栓塞患者有心慌、胸闷、心律不齐和呼吸困难等。

四、辅助检查

(一)胸部 X 线检查

胸部 X 线检查可发现心脏肥大。

(二)心电图检查

心电图检查可发现陈旧或新鲜心肌梗死、心律失常等。

(三)超声心动图检查

超声心动图检查是评价心源性脑栓塞的重要依据之一,能够显示心脏立体解剖结构,包括瓣膜反流和运动、心室壁的功能和心腔内的肿块。

(四)多普勒超声检查

多普勒超声检查有助于测量血流通过狭窄瓣膜的压力梯度及狭窄的严重程度。彩色多普勒超声血流图可检测瓣膜反流程度并可研究与血管造影的相关性。

(五)经颅多普勒超声(TCD)

TCD 可检测颅内血流情况,评价血管狭窄的程度及闭塞血管的部位,也可检测动脉粥样硬化的斑块及微栓子的部位。

(六)神经影像学检查

头颅 CT 和 MRI 检查可显示缺血性梗死和出血性梗死改变。合并出血性梗死高度支持脑栓塞的诊断,许多患者继发出血性梗死临床症状并未加重,发病 3～5 天内复查 CT 可早期发现继发性梗死后出血。早期脑梗死 CT 难于发现,常规 MRI 假阳性率较高,MRI 弥散成像(DWI)和灌注成像(PWI)可以发现超急性期脑梗死。磁共振血管成像(MRA)是一种无创伤性显示脑血管狭窄或阻塞的方法,造影特异性较高。数字减影血管造影(DSA)可更好地显示脑血管狭窄的部位、范围和程度。

(七)腰椎穿刺脑脊液检查

脑栓塞引起的大面积脑梗死可有压力增高和蛋白含量增高。出血性脑梗死时可见红细胞。

五、诊断与鉴别诊断

(一)诊断

(1)多为急骤发病。

(2)多数无前驱症状。

(3)一般意识清楚或有短暂意识障碍。

(4)有颈内动脉系统或椎-基底动脉系统症状和体征。

(5)腰椎穿刺脑脊液检查一般不应含血,若有红细胞可考虑出血性脑栓塞。

(6)栓子的来源可为心源性或非心源性,也可同时伴有脏器栓塞症状。

(7)头颅 CT 和 MRI 检查有梗死灶或出血性梗死灶。

(二)鉴别诊断

1.血栓形成性脑梗死

均为急性起病的偏瘫、偏身感觉障碍,但血栓形成性脑梗死发病较慢,短期内症状可逐渐进展,一般无心房颤动等心脏病症状,头颅 CT 很少有出血性梗死灶,以资鉴别。

2.脑出血

均为急骤起病的偏瘫,但脑出血多数有高血压、头痛、呕吐和意识障碍,头颅 CT 为高密度灶可以鉴别。

六、治疗

(一)抗凝治疗

对抗凝治疗预防心源性脑栓塞复发的利弊,仍存在争议。有的学者认为,脑栓塞容易发生出血性脑梗死和大面积脑梗死,可有明显的脑水肿,所以在急性期不主张应用较强的抗凝药物,以免引起出血性梗死,或并发脑出血及加重脑水肿。也有学者认为,抗凝治疗是预防随后再发栓塞性脑卒中的重要手段。心房颤动或有再栓塞风险的心源性病因、动脉夹层或动脉高度狭窄的患者,可应用抗凝药物预防再栓塞。栓塞复发的高风险可完全抵消发生出血的风险。常用的抗凝药物有以下几种。

1.肝素

肝素有妨碍凝血活酶的形成作用;能增强抗凝血酶、中和活性凝血因子及纤溶酶;还有消除血小板的凝集作用,通过抑制透明质酸酶的活性而发挥抗凝作用。肝素每次 12 500～25 000 U(100～200 mg)加入 5% 葡萄糖注射液或生理盐水注射液 1 000 mL 中,缓慢静脉滴注或微泵注入,以每分钟 10～20 滴为宜,维持48小时,同时第 1 天开始口服抗凝药。

有颅内出血、严重高血压、肝肾功能障碍、消化道溃疡、急性细菌性心内膜炎和出血倾向者禁用。根据部分凝血活酶时间(APTT)调整剂量,维持治疗前 APTT 值的 1.5～2.5 倍,及时检测凝血活酶时间及活动度。用量过大,可导致严重自发性出血。

2.那曲肝素钙

那曲肝素钙又名低分子肝素钙,是一种由普通肝素通过硝酸分解纯化而得到的低分子肝素钙盐,其平均分子量为 4 500 D。目前认为,低分子肝素钙是通过抑制凝血酶的生长而发挥作用。另外,还可溶解血栓和改善血流动力学。对血小板的功能影响明显小于肝素,很少引起出血并发症。因此,那曲肝素钙是一种比较安全的抗凝药。每次4 000～5 000 U(WHO 单位),腹部脐下外侧皮下垂直注射,每天1～2 次,连用 7～10 天,注意不能用于肌内注射。可能引起注射部位出血性瘀斑、皮下瘀血、血尿和过敏性皮疹。

3.华法林

华法林为香豆素衍生物钠盐,通过拮抗维生素 K 的作用,使凝血因子 Ⅱ、Ⅶ、Ⅸ 和 Ⅹ 的前体物质不能活化,在体内发挥竞争性的抑制作用,为一种间接性的中效抗凝剂。第 1 天给予 5～10 mg口服,第2 天半量;第3 天根据复查的凝血酶原时间及活动度结果调整剂量,凝血酶原活动度维持在 25%～40% 给予维持剂量,一般维持量为每天 2.5～5.0 mg,可用 3～6 个月。不良反应可有牙龈出血、血尿、发热、恶心、呕吐和腹泻等。

(二)脱水降颅压药物

脑栓塞患者常为大面积脑梗死、出血性脑梗死,常有明显脑水肿,甚至发生脑疝的危险,对此必须立即应用降颅压药物。心源性脑栓塞应用甘露醇可增加心脏负荷,有引起急性肺水肿的风险。20% 甘露醇每次只能给 125 mL 静脉滴注,每天 4～6 次。为增强甘露醇的脱水力度,同时必须加用呋塞米,每次 40 mg 静脉注射,每天 2 次,可减轻心脏负荷,达到保护心脏的作用,保证甘露醇的脱水治疗;甘油果糖每次250～500 mL缓慢静脉滴注,每天2次。

(三)扩张血管药物

1.丁苯酞

丁苯酞每次200 mg,每天3次,口服。

2.葛根素注射液

葛根素注射液每次500 mg加入5％葡萄糖注射液或生理盐水注射液250 mL中静脉滴注,每天1次,可连用10～14天。

3.复方丹参注射液

复方丹参注射液每次2支(4 mL)加入5％葡萄糖注射液或生理盐水注射液250 mL中静脉滴注,每天1次,可连用10～14天。

4.川芎嗪注射液

川芎嗪注射液每次100 mg加入5％葡萄糖注射液或生理盐水注射液250 mL中静脉滴注,每天1次,可连用10～15天,有脑水肿和出血倾向者忌用。

(四)抗血小板聚集药物

早期暂不应用,特别是已有出血性梗死者急性期不宜应用。当急性期过后,为预防血栓栓塞的复发,可较长期应用阿司匹林或氯吡格雷。

(五)原发病治疗

对感染性心内膜炎(亚急性细菌性心内膜炎),在病原菌未培养出来时,给予青霉素每次320万～400万单位加入5％葡萄糖注射液或生理盐水注射液250 mL中静脉滴注,每天4～6次;已知病原微生物,对青霉素敏感的首选青霉素,对青霉素不敏感者选用头孢曲松钠,每次2 g加入5％葡萄糖注射液250～500 mL中静脉滴注,12小时滴完,每天2次。对青霉素过敏和过敏体质者慎用,对头孢菌素类药物过敏者禁用。对青霉素和头孢菌素类抗生素不敏感者可应用去甲万古霉素,30 mg/(kg·d),分2次静脉滴注,每0.8 g药物至少加200 mL液体,在1小时以上时间内缓慢滴入,可用4～6周,24小时内最大剂量不超过2 g,此药有明显的耳毒性和肾毒性。

七、预后与预防

(一)预后

脑栓塞急性期病死率为5％～15％,多死于严重脑水肿、脑疝。心肌梗死引起的脑栓塞预后较差,多遗留严重的后遗症。如栓子来源不消除,半数以上患者可能复发,约2/3在1年内复发,复发的病死率更高。10％～20％的脑栓塞患者可能在病后10天内发生第2次栓塞,病死率极高。栓子较小、症状较轻和及时治疗的患者,神经功能障碍可以部分或完全缓解。

(二)预防

最重要的是预防脑栓塞的复发。目前认为,对于心房颤动、心肌梗死和二尖瓣脱垂患者可首选华法林作为二级预防的药物,阿司匹林也有效,但效果低于华法林。华法林的剂量一般为每天2.5～3.0 mg,老年人每天1.5～2.5 mg,并可采用国际标准化比值(INR)为标准进行治疗,既可获效,又可减少出血的危险性。1993年,欧洲13个国家108个医疗中心联合进行了一组临床试验,共入选1 007例非风湿性心房颤动发生TIA或小卒中的患者,分为3组,一组应用香豆素,一组用阿司匹林,另一组用安慰剂,随访2～3年,计算脑卒中或其他部位栓塞的发生率。结果发现应用香豆素组每年可减少9％脑卒中发生率,阿司匹林组减少4％。前者出血发生率为2.8％(每年),后者为0.9％(每年)。

关于脑栓塞发生后何时开始应用抗凝剂仍有不同看法。有的学者认为,过早应用可增加出血的危险性,因此建议发病后数周再开始应用抗凝剂比较安全。据临床研究结果表明,高血压是引起出血的主要危险因素,如能严格控制高血压,华法林的剂量强度控制在 INR 2.0～3.0 之间,则其出血发生率可以降低。因此,目前认为华法林可以作为某些心源性脑栓塞的预防药物。

（宋珊珊）

第四节 血栓形成性脑梗死

血栓形成性脑梗死主要是脑动脉主干或皮质支动脉粥样硬化导致血管增厚、管腔狭窄闭塞和血栓形成;还可见于动脉血管内膜炎症、先天性血管畸形、真性红细胞增多症及血液高凝状态、血流动力学异常等,均可致血栓形成,引起脑局部血流减少或供血中断,脑组织缺血、缺氧导致软化坏死,出现局灶性神经系统症状和体征,如偏瘫、偏身感觉障碍和偏盲等。大面积脑梗死还有颅内高压症状,严重者可发生昏迷和脑疝。约90％的血栓形成性脑梗死是在动脉粥样硬化的基础上发生的,因此称动脉粥样硬化性血栓形成性脑梗死。

脑梗死的发病率约为 110/10 万,占全部脑卒中的60％～80％;其中血栓形成性脑梗死占脑梗死的 60％～80％。

一、病因与发病机制

（一）病因

1.动脉壁病变

血栓形成性脑梗死最常见的病因为动脉粥样硬化,常伴高血压,与动脉粥样硬化互为因果。其次为各种原因引起的动脉炎、血管异常(如夹层动脉瘤、先天性动脉瘤)等。

2.血液成分异常

血液黏度增高,以及真性红细胞增多症、血小板增多症、高脂血症等,都可使血液黏度增高,血液淤滞,引起血栓形成。如果没有血管壁的病变为基础,不会发生血栓。

3.血流动力学异常

在动脉粥样硬化的基础上,当血压下降、血流缓慢、脱水、严重心律失常及心功能不全时,可导致灌注压下降,有利于血栓形成。

（二）发病机制

发病机制主要是动脉内膜深层的脂肪变性和胆固醇沉积,形成粥样硬化斑块及各种继发病变,使管腔狭窄甚至阻塞。病变逐渐发展,则内膜分裂,内膜下出血和形成内膜溃疡。内膜溃疡易发生血栓形成,使管腔进一步狭窄或闭塞。由于动脉粥样硬化好发于大动脉的分叉处及拐弯处,故脑血栓的好发部位为大脑中动脉、颈内动脉的虹吸部及起始部、椎动脉及基底动脉的中下段等。由于脑动脉有丰富的侧支循环,管腔狭窄需达到80％以上才会影响脑血流量。逐渐发生的动脉硬化斑块一般不会出现症状,当内膜损伤破裂形成溃疡后,血小板及纤维素等血中有形成分黏附、聚集、沉着形成血栓。当血压下降、血流缓慢、脱水等血液黏度增加,致供血减少或促进血栓形成的情况下,即出现急性缺血症状。

病理生理学研究发现,脑的耗氧量约为总耗氧量的 20%,故脑组织缺血缺氧是以血栓形成性脑梗死为代表的缺血性脑血管疾病的核心发病机制。脑组织缺血缺氧将会引起神经细胞肿胀、变性、坏死、凋亡,以及胶质细胞肿胀、增生等一系列继发反应。脑血流阻断 1 分钟后神经元活动停止,缺血缺氧 4 分钟即可造成神经元死亡。脑缺血的程度不同而神经元损伤的程度也不同。脑神经元损伤导致局部脑组织及其功能的损害。缺血性脑血管疾病的发病是多方面而且相当复杂的过程,脑缺血损害也是一个渐进的过程,神经功能障碍随缺血时间的延长而加重。目前的研究发现氧自由基的形成、钙离子超载、一氧化氮(NO)和一氧化氮合成酶的作用、兴奋性氨基酸毒性作用、炎症细胞因子损害、凋亡调控基因的激活、缺血半暗带功能障碍等方面参与了其发生机制。这些机制作用于多种生理、病理过程的不同环节,对脑功能演变和细胞凋亡给予调节,同时也受到多种基因的调节和制约,构成一种复杂的相互调节与制约的网络关系。

1.氧自由基损伤

脑缺血时氧供应下降和 ATP 减少,导致过氧化氢、羟自由基,以及起主要作用的过氧化物等氧自由基的过度产生和超氧化物歧化酶等清除自由基的动态平衡状态遭到破坏,攻击膜结构和 DNA,破坏内皮细胞膜,使离子转运、生物能的产生和细胞器的功能发生一系列病理生理改变,导致神经细胞、胶质细胞和血管内皮细胞损伤,增加血-脑屏障通透性。自由基损伤可加重脑缺血后的神经细胞损伤。

2.钙离子超载

研究认为,Ca^{2+} 超载及其一系列有害代谢反应是导致神经细胞死亡的最后共同通路。细胞内 Ca^{2+} 超载有多种原因:①在蛋白激酶 C 等的作用下,兴奋性氨基酸(EAA)、内皮素和 NO 等物质释放增加,导致受体依赖性钙通道开放使大量 Ca^{2+} 内流。②细胞内 Ca^{2+} 浓度升高可激活磷脂酶、三磷酸酯醇等物质,使细胞内储存的 Ca^{2+} 释放,导致 Ca^{2+} 超载。③ATP 合成减少,Na^+-K^+-ATP酶功能降低而不能维持正常的离子梯度,大量 Na^+ 内流和 K^+ 外流,细胞膜电位下降产生去极化,导致电压依赖性钙通道开放,大量 Ca^{2+} 内流。④自由基使细胞膜发生脂质过氧化反应,细胞膜通透性发生改变和离子运转,引起 Ca^{2+} 内流使神经细胞内 Ca^{2+} 浓度异常升高。⑤多巴胺、5-羟色胺和乙酰胆碱等水平升高,使 Ca^{2+} 内流和胞内 Ca^{2+} 释放。Ca^{2+} 内流进一步干扰了线粒体氧化磷酸化过程,且大量激活钙依赖性酶类,如磷脂酶、核酸酶及蛋白酶,以及自由基形成、能量耗竭等一系列生化反应,最终导致细胞死亡。

3.一氧化氮(NO)和一氧化氮合成酶的作用

有研究发现,NO 作为生物体内重要的信使分子和效应分子,具有神经毒性和脑保护双重作用,即低浓度 NO 通过激活鸟苷酸环化酶使环鸟苷酸(cGMP)水平升高,扩张血管,抑制血小板聚集、白细胞-内皮细胞的聚集和黏附,阻断 NMDA 受体,减弱其介导的神经毒性作用起保护作用;而高浓度 NO 与超氧自由基作用形成过氧亚硝酸盐或者氧化产生亚硝酸阴离子,加强脂质过氧化,使 ATP 酶活性降低,细胞蛋白质损伤,且能使各种含铁硫的酶失活,从而阻断 DNA 复制及靶细胞内的能量合成和能量衰竭,亦可通过抑制线粒体呼吸功能实现其毒性作用而加重缺血脑组织的损害。

4.兴奋性氨基酸毒性作用

兴奋性氨基酸(EAA)是广泛存在于哺乳动物中枢神经系统的正常兴奋性神经递质,参与传递兴奋性信息,同时又是一种神经毒素,以谷氨酸(Glu)和天冬氨酸(Asp)为代表。脑缺血使物质转化(尤其是氧和葡萄糖)发生障碍,使维持离子梯度所必需的能量衰竭和生成障碍。因为能量缺乏,膜电位消失,细胞外液中谷氨酸异常增高导致神经元、血管内皮细胞和神经胶质细胞持续去极化,并有谷氨酸从突触前神经末梢释放。胶质细胞和神经元对神经递质的再摄取一般均需耗能,神经末梢释放的谷氨酸发生转运和再摄取障碍,导致细胞间隙 EAA 异常堆积,产生神经毒性作用。EAA 毒性可以直接导致急性细胞死亡,也可通过其他途径导致细胞凋亡。

5.炎症细胞因子损害

脑缺血后炎症级联反应是一种缺血区内各种细胞相互作用的动态过程,是造成脑缺血后的第2次损伤。在脑缺血后,由于缺氧及自由基增加等因素均可通过诱导相关转录因子合成,淋巴细胞、内皮细胞、多形核白细胞和巨噬细胞、小胶质细胞及星形胶质细胞等一些具有免疫活性的细胞均能产生细胞因子,如肿瘤坏死因子(TNF-α)、血小板活化因子(PAF)、白细胞介素(IL)系列、转化生长因子(TGF)-β₁ 等,细胞因子对白细胞又有趋化作用,诱导内皮细胞表达细胞间黏附分子(ICAM-1)、P-选择素等黏附分子,白细胞通过其毒性产物、巨噬细胞作用和免疫反应加重缺血性损伤。

6.凋亡调控基因的激活

细胞凋亡是由体内外某种信号触发细胞内预存的死亡程序而导致的以细胞 DNA 早期降解为特征的主动性自杀过程。细胞凋亡在形态学和生化特征上表现为细胞皱缩,细胞核染色质浓缩,DNA 片段化,而细胞的膜结构和细胞器仍完整。脑缺血后,神经元生存的内外环境均发生变化,多种因素如过量的谷氨酸受体的激活、氧自由基释放和细胞内 Ca²⁺ 超载等,通过激活与调控凋亡相关基因、启动细胞死亡信号转导通路,最终导致细胞凋亡。缺血性脑损伤所致的细胞凋亡可分 3 个阶段:信号传递阶段、中央调控阶段和结构改变阶段。

7.缺血半暗带功能障碍

缺血半暗带(IP)是无灌注的中心(坏死区)和正常组织间的移行区。IP 是不完全梗死,其组织结构存在,但有选择性神经元损伤。围绕脑梗死中心的缺血性脑组织的电活动中止,但保持正常的离子平衡和结构上的完整。假如再适当增加局部脑血流量,至少在急性阶段突触传递能完全恢复,即 IP 内缺血性脑组织的功能是可以恢复的。缺血半暗带是兴奋性细胞毒性、梗死周围去极化、炎症反应、细胞凋亡起作用的地方,使该区迅速发展成梗死灶。缺血半暗带的最初损害表现为功能障碍,有独特的代谢紊乱。主要表现在葡萄糖代谢和脑氧代谢这两方面:①当血流速度下降时,蛋白质合成抑制,启动无氧糖酵解、神经递质释放和能量代谢紊乱。②急性脑缺血缺氧时,神经元和神经胶质细胞由于能量缺乏、K⁺ 释放和谷氨酸在细胞外积聚而去极化,缺血中心区的细胞只去极化而不复极;而缺血半暗带的细胞以能量消耗为代价可复极,如果细胞外的 K⁺ 和谷氨酸增加,这些细胞也只去极化,随着去极化细胞数量的增大,梗死灶范围也不断扩大。

尽管对缺血性脑血管疾病一直进行着研究,但对其病理生理机制尚不够深入,希望随着中西医结合对缺血性脑损伤治疗的研究进展,其发病机制也随之更深入地阐明,从而更好地为临床和理论研究服务。

二、病理

动脉闭塞 6 小时以内脑组织改变尚不明显,属可逆性,8～48 小时缺血最重的中心部位发生软化,并出现脑组织肿胀、变软,灰白质界限不清。如病变范围扩大、脑组织高度肿胀时,可向对侧移位,甚至形成脑疝。镜下见组织结构不清,神经细胞及胶质细胞坏死,毛细血管轻度扩张,周围可见液体和红细胞渗出,此期为坏死期。动脉阻塞 2～3 天后,特别是 7～14 天,脑组织开始液化,脑组织水肿明显,病变区明显变软,神经细胞消失,吞噬细胞大量出现,星形胶质细胞增生,此期为软化期。3～4 周后液化的坏死组织被吞噬和移走,胶质增生,小病灶形成胶质瘢痕,大病灶形成中风囊,此期称恢复期,可持续数月至 1～2 年。上述病理改变称白色梗死。少数梗死区,由于血管丰富,于再灌流时可继发出血,呈现出血性梗死或称红色梗死。

三、临床表现

(一)症状与体征

多在 50 岁以后发病,常伴有高血压;多在睡眠中发病,醒来才发现肢体偏瘫。部分患者先有头昏、头痛、眩晕、肢体麻木、无力等短暂性脑缺血发作的前驱症状,多数经数小时甚至 1～2 天症状达高峰,通常意识清楚,但大面积脑梗死或基底动脉闭塞可有意识障碍,甚至发生脑疝等危重症状。神经系统定位体征视脑血管闭塞的部位及梗死的范围而定。

(二)临床分型

有的根据病情程度分型,如完全性缺血性中风,是指起病 6 小时内病情即达高峰,一般较重,可有意识障碍。还有的根据病程进展分型,如进展型缺血性中风,则指局限性脑缺血逐渐进展,数天内呈阶梯式加重。

1.按病程和病情分型

(1)进展型:局限性脑缺血症状逐渐加重,呈阶梯式加重,可持续 6 小时至数天。

(2)缓慢进展型:在起病后 1～2 周症状仍逐渐加重,血栓逐渐发展,脑缺血和脑水肿的范围继续扩大,症状由轻变重,直到出现对侧偏瘫、意识障碍,甚至发生脑疝,类似颅内肿瘤,又称类脑瘤型。

(3)大块梗死型:又称爆发型,如颈内动脉或大脑中动脉主干等较大动脉的急性脑血栓形成,往往症状出现快,伴有明显脑水肿、颅内压增高,患者头痛、呕吐、病灶对侧偏瘫,常伴意识障碍,很快进入昏迷,有时发生脑疝,类似脑出血,又称类脑出血型。

(4)可逆性缺血性神经功能缺损(reversible ischemic neurologic deficit,RIND):此型患者症状、体征持续超过 24 小时,但在 2～3 周内完全恢复,不留后遗症。病灶多数发生于大脑半球半卵圆中心,可能由于该区尤其是非优势半球侧侧支循环迅速而充分地代偿,缺血尚未导致不可逆的神经细胞损害,也可能是一种较轻的梗死。

2.OCSP 分型

OCSP 分型即英国牛津郡社区脑卒中研究规划(Oxfordshire Community Stroke Project,OCSP)的分型。

(1)完全前循环梗死(TACI):表现为三联征,即完全大脑中动脉(MCA)综合征的表现。①大脑高级神经活动障碍(意识障碍、失语、失算、空间定向力障碍等);②同向偏盲;③对侧 3 个部位(面、上肢和下肢)较严重的运动和/或感觉障碍。多为 MCA 近段主干,少数为颈内动脉虹吸段闭塞引起的大面积脑梗死。

(2)部分前循环梗死(PACI):有以上三联征中的两个,或只有高级神经活动障碍,或感觉运动缺损较 TACI 局限。提示是 MCA 远段主干、各级分支或 ACA 及分支闭塞引起的中、小梗死。

(3)后循环梗死(POCI):表现为各种不同程度的椎-基底动脉综合征——可表现为同侧脑神

经瘫痪及对侧感觉运动障碍;双侧感觉运动障碍;双眼协同活动及小脑功能障碍,无长束征或视野缺损等。为椎-基底动脉及分支闭塞引起的大小不等的脑干、小脑梗死。

(4)腔隙性梗死(LACI):表现为腔隙综合征,如纯运动性偏瘫、纯感觉性脑卒中、共济失调性轻偏瘫、手笨拙-构音不良综合征等。大多是基底节或脑桥小穿支病变引起的小腔隙灶。

OCSP 分型方法简便,更加符合临床实际的需要,临床医师不必依赖影像或病理结果即可对急性脑梗死迅速分出亚型,并作出有针对性的处理。

(三)临床综合征

1.颈内动脉闭塞综合征

颈内动脉闭塞综合征指颈内动脉血栓形成,主干闭塞。病史中可有头痛、头晕、晕厥、半身感觉异常或轻偏瘫;病变对侧有偏瘫、偏身感觉障碍和偏盲;可有精神症状,严重时有意识障碍;病变侧有视力减退,有的还有视神经盘萎缩;病灶侧有 Horner 综合征;病灶侧颈动脉搏动减弱或消失;优势半球受累可有失语,非优势半球受累可出现体象障碍。

2.大脑中动脉闭塞综合征

大脑中动脉闭塞综合征指大脑中动脉血栓形成,大脑中动脉主干闭塞,引起病灶对侧偏瘫、偏身感觉障碍和偏盲,优势半球受累还有失语。累及非优势半球可有失用、失认和体象障碍等顶叶症状。病灶广泛,可引起脑肿胀,甚至死亡。

(1)皮质支闭塞:引起病灶对侧偏瘫、偏身感觉障碍,面部及上肢重于下肢,优势半球病变有运动性失语,非优势半球病变有体象障碍。

(2)深穿支闭塞:出现对侧偏瘫和偏身感觉障碍,优势半球病变可出现运动性失语。

3.大脑前动脉闭塞综合征

大脑前动脉闭塞综合征指大脑前动脉血栓形成,大脑前动脉主干闭塞。在前交通动脉以前发生阻塞时,因为病损脑组织可通过对侧前交通动脉得到血供,故不出现临床症状;在前交通动脉分出之后阻塞时,可出现对侧中枢性偏瘫,以面瘫和下肢瘫为重,可伴轻微偏身感觉障碍;并可有排尿障碍(旁中央小叶受损);精神障碍(额极与胼胝体受损);强握及吸吮反射(额叶受损)等。

(1)皮质支闭塞:引起对侧下肢运动及感觉障碍;轻微共济运动障碍;排尿障碍和精神障碍。

(2)深穿支闭塞:引起对侧中枢性面、舌及上肢瘫。

4.大脑后动脉闭塞综合征

大脑后动脉闭塞综合征指大脑后动脉血栓形成。约 70% 的患者两条大脑后动脉来自基底动脉,并有后交通动脉与颈内动脉联系交通。有 20%～25% 的人一条大脑后动脉来自基底动脉,另一条来自颈内动脉;其余的人中,两条大脑后动脉均来自颈内动脉。

大脑后动脉供应颞叶的后部和基底面、枕叶的内侧及基底面,并发出丘脑膝状体及丘脑穿动脉供应丘脑血液。

(1)主干闭塞:引起对侧同向性偏盲,上部视野受损较重,黄斑回避(黄斑视觉皮质代表区为大脑中、后动脉双重血液供应,故黄斑视力不受累)。

(2)中脑水平大脑后动脉起始处闭塞:可见垂直性凝视麻痹、动眼神经麻痹、眼球垂直性歪扭斜视。

(3)双侧大脑后动脉闭塞:有皮质盲、记忆障碍(累及颞叶)、不能识别熟悉面孔(面容失认症)、幻视和行为综合征。

(4)深穿支闭塞:丘脑穿动脉闭塞则引起红核丘脑综合征,病侧有小脑性共济失调,意向性震颤。舞蹈样不自主运动和对侧感觉障碍。丘脑膝状体动脉闭塞则引起丘脑综合征,病变对侧偏身感觉障碍(深感觉障碍较浅感觉障碍为重),病变对侧偏身自发性疼痛。轻偏瘫,共济失调和舞蹈-手足徐动症。

5.椎-基底动脉闭塞综合征

椎-基底动脉闭塞综合征指椎-基底动脉血栓形成。椎-基底动脉实为一连续的脑血管干并有着共同的神经支配,无论是结构、功能还是临床病症的表现,两侧互为影响,实难予以完全分开,故常总称为"椎-基底动脉系疾病"。

(1)基底动脉主干闭塞综合征:指基底动脉主干血栓形成。发病虽然不如脑桥出血那么急,但病情常迅速恶化,出现眩晕、呕吐、四肢瘫痪、共济失调、昏迷和高热等。大多数在短期内死亡。

(2)双侧脑桥正中动脉闭塞综合征:指双侧脑桥正中动脉血栓形成,为典型的闭锁综合征,表现为四肢瘫痪、假性延髓性麻痹、双侧周围性面瘫、双眼球外展麻痹、两侧的侧视中枢麻痹。但患者意识清楚,视力、听力和眼球垂直运动正常,所以,患者通过听觉、视觉和眼球上下运动表示意识和交流。

(3)基底动脉尖综合征:基底动脉尖分出两对动脉——小脑上动脉和大脑后动脉,分支供应中脑、丘脑、小脑上部、颞叶内侧及枕叶。血栓性闭塞多发生于基底动脉中部,栓塞性病变通常发生在基底动脉尖。栓塞性病变导致眼球运动及瞳孔异常,表现为单侧或双侧动眼神经部分或完全麻痹、眼球上视不能(上丘受累)、光反射迟钝而调节反射存在(顶盖前区病损)、一过性或持续性意识障碍(中脑或丘脑网状激活系统受累)、对侧偏盲或皮质盲(枕叶受累)、严重记忆障碍(颞叶内侧受累)。如果是中老年人突发意识障碍又较快恢复,有瞳孔改变、动眼神经麻痹、垂直注视障碍、无明显肢体瘫痪和感觉障碍应想到该综合征的可能。如果还有皮质盲或偏盲、严重记忆障碍更支持本综合征的诊断,需做头部 CT 或 MRI 检查,若发现有双侧丘脑、枕叶、颞叶和中脑病灶则可确诊。

(4)中脑穿动脉综合征:指中脑穿动脉血栓形成,亦称 Weber 综合征,病变位于大脑脚底,损害锥体束及动眼神经,引起病灶侧动眼神经麻痹和对侧中枢性偏瘫。中脑穿动脉闭塞还可引起 Benedikt 综合征,累及动眼神经髓内纤维及黑质,引起病灶侧动眼神经麻痹及对侧锥体外系症状。

(5)脑桥支闭塞综合征:指脑桥支血栓形成引起的 Millard-Gubler 综合征,病变位于脑桥的腹外侧部,累及展神经核和面神经核及锥体束,引起病灶侧眼球外直肌麻痹、周围性面神经麻痹和对侧中枢性偏瘫。

(6)内听动脉闭塞综合征:指内听动脉血栓形成(内耳卒中)。内耳的内听动脉有两个分支,较大的耳蜗动脉供应耳蜗及前庭迷路下部;较小的耳蜗动脉供应前庭迷路上部,包括水平半规管及椭圆囊斑。由于口径较小的前庭动脉缺乏侧支循环,以致前庭迷路上部对缺血选择性敏感,故迷路缺血常出现严重眩晕、恶心呕吐。若耳蜗支同时受累则有耳鸣、耳聋。耳蜗支单独梗死则会突发耳聋。

(7)小脑后下动脉闭塞综合征:指小脑后下动脉血栓形成,也称 Wallenberg 综合征。表现为急性起病的头晕、眩晕、呕吐(前庭神经核受损)、交叉性感觉障碍,即病侧面部感觉减退、对侧肢体痛觉、温度觉障碍(病侧三叉神经脊束核及对侧交叉的脊髓丘脑束受损),同侧 Horner 综合征(下行交感神经纤维受损),同侧小脑性共济失调(绳状体或小脑受损),声音嘶哑、吞咽困难(疑核受损)。小脑后下动脉常有解剖变异,常见不典型临床表现。

四、辅助检查

(一)影像学检查

1.胸部 X 线检查

胸部 X 线检查了解心脏情况及肺部有无感染和癌肿等。

2.CT 检查

CT 检查不仅可确定梗死的部位及范围,而且可明确是单发还是多发。在缺血性脑梗死发病12～24 小时内,CT 常没有明显的阳性表现。梗死灶最初表现为不规则的稍低密度区,病变与血管分布区一致。常累及基底节区,如为多发灶,亦可连成一片。病灶大、水肿明显时可有占位效应。在发病后 2～5 天,病灶边界清晰,呈楔形或扇形等。1～2 周,水肿消失,边界更清,密度更低。发病第 2 周,可出现梗死灶边界不清楚,边缘出现等密度或稍低密度,即模糊效应;在增强扫描后往往呈脑回样增强,有助于诊断。4～5 周,部分小病灶可消失,而大片状梗死灶密度进一步降低和囊变,后者 CT 值接近脑脊液。

在基底节和内囊等处的小梗死灶(一般在 15 mm 以内)称之为腔隙性脑梗死,病灶亦可发生在脑室旁深部白质、丘脑及脑干。

在 CT 排除脑出血并证实为脑梗死后,CT 血管成像(CTA)对探测颈动脉及其各主干分支的狭窄准确性较高。

3.MRI 检查

MRI 检查对病灶较 CT 敏感性、准确性更高的一种检测方法,其无辐射、无骨伪迹、更易早期发现小脑、脑干等部位的梗死灶,并于脑梗死后 6 小时左右便可检测到由于细胞毒性水肿造成 T_1 和 T_2 加权延长引起的 MRI 信号变化。近年除常规应用 SE 法的 T_1 和 T_2 加权以影像对比度原理诊断外,更需采用功能性磁共振成像,如弥散成像(DWI)和表观弥散系数(apparent diffusion coefficient,ADC)、液体衰减反转恢复序列(FLAIR)等进行水平位和冠状位检查,往往在脑缺血发生后 1～1.5 小时便可发现脑组织水含量增加引起的 MRI 信号变化,并随即可进一步行磁共振血管成像(MRA)、CT 血管成像(CTA)或数字减影血管造影(DSA)以了解梗死血管部位,为超早期施行动脉内介入溶栓治疗创造条件,有时还可发现血管畸形等非动脉硬化性血管病变。

(1)超早期:脑梗死临床发病后 1 小时内,DWI 便可描出高信号梗死灶,ADC 序列显示暗区。实际上 DWI 显示的高信号灶仅是血流低下引起的缺血灶。随着缺血的进一步进展,DWI 从高信号渐转为等信号或低信号,病灶范围渐增大;PWI、FLAIR 及 T_2WI 均显示高信号病灶区。值得注意的是,DWI 对超早期脑干缺血性病灶,在水平位不易发现,而往往在冠状位可清楚显示。

(2)急性期:血-脑屏障尚未明显破坏,缺血区有大量水分子聚集,T_1WI 和 T_2WI 明显延长,T_1WI 呈低信号,T_2WI 呈高信号。

(3)亚急性期及慢性期:由于正血红铁蛋白游离,T_1WI 呈边界清楚的低信号,T_2WI 和 FLAIR 均呈高信号;直至病灶区水肿消除,坏死组织逐渐产生,囊性区形成,乃至脑组织萎缩,FLAIR 呈低信号或低信号与高信号混杂区,中线结构移向病侧。

(二)脑脊液检查

脑梗死患者脑脊液检查一般正常,大块梗死型患者可有压力增高和蛋白含量增高;出血性梗死时可见红细胞。

(三)经颅多普勒超声

TCD 是诊断颅内动脉狭窄和闭塞的手段之一,对脑底动脉严重狭窄(＞65％)的检测有肯定的价值。局部脑血流速度改变与频谱图形异常是脑血管狭窄最基本的 TCD 改变。三维 B 超检查可协助发现颈内动脉粥样硬化斑块的大小和厚度,有没有管腔狭窄及严重程度。

(四)心电图检查

心电图检查进一步了解心脏情况。

(五)血液学检查

1.血常规、血沉、抗"O"和凝血功能检查

血常规、血沉、抗"O"和凝血功能检查了解有无感染征象、活动风湿和凝血功能情况。

2.血糖

血糖了解有无糖尿病。

3.血清脂质

血清脂质包括总胆固醇和甘油三酯有无增高。

4.脂蛋白

低密度脂蛋白胆固醇(LDL-C)由极低密度脂蛋白胆固醇(VLDL-C)转化而来。通常情况下,LDL-C 从血浆中清除,其所含胆固醇酯由脂肪酸水解,当体内 LDL-C 显著升高时,LDL-C 附着到动脉的内皮细胞与 LDL 受体结合,而易被巨噬细胞摄取,沉积在动脉内膜上形成动脉硬化。有一组报道正常人组 LDL-C (2.051 ± 0.853) mmol/L,脑梗死患者组为 (3.432 ± 1.042) mol/L。

5.载脂蛋白 B

载脂蛋白 B(ApoB)是血浆低密度脂蛋白(LDL)和极低密度脂蛋白(VLDL)的主要载脂蛋白,其含量能精确反映出 LDL 的水平,与动脉粥样硬化(AS)的发生关系密切。在 AS 的硬化斑块中,胆固醇并不是孤立地沉积于动脉壁上,而是以 LDL 整个颗粒形成沉积物;ApoB 能促进沉积物与氨基多糖结合成复合物,沉积于动脉内膜上,从而加速 AS 形成。对总胆固醇(TC)、LDL-C 均正常的脑血栓形成患者,ApoB 仍然表现出较好的差别性。

ApoA-I 的主要生物学作用是激活卵磷脂胆固醇转移酶,此酶在血浆胆固醇(Ch)酯化和 HDL 成熟(即 HDL→HDL$_2$→HDL$_3$)过程中起着极为重要的作用。ApoA-I 与 HDL$_2$ 可逆结合以完成 Ch 从外周组织转移到肝脏。因此,ApoA-I 显著下降时,可形成 AS。

6.血小板聚集功能

近些年来的研究提示血小板聚集功能亢进参与体内多种病理反应过程,尤其是对缺血性脑血管疾病的发生、发展和转归起重要作用。血小板最大聚集率(PMA)、解聚型出现率(PDC)和双相曲线型出现率(PBC),发现缺血型脑血管疾病 PMA 显著高于对照组,PDC 明显低于对照组。

7.血栓烷 A$_2$ 和前列环素

许多文献强调花生四烯酸(AA)的代谢产物在影响脑血液循环中起着重要作用,其中血栓烷 A$_2$(TXA$_2$)和前列环素(PGI$_2$)的平衡更引人注目。脑组织细胞和血小板等质膜有丰富的不饱和脂肪酸,脑缺氧时,磷脂酶 A$_2$ 被激活,分解膜磷脂使 AA 释放增加。后者在环氧化酶的作用下血小板和血管内皮细胞分别生成 TXA$_2$ 和 PGI$_2$。TXA$_2$ 和 PGI$_2$ 水平改变在缺血性脑血管疾病的发生上是原发还是继发的问题,目前还不清楚。TXA$_2$ 大量产生,PGI$_2$ 的生成受到抑制,使

正常情况下 TXA_2 与 PGI_2 之间的动态平衡受到破坏。TXA_2 强烈的缩血管和促进血小板聚集作用因失去对抗而占优势,对于缺血性低灌流的发生起着重要作用。

8.血液流变学

缺血性脑血管疾病全血黏度、血浆比黏度、血细胞比容升高,血小板电泳和红细胞电泳时间延长。通过对脑血管疾病进行 133 例脑血流(CBF)测定,并将黏度相关的几个变量因素与 CBF 做了统计学处理,发现全部患者的 CBF 均低于正常,证实了血液黏度因素与 CBF 的关系。有学者把血液流变学各项异常作为脑梗死的危险因素之一。

红细胞表面带有负电荷,其所带电荷越少,电泳速度就越慢。有一组报道示脑梗死组红细胞电泳速度明显慢于正常对照组,说明急性脑梗死患者红细胞表面电荷减少,聚集性强,可能与动脉硬化性脑梗死的发病有关。

五、诊断与鉴别诊断

(一)诊断

(1)血栓形成性脑梗死为中年以后发病。

(2)常伴有高血压。

(3)部分患者发病前有 TIA 史。

(4)常在安静休息时发病,醒后发现症状。

(5)症状、体征可归为某一动脉供血区的脑功能受损,如病灶对侧偏瘫、偏身感觉障碍和偏盲,优势半球病变还有语言功能障碍。

(6)多无明显头痛、呕吐和意识障碍。

(7)大面积脑梗死有颅内高压症状,头痛、呕吐或昏迷,严重时发生脑疝。

(8)脑脊液检查多属正常。

(9)发病 12~48 小时后 CT 出现低密度灶。

(10)MRI 检查可更早发现梗死灶。

(二)鉴别诊断

1.脑出血

血栓形成性脑梗死和脑出血均为中老年人多见的急性起病的脑血管疾病,必须进行CT/MRI检查予以鉴别。

2.脑栓塞

血栓形成性脑梗死和脑栓塞同属脑梗死范畴,且均为急性起病,后者多有心脏病病史,或有其他肢体栓塞史,心电图检查可发现心房颤动等,以供鉴别诊断。

3.颅内占位性病变

少数颅内肿瘤、慢性硬膜下血肿和脑脓肿患者可以突然发病,表现局灶性神经功能缺失症状,而易与脑梗死相混淆。但颅内占位性病变常有颅内高压症状和逐渐加重的临床经过,颅脑CT 对鉴别诊断有确切的价值。

4.脑寄生虫病

脑寄生虫病如脑囊虫病、脑型血吸虫病,也可在癫痫发作后,急性起病偏瘫。寄生虫的有关免疫学检查和神经影像学检查可帮助鉴别。

六、治疗

《欧洲脑卒中组织(ESO)缺血性脑卒中和短暂性脑缺血发作处理指南》[欧洲脑卒中促进会(EUSI),2008 年]推荐所有急性缺血性脑卒中患者都应在卒中单元内接受以下治疗。

(一)溶栓治疗

理想的治疗方法是在缺血组织出现坏死之前,尽早清除栓子,早期使闭塞脑血管再开通和缺血区的供血重建,以减轻神经组织的损害,正因为如此,溶栓治疗脑梗死一直引起人们的广泛关注。国外早在1958 年即有溶栓治疗脑梗死的报道,由于有脑出血等并发症,益处不大,溶栓疗法一度停止使用。近30 多年来,由于溶栓治疗急性心肌梗死的患者取得了很大的成功,大大减少了心肌梗死的范围,病死率下降20%~50%。溶栓治疗脑梗死又受到了很大的鼓舞。再者,CT扫描能及时排除颅内出血,可在早期或超早期进行溶栓治疗,因而提高了疗效和减少脑出血等并发症。

1.病例选择

(1)临床诊断符合急性脑梗死。

(2)头颅 CT 扫描排除颅内出血和大面积脑梗死。

(3)治疗前收缩压不宜>24.0 kPa(180 mmHg),舒张压不宜>14.7 kPa(110 mmHg)。

(4)无出血素质或出血性疾病。

(5)年龄>18 岁及<75~80 岁。

(6)溶栓最佳时机为发病后 6 小时内,特别是在 3 小时内。

(7)获得患者家属的书面知情同意。

2.禁忌证

(1)病史和体检符合蛛网膜下腔出血。

(2)CT 扫描有颅内出血、肿瘤、动静脉畸形或动脉瘤。

(3)两次降压治疗后血压仍>24.0/14.7 kPa(180/110 mmHg)。

(4)过去 30 天内有手术史或外伤史,3 个月内有脑外伤史。

(5)病史有血液疾病、出血素质、凝血功能障碍或使用抗凝药物史,凝血酶原时间(PT)>15 秒,部分凝血活酶时间(APTT)>40 秒,国际标准化比值(INR)>1.4,血小板计数<$100×10^9$/L。

(6)脑卒中发病时有癫痫发作的患者。

3.治疗时间窗

前循环脑卒中的治疗时间窗一般认为在发病后 6 小时内(使用阿替普酶为 3 小时内),后循环闭塞时的治疗时间窗适当放宽到12 小时。这一方面是因为脑干对缺血耐受性更强,另一方面是由于后循环闭塞后预后较差,更积极的治疗有可能挽救患者的生命。许多研究者尝试放宽治疗时限,有认为脑梗死 12~24 小时内早期溶栓治疗有可能对少部分患者有效。但美国脑卒中协会(ASA)和欧洲脑卒中促进会(EUSI)都赞同认真选择在缺血性脑卒中发作后 3 小时内早期恢复缺血脑的血流灌注,才可获得良好的转归。两个指南也讨论了超过治疗时间窗溶栓的效果,EUSI 的结论是目前仅能作为临床试验的组成部分。对于不能可靠地确定脑卒中发病时间的患者,包括睡眠觉醒时发现脑卒中发病的病例,两个指南均不推荐进行静脉溶栓治疗。

4.溶栓药物

(1)尿激酶:从健康人新鲜尿液中提取分离,然后再进行高度精制而得到的蛋白质,没有抗原性,不引起变态反应。其溶栓特点为不仅溶解血栓表面,而且深入栓子内部,但对陈旧性血栓则难起作用。尿激酶是非特异性溶栓药,与纤维蛋白的亲和力差,常易引起出血并发症。尿激酶的剂量和疗程目前尚无统一标准,剂量波动范围也大。

静脉滴注法:尿激酶每次 100 万～150 万单位溶于 0.9％氯化钠注射液 500～1 000 mL,静脉滴注,仅用 1 次。另外,还可每次尿激酶 20 万～50 万单位溶于 0.9％氯化钠注射液 500 mL 中静脉滴注,每天 1 次,可连用 7～10 天。

动脉滴注法:选择性动脉给药有两种途径。一是超选择性脑动脉注射法,即经股动脉或肘动脉穿刺后,先进行脑血管造影,明确血栓所在的部位,再将导管插至颈动脉或椎-基底动脉的分支,直接将药物注入血栓所在的动脉或直接注入血栓处,达到较准确的选择性溶栓作用。在注入溶栓药后,还可立即再进行血管造影了解溶栓的效果。二是采用颈动脉注射法,常规颈动脉穿刺后,将溶栓药注入发生血栓的颈动脉,起到溶栓的效果。动脉溶栓尿激酶的剂量一般是 10 万～30 万单位,有学者报道药物剂量还可适当加大。但急性脑梗死取得疗效的关键是掌握最佳的治疗时间窗,才会取得更好的效果,治疗时间窗比给药途径更重要。

(2)阿替普酶(rt-PA):rt-PA 是第一种获得美国食品药品监督管理局(FDA)批准的溶栓药,特异性作用于纤溶酶原,激活血块上的纤溶酶原,而对血循环中的纤溶酶原亲和力小。因纤溶酶赖氨酸结合部位已被纤维蛋白占据,血栓表面的 α_2-抗纤溶酶作用很弱,但血中的纤溶酶赖氨酸结合部位未被占据,故可被 α_2-抗纤溶酶很快灭活。因此,rt-PA 优点为局部溶栓,很少产生全身抗凝、纤溶状态,而且无抗原性。但 rt-PA 半衰期短(3～5 分钟),而且血循环中纤维蛋白原激活抑制物的活性高于 rt-PA,会有一定的血管再闭塞,故临床溶栓必须用大剂量连续静脉滴注。rt-PA 治疗剂量是 0.85～0.90 mg/kg,总剂量<90 mg,10％的剂量先予静脉推注,其余 90％的剂量在 24 小时内静脉滴注。

美国(美国脑卒中学会、美国心脏病协会分会,2007)更新的《急性缺血性脑卒中早期治疗指南》指出,早期治疗的策略性选择,发病接诊的当时第一阶段医师能做的就是 3 件事:①评价患者。②诊断、判断缺血的亚型。③分诊、介入、外科或内科,0～3 小时的治疗只有一个就是静脉溶栓,而且推荐使用 rt-PA。

《中国脑血管病防治指南》(卫计委疾病控制司、中华医学会神经病学分会,2004 年)建议:①对经过严格选择的发病 3 小时内的急性缺血性脑卒中患者,应积极采用静脉溶栓治疗,首选阿替普酶(rt-PA),无条件采用 rt-PA 时,可用尿激酶替代。②发病 3～6 小时的急性缺血性脑卒中患者,可应用静脉尿激酶溶栓治疗,但选择患者应更严格。③对发病 6 小时以内的急性缺血性脑卒中患者,在有经验和有条件的单位,可以考虑进行动脉内溶栓治疗研究。④基底动脉血栓形成的溶栓治疗时间窗和适应证,可以适当放宽。⑤超过时间窗溶栓,不会提高治疗效果,且会增加再灌注损伤和出血并发症,不宜溶栓,恢复期患者应禁用溶栓治疗。

美国《急性缺血性脑卒中早期处理指南》(美国脑卒中学会、美国心脏病协会分会,2007)Ⅰ级建议:MCA 梗死<6 小时的严重脑卒中患者,动脉溶栓治疗是可以选择的,或可选择静脉内滴注rt-PA;治疗要求患者处于一个有经验、能够立刻进行脑血管造影,且提供合格的介入治疗的脑卒中中心。鼓励相关机构界定遴选能进行动脉溶栓的个人标准。Ⅱ级建议:对于具有使用静脉溶栓禁忌证,诸如近期手术的患者,动脉溶栓是合理的。Ⅲ级建议:动脉溶栓的可获得性不应该一般地排除静脉内给 rt-PA。

(二)降纤治疗

降纤治疗可以降解血栓蛋白质,增加纤溶系统的活性,抑制血栓形成或促进血栓溶解。此类药物亦应早期应用,最好是在发病后 6 小时内,但没有溶栓药物严格,特别适应于合并高纤维蛋白原血症者。目前,国内纤溶药物种类很多,现介绍下面几种。

1.巴曲酶

巴曲酶又名东菱克栓酶,能分解纤维蛋白原,抑制血栓形成,促进纤溶酶的生成,而纤溶酶是溶解血栓的重要物质。巴曲酶的剂量和用法:第 1 天 10 BU,第 3 天和第 5 天各为 5～10 BU 稀释于100～250 mL 0.9％氯化钠注射液中,静脉滴注 1 小时以上。对治疗前纤维蛋白原在 4 g/L以上和突发性耳聋(内耳卒中)的患者,首次剂量为 15～20 BU,以后隔天 5 BU,疗程 1 周,必要时可增至 3 周。

2.精纯溶栓酶

精纯溶栓酶又名注射用降纤酶,是以我国尖吻蝮蛇(又名五步蛇)的蛇毒为原料,经现代生物技术分离、纯化而精制的蛇毒制剂。本品为缬氨酸蛋白水解酶,能直接作用于血中的纤维蛋白α-链释放出肽 A。此时生成的肽 A 血纤维蛋白体的纤维系统,诱发 t-PA 的释放,增加t-PA 的活性,促进纤溶酶的生成,使已形成的血栓得以迅速溶解。本品不含出血毒素,因此很少引起出血并发症。剂量和用法:首次 10 U 稀释于 100 mL 0.9％氯化钠注射液中缓慢静脉滴注,第 2 天10 U,第 3 天5～10 U。必要时可适当延长疗程,1 次5～10 U,隔天静脉滴注 1 次。

3.降纤酶

降纤酶曾用名蝮蛇抗栓酶、精纯抗栓酶和去纤酶。取材于东北白眉蝮蛇蛇毒,是单一成分蛋白水解酶。剂量和用法:急性缺血性脑卒中,首次 10 U 加入 0.9％氯化钠注射液 100～250 mL中静脉滴注,以后每天或隔天 1 次,连用 2 周。

4.注射用纤溶酶

从蝮蛇蛇毒中提取纤溶酶并制成制剂,其原理是利用抗体最重要的生物学特性——抗体与抗原能特异性结合,即抗体分子只与其相应的抗原发生结合。纤溶酶单克隆抗体纯化技术,就是用纤溶酶抗体与纤溶酶进行特异性结合,从而达到分离纯化纤溶酶,同时去除蛇毒中的出血毒素和神经毒。剂量和用法:对急性脑梗死(发病后 72 小时内)第 1～3 天每次 300 U 加入 5％葡萄糖注射液或 0.9％氯化钠注射液250 mL中静脉滴注,第 4～14 天每次 100～300 U。

5.安康乐得

安康乐得是马来西亚一种蝮蛇毒液的提纯物,是一种蛋白水解酶,能迅速有效地降低血纤维蛋白原,并可裂解纤维蛋白肽 A,导致低纤维蛋白血症。剂量和用法:2～5 AU/kg,溶于 250～500 mL 0.9％氯化钠注射液中,6～8 小时静脉滴注完,每天 1 次,连用 7 天。

《中国脑血管病防治指南》建议:①脑梗死早期(特别是 12 小时以内)可选用降纤治疗,高纤维蛋白血症更应积极降纤治疗。②应严格掌握适应证和禁忌证。

(三)抗血小板聚集药

抗血小板聚集药又称血小板功能抑制剂。随着对血栓性疾病发生机制认识的加深,发现血小板在血栓形成中起着重要的作用。近年来,抗血小板聚集药在预防和治疗脑梗死方面越来越引起人们的重视。

抗血小板聚集药主要包括血栓烷 A_2 抑制剂(阿司匹林)、ADP 受体拮抗剂(噻氯匹定、氯吡格雷)、磷酸二酯酶抑制剂(双嘧达莫)、糖蛋白(GP)Ⅱb/Ⅲa 受体拮抗剂和其他抗血小板药物。

1.阿司匹林

阿司匹林是一种强效的血小板聚集抑制剂。阿司匹林抗栓作用的机制,主要是基于对环氧化酶的不可逆性抑制,使血小板内花生四烯酸转化为血栓烷 A_2(TXA_2)受阻,因为 TXA_2 可使血小板聚集和血管平滑肌收缩。在脑梗死发生后,TXA_2 可增加脑血管阻力、促进脑水肿形成。小剂量阿司匹林,可以最大限度地抑制 TXA_2 和最低限度地影响前列环素(PGI_2),从而达到比较理想的效果。国际脑卒中实验协作组和 CAST 协作组两项非盲法随机干预研究表明,脑卒中发病后 48 小时内应用阿司匹林是安全有效的。

阿司匹林预防和治疗缺血性脑卒中效果的不恒定,可能与用药剂量有关。有些研究者认为每天给75～325 mg最为合适。有学者分别给患者口服阿司匹林每天 50 mg、100 mg、325 mg 和1 000 mg,进行比较,发现 50 mg/d 即可完全抑制 TXA_2 生成,出血时间从5.03分钟延长到6.96分钟,100 mg/d 出血时间7.78分钟,但 1 000 mg/d 反而缩减至 6.88分钟。也有人观察到口服阿司匹林 45 mg/d,尿内 TXA_2 代谢产物能被抑制95%,而尿内 PGI_2 代谢产物基本不受影响;每天 100 mg,则尿内 TXA_2 代谢产物完全被抑制,而尿内 PGI_2 代谢产物保持基线的25%～40%;若用 1 000 mg/d,则上述两项代谢产物完全被抑制。根据以上实验结果和临床体会提示,阿司匹林每天 100～150 mg 最为合适,既能达到预防和治疗的目的,又能避免发生不良反应。

《中国脑血管病防治指南》建议:①多数无禁忌证的未溶栓患者,应在脑卒中后尽早(最好48 小时内)开始使用阿司匹林。②溶栓患者应在溶栓 24 小时后,使用阿司匹林,或阿司匹林与双嘧达莫缓释剂的复合制剂。③阿司匹林的推荐剂量为 150～300 mg/d,分2 次服用,2～4 周后改为预防剂量(50～150 mg/d)。

2.氯吡格雷

由于噻氯匹定有明显的不良反应,已基本被淘汰,被第 2 代 ADP 受体拮抗剂氯吡格雷所取代。氯吡格雷和噻氯匹定一样对 ADP 诱导的血小板聚集有较强的抑制作用,对花生四烯酸、胶原、凝血酶、肾上腺素和血小板活化因子诱导的血小板聚集也有一定的抑制作用。与阿司匹林不同的是,它们对 ADP 诱导的血小板第 I 相和第 II 相的聚集均有抑制作用,且有一定的解聚作用。它还可以与红细胞膜结合,降低红细胞在低渗溶液中的溶解倾向,改变红细胞的变形能力。

氯吡格雷和阿司匹林均可作为治疗缺血性脑卒中的一线药物,多项研究都说明氯吡格雷的效果优于阿司匹林。氯吡格雷与阿司匹林合用防治缺血性脑卒中,比单用效果更好。氯吡格雷可用于预防颈动脉粥样硬化高危患者急性缺血事件。有文献报道23 例颈动脉狭窄患者,在颈动脉支架置入术前常规服用阿司匹林 100 mg/d,介入治疗前晚给予负荷剂量氯吡格雷 300 mg,术后服用氯吡格雷 75 mg/d,3 个月后经颈动脉彩超发现,新生血管内皮已完全覆盖支架,无血管闭塞和支架内再狭窄。

氯吡格雷的使用剂量为每次 50～75 mg,每天 1 次。它的不良反应与阿司匹林比较,发生胃肠道出血的风险明显降低,发生腹泻和皮疹的风险略有增加,但明显低于噻氯匹定。主要不良反应有头昏、头胀、恶心、腹泻,偶有出血倾向。氯吡格雷禁用于对本品过敏者及近期有活动性出血者。

3.双嘧达莫

双嘧达莫通过抑制磷酸二酯酶活性,阻止环腺苷酸(cAMP)的降解,提高血小板 cAMP 的水平,具有抗血小板黏附聚集的能力。双嘧达莫已作为预防和治疗冠心病、心绞痛的药物,而用于防治缺血性脑卒中的效果仍有争议。欧洲脑卒中预防研究(ESPS)大宗 RCT 研究认为双嘧达莫与阿司匹林联合防治缺血性脑卒中,疗效是单用阿司匹林或双嘧达莫的 2 倍,并不会导致更多的出血不良反应。

美国 FDA 最近批准了阿司匹林和双嘧达莫复方制剂用于预防脑卒中。这一复方制剂每片含阿司匹林 50 mg 和缓释双嘧达莫 400 mg。一项单中心大规模随机试验发现,与单用小剂量阿司匹林比较,这种复方制剂可使脑卒中发生率降低 22%,但这项资料的价值仍有争论。

双嘧达莫的不良反应轻而短暂,长期服用可有头痛、头晕、呕吐、腹泻、面红、皮疹和皮肤瘙痒等。

4.血小板糖蛋白(glycoprotein,GP)Ⅱb/Ⅲa 受体拮抗剂

GPⅡb/Ⅲa 受体拮抗剂是一种新型抗血小板药,其通过阻断 GPⅡb/Ⅲa 受体与纤维蛋白原配体的特异性结合,有效抑制各种血小板激活剂诱导的血小板聚集,进而防止血栓形成。GPⅡb/Ⅲa 受体是一种血小板膜蛋白,是血小板活化和聚集反应的最后通路。GPⅡb/Ⅲa 受体拮抗剂能完全抑制血小板聚集反应,是作用最强的抗血小板药。

GPⅡb/Ⅲa 受体拮抗剂分 3 类,即抗体类如阿昔单抗、肽类如依替巴肽和非肽类如替罗非班。这 3 种药物均获美国 FDA 批准应用。

该药还能抑制动脉粥样硬化斑块的其他成分,对预防动脉粥样硬化和修复受损血管壁起重要作用。GPⅡb/Ⅲa 受体拮抗剂在缺血性脑卒中二级预防中的剂量、给药途径、时间、监护措施及安全性等目前仍在探讨之中。

有报道对于阿替普酶(rt-PA)溶栓和球囊血管成形术机械溶栓无效的大血管闭塞和急性缺血性脑卒中患者,GPⅡb/Ⅲa 受体拮抗剂能够提高治疗效果。阿昔单抗的抗原性虽已减低,但仍有部分患者可引起变态反应。

5.西洛他唑

西洛他唑可抑制磷酸二酯酶(PDE),特别是 PDEⅢ,提高 cAMP 水平,从而起到扩张血管和抗血小板聚集的作用,常用剂量为每次 50～100 mg,每天 2 次。

为了检测西洛他唑对颅内动脉狭窄进展的影响,有学者进行了一项多中心双盲随机与安慰剂对照研究,将 135 例大脑中动脉 M1 段或基底动脉狭窄有急性症状者随机分为两组,一组接受西洛他唑 200 mg/d 治疗,另一组给予安慰剂治疗,所有患者均口服阿司匹林 100 mg/d,在进入试验和 6 个月后分别做 MRA 和 TCD 对颅内动脉狭窄程度进行评价。主要转归指标为 MRA 上有症状颅内动脉狭窄的进展,次要转归指标为临床事件和 TCD 的狭窄进展。西洛他唑组,45 例有症状颅内动脉狭窄者中有 3 例(6.7%)进展、11 例(24.4%)缓解;而安慰剂组 15 例(28.8%)进展、8 例(15.4%)缓解,两组差异有显著性意义。

有症状颅内动脉狭窄是一个动态变化的过程,西洛他唑有可能防止颅内动脉狭窄的进展。西洛他唑的不良反应可有皮疹、头晕、头痛、心悸、恶心、呕吐,偶有消化道出血、尿路出血等。

6.三氟柳

三氟柳的抗血栓形成作用是通过干扰血小板聚集的多种途径实现的,如不可逆性抑制环氧化酶(CoX)和阻断血栓素 A_2(TXA$_2$)的形成。三氟柳抑制内皮细胞 CoX 的作用极弱,不影响前列腺素合成。另外,三氟柳及其代谢产物 2-羟基-4-三氟甲基苯甲酸可抑制磷酸二酯酶,增加血小板和内皮细胞内 cAMP 的浓度,增强血小板的抗聚集效应,该药应用于人体时不会延长出血时间。

有研究将 2 113 例 TIA 或脑卒中患者随机分组,进行三氟柳(600 mg/d)或阿司匹林(325 mg/d)治疗,平均随访 30.1 个月,主要转归指标为非致死性缺血性脑卒中、非致死性心肌梗

死和血管性疾病死亡的联合终点,结果两组联合终点发生率、各个终点事件发生率和存活率均无明显差异,三氟柳组出血性事件发生率明显低于阿司匹林组。

7.沙格雷酯

沙格雷酯是 5-HT$_2$ 受体阻滞剂,具有抑制由 5-HT 增强的血小板聚集作用和由 5-HT 引起的血管收缩的作用,增加被减少的侧支循环血流量,改善周围循环障碍等。口服沙格雷酯后 1～5 小时即有抑制血小板的聚集作用,可持续 4～6 小时。口服每次 100 mg,每天 3 次。不良反应较少,可有皮疹、恶心、呕吐和胃部灼热感等。

8.曲克芦丁

曲克芦丁能抑制血小板聚集,防止血栓形成,同时能对抗 5-HT、缓激肽引起的血管损伤,增加毛细血管抵抗力,降低毛细血管通透性等。每次 200 mg,每天 3 次,口服;或每次 400～600 mg加入 5%葡萄糖注射液或 0.9%氯化钠注射液 250～500 mL 中静脉滴注,每天 1 次,可连用 15～30 天。不良反应较少,偶有恶心和便秘。

(四)扩血管治疗

扩张血管药目前仍然是广泛应用的药物,但脑梗死急性期不宜使用,因为脑梗死病灶后的血管处于血管麻痹状态,此时应用血管扩张药,能扩张正常血管,对病灶区的血管不但不能扩张,还要从病灶区盗血,称"偷漏现象"。因此,血管扩张药应在脑梗死发病 2 周后才应用。常用的扩张血管药有以下几种。

1.丁苯酞

丁苯酞每次 200 mg,每天 3 次,口服。偶见恶心,腹部不适,有严重出血倾向者忌用。

2.倍他司汀

倍他司汀每次 20 mg 加入 5%葡萄糖注射液 500 mL 中静脉滴注,每天1 次,连用 10～15 天;或每次8 mg,每天3 次,口服。有些患者会出现恶心、呕吐和皮疹等不良反应。

3.盐酸法舒地尔注射液

盐酸法舒地尔注射液每次 60 mg(2 支)加入 5%葡萄糖注射液或 0.9%氯化钠注射液250 mL中静脉滴注,每天1 次,连用 10～14 天。可有一过性颜面潮红、低血压和皮疹等不良反应。

4.丁咯地尔

丁咯地尔每次 200 mg 加入 5%葡萄糖注射液或 0.9%氯化钠注射液250～500 mL中,缓慢静脉滴注,每天1 次,连用 10～14 天。可有头痛、头晕、肠胃道不适等不良反应。

5.银杏达莫注射液

银杏达莫注射液每次 20 mL 加入 5%葡萄糖注射液或 0.9%氯化钠注射液 500 mL 中静脉滴注,每天 1 次,可连用14 天。偶有头痛、头晕、恶心等不良反应。

6.葛根素注射液

葛根素注射液每次 500 mg 加入 5%葡萄糖注射液或 0.9%氯化钠注射液 500 mL 中静脉滴注,每天 1 次,连用14 天。少数患者可出现皮肤瘙痒、头痛、头昏、皮疹等不良反应,停药后可自行消失。

7.灯盏花素注射液

灯盏花素注射液每次 20 mL(含灯盏花乙素 50 g)加入 5%葡萄糖注射液或 0.9%氯化钠注射液 250 mL 中静脉滴注,每天 1 次,连用 14 天。偶有头痛、头昏等不良反应。

(五)钙通道阻滞剂

钙通道阻滞剂是继 β 受体阻滞剂之后,脑血管疾病治疗中最重要的进展之一。正常时细胞内钙离子浓度为 10^{-9} mol/L,细胞外钙离子浓度比细胞内高 10 000 倍。在病理情况下,钙离子迅速内流到细胞内,使原有的细胞内外钙离子平衡破坏,结果造成:①由于血管平滑肌细胞内钙离子增多,导致血管痉挛,加重缺血、缺氧。②由于大量钙离子激活 ATP 酶,使 ATP 酶加速消耗,结果细胞内能量不足,多种代谢无法维持。③由于大量钙离子破坏了细胞膜的稳定性,使许多有害物质释放出来。④由于神经细胞内钙离子陡增,可加速已经衰竭的细胞死亡。使用钙通道阻滞剂的目的在于阻止钙离子内流到细胞内,阻断上述病理过程。

钙通道阻滞剂改善脑缺血和解除脑血管痉挛的可能机制:①解除缺血灶中的血管痉挛。②抑制肾上腺素能受体介导的血管收缩,增加脑组织葡萄糖利用率,继而增加脑血流量。③有梗死的半球内血液重新分布,缺血区脑血流量增加,高血流区血流量减少,对临界区脑组织有保护作用。几种常用的钙通道阻滞剂介绍如下。

1.尼莫地平

尼莫地平为选择性扩张脑血管作用最强的钙通道阻滞剂。口服,每次 40 mg,每天 3～4 次。注射液,每次24 mg,溶于 5%葡萄糖注射液 1 500 mL 中静脉滴注,开始注射时,1 mg/h,若患者能耐受,1 小时后增至2 mg/h,每天 1 次,连续用药 10 天,以后改用口服。德国 Bayer 药厂生产的尼莫同,每次口服30～60 mg,每天 3 次,可连用 1 个月。注射液开始 2 小时可按照 0.5 mg/h 静脉滴注,如果耐受性良好,尤其血压无明显下降时,可增至 1 mg/h,连用 7～10 天后改为口服。该药规格为尼莫同注射液 50 mL 含尼莫地平 10 mg,一般每天静脉滴注 10 mg。不良反应比较轻微,口服时可有一过性消化道不适、头晕、嗜睡和皮肤瘙痒等。静脉给药可有血压下降(尤其是治疗前有高血压者)、头痛、头晕、皮肤潮红、多汗、心率减慢或心率加快等。

2.尼卡地平

尼卡地平对脑血管的扩张作用强于外周血管的作用。每次口服 20 mg,每天 3～4 次,连用1～2 个月。可有胃肠道不适、皮肤潮红等不良反应。

3.氟桂利嗪

氟桂利嗪每次 5～10 mg,睡前服。有嗜睡、乏力等不良反应。

4.桂利嗪

桂利嗪每次口服 25 mg,每天 3 次。有嗜睡、乏力等不良反应。

(六)防治脑水肿

大面积脑梗死、出血性梗死的患者多有脑水肿,应给予降低颅压处理,如床头抬高 30°角,避免有害刺激、解除疼痛、适当吸氧和恢复正常体温等基本处理;有条件行颅内压测定者,脑灌注压应保持在 9.3 kPa(70 mmHg)以上;避免使用低渗和含糖溶液,如脑水肿明显者应快速给予降颅压处理。

1.甘露醇

甘露醇对缩小脑梗死面积与减轻病残有一定的作用。甘露醇除降低颅内压外,还可降低血液黏度、增加红细胞变形性、减少红细胞聚集、减少脑血管阻力、增加灌注压、提高灌注量、改善脑的微循环。同时,还可提高心排血量。每次 125～250 mL 静脉滴注,6 小时 1 次,连用 7～10 天。甘露醇治疗脑水肿疗效快、效果好。不良反应:降颅压有反跳现象,可能引起心力衰竭、肾功能损害、电解质紊乱等。

2.复方甘油注射液

复方甘油注射液能选择性脱出脑组织中的水分,可减轻脑水肿;在体内参加三羧酸循环代谢后转换成能量,供给脑组织,增加脑血流量,改善脑循环,因而有利于脑缺血病灶的恢复。每天500 mL静脉滴注,每天2次,可连用15～30天。静脉滴注速度应控制在2 mL/min,以免发生溶血反应。由于要控制静脉滴速,并不能用于急救。有大面积脑梗死的患者,有明显脑水肿甚至发生脑疝,一定要应用足量的甘露醇,或甘露醇与复方甘油同时或交替用药,这样可以维持恒定的降颅压作用和减少甘露醇的用量,从而减少甘露醇的不良反应。

3.七叶皂苷钠注射液

七叶皂苷钠注射液有抗渗出、消水肿、增加静脉张力、改善微循环和促进脑功能恢复的作用。每次25 mg加入5%葡萄糖注射液或0.9%氯化钠注射液250～500 mL中静脉滴注,每天1次,连用10～14天。

4.手术减压治疗

手术减压治疗主要适用于恶性大脑中动脉(MCA)梗死和小脑梗死。

(七)提高血氧和辅助循环

高压氧是有价值的辅助疗法,在脑梗死的急性期和恢复期都有治疗作用。最近研究提示,脑广泛缺血后,纠正脑的乳酸中毒或脑代谢产物积聚,可恢复神经功能。高压氧向脑缺血区域弥散,可使这些区域的细胞在恢复正常灌注前得以生存,从而减轻缺血缺氧后引起的病理改变,保护受损的脑组织。

(八)神经细胞活化剂

据一些药物试验研究报告,这类药物有一定的营养神经细胞和促进神经细胞活化的作用,但确切的效果,尚待进一步大宗临床验证和评价。

1.胞磷胆碱

胞磷胆碱参与体内卵磷脂的合成,有改善脑细胞代谢的作用和促进意识的恢复。每次750 mg加入5%葡萄糖注射液250 mL中静脉滴注,每天1次,连用15～30天。

2.三磷酸胞苷二钠

三磷酸胞苷二钠主要药效成分是三磷酸胞苷,该物质不仅能直接参与磷脂与核酸的合成,而且还间接参与磷脂与核酸合成过程中的能量代谢,有神经营养、调节物质代谢和抗血管硬化的作用。每次60～120 mg加入5%葡萄糖注射液250 mL中静脉滴注,每天1次,可连用10～14天。

3.小牛血去蛋白提取物

小牛血去蛋白提取物是一种小分子肽、核苷酸和寡糖类物质,不含蛋白质和致热原。其可促进细胞对氧和葡萄糖的摄取和利用,使葡萄糖的无氧代谢转向为有氧代谢,使能量物质生成增多,延长细胞生存时间,促进组织细胞代谢、功能恢复和组织修复。每次1 200～1 600 mg加入5%葡萄糖注射液500 mL中静脉滴注,每天1次,可连用15～30天。

4.依达拉奉

依达拉奉是一种自由基清除剂,有抑制脂自由基的生成、抑制细胞膜脂质过氧化连锁反应及抑制自由基介导的蛋白质、核酸不可逆的破坏作用,是一种脑保护药物。每次30 mg加入5%葡萄糖注射液250 mL中静脉滴注,每天2次,连用14天。

(九)其他内科治疗

1.调节和稳定血压

急性脑梗死患者的血压检测和治疗是一个存在争议的领域。因为血压偏低会减少脑血流灌注,加重脑梗死。在急性期,患者会出现不同程度的血压升高。原因是多方面的,如脑卒中后的应激反应、膀胱充盈、疼痛及机体对脑缺氧和颅内压升高的代偿反应等,且其升高的程度与脑梗死病灶大小和部位、疾病前是否患高血压有关。脑梗死早期的高血压处理取决于血压升高的程度及患者的整体情况。美国脑卒中学会(ASA)和欧洲脑卒中促进会(EUSI)都赞同:收缩压超过29.3 kPa(220 mmHg)或舒张压超过16.0 kPa(120 mmHg)以上,则应给予谨慎缓慢降压治疗,并严密观察血压变化,防止血压降得过低。然而有一些脑血管治疗中心,主张只有在出现下列情况才考虑降压治疗,如合并夹层动脉瘤、肾衰竭、心脏衰竭及高血压脑病时。但在溶栓治疗时,需及时降压治疗,应避免收缩压>24.7 kPa(185 mmHg),以防止继发性出血。降压推荐使用微输液泵静脉注射硝普钠,可迅速、平稳地降低血压至所需水平,也可用乌拉地尔、卡维地洛等。血压过低对脑梗死不利,应适当提高血压。

2.控制血糖

糖尿病是脑卒中的危险因素之一,并可加重急性脑梗死和局灶性缺血再灌注损伤。欧洲脑卒中组织(ESO)《缺血性脑卒中和短暂性脑缺血发作处理指南》[欧洲脑卒中促进会(EUSI),2008年]指出,已证实急性脑卒中后高血糖与大面积脑梗死、皮质受累及其功能转归不良有关,但积极降低血糖能否改善患者的临床转归,尚缺乏足够证据。如果过去没有糖尿病史,只是急性脑卒中后血糖应激性升高,则不必应用降糖措施,只需输液中尽量不用葡萄糖注射液似可降低血糖水平;有糖尿病史的患者必须同时应用降糖药适当控制高血糖;血糖超过10 mmol/L(180 mg/dL)时需降糖处理。

3.心脏疾病的防治

对并发心脏疾病的患者要采取相应防治措施,如果要应用甘露醇脱水治疗,则必须加用呋塞米以减少心脏负荷。

4.防治感染

对有吞咽困难或意识障碍的脑梗死患者,常常容易合并肺部感染,应给予相应抗生素和止咳化痰药物,必要时行气管切开,有利吸痰。

5.保证营养和水、电解质的平衡

特别是对有吞咽困难和意识障碍的患者,应采用鼻饲,保证营养、水与电解质的补充。

6.体温管理

在实验室脑卒中模型中,发热与脑梗死体积增大和转归不良有关。体温升高可能是中枢性高热或继发感染的结果,均与临床转归不良有关。应积极迅速找出感染灶并予以适当治疗,并可使用乙酰氨基酚进行退热治疗。

(十)康复治疗

脑梗死患者只要生命体征稳定,应尽早开始康复治疗,主要目的是促进神经功能的恢复。早期进行瘫痪肢体的功能锻炼和语言训练,防止关节挛缩和足下垂,可采用针灸、按摩、理疗和被动运动等措施。

七、预后与预防

(一)预后

(1)如果得到及时的治疗,特别是能及时在卒中单元获得早期溶栓疗法等系统规范的中西医结合治疗,可提高疗效,减少致残率,30%～50%以上的患者能自理生活,甚至恢复工作能力。

(2)脑梗死国外病死率为 6.9%～20%,其中颈内动脉系梗死为 17%,椎-基底动脉系梗死为18%。秦震等观察随访经 CT 证实的脑梗死 1～7 年的预后,发现:①累计生存率,6 个月为96.8%,12 个月为 91%,2 年 81.7%,3 年为 81.7%,4 年为 76.5%,5 年为 76.5%,6 年为 71%,7 年为 71%。急性期病死率为22.3%,其中颈内动脉系 22%,椎-基底动脉系 25%。意识障碍、肢体瘫痪和继发肺部感染是影响预后的主要因素。②累计病死率在开始半年内迅速上升,一年半达高峰。说明发病后一年半不能恢复自理者,继续恢复的可能性较小。

(二)预防

1.一级预防

一级预防是指发病前的预防,即通过早期改变不健康的生活方式,积极主动地控制危险因素,从而达到使脑血管疾病不发生或发病年龄推迟的目的。从流行病学角度看,只有一级预防才能降低人群发病率,所以对于病死率及致残率很高的脑血管疾病来说,重视并加强开展一级预防的意义远远大于二级预防。

对血栓形成性脑梗死的危险因素及其干预管理有下述几方面:服用降血压药物,有效控制高血压,防治心脏病,冠心病患者应服用小剂量阿司匹林,定期监测血糖和血脂,合理饮食和应用降糖药物和降脂药物,不抽烟、不酗酒,对动脉狭窄患者及无症状颈内动脉狭窄患者一般不推荐手术治疗或血管内介入治疗,对重度颈动脉狭窄(≥70%)的患者在有条件的医院可以考虑行颈动脉内膜切除术或血管内介入治疗。

2.二级预防

脑卒中首次发病后应尽早开展二级预防工作,可预防或降低再次发生率。二级预防有下述几个方面:要对第 1 次发病机制正确评估,管理和控制血压、血糖、血脂和心脏病,应用抗血小板聚集药物,颈内动脉狭窄的干预同一级预防,有效降低同型半胱氨酸水平等。

(宋珊珊)

第五节　腔隙性脑梗死

腔隙性脑梗死是指大脑半球深部白质和脑干等中线部位,由直径为 100～400 μm 的穿支动脉血管闭塞导致的脑梗死。所引起的病灶为 0.5～15.0 mm^3 的梗死灶。大多由大脑前动脉、大脑中动脉、前脉络膜动脉和基底动脉的穿支动脉闭塞所引起。脑深部穿动脉闭塞导致相应灌注区脑组织缺血、坏死、液化,由吞噬细胞将该处组织移走而形成小腔隙。好发于基底节、丘脑、内囊和脑桥的大脑皮质贯通动脉供血区。反复发生多个腔隙性脑梗死,称多发性腔隙性脑梗死。临床引起相应的综合征,常见的有纯运动性轻偏瘫、纯感觉性卒中、构音障碍-手笨拙综合征、共济失调性轻偏瘫和感觉运动性卒中。高血压和糖尿病是主要原因,特别是高血压尤为重要。腔隙性脑梗死占脑梗死的 20％～30％。

一、病因与发病机制

(一)病因

真正的病因和发病机制尚未完全清楚,但与下列因素有关。

1.高血压

长期高血压作用于小动脉及微小动脉壁,致脂质透明变性,管腔闭塞,产生腔隙性病变。舒张压增高是多发性腔隙性脑梗死的常见原因。

2.糖尿病

糖尿病时血浆低密度脂蛋白及极低密度脂蛋白的浓度增高,引起脂质代谢障碍,促进胆固醇合成,从而加速、加重动脉硬化的形成。

3.微栓子(无动脉病变)

各种类型小栓子阻塞小动脉导致腔隙性脑梗死,如胆固醇、红细胞增多症、纤维蛋白等。

4.血液成分异常

血液成分异常如红细胞增多症、血小板增多症和高凝状态,也可导致发病。

(二)发病机制

腔隙性脑梗死的发病机制还不完全清楚。微小动脉粥样硬化被认为是症状性腔隙性脑梗死常见的发病机制。在慢性高血压患者中,在粥样硬化斑为 $100～400~\mu m$ 的小动脉中,也能发现动脉狭窄和闭塞。颈动脉粥样斑块,尤其是多发性斑块,可能会导致腔隙性脑梗死;脑深部穿动脉闭塞,导致相应灌注区脑组织缺血、坏死,由吞噬细胞将该处脑组织移走,遗留小腔,因而导致该部位神经功能缺损。

二、病理

腔隙性脑梗死灶呈不规则圆形、卵圆形或狭长形。累及管径在 $100～400~\mu m$ 的穿动脉,梗死部位主要在基底节(特别是壳核和丘脑)、内囊和脑桥的白质。大多数腔隙性脑梗死位于豆纹动脉分支、大脑后动脉的丘脑深穿支和基底动脉的旁中央支供血区。阻塞常发生在深穿支的前半部分,因而梗死灶均较小,大多数直径为0.2～15 mm。病变血管可见透明变性、玻璃样脂肪变、玻璃样小动脉坏死、血管壁坏死和小动脉硬化等。

三、临床表现

本病常见于 40～60 岁以上的中老年人。腔隙性脑梗死患者中高血压的发病率约为 75％,糖尿病的发病率为 25％～35％,有 TIA 史者约有 20％。

(一)症状和体征

临床症状一般较轻,体征单一,一般无头痛、颅内高压症状和意识障碍。由于病灶小,又常位于脑的静区,故许多腔隙性脑梗死在临床上无症状。

(二)临床综合征

Fisher 根据病因、病理和临床表现,归纳为 21 种综合征,常见的有以下几种。

1.纯运动性轻偏瘫(pure motor hemiparesis,PMH)

PMH 最常见,约占 60％,有病灶对侧轻偏瘫,而不伴失语、感觉障碍和视野缺损,病灶多在内囊和脑干。

2.纯感觉性卒中(pure sensory stroke,PSS)

PSS 约占 10%,表现为病灶对侧偏身感觉障碍,也可伴有感觉异常,如麻木、烧灼和刺痛感。病灶在丘脑腹后外侧核或内囊后肢。

3.构音障碍-手笨拙综合征(dysarthric-clumsy hand syndrome,DCHS)

DCHS 约占 20%,表现为构音障碍、吞咽困难,病灶对侧轻度中枢性面、舌瘫,手的精细运动欠灵活,指鼻试验欠稳。病灶在脑桥基底部或内囊前肢及膝部。

4.共济失调性轻偏瘫(ataxic-hemiparesis,AH)

AH 病灶同侧共济失调和病灶对侧轻偏瘫,下肢重于上肢,伴有锥体束征。病灶多在放射冠汇集至内囊处,或脑桥基底部皮质脑桥束受损所致。

5.感觉运动性卒中(sensorimotor stroke,SMS)

SMS 少见,以偏身感觉障碍起病,再出现轻偏瘫,病灶位于丘脑腹后核及邻近内囊后肢。

6.腔隙状态

腔隙状态由 Marie 提出,由于多次腔隙性脑梗死后,有进行性加重的偏瘫、严重的精神障碍、痴呆、平衡障碍、二便失禁、假性延髓性麻痹、双侧锥体束征和类帕金森综合征等。近年,由于有效控制血压及治疗的进步,现在已很少见。

四、辅助检查

(一)神经影像学检查

1.颅脑 CT

非增强 CT 扫描显示为基底节区或丘脑呈卵圆形低密度灶,边界清楚,直径为 10~15 mm。由于病灶小,占位效应轻微,一般仅为相邻脑室局部受压,多无中线移位,梗死密度随时间逐渐减低,4 周后接近脑脊液密度,并出现萎缩性改变。增强扫描于梗死后 3 天至 1 个月可能发生均一或斑块性强化,以 2~3 周明显,待达到脑脊液密度时,则不再强化。

2.颅脑 MRI

MRI 显示比 CT 优越,尤其是对脑桥的腔隙性脑梗死和新旧腔隙性脑梗死的鉴别有意义,增强后能提高阳性率。颅脑 MRI 检查在 T_2W 像上显示高信号,是小动脉阻塞后新的或陈旧的病灶。T_1WI 和 T_2WI 分别表现为低信号和高信号斑点状或斑片状病灶,呈圆形、椭圆形或裂隙形,最大直径常为数毫米,一般不超过 1 cm。急性期 T_1WI 的低信号和 T_2WI 的高信号,常不及慢性期明显,由于水肿的存在,使病灶看起来常大于实际梗死灶。注射造影剂后,T_1WI 急性期、亚急性期和慢性期病灶显示增强,呈椭圆形、圆形,也可呈环形。

3.CT 血管成像(CTA)、磁共振血管成像(MRA)

CTA、MRA 了解颈内动脉有无狭窄及闭塞程度。

(二)超声检查

经颅多普勒超声(TCD)检查,了解颈内动脉狭窄及闭塞程度;三维B超检查,了解颈内动脉粥样硬化斑块的大小和厚度。

(三)血液学检查

血液学检查了解有无糖尿病和高脂血症等。

五、诊断与鉴别诊断

(一)诊断

(1)中老年人发病,多数患者有高血压病史,部分患者有糖尿病史或 TIA 史。

(2)急性或亚急性起病,症状比较轻,体征比较单一。

(3)临床表现符合 Fisher 描述的常见综合征之一。

(4)颅脑 CT 或 MRI 发现与临床神经功能缺损一致的病灶。

(5)预后较好,恢复较快,大多数患者不遗留后遗症状和体征。

(二)鉴别诊断

1.小量脑出血

小量脑出血均为中老年发病,有高血压和急起的偏瘫和偏身感觉障碍。但小量脑出血头颅 CT 显示高密度灶即可鉴别。

2.脑囊虫病

CT 均表现为低信号病灶。但是,脑囊虫病 CT 呈多灶性、小灶性和混合灶性病灶,临床表现常有头痛和癫痫发作,血和脑脊液囊虫抗体阳性,可供鉴别。

六、治疗

(一)抗血小板聚集药物

抗血小板聚集药物是预防和治疗腔隙性脑梗死的有效药物。

1.肠溶阿司匹林(或拜阿司匹林)

肠溶阿司匹林每次 100 mg,每天 1 次,口服,可连用 6～12 个月。

2.氯吡格雷

氯吡格雷每次 50～75 mg,每天 1 次,口服,可连用半年。

3.西洛他唑

西洛他唑每次 50～100 mg,每天 2 次,口服。

4.曲克芦丁

曲克芦丁每次 200 mg,每天 3 次,口服;或每次 400～600 mg 加入 5％葡萄糖注射液或0.9％氯化钠注射液500 mL中静脉滴注,每天 1 次,可连用 20 天。

(二)钙通道阻滞剂

1.氟桂利嗪

氟桂利嗪每次 5～10 mg,睡前口服。

2.尼莫地平

尼莫地平每次 20～30 mg,每天 3 次,口服。

3.尼卡地平

尼卡地平每次 20 mg,每天 3 次,口服。

(三)血管扩张药

1.丁苯酞

丁苯酞每次 200 mg,每天 3 次,口服。偶见恶心、腹部不适,有严重出血倾向者忌用。

2.丁咯地尔

丁咯地尔每次 200 mg 加入 5% 葡萄糖注射液或 0.9% 氯化钠注射液 250 mL 中静脉滴注,每天 1 次,连用10～14 天;或每次 200 mg,每天 3 次,口服。可有头痛、头晕和恶心等不良反应。

3.倍他司汀

倍他司汀每次 6～12 mg,每天 3 次,口服。可有恶心、呕吐等不良反应。

(四)内科病的处理

有效控制高血压、糖尿病、高脂血症等,坚持药物治疗,定期检查血压、血糖、血脂、心电图和有关血液流变学指标。

七、预后与预防

(一)预后

Marie 和 Fisher 认为腔隙性脑梗死一般预后良好,下述几种情况影响本病的预后。

(1)梗死灶的部位和大小,如腔隙性脑梗死发生在脑的重要部位——脑桥和丘脑,以及大的和多发性腔隙性脑梗死者预后不良。

(2)有反复 TIA 发作,有高血压、糖尿病和严重心脏病(缺血性心脏病、心房颤动和心脏瓣膜病等),症状没有得到很好控制者预后不良。据报道,1 年内腔隙性脑梗死的复发率为 10%～18%;腔隙性脑梗死,特别是多发性腔隙性脑梗死半年后约有 23% 的患者发展为血管性痴呆。

(二)预防

控制高血压、防治糖尿病和 TIA 是预防腔隙性脑梗死发生和复发的关键。

(1)积极处理危险因素。①血压的调控:长期高血压是腔隙性脑梗死主要的危险因素之一。在降血压药物方面无统一规定应用的药物。选用降血压药物的原则是既要有效和持久的降低血压,又不至于影响重要器官的血流量。可选用钙通道阻滞剂,如硝苯地平缓释片,每次20 mg,每天 2 次,口服;或尼莫地平,每次 30 mg,每天 1 次,口服。也可选用血管紧张素转换酶抑制剂(ACEI),如卡托普利,每次12.5～25 mg,每天 3 次,口服;或贝拉普利,每次5～10 mg,每天 1 次,口服。②调控血糖:糖尿病也是腔隙性脑梗死主要的危险因素之一。要积极控制血糖,注意饮食与休息。③调控高血脂:可选用辛伐他汀,每次 10～20 mg,每天 1 次,口服;或洛伐他汀,每次20～40 mg,每天 1～2 次,口服。④积极防治心脏病:要减轻心脏负荷,避免或慎用增加心脏负荷的药物,注意补液速度及补液量;对有心肌缺血、心肌梗死者应在心血管内科医师的协助下进行药物治疗。

(2)可以较长时期应用抗血小板聚集药物,如阿司匹林、氯吡格雷和中药活血化瘀药物。

(3)生活规律,心情舒畅,饮食清淡,适宜的体育锻炼。

(宋珊珊)

第六节　颈动脉粥样硬化

颈动脉粥样硬化是指双侧颈总动脉、颈总动脉分叉处及颈内动脉颅外段的管壁僵硬,内膜-中层增厚(IMT),内膜下脂质沉积,斑块形成及管腔狭窄,最终可导致脑缺血性损害。

颈动脉粥样硬化与种族有关,白种男性老年人颈动脉粥样硬化的发病率最高,在美国约35％的缺血性脑血管病由颈动脉粥样硬化引起,因此对颈动脉粥样硬化的防治一直是西方国家研究的热点,如北美症状性颈动脉内膜切除试验(NASCET)和欧洲颈动脉外科试验(ECST)。我国对颈动脉粥样硬化的研究起步较晚,目前尚缺乏像 NASCET 和 EC-ST 等大宗试验数据,但随着诊断技术的发展,如高分辨率颈部双功超声、磁共振血管造影和 TCD 等的应用,人们对颈动脉粥样硬化在脑血管疾病中重要性的认识已明显提高,我国现已开展颈动脉内膜剥脱术及经皮血管内支架形成等治疗。

颈动脉粥样硬化的危险因素与一般动脉粥样硬化相似,如高血压、糖尿病、高血脂、吸烟、肥胖等。颈动脉粥样硬化引起脑缺血的机制有两点:①动脉-动脉栓塞,栓子可以是粥样斑块基础上形成的附壁血栓脱落,或斑块本身破裂脱落;②血流动力学障碍。人们一直以为血流动力学障碍是颈动脉粥样硬化引起脑缺血的主要发病机制,因此把高度颈动脉狭窄(＞70％)作为防治的重点,如采用颅外-颅内分流术以改善远端供血,但结果并未能降低同侧卒中的发病率,原因是颅外-颅内分流术并未能消除栓子源,仅仅是绕道而不是消除颈动脉斑,因此不能预防栓塞性卒中。现已认为,脑缺血的产生与斑块本身的结构和功能状态密切相关,斑块的稳定性较之斑块的体积有更大的临床意义。动脉-动脉栓塞可能是缺血性脑血管病最主要的病因,颈动脉粥样硬化斑块是脑循环动脉源性栓子的重要来源。因此,有必要提高对颈动脉粥样硬化的认识,并在临床工作中加强对颈动脉粥样硬化的防治。

一、临床表现

颈动脉粥样硬化引起的临床症状,主要为短暂过性脑缺血发作(TIA)及脑梗死。

(一)TIA

脑缺血症状多在 2 分钟(＜5 分钟)内达高峰,多数持续 2～15 分钟,仅数秒的发作一般不是 TIA。TIA 持续时间越长(＜24 小时),遗留梗死灶的可能性越大,称为伴一过性体征的脑梗死,不过在治疗上与传统 TIA 并无区别。

1.运动和感觉症状

运动症状包括单侧肢体无力,动作笨拙或瘫痪。感觉症状为对侧肢体麻木和感觉减退。运动和感觉症状往往同时出现,但也可以是纯运动或纯感觉障碍。肢体瘫痪的程度从肌力轻度减退至完全性瘫痪,肢体麻木可无客观的浅感觉减退。如果出现一过性失语,提示优势半球 TIA。

2.视觉症状

一过性单眼黑蒙是同侧颈内动脉狭窄较特异的症状,患者常描述为"垂直下沉的阴影",或像"窗帘拉拢"。典型发作持续仅数秒或数分钟,并可反复、刻板发作。若患者有一过性单眼黑蒙伴对侧肢体 TIA,则高度提示黑蒙侧颈动脉粥样硬化狭窄。

严重颈动脉狭窄可引起一种少见的视觉障碍,当患者暴露在阳光下时,病变同侧单眼失明,在回到较暗环境后数分钟或数小时视力才能逐渐恢复。其发生的机制尚未明。

3.震颤

颈动脉粥样硬化可引起肢体震颤,往往在姿势改变,行走或颈部过伸时出现。这种震颤常发生在肢体远端,单侧,较粗大,且无节律性(3～12 Hz),持续数秒至数分钟,发作时不伴意识改变。脑缺血产生肢体震颤的原因也未明。

4.颈部杂音

颈动脉粥样硬化使动脉部分狭窄,血液出现涡流,用听诊器可听到杂音。下颌角处舒张期杂音高度提示颈动脉狭窄。颈内动脉虹吸段狭窄可出现同侧眼部杂音。但杂音对颈动脉粥样硬化无定性及定位意义,仅 50%～60% 的颈部杂音与颈动脉粥样硬化有关,在 45 岁以上人群中,3%～4% 有无症状颈部杂音。过轻或过重的狭窄由于不能形成涡流,因此常无杂音。当一侧颈动脉高度狭窄或闭塞时,病变对侧也可出现杂音。

(二)脑梗死

颈动脉粥样硬化可引起脑梗死,出现持久性的神经功能缺失,在头颅 CT、MRI 扫描可显示大脑中动脉和大脑前动脉供血区基底节及皮质下梗死灶,梗死灶部位与临床表现相符。与其他病因所致的脑梗死不同,颈动脉粥样硬化引起的脑梗死常先有 TIA,可呈阶梯状发病。

二、诊断

(一)超声检查

超声检查可评价早期颈动脉粥样硬化及病变的进展程度,是一种方便、常用的方法。国外近 70% 的颈动脉粥样硬化患者经超声检查即可确诊。在超声检查中应用较多的是双功能超声(Dus)。Dus 是多普勒血流超声与显像超声相结合,能反映颈动脉血管壁,斑块形态及血流动力学变化。其测定参数包括颈动脉内膜、内膜-中层厚度(IMT)、斑块大小及斑块形态、测量管壁内径并计算狭窄程度及颈动脉血流速度。IMT 是反映早期颈动脉硬化的指标,若 IMT ≥1 mm 即提示有早期动脉硬化。斑块常发生在颈总动脉分叉处及颈内动脉起始段,根据形态分为扁平型、软斑、硬斑和溃疡型四型。斑块的形态较斑块的体积有更重要的临床意义,不稳定的斑块如软斑,特别是溃疡斑,更易合并脑血管疾病。目前有 4 种方法来计算颈动脉狭窄程度:NASCET 法、ECST 法、CC 法和 CSI 法。采用较多的是 NASCET 法:狭窄率＝[1－最小残存管径(MRI)/狭窄远端管径(DL)]×100%。依据血流速度增高的程度,可粗略判断管腔的狭窄程度。

随着超声检查分辨率的提高,特别是其对斑块形态和溃疡的准确评价,使 DUS 在颈动脉粥样硬化的诊断和治疗方法的选择上具有越来越重要的临床实用价值。但 Dus 也有一定的局限性,超声检查与操作者的经验密切相关,其结果的准确性易受人为因素影响。另外,Dus 不易区别高度狭窄与完全性闭塞,而两者的治疗方法截然不同。因此,当 DUS 提示动脉闭塞时,应做血管造影证实。

(二)磁共振血管造影

磁共振血管造影(MRA)是 20 世纪 80 年代出现的一项无创性新技术,检查时不需注射对比剂,对人体无损害。MRA 对颈动脉粥样硬化评价的准确性在 85% 以上,若与 DUS 相结合,则可大大提高无创性检查的精确度。只有当 DUS 与 MRA 检查结果不一致时,才需做血管造影。MRA 的局限性在于费用昂贵,对狭窄程度的评价有偏大倾向。

(三)血管造影

血管造影,特别是数字减影血管造影(DSA),仍然是判断颈动脉狭窄的"金标准"。在选择是否采用手术治疗和手术治疗方案时,相当多患者仍需做 DSA。血管造影的特点在于对血管狭窄的判断有很高的准确性。缺点是不易判断斑块的形态。

(四)鉴别诊断

1.椎-基底动脉系统 TIA

当患者表现为双侧运动或感觉障碍,眩晕、复视、构音障碍和同向视野缺失时,应考虑是后循环病变而非颈动脉粥样硬化。一些交替性的神经症状,如先左侧然后右侧的偏瘫,往往提示后循环病变、心源性栓塞或弥散性血管病变。

2.偏头痛

25％～35％的缺血性脑血管病伴有头痛,且典型偏头痛发作也可伴发神经系统定位体征,易与 TIA 混淆。两者的区别在于偏头痛引起的定位体征为兴奋性的,如感觉过敏、视幻觉、不自主运动等。偏头痛患者常有类似的反复发作史和家族史。

三、治疗

治疗动脉粥样硬化的方法亦适用于颈动脉粥样硬化,如戒烟、加强体育活动、减轻肥胖、控制高血压及降低血脂等。

(一)内科治疗

内科治疗的目的在于阻止动脉粥样硬化的进展,预防脑缺血的发生及预防手术后病变的复发。目前,尚未完全证实内科治疗可逆转和消退颈动脉粥样硬化。

1.抗血小板聚集药治疗

抗血小板聚集药治疗的目的是阻止动脉粥样硬化斑块表面生成血栓,预防脑缺血的发作。阿司匹林是目前使用最广泛的抗血小板药,长期服用可较显著地降低心脑血管疾病发生的危险性。阿司匹林的剂量 30～1 300 mg/d 均有效。目前还没有证据说明大剂量阿司匹林较小剂量更有效,因此对绝大多数患者而言,50～325 mg/d 是推荐剂量。

对阿司匹林治疗无效的患者,一般不主张用加大剂量来增强疗效。此时,可选择替换其他抗血小板聚集药,或改用口服抗凝剂。

2.抗凝治疗

当颈动脉粥样硬化患者抗血小板聚集药治疗无效,或不能耐受抗血小板聚集药治疗时,可采用抗凝治疗。最常用的口服抗凝剂是华法林。

(二)颈动脉内膜剥脱术

对高度狭窄(70％～99％)的症状性颈动脉粥样硬化患者,首选的治疗方法是动脉内膜剥脱术(CEA)。CEA 不仅减少了脑血管疾病的发病率,也降低了因反复发作脑缺血而增加医疗费用。

四、康复

对于无症状性颈动脉粥样硬化,年龄与颈动脉粥样硬化密切相关,被认为是颈动脉粥样硬化的主要危险因素之一。国内一组 1 095 例无症状人群的 DUS 普查发现:60 岁以下、60～70 岁和 70 岁以上人群,颈动脉粥样硬化的发病率分别是 3.7％、24.2％及 54.8％。若患者有冠心病或周围血管病,则约 1/3 的患者一侧颈动脉粥样硬化狭窄程度超过 50％。因此,对高龄,特别是具有动脉粥样硬化危险因素的患者,应考虑到无症状性颈动脉粥样硬化的可能,查体时注意有无颈部血管杂音,必要时选作相应的辅助检查。

有报道无症状性颈动脉狭窄的 3 年卒中危险率为 2.1％。从理论上讲,无症状性颈动脉粥样硬化随着病情的发展,特别是狭窄程度超过 50% 的患者,产生 TIA、脑梗死等临床症状的可能性增大,欧洲一项针对无症状性颈动脉粥样硬化的研究表明,颈动脉狭窄程度越高,3 年卒中危险率增加。

由于无症状性颈动脉粥样硬化 3 年卒中危险率仅 2.1%,因此对狭窄程度超过 70% 的无症状患者,是否采用颈动脉内膜剥脱术,目前尚无定论。由于手术本身的危险性,因此,目前对无症状性颈动脉粥样硬化仍以内科治疗为主,同时密切随访。

(霍 莹)

第七节 短暂性脑缺血发作

短暂性脑缺血发作(transient ischemic attack,TIA)是指因脑血管病变引起的短暂性、局限性脑功能缺失或视网膜功能障碍。临床症状一般持续 10~20 分钟,多在 1 小时内缓解,最长不超过 24 小时,不遗留神经功能缺失症状,结构性影像学(CT、MRI)检查无责任病灶。凡临床症状持续超过 1 小时且神经影像学检查有明确病灶者不宜称为 TIA。

1975 年,曾将 TIA 定义限定为 24 小时,这是基于时间(time-based)的定义。2002 年,美国 TIA 工作组提出了新的定义,即由于局部脑或视网膜缺血引起的短暂神经功能缺损发作,典型临床症状持续不超过 1 小时,且无急性脑梗死的证据。TIA 新的基于组织学(tissue-based)的定义以脑组织有无损伤为基础,更有利于临床医师及时进行评价,使急性脑缺血能得到迅速干预。

流行病学统计表明,15% 的脑卒中患者曾发生过 TIA。不包括未就诊的患者,美国每年 TIA 发作人数估计为 20 万~50 万例。TIA 发生脑卒中率明显高于一般人群,TIA 后第 1 个月内发生脑梗死者占 4%~8%;1 年内 12%~13%;5 年内增至 24%~29%。TIA 患者发生脑卒中在第 1 年内较一般人群高 13~16 倍,是最严重的"卒中预警"事件,也是治疗干预的最佳时机,频发 TIA 更应以急诊处理。

一、病因与发病机制

(一)病因

TIA 病因各有不同,主要是动脉粥样硬化和心源性栓子。多数学者认为微栓塞或血流动力学障碍是 TIA 发病的主要原因,90% 左右的微栓子来源于心脏和动脉系统,动脉粥样硬化是 50 岁以上患者 TIA 的最常见原因。

(二)发病机制

TIA 的真正发病机制至今尚未完全阐明,主要有血流动力学改变学说和微栓子学说。

1.血流动力学改变学说

TIA 的主要原因是血管本身病变。动脉粥样硬化造成大血管的严重狭窄,由于病变血管自身调节能力下降,当一些因素引起灌注压降低时,病变血管支配区域的血流就会显著下降,同时又可能存在全血黏度增高、红细胞变形能力下降和血小板功能亢进等血液流变学改变,促进了微循环障碍的发生,而使局部血管无法保持血流量的恒定,导致相应供血区域 TIA 的发生。血流动力学型 TIA 在大动脉严重狭窄基础上合并血压下降,导致远端一过性脑供血不足症状,当血压回升时症状可缓解。

2.微栓子学说

大动脉的不稳定粥样硬化斑块破裂,脱落的栓子随血流移动,阻塞远端动脉,随后栓子很快发生自溶,临床表现为一过性缺血发作。动脉的微栓子来源最常见的部位是颈内动脉系统。心源性栓子为微栓子的另一来源,多见于心房颤动、心瓣膜疾病及左心室血栓形成。

3.其他学说

脑动脉痉挛、受压学说,如脑血管受到各种刺激造成的痉挛或由于颈椎骨质增生压迫椎动脉造成缺血;颅外血管盗血学说,如锁骨下动脉严重狭窄,椎动脉脑血流逆行,导致颅内灌注不足等。

TIA 常见的危险因素包括高龄、高血压、抽烟、心脏病(冠心病、心律失常、充血性心力衰竭和心脏瓣膜病)、高血脂、糖尿病和糖耐量异常、肥胖、不健康饮食、体力活动过少、过度饮酒、口服避孕药或绝经后雌激素的应用、高同型半胱氨酸血症、抗心磷脂抗体综合征及蛋白 C/蛋白 S 缺乏症等。

二、病理

发生缺血部位的脑组织常无病理改变,但部分患者可见脑深部小动脉发生闭塞而形成的微小梗死灶,其直径常<1.5 mm。主动脉弓发出的大动脉、颈动脉可见动脉粥样硬化性改变、狭窄或闭塞。颅内动脉也可有动脉粥样硬化性改变,或可见动脉炎性浸润。另外,可有颈动脉或椎动脉过长或扭曲。

三、临床表现

TIA 多发于老年人,男性多于女性。发病突然,恢复完全,不遗留神经功能缺损的症状和体征,多有反复发作的病史。持续时间短暂,一般为 10~15 分钟,颈内动脉系统平均为 14 分钟,椎-基底动脉系统平均为 8 分钟,每天可有数次发作,发作间期无神经系统症状及阳性体征。颈内动脉系统 TIA 与椎-基底动脉系统 TIA 相比,发作频率较少,但更容易进展为脑梗死。

TIA 神经功能缺损的临床表现依据受累的血管供血范围而不同,临床常见的神经功能缺损有以下两种。

(一)颈动脉系统 TIA

颈动脉系统 TIA 最常见的症状为对侧面部或肢体的一过性无力和感觉障碍、偏盲,偏侧肢体或单肢的发作性轻瘫最常见,通常以上肢和面部较重,优势半球受累可出现语言障碍。单眼视力障碍为颈内动脉系统 TIA 所特有,短暂的单眼黑蒙是颈内动脉分支——眼动脉缺血的特征性症状,表现为短暂性视物模糊、眼前灰暗感或云雾状。

(二)椎-基底动脉系统 TIA

椎-基底动脉系统 TIA 常见症状为眩晕、头晕、平衡障碍、复视、构音障碍、吞咽困难、皮质性盲和视野缺损、共济失调、交叉性肢体瘫痪或感觉障碍。脑干网状结构缺血可能由于双下肢突然失张力,造成跌倒发作。颞叶、海马和边缘系统等部位缺血可能出现短暂性全面性遗忘症,表现为突发的一过性记忆丧失,时间、空间定向力障碍,患者有自知力,无意识障碍,对话、书写和计算能力保留,症状可持续数分钟至数小时。

血流动力学型 TIA 与微栓塞型 TIA 在临床表现上也有所区别(表 3-3)。

表 3-3　血流动力学型 TIA 与微栓塞型 TIA 的临床鉴别要点

临床表现	血流动力学型	微栓塞型
发作频率	密集	稀疏
持续时间	短暂	较长
临床特点	刻板	多变

四、辅助检查

治疗的结果与确定病因直接相关,辅助检查的目的就在于确定病因及危险因素。

(一)TIA 的神经影像学表现

普通 CT 和 MRI 扫描正常。MRI 灌注成像(PWI)表现可有局部脑血流减低,但不出现 DWI 的影像异常。TIA 作为临床常见的脑缺血急症,要进行快速的综合评估,尤其是 MRI 检查(包括 DWI 和 PWI),以便鉴别脑卒中、确定半暗带、制订治疗方案和判断预后。CT 检查可以排除脑出血、硬膜下血肿、脑肿瘤、动静脉畸形和动脉瘤等临床表现与 TIA 相似的疾病,必要时需行腰椎穿刺以排除蛛网膜下腔出血。CT 血管成像(CTA)、磁共振血管成像(MRA)有助于了解血管情况。梗死型 TIA 的概念是指临床表现为 TIA,但影像学上有脑梗死的证据,早期的 MRI 弥散成像(DWI)检查发现,20%～40%临床上表现为 TIA 的患者存在梗死灶。但实际上根据 TIA 的新概念,只要出现了梗死灶就不能诊断为 TIA。

(二)血浆同型半胱氨酸检查

血浆同型半胱氨酸(hcy)浓度与动脉粥样硬化程度密切相关,血浆 hcy 水平升高是全身性动脉硬化的独立危险因素。

(三)其他检查

TCD 检查可发现颅内动脉狭窄,并且可进行血流状况评估和微栓子检测。血常规和生化检查也是必要的,神经心理学检查可能发现轻微的脑功能损害。双侧肱动脉压、桡动脉搏动、双侧颈动脉及心脏有无杂音、全血和血小板检查、血脂、空腹血糖及糖耐量、纤维蛋白原、凝血功能、抗心磷脂抗体、心电图、心脏及颈动脉超声、TCD 和 DSA 等,有助于发现 TIA 的病因和危险因素、评判动脉狭窄程度、评估侧支循环建立程度和进行微栓子的检测;有条件时应考虑经食管超声心动图检查,可能发现卵圆孔未闭等心源性栓子的来源。

五、诊断与鉴别诊断

(一)诊断

诊断只能依靠病史,根据血管分布区内急性短暂神经功能障碍与可逆性发作特点,结合 CT 排除出血性疾病可考虑 TIA。确立 TIA 诊断后应进一步进行病因、发病机制的诊断和危险因素分析。TIA 和脑梗死之间并没有截然的区别,两者应被视为一个疾病动态演变过程的不同阶段,应尽可能采用"组织学损害"的标准界定两者。

(二)鉴别诊断

鉴别需要考虑其他可以导致短暂性神经功能障碍发作的疾病。

1.局灶性癫痫后出现的 Todd 麻痹

局限性运动性发作后可能遗留短暂的肢体无力或轻偏瘫,持续 0.5～36 小时后可消除。患者有明确的癫痫病史,EEG 可见局限性异常,CT 或 MRI 可能发现脑内病灶。

2.偏瘫型偏头痛

偏瘫型偏头痛多于青年期发病,女性多见,可有家族史,头痛发作的同时或过后出现同侧或对侧肢体不同程度瘫痪,并可在头痛消退后持续一段时间。

3.晕厥

晕厥为短暂性弥漫性脑缺血、缺氧所致,表现为短暂性意识丧失,常伴有面色苍白、大汗和血压下降,EEG 多数正常。

4.梅尼埃病

梅尼埃病发病年龄较轻,发作性眩晕、恶心和呕吐可与椎-基底动脉系统 TIA 相似,反复发作常合并耳鸣及听力减退,症状可持续数小时至数天,但缺乏中枢神经系统定位体征。

5.其他

血糖异常、血压异常、颅内结构性损伤(如肿瘤、血管畸形、硬膜下血肿和动脉瘤等)及多发性硬化等,也可能出现类似 TIA 的临床症状。临床上,可以依靠影像学资料和实验室检查进行鉴别诊断。

六、治疗

TIA 是缺血性血管病变的重要部分。TIA 既是急症,也是预防缺血性血管病变的最佳和最重要时机。TIA 的治疗与二级预防密切结合,可减少脑卒中及其他缺血性血管事件发生。TIA 症状持续 1 小时以上,应按照急性脑卒中流程进行处理。根据 TIA 病因和发病机制的不同,应采取不同的治疗策略。

(一)控制危险因素

TIA 需要严格控制危险因素,包括调整血压、血糖、血脂和同型半胱氨酸,以及戒烟、治疗心脏疾病、避免大量饮酒、有规律的体育锻炼和控制体重等。已经发生 TIA 的患者或高危人群可长期服用抗血小板药物。肠溶阿司匹林为目前最主要的预防性用药之一。

(二)药物治疗

1.抗血小板聚集药物

抗血小板聚集药物阻止血小板活化、黏附和聚集,防止血栓形成,减少动脉-动脉微栓子。

(1)阿司匹林肠溶片:通过抑制环氧化酶减少血小板内花生四烯酸转化为血栓烷 A_2(TXA$_2$)防止血小板聚集,各国指南推荐的标准剂量不同,我国指南的推荐剂量为 75～150 mg/d。

(2)氯吡格雷(75 mg/d):也是被广泛采用的抗血小板药,通过抑制血小板表面的二磷酸腺苷(ADP)受体阻止血小板积聚。

(3)双嘧达莫:血小板磷酸二酯酶抑制剂,缓释剂可与阿司匹林联合使用,效果优于单用阿司匹林。

2.抗凝治疗

考虑存在心源性栓子的患者应予抗凝治疗。抗凝剂种类很多,肝素、低分子量肝素和口服抗凝剂(如华法林、香豆素)等均可选用,但除低分子量肝素外,其他抗凝剂如肝素、华法林等应用过程中应注意检测凝血功能,以避免发生出血不良反应。低分子量肝素,每次 4 000～5 000 U,腹部皮下注射,每天2次,连用7～10天,与普通肝素比较,生物利用度好,使用安全。口服华法林6～12 mg/d,3～5天后改为2～6 mg/d维持,目标国际标准化比值(INR)范围为2.0～3.0。

3.降压治疗

血流动力学型TIA的治疗以改善脑供血为主,慎用血管扩张药物,除抗血小板聚集、降脂治疗外,需慎重管理血压,避免降压过度,必要时可给予扩容治疗。在大动脉狭窄解除后,可考虑将血压控制在目标值以下。

4.生化治疗

防治动脉硬化及其引起的动脉狭窄和痉挛及斑块脱落的微栓子栓塞造成TIA。主要用药:维生素 B_1,每次10 mg,3次/天;维生素 B_2,每次5 mg,3次/天;维生素 B_6,每次10 mg,3次/天;复合B族维生素,每次10 mg,3次/天;维生素C,每次100 mg,3次/天;叶酸,每次5 mg,3次/天。

(三)手术治疗

颈动脉剥脱术(CEA)和颈动脉支架治疗(CAS)适用于症状性颈动脉狭窄70%以上的患者,实际操作上应从严掌握适应证。仅为预防脑卒中而让无症状的颈动脉狭窄患者冒险手术不是正确的选择。

七、预后与预防

(一)预后

TIA可使发生缺血性脑卒中的危险性增加。传统观点认为,未经治疗的TIA患者约1/3发展成脑梗死,1/3可反复发作,另1/3可自行缓解。但如果经过认真细致的中西医结合治疗应会减少脑梗死的发生比例。一般第一次TIA后,10%～20%的患者在其后90天出现缺血性脑卒中,其中50%发生在第1次TIA发作后24～28小时。预示脑卒中发生率增高的危险因素包括高龄、糖尿病、发作时间超过10分钟、颈内动脉系统TIA症状(如无力和语言障碍);椎-基底动脉系统TIA发生脑梗死的比例较少。

(二)预防

近年来,以中西医结合治疗本病的临床研究证明,在注重整体调节的前提下,病证结合,中医学辨证论治能有效减少TIA发作的频率及程度并降低形成脑梗死的危险因素,从而起到预防脑血管病事件发生的作用。

(霍 莹)

第八节 颅内静脉系统血栓形成

颅内静脉系统血栓形成(cerebral venous thrombosis,CVT)是由多种原因所致的脑静脉回流受阻的一组脑血管疾病,包括颅内静脉窦和脑静脉血栓形成。本病的特点为病因复杂,发病形式多样,诊断困难,容易漏诊、误诊,不同部位的CVT虽有其相应表现,但严重头痛往往是最主要的共同症状,80%～90%的CVT患者都存在头痛。头痛可以单独存在,伴有或不伴有其他神经系统异常体征。以往认为,颅内静脉系统血栓形成比较少见,随着影像学技术的发展,更多的病例被确诊。特别是随着 MRI、MRA 及 MRV（磁共振动静脉血管成像）的广泛应用,诊断水平不断提高,此类疾病的检出率较过去显著提高。

本病按病变性质可分为感染性和非感染性两类。感染性者以急性海绵窦和横窦血栓形成多见,非感染性者以上矢状窦血栓形成多见。脑静脉血栓形成大多数由静脉窦血栓形成发展而来,但也有脑深静脉血栓形成(deep cerebral venous systemthrombosis,DCVST)伴发广泛静脉窦血栓形成,两者统称脑静脉及静脉窦血栓形成(cerebral venous and sinus thrombosis,CVST)。

一、病因与发病机制

(一)病因

病因主要分为感染性和非感染性。20%～35%的患者原因尚不明确。

1.感染性

感染性可分为局限性和全身性。局限性因素为头面部的化脓性感染,如面部危险三角区皮肤感染、中耳炎、乳突炎、扁桃体炎、鼻窦炎、齿槽感染、颅骨骨髓炎和脑膜炎等。全身性因素则由细菌性(败血症、心内膜炎、伤寒和结核)、病毒性(麻疹、肝炎、脑炎和 HIV)、寄生虫性(疟疾、旋毛虫病)及真菌性(曲霉病)疾病经血行感染所致。头面部感染较常见,常引起海绵窦、横窦和乙状窦血栓形成。

2.非感染性

非感染性可分为局限性和全身性。全身性因素如妊娠、产褥期、口服避孕药、各类型手术后、严重脱水、休克、恶病质、心功能不全、某些血液病(如红细胞增多症、镰状细胞贫血、失血性贫血、白血病和凝血障碍性疾病)、结缔组织病(系统性红斑狼疮、颞动脉炎和韦格纳肉芽肿)、消化道疾病(肝硬化、克罗恩病和溃疡性结肠炎)及静脉血栓疾病等。局限性因素见于颅脑外伤、脑肿瘤、脑外科手术后等。

(二)发病机制

1.感染性因素

对于感染性因素来说,由于解剖的特点,海绵窦和乙状窦是炎性血栓形成最易发生的部位。

(1)海绵窦血栓形成:①颜面部病灶,如鼻部、上唇和口腔等部位疖肿等化脓性病变破入血液,通过眼静脉进入海绵窦;②耳部病灶,中耳炎、乳突炎引起乙状窦血栓形成后,沿岩窦扩展至海绵窦;③颅内病灶,蝶窦、后筛窦通过筛静脉或直接感染侵入蝶窦壁而后入海绵窦;④颈咽部病灶,沿翼静脉丛进入海绵窦或侵入颈静脉,经横窦、岩窦达海绵窦。

(2)乙状窦血栓形成:①乙状窦壁的直接损害,中耳炎、乳突炎破坏骨质,脓肿压迫乙状窦,使窦壁发生炎症及窦内血流淤滞,血栓形成;②乳突炎、中耳炎使流向乙状窦的小静脉发生血栓,血栓扩展到乙状窦。

2.非感染性因素

非感染性因素如全身衰竭、脱水、糖尿病高渗性昏迷、颅脑外伤、脑膜瘤、口服避孕药、妊娠、分娩、真性红细胞增多症、血液病及其他不明原因等,常导致高凝状态、血流淤滞,容易诱发静脉血栓形成。

二、病理

本病的病理:静脉窦内栓子富含红细胞和纤维蛋白,仅有少量血小板,故称红色血栓。随着时间的推移,栓子被纤维组织所替代。血栓性静脉窦闭塞可引起静脉回流障碍,静脉压升高,导致脑组织淤血、水肿和颅内压增高,脑皮质和皮质下出现点、片状出血灶。硬膜窦闭塞可导致严重的脑水肿,脑静脉病损累及深静脉可致基底节和/或丘脑静脉性梗死。感染性者静脉窦内可见脓液,常伴脑膜炎和脑脓肿等。

三、临床表现

近年来的研究认为,从新生儿到老年人均可发生本病,但多见于老年人和产褥期妇女,也可见于长期疲劳或抵抗力下降的患者;男女均可患病,男女发病比为 1.5:5,平均发病年龄为 37～38 岁。CVT 临床表现多样,头痛是最常见的症状,约 80% 的患者有头痛。其他常见症状和体征有视盘水肿、局灶神经体征、癫痫及意识改变等。不同部位的 CVT 临床表现有不同特点。

(一)症状与体征

1.高颅压症状

由脑静脉梗阻导致高颅压者,多存在持续性弥漫或局灶性头痛,通常有视盘水肿,还可出现恶心、呕吐、视物模糊或黑、复视及意识水平下降和混乱。

2.脑局灶症状

其表现与病变的部位和范围有关,最常见的症状和体征是运动和感觉障碍,包括脑神经损害、单瘫和偏瘫等。

3.局灶性癫痫发作

局灶性癫痫发作常表现为部分性发作,可能是继发于皮质静脉梗死或扩张的皮质静脉"刺激"皮质所致。

4.全身性症状

全身性症状主要见于感染性静脉窦血栓形成,表现为不规则高热、寒战、乏力、全身肌肉酸痛、精神萎靡、咳嗽、皮下瘀血等感染和败血症症状。

5.意识障碍

意识障碍如精神错乱、躁动、谵妄、昏睡和昏迷等。

(二)常见的颅内静脉系统血栓

1.海绵窦血栓形成

海绵窦血栓形成最常见的是因眼眶部、上面部的化脓性感染或全身感染所引起的急性型;由后路(中耳炎)及中路(蝶窦炎)逆行至海绵窦导致血栓形成者多为慢性型,较为少见;非感染性血栓形成更少见。常急性起病,出现发热、头痛、恶心、呕吐和意识障碍等感染中毒症状。疾病初期多累及一侧海绵窦,眼眶静脉回流障碍可致眶周、眼睑、结膜水肿和眼球突出,眼睑不能闭合和眼周软组织红肿;第Ⅲ、Ⅳ、Ⅵ对脑神经及第Ⅴ对脑神经 1、2 支受累可出现眼睑下垂、眼球运动受限、眼球固定和复视、瞳孔扩大,对光反射消失,前额及眼球疼痛,角膜反射消失等;可并发角膜溃疡,有时因眼球突出而眼睑下垂可不明显。因视神经位于海绵窦前方,故视神经较少受累,视力正常或中度下降。由于双侧海绵窦由环窦相连,故多数患者在数天后会扩展至对侧。病情进一步加重可引起视盘水肿及视盘周围出血,视力显著下降。颈内动脉海绵窦段感染和血栓形成,可出现颈动脉触痛及颈内动脉闭塞的临床表现,如对侧偏瘫和偏身感觉障碍,甚至可并发脑膜炎、脑脓肿等。

2.上矢状窦血栓形成

上矢状窦血栓形成多为非感染性,常发生于产褥期;妊娠、口服避孕药、婴幼儿或老年人严重脱水,以及消耗性疾病或恶病质等情况下也常可发生;少部分也可由感染引起,如头皮或邻近组织感染;也偶见于骨髓炎、硬膜或硬膜下感染扩散引起上矢状窦血栓形成。

急性或亚急性起病,最主要的临床表现为颅内压增高症状,如头痛、恶心、呕吐、视盘水肿和展神经麻痹,1/3 的患者仅表现为不明原因的颅内高压,视盘水肿可以是唯一的体征。上矢状窦血栓形成患者,可出现意识-精神障碍,如表情淡漠、呆滞、嗜睡及昏迷等。多数患者血栓累及一侧或两侧侧窦而主要表现为颅内高压。血栓延伸到皮质特别是运动区和顶叶的静脉可引起全面性、局灶性运动发作或感觉性癫痫发作,伴偏瘫或双下肢瘫痪。旁中央小叶受累可引起小便失禁及双下肢瘫痪。累及枕叶视觉皮质可发生黑蒙。婴儿可表现喷射性呕吐,颅缝分离,囟门紧张和隆起,囟门周围及额、面、颈、枕等处的静脉怒张和迂曲。老年患者一般仅有轻微头昏、眼花、头痛、眩晕等症状,诊断困难。腰椎穿刺可见脑脊液压力增高,蛋白含量和白细胞数也可增高,磁共振静脉血管造影(MRV)有助于确诊。

3.侧窦血栓形成

侧窦包括横窦和乙状窦。因与乳突邻近,化脓性乳突炎或中耳炎常引起单侧乙状窦血栓形成。常见于感染急性期,以婴儿及儿童最易受累,约 50% 的患者是由溶血性链球菌性败血症引起,皮肤、黏膜出现瘀点和瘀斑。一侧横窦血栓时可无症状,当波及对侧横窦或窦汇时常有明显症状。侧窦血栓形成的临床表现如下。

(1)颅内压增高:随病情发展而出现颅内压增高,常有头痛、呕吐、复视、头皮及乳突周围静脉怒张、视盘水肿,也可有意识或精神障碍。当血栓经窦汇延及上矢状窦时,颅内压更加增高,并可出现昏迷、肢瘫和抽搐等。

(2)局灶神经症状:血栓扩展至岩上窦及岩下窦,可出现同侧展神经及三叉神经眼支受损的症状;约 1/3 患者的血栓延伸至颈静脉,可出现舌咽神经(Ⅸ)、迷走神经(Ⅹ)及副神经(Ⅺ)损害的颈静脉孔综合征,表现为吞咽困难、饮水呛咳、声音嘶哑、心动过缓和患侧耸肩、转颈力弱等神经受累的症状。

(3)感染症状:表现为化脓性乳突炎或中耳炎症状,如发热、寒战和外周血白细胞计数增高,患侧耳后乳突部红肿、压痛和静脉怒张等。感染扩散可并发化脓性脑膜炎、硬膜外(下)脓肿及小脑、颞叶脓肿。

4.脑静脉血栓形成

(1)脑浅静脉血栓形成:一般症状可有头痛、咳嗽、用力、低头时加重;可有恶心、呕吐、视盘水肿、颅压增高和癫痫发作,或意识障碍;也可出现局灶性损害症状,如脑神经受损、偏瘫或双侧瘫痪。

(2)脑深静脉血栓形成:多为急性起病,1～3 天达高峰。因常有第三脑室阻塞而颅内压增高,出现高热、意识障碍和癫痫发作,多有动眼神经损伤、肢体瘫痪、昏迷和去皮质状态,甚至死亡。

四、辅助检查

CVT 缺乏特异性临床表现,仅靠临床症状和体征诊断困难。辅助检查特别是影像学检查对诊断的帮助至关重要,并有重要的鉴别诊断价值。

(一)脑脊液检查

脑脊液检查主要是压力增高,早期常规和生化一般正常,中后期可出现脑脊液蛋白含量轻、中度增高。

(二)影像学检查

1.CT 和 CTV

CT 是诊断 CVT 有用的基础步骤,其直接征象是受累静脉内血栓呈高密度影,横断扫描可见与静脉走向平行的束带征;增强扫描时血栓不增强而静脉壁环形增强,呈铁轨影或称空三角征和 δ 征。束带征和空三角征对诊断 CVT 具有重要意义,但出现率较低,束带征仅 20%～30%,空三角征约 30%。继发性 CT 改变主要包括脑实质内不符合脑动脉分布的低密度影(缺血性改变)或高密度影(出血性改变)。国外研究资料表明,颅内深静脉血栓形成 CT 平扫的诊断价值,无论是敏感性或特异性均显著高于静脉窦血栓形成。应用螺旋 CT 三维重建最大强度投影法(CTV)来显示脑静脉系统,是近年来正在探索的一种方法。与 MRA 相比,CTV 可显示更多的小静脉结构,且具有扫描速度快的特点。与 DSA 相比,CTV 具有无创性和低价位的优势。Rodallec 等认为疑诊 CVT,应首选 CTV 检查。

2.MRI

MRI 虽具有识别血栓的能力,但影像学往往随发病时间不同而相应改变。急性期 CVT 的静脉窦内流空效应消失,血栓内主要含去氧血红蛋白,T_1WI 呈等信号,T_2WI 呈低信号;在亚急性期,血栓内主要含正铁血红蛋白,T_1WI 和 T_2WI 均表现为高信号;在慢性期,血管出现不同程度再通,流空信号重新出现,T_1WI 表现为不均匀的等信号,T_2WI 显示为高信号或等信号。此后,信号强度随时间延长而不断降低。另外,MRI 可显示特征性的静脉性脑梗死或脑出血。但是 MRI 也可能因解剖变异或血栓形成的时期差异出现假阳性或假阴性。

3.磁共振静脉成像(MRV)

MRV 可以清楚地显示静脉窦及大静脉形态及血流状态,CVT 时表现为受累静脉和静脉窦内血流高信号消失或边缘模糊的较低信号及病变以外静脉侧支的形成,但是对于极为缓慢的血流,MRV 易将其误诊为血栓形成,另外与静脉窦发育不良的鉴别有一定的困难,可出现假阳性。如果联合运用 MRI 与 MRV 进行综合判断,可明显提高 CVT 诊断的敏感性和特异性。

4.数字减影血管造影(DSA)

数字减影血管造影是诊断 CVT 的标准检查。CVT 时主要表现为静脉期时受累、静脉或静脉窦不显影或显影不良,可见静脉排空延迟和侧支静脉通路建立,有时 DSA 的结果难以与静脉窦发育不良或阙如相鉴别。DSA 的有创性也使其应用受到一定的限制。

影像检查主要从形态学方面为 CVT 提供诊断信息,由于各项检查可能受到不同因素的限制,因此均可以出现假阳性或假阴性结果。

5.经颅多普勒超声(TCD)检查

经颅多普勒超声技术对脑深静脉血流速度进行探测,可为 CVT 的早期诊断、病情监测和疗效观察提供可靠、无创、易重复而又经济的检测手段。脑深静脉血流速度的异常增高是脑静脉系统血栓的特征性表现,且不受颅内压增高及脑静脉窦发育异常的影响。在 CVT 早期,当 CT、MRI 和 MRV,甚至 DSA,还未显示病变时,脑静脉血流动力学检测就反映出静脉血流异常。

五、诊断与鉴别诊断

(一)诊断

颅内静脉窦血栓形成的临床表现错综复杂,诊断比较困难。对单纯颅内压增高,伴或不伴神经系统局灶体征者,或以意识障碍为主的亚急性脑病患者,均应考虑到脑静脉系统血栓形成的可能。结合 CTV、MRV 和 DSA 等检查可明确诊断。

(二)鉴别诊断

1.仅表现为颅内压增高者应与以下疾病鉴别

(1)假脑瘤综合征:一种没有局灶症状,没有抽搐,没有精神障碍,在神经系统检查中除有视盘水肿及其伴有的视觉障碍外,没有其他阳性神经系统体征的疾病;是一种发展缓慢、能自行缓解的良性高颅压症,脑脊液检查没有细胞及生化方面的改变。

(2)脑部炎性疾病:有明确的感染病史,发病较快;多有体温的升高,头痛、呕吐的同时常伴有精神、意识等脑功能障碍,外周血白细胞计数常明显升高;腰椎穿刺脑脊液压力增高的同时,常伴有白细胞数和蛋白含量的明显升高;脑电图多有异常变化。

2.海绵窦血栓应与以下疾病鉴别

(1)眼眶蜂窝织炎:本病多见于儿童,常突然发病,眼球活动疼痛时加重,眼球活动无障碍,瞳孔无变化,角膜反射正常,一般单侧发病。

(2)鞍旁肿瘤:多为慢性起病,MRI 可确诊。

(3)颈动脉海绵窦瘘:无急性炎症表现,眼球突出,并有搏动感,眼部听诊可听到血管杂音。

六、治疗

治疗原则是早诊断、早治疗,针对每一病例的具体情况给予病因治疗、对症治疗和抗血栓药物治疗相结合。对其他促发因素,必须进行特殊治疗,少数情况下考虑手术治疗。

(一)抗感染治疗

由于本病的致病原因主要为化脓性感染,因此抗生素的应用是非常重要的。部分静脉窦血栓形成和几乎所有海绵窦血栓形成,常有基础感染,可根据脑脊液涂片、常规及生化检查、细菌培养和药敏试验等结果,选择应用相应抗生素或广谱抗生素,必要时手术清除原发性感染灶。因此,应尽可能确定脓毒症的起源部位并针对致病微生物进行治疗。

(二)抗凝治疗

普通肝素治疗 CVT 已有半个世纪,已被公认是一种有效而安全的首选治疗药物。研究认为,除新生儿不宜使用外,所有脑静脉血栓形成患者只要无肝素使用禁忌证,均应给予肝素治疗。头痛几乎总是 CVT 的首发症状,目前多数主张对孤立性头痛应用肝素治疗。肝素的主要药物学机制是阻止 CVT 的进展,预防相邻静脉发生血栓形成性脑梗死。抗凝治疗的效果远远大于其引起出血的危险性,无论有无出血性梗死,都应使用抗凝治疗。普通肝素的用量和给药途径还不完全统一。原则上应根据血栓的大小和范围,以及有无并发颅内出血综合考虑,一般首剂静脉注射 3 000～5 000 U,而后以 25 000～50 000 U/d 持续静脉滴注,或者 12 500～25 000 U 皮下注射,每 12 小时测定 1 次部分凝血活酶时间(APTT)和纤维蛋白原水平,以调控剂量,使 APTT 延长 2～3 倍,但不超过 120 秒,疗程为 7～10 天。也可皮下注射低分子量肝素(LMWH),可取得与肝素相同的治疗效果,其剂量易于掌握,且引起的出血发病率低,可连用10～14天。此后,在监测国际标准化比值(INR)使其控制在2.5～3.5的情况下,应服用华法林治疗3～6个月。

(三)扩容治疗

对非感染性血栓者,积极纠正脱水,降低血液黏度和改善循环。可应用羟乙基淀粉40(706代血浆)、低分子右旋糖酐等。

(四)溶栓治疗

目前,尚无足够证据支持全身或局部溶栓治疗,如果给予合适的抗凝治疗后,患者症状仍继续恶化,且排除其他病因导致的临床恶化,则应该考虑溶栓治疗。脑静脉血栓溶栓治疗采用的剂量差异很大,尿激酶每小时用量可从数万至数十万单位,总量从数十万至上千万单位。阿替普酶用量为20～100 mg。由于静脉血栓较动脉血栓更易溶解,且更易伴发出血危险,静脉溶栓剂量应小于动脉溶栓剂量,但具体用量的选择应以病情轻重及改变程度为参考。

(五)对症治疗

伴有癫痫发作者给予抗癫痫治疗,但对于所有静脉窦血栓形成的患者是否都要给予预防性抗癫痫治疗尚存争议。对颅内压增高者给予静脉滴注甘露醇、呋塞米和甘油果糖等,同时加强支持治疗,给予 ICU 监护,包括抬高头位、镇静、高度通气、监测颅内压及注意血液黏度、肾功能、电解质等,防治感染等并发症,必要时行去除出血性梗死组织或去骨瓣减压术。

(六)介入治疗

在有条件的医院可进行颅内静脉窦及脑静脉血栓形成的介入治疗,利用静脉内导管溶栓。近年来,采用血管内介入局部阿替普酶溶栓联合肝素抗凝治疗的方法,取得较好疗效。但局部溶栓操作难度大,应充分做好术前准备,妥善处理术后可能发生的不良事件。

七、预后与预防

(一)预后

CVT 总体病死率在 6%～33%,预后较差。死亡原因主要是小脑幕疝。影响预后的相关因素包括高龄、急骤起病及局灶症状(如脑神经受损、意识障碍和出血性梗死)等。大脑深静脉血栓的预后不如静脉窦血栓,临床表现最重,病死率最高,存活者后遗症严重。各种原发疾病中,脓毒症性 CVT 预后最差,产后的 CVT 预后较好,后者 90%以上存活。

(二)预防

针对局部及全身的感染性和非感染性因素进行预防。

(1)控制感染:尽早治疗局部和全身感染,如面部危险三角区的皮肤感染、中耳炎、乳突炎、扁桃体炎、鼻窦炎、齿槽感染及败血症、心内膜炎等。针对感染灶的分泌物及血培养,合理使用抗生素。

(2)保持头面部的清洁卫生,对长时间卧床者,要定时翻身。

(3)对严重脱水、休克、恶病质等,尽早采取补充血容量等治疗。

(4)对高凝状态者,可口服降低血液黏度或抗血小板聚集药物,必要时可予低分子量肝素等抗凝治疗。

(5)定期检测血糖、血脂、血常规、凝血因子和血液黏度,防止血液系统疾病引发 CVT。

(霍 莹)

第九节　皮质下动脉硬化性脑病

皮质下动脉硬化性脑病(subcortical arteriosclerotic encephalopathy,SAE)又称宾斯旺格病(Binswanger disease,BD)。1894年,由Otto Binswanger首先报道8例,临床表现为进行性的智力减退,伴有偏瘫等神经局灶性缺失症状,尸检中发现颅内动脉高度粥样硬化、侧脑室明显增大及大脑白质明显萎缩,而大脑皮质萎缩相对较轻。为有别于当时广泛流行的梅毒引起的麻痹性痴呆,故命名为慢性进行性皮质下脑炎。此后,根据Alzheimer和Nissl等研究发现其病理的共同特征为较长的脑深部血管的动脉粥样硬化所致的大脑白质弥漫性脱髓鞘病变。1898年,Alzheimer又称这种病为Binswanger病(SD)。Olseswi又称做皮质下动脉硬化性脑病(SAE)。临床特点为伴有高血压的中老年人进行性智力减退和痴呆;病理特点为大脑白质脱髓鞘而弓状纤维不受累,以及明显的脑白质萎缩和动脉粥样硬化。Rosenbger(1979)、Babikian(1987)和Fisher(1989)等先后报道生前颅脑CT扫描发现双侧白质低密度灶,尸检符合本病的病理特征,由此确定了影像学结合临床对本病生前诊断的可能,并随着影像技术的临床广泛应用,对本病的临床检出率明显提高。

一、病因与发病机制

(一)病因

(1)高血压:Fisher曾总结72例病理证实的BD病例,68例(94%)有高血压病史,90%以上合并腔隙性脑梗死。高血压尤其是慢性高血压引起脑内小动脉和深穿支动脉硬化,管壁增厚及透明变性,导致深部脑白质缺血性脱髓鞘改变,特别是脑室周围白质为动脉终末供血,血管纤细,很少或完全没有侧支循环,极易形成缺血软化、腔隙性脑梗死等病变。因此,高血压、腔隙性脑梗死是SAE非常重要的病因。

(2)全身性因素:心律失常、心肺功能不全和过度应用降压药等,均可造成脑白质特别是分水岭区缺血;心源性或血管源性栓子在血流动力学的作用下可随时进入脑内动脉的远端分支,造成深部白质的慢性缺血性改变。

(3)糖尿病、真性红细胞增多症、高脂血症、高球蛋白血症和脑肿瘤等也都能引起广泛的脑白质损害。

(二)发病机制

关于发病机制目前尚有争议。最初多数学者认为本病与高血压、小动脉硬化有关,管壁增厚及脂肪透明变性是其主要发病机制。SAE的病变主要位于脑室周围白质,此区域由皮质长髓支及白质深穿支动脉供血,两者均为终末动脉,期间缺少吻合支,很少或完全没有侧支循环,故极易导致脑深部白质血液循环障碍,因缺血引起脑白质大片脱髓鞘致痴呆。后来有人提出,SAE的病理在镜下观察可见皮质下白质广泛的髓鞘脱失,脑室周围、放射冠和半卵圆中心脱髓鞘,而皮质下的弓形纤维相对完好,如小动脉硬化引起供血不足,根据该区血管解剖学特点,脑室周围白质和弓形纤维均应受损。大脑静脉引流特点为大脑皮质及皮质下白质由浅静脉引流,则大部分白质除弓形纤维外都会受损。由此推测,白质脱髓鞘不是因动脉硬化供血不足引起的,而是静脉回流障碍引起的,这样也能解释临床有一部分患者没有动脉硬化却发生了 SAE 的原因。近来,又有不少报道,如心律失常、心肺功能不全、缺氧、低血压、过度应用降压药、糖尿病、真性红细胞增多症、高脂血症、高球蛋白血症及脑部深静脉回流障碍等都能引起广泛的脑白质脱髓鞘改变,故多数人认为本病为一综合征,是由于多种能引起脑白质脱髓鞘改变的因素综合作用的结果。

脑室周围白质、半卵圆中心集中了与学习、记忆功能有关的大量神经纤维,故在脑室周围白质、半卵圆中心及基底节区发生缺血时出现记忆改变、情感障碍及行为异常等认知功能障碍。

二、病理

(1)肉眼观察病变主要在脑室周围区域。①大脑白质显著萎缩、变薄,呈灰黄色、坚硬的颗粒状;②脑室扩大、脑积水;③高度脑动脉粥样硬化。

(2)镜下观察:皮质下白质广泛髓鞘脱失,髓鞘染色透明化,而皮质下的弓形纤维相对完好,胼胝体变薄。白质的脱髓鞘可能有灶性融合,产生大片脑损害。或病变轻重不匀,轻者仅髓鞘水肿性变化及脱落(电镜可见髓鞘分解)。累及区域的少突胶质细胞减少及轴索减少,附近区域有星形细胞堆积。小的深穿支动脉壁变薄,内膜纤维增生,中膜透明素脂质变性,内弹力膜断裂,外膜纤维化,使血管管径变窄(血管完全闭塞少见),尤以额叶明显。电镜可见肥厚的血管壁有胶原纤维增加及基底膜样物质沉着,平滑肌细胞却减少。基底节区、丘脑、脑干及脑白质部位常见腔隙性脑梗死。

三、临床表现

SAE 患者临床表现复杂多样。大多数患者有高血压、糖尿病、心律失常、心功能不全等病史,多有一次或数次脑卒中发作史;病程呈慢性进行性或卒中样阶段性发展,通常 5～10 年;少数可急性发病,可有稳定期或暂时好转。发病年龄多在 55～75 岁,男女发病无差别。

(一)智力障碍

智力障碍是 SAE 最常见的症状,并是最常见的首发症状。

1.记忆障碍

记忆障碍表现近记忆力减退明显或缺失,熟练的技巧退化、失认及失用等。

2.认知功能障碍

反应迟钝,理解、判断力差等。

3.计算力障碍

计算数字或倒数数字明显减慢或不能。

4.定向力障碍

视空间功能差,外出迷路,不认家门。

5.情绪性格改变

情绪性格改变表现固执、自私、多疑和言语减少。

6.行为异常

行为异常表现为无欲,对周围环境失去兴趣,运动减少,穿错衣服,尿失禁,乃至生活完全不能自理。

(二)临床体征

大多数患者具有逐步发展累加的局灶性神经缺失体征。

1.假性延髓麻痹

假性延髓麻痹表现说话不清,吞咽困难,饮水呛咳,伴有强哭强笑。

2.锥体束损害

常有不同程度的偏瘫或四肢瘫,病理征阳性,掌颏反射阳性等。

3.锥体外系损害

四肢肌张力增高,动作缓慢,类似帕金森综合征样的临床表现,平衡障碍,步行不稳,共济失调。有的患者亦可以腔隙性脑梗死综合征的一个类型为主要表现。

四、辅助检查

(一)血液检查

检查血常规、纤维蛋白原、血脂、球蛋白和血糖等,以明确是否存在糖尿病、红细胞增多症、高脂血症和高球蛋白血症等危险因素。

(二)脑电图

约有 60% 的 SAE 患者有不同程度的 EEG 异常,主要表现为 α 波节律消失,α 波慢化,局灶或弥漫性 θ 波、δ 波增加。

(三)影像学检查

1.颅脑 CT 表现

(1)双侧对称性侧脑室周围弥漫性斑片状、无占位效应的较低密度影,其中一些不规则病灶可向邻近的白质扩展。

(2)放射冠和半卵圆中心内的低密度病灶与侧脑室周围的较低密度灶不连接。

(3)基底节、丘脑、脑桥及小脑可见多发性腔隙灶。

(4)脑室扩大、脑沟轻度增宽。

以往,Goto 将皮质下动脉硬化性脑病的 CT 表现分为 3 型:Ⅰ型病变局限于额角与额叶,尤其是额后部;Ⅱ型病变围绕侧脑室体、枕角及半卵圆中心后部信号,累及大部或全部白质,边缘参差不齐;Ⅲ型病变环绕侧脑室,弥漫于整个半球。Ⅲ型和部分Ⅱ型对本病的诊断有参考价值。

2.颅脑 MRI 表现

(1)侧脑室周围及半卵圆中心白质散在分布的异常信号(T_1 加权像病灶呈低信号,T_2 加权像病灶呈高信号),形状不规则、边界不清楚,但无占位效应。

(2)基底节区、脑桥可见腔隙性脑梗死灶,矢状位检查胼胝体内无异常信号。

(3)脑室系统及各个脑池明显扩大,脑沟增宽、加深,有脑萎缩的改变。

Kinkel 等将颅脑 MRI 脑室周围高信号(PVH)分为 5 型:0 型未见 PVH;Ⅰ型为小灶性病变,仅见于脑室的前区和后区,或脑室的中部;Ⅱ型侧脑室周围局灶非融合或融合的双侧病变;Ⅲ型脑室周围 T_2 加权像高信号改变,呈月晕状,包绕侧脑室,且脑室面是光滑的;Ⅳ型弥漫白质高信号,累及大部或全部白质,边缘参差不齐。

五、诊断与鉴别诊断

(一)诊断

(1)有高血压、动脉硬化及脑卒中发作史等。

(2)多数潜隐起病,缓慢进展加重,或呈阶梯式发展。

(3)痴呆是必须具备的条件,而且是心理学测验所证实存在以结构障碍为主的认知障碍。

(4)有积累出现的局灶性神经缺损体征。

(5)影像学检查符合 SAE 改变。

(6)排除阿尔茨海默病、无神经系统症状和体征的脑白质疏松症及其他多种类型的特异性白质脑病等。

(二)鉴别诊断

1.进行性多灶性白质脑病(PML)

PML 是乳头状瘤空泡病毒感染所致,与免疫功能障碍有关。病理可见脑白质多发性不对称的脱髓鞘病灶,镜下可见组织坏死、炎症细胞浸润、胶质增生和包涵体。表现痴呆和局灶性皮质功能障碍,急性或亚急性病程,3~6 个月死亡。多见于艾滋病、淋巴瘤、白血病或器官移植后服用免疫抑制剂的患者。

2.阿尔茨海默病(AD)

AD 又称老年前期痴呆。老年起病隐匿、缓慢,进行性非阶梯性逐渐加重,出现记忆障碍、认知功能障碍、自知力丧失和人格障碍,神经系统阳性体征不明显。CT 扫描可见脑皮质明显萎缩及脑室扩张,无脑白质多发性脱髓鞘病灶。

3.血管性痴呆(VaD)

VaD 是由于多发的较大动脉梗死或多灶梗死后影响了中枢之间的联系而致病,常可累及大脑皮质和皮质下组织,其发生痴呆与梗死灶的体积、部位和数目等有关,绝大多数患者为双侧 MCA 供血区的多发性梗死。MRI 扫描显示为多个大小不等、新旧不一的散在病灶,与本病 MRI 检查的表现(双侧脑室旁、白质内广泛片状病灶)不难鉴别。

4.单纯脑白质疏松症(LA)

单纯脑白质疏松症(LA)与皮质下动脉硬化性脑病(SAE)患者都有记忆障碍,病因、发病机制均不十分清楚。SAE 所具有的三主症(高血压、脑卒中发作和慢性进行性痴呆),LA 不完全具备,轻型 LA 可能一个也不具备,两者是可以鉴别的。对于有疑问的患者应进一步观察,若随病情的发展,如出现 SAE 所具有的三主症则诊断明确。

5.正常颅压脑积水(NPH)

NPH 可表现进行性步态异常、尿失禁和痴呆三联征,起病隐匿,病前有脑外伤、蛛网膜下腔出血或脑膜炎等病史,无脑卒中史,发病年龄较轻,腰椎穿刺颅内压正常,CT 可见双侧脑室对称性扩大,第三脑室、第四脑室及中脑导水管明显扩张,影像学上无脑梗死的证据。有时,在 CT 和 MRI 上可见扩大的前角周围有轻微的白质低密度影,很难与 SAE 区别;但 SAE 早期无尿失禁与步行障碍,且 NPH 双侧侧脑室扩大较明显、白质低密度较轻,一般不影响半卵圆心等,不难鉴别。

6.多发性硬化(MS)

多发性硬化为常见的中枢神经系统自身免疫性脱髓鞘疾病。发病年龄多为 20~40 岁;临床症状和体征复杂多变,可确定中枢神经系统中有两个或两个以上的病灶;病程中有两次或两次以上缓解-复发的病史;多数患者可见寡克隆带阳性;诱发电位异常。根据患者发病年龄、起病及临床经过,两者不难鉴别。

7.放射性脑病

放射性脑病主要发生在颅内肿瘤放疗后的患者,临床以脑胶质瘤接受大剂量照射(35 Gy 以上)的患者为多见,还可见于各种类型的颅内肿瘤接受 γ 刀或 X 刀治疗后的患者。分为照射后短时间内迅速发病的急性放射性脑病和远期放射性脑病两种类型。临床表现为头疼、恶心、呕吐、癫痫发作和不同程度的意识障碍。颅脑 CT 平扫见照射脑区大片低密度病灶,占位效应明显。主要鉴别点是患者因病进行颅脑放射治疗后发生脑白质脱髓鞘。

8.弓形体脑病

弓形体脑病见于先天性弓形体病患儿,出生后表现为精神和智力发育迟滞,癫痫发作,可合并有视神经萎缩、眼外肌麻痹、眼球震颤和脑积水。腰椎穿刺检查脑脊液压力正常,细胞数和蛋白含量轻度增高,严重感染者可分离出病原体。颅脑 CT 见沿双侧侧脑室分布的散在钙化病灶,MRI 扫描见脑白质内多发的片状长 T_1、长 T_2 信号,可合并脑膜增厚和脑积水。血清学检查补体结合试验效价明显增高,间接荧光抗体试验阳性可明确诊断。

六、治疗

多数学者认为 SAE 与血压有关;还有观察认为,合理的降压治疗较未合理降压治疗的患者发生 SAE 的时间有显著性差异。本病的治疗原则是控制高血压、预防脑动脉硬化及脑卒中发作,治疗痴呆。

临床观察 SAE 患者多合并有高血压,经合理的降压治疗能延缓病情的进展。降压药物很多,根据患者的具体情况,正确选择药物,规范系统地治疗使血压降至正常范围[18.7/12.0 kPa(140/90 mmHg)以下],或达理想水平[16.0/10.7 kPa(120/80 mmHg)];抗血小板聚集药物是改善脑血液循环,预防和治疗腔隙性脑梗死的有效方法。

(一)二氢麦角碱类

二氢麦角碱类可消除血管痉挛和增加血流量,改善神经元功能。常用双氢麦角碱,每次0.5~1.0 mg,每天3次,口服。

(二)钙通道阻滞剂

钙通道阻滞剂增加脑血流、防止钙超载及自由基损伤。二氢吡啶类,如尼莫地平,每次25~50 mg,每天3次,饭后口服;二苯烷胺类,如氟桂利嗪,每次5~10 mg,每天1次,口服。

(三)抗血小板聚集药

抗血小板聚集药常用阿司匹林,每次75~150 mg,每天1次,口服。抑制血小板聚集,稳定血小板膜,改善脑循环,防止血栓形成;氯吡格雷推荐剂量每天75 mg,口服,通过选择性抑制二磷酸腺苷(ADP)诱导血小板的聚集;噻氯匹定,每次250 mg,每天1次,口服。

(四)神经细胞活化剂

神经细胞活化剂促进脑细胞对氨基酸磷脂及葡萄糖的利用,增强患者的反应性和兴奋性,增强记忆力。

1.吡咯烷酮类

吡咯烷酮类常用吡拉西坦,每次 0.8~1.2 g,每天 3 次,口服;或茴拉西坦,每次 0.2 g,每天3 次,口服。可增加脑内三磷酸腺苷(ATP)的形成和转运,增加葡萄糖利用和蛋白质合成,促进大脑半球信息传递。

2.甲氯芬酯

甲氯芬酯可增加葡萄糖利用,兴奋中枢神经系统和改善学习记忆功能。每次 0.1~0.2 g,每天 3~4 次,口服。

3.阿米三嗪/萝巴新

阿米三嗪/萝巴新由萝巴新(为血管扩张剂)和阿米三嗪(呼吸兴奋剂,可升高动脉血氧分压)

两种活性物质组成,能升高血氧饱和度,增加供氧改善脑代谢。每次 1 片,每天 2 次,口服。

4.其他

如脑蛋白水解物、胞磷胆碱、三磷酸腺苷(ATP)和辅酶 A 等。

(五)加强护理

对已有智力障碍、精神障碍和肢体活动不便者,要加强护理,以防止意外事故发生。

七、预后与预防

(一)预后

目前,有资料统计本病的自然病程为 1～10 年,平均生存期 5 年,少数可达 20 年。大部分患者在病程中有相对平稳期。预后与病变部位、范围有关,认知功能衰退的过程呈不可逆进程,进展速度不一。早期治疗预后较好,晚期治疗预后较差。如果发病后大部分时间卧床,缺乏与家人和社会交流,言语功能和认知功能均迅速减退者,预后较差。死亡原因主要为全身衰竭、肺部感染、心脏疾病或发生新的脑卒中。

(二)预防

目前,对 SAE 尚缺乏特效疗法,主要通过积极控制危险因素预防 SAE 的发生。

(1)多数学者认为,本病与高血压、糖尿病、心脏疾病、高脂血症及高纤维蛋白原血症等有关,因此,首先对危险人群进行控制,预防脑卒中发作,选用抗血小板凝集药及改善脑循环、增加脑血流量的药物。有学者发现,SAE 伴高血压患者,收缩压控制在 18.0～20.0 kPa(135～150 mmHg)可改善认知功能恶化。

(2)高度颈动脉狭窄者可手术治疗,有助于降低皮质下动脉硬化性脑病的发生。

(3)戒烟、控制饮酒及合理饮食;适当进行体育锻炼,增强体质。

(4)早期治疗:对早期患者给予脑保护和脑代谢药物治疗,临床和体征均有一定改善;特别是在治疗的同时进行增加注意力和改善记忆力方面的康复训练,可使部分患者的认知功能维持相对较好的水平。

(霍 莹)

第十节 颅内动脉瘤

颅内动脉瘤是引起自发性蛛网膜下腔出血最常见的原因。

一、临床表现

(一)发病年龄

发病年龄多在 40～60 岁,女多于男,约为 3∶2。

(二)症状

(1)动脉瘤破裂出血:主要表现为蛛网膜下腔出血,但少数出血可发生于脑内或积存于硬脑膜下,分别形成脑内血肿或硬膜下血肿,引起颅内压增高和局灶性脑损害的症状。颅内动脉瘤一旦出血以后将会反复出血,每出一次血,病情也加重一些,病死率也相应增加。

(2)疼痛:常伴有不同程度的眶周疼痛,成为颅内动脉瘤最常见的首发症状;部分患者表现为三叉神经痛,偏头痛并不多见。

(3)抽搐比较少见。

(4)下丘脑症状:如尿崩症、体温调节障碍及脂肪代谢紊乱。

(三)体征

(1)动眼神经麻痹是颅内动脉瘤所引起的最常见的症状。可以是不完全的,以眼睑下垂的表现最为突出。

(2)三叉神经的部分麻痹:较常见于海绵窦后部及颈内动脉管内的动脉瘤。

(3)眼球突出常见于海绵窦部位的颈内动脉瘤。

(4)视野缺损是由于动脉瘤压迫视觉通路的结果。

(5)颅内血管杂音:不多见,一般都限于动脉瘤的同侧,声音很微弱,为收缩期吹风样杂音。

二、辅助检查

(一)腰穿

腰穿用于检查有潜在出血的患者,或临床怀疑出血而头颅 CT 蛛网膜下腔未见高密度影患者。

(二)影像学检查

1.头颅 CT 检查

在急性患者,CT 平扫可诊断 90％以上的出血,并可发现颅内血肿、水肿,脑积水。

2.头颅 MRI 和 MRA 检查

其可提供动脉瘤更多的资料,可作为脑血管造影前的无创伤筛选方法。

(三)脑血管造影检查

脑血管造影在诊断动脉瘤上占据绝对优势,可明确动脉瘤的部位和形状,评价对侧循环情况,发现先天性异常及诊断和治疗血管痉挛有重要价值。

三、诊断

既往无明确高血压病史,突然出现自发性蛛网膜下腔出血症状时,均应首先怀疑有颅内动脉瘤的可能,如患者还有下列情况时,则更应考虑颅内动脉瘤可能。

(1)有一侧动眼神经麻痹症状。

(2)有一侧海绵窦或眶上裂综合征(即有一侧第Ⅲ、Ⅳ和Ⅵ对脑神经麻痹症状),并有反复大量鼻出血。

(3)有明显视野缺损,但又不属于垂体腺瘤中所见的典型的双颞侧偏盲,且蝶鞍的改变不明显者,应考虑颅内动脉瘤的可能,应积极行血管造影检查,以明确诊断。

四、鉴别诊断

(一)颅内动脉瘤与脑动静脉畸形的鉴别

颅内动脉瘤与脑动静脉畸形的鉴别其鉴别如表 3-4 所示。

表 3-4　颅内动脉瘤与脑动静脉畸形的鉴别

	颅内动脉瘤	脑动静脉畸形
年龄	较大,20 岁以下,70 岁以上少见,发病高峰为 40～60 岁	较小,50 岁以上少见,发病高峰 20～30 岁

续表

	颅内动脉瘤	脑动静脉畸形
性别	女多于男,约 3∶2	男多于女 2∶1
出血症状	蛛网膜下腔出血为主,出血量多,症状较重,昏迷深、持续久、病死率高	蛛网膜下腔出血及颅内出血均较多,脑脊液含血量相对较少,症状稍轻,昏迷较浅而短,病死率稍低
癫痫发作	少见	多见
动眼神经麻痹	多见	少见或无
神经功能障碍	偏瘫、失语较少	偏瘫、失语较多
再出血	相对较多,间隔时间短	较少,间隔时间长
颅内杂音	少见	相对较多
CT 扫描	增强前后阴性者较多,只有在适当层面可见动脉瘤影	未增强时多数可见不规则低密度区,增强后可见不规则高密度区,伴粗大的引流静脉及供血动脉

(二)有动眼神经麻痹的颅内动脉瘤

有动眼神经麻痹的颅内动脉瘤应与糖尿病、重症肌无力、鼻咽癌、蝶窦炎或蝶窦囊肿、眼肌麻痹性偏头痛、蝶骨嵴内侧或鞍结节脑膜瘤及 Tolosa-Hunt 综合征鉴别。

(三)有视觉及视野缺损的颅内动脉瘤

有视觉及视野缺损的颅内动脉瘤应与垂体腺瘤、颅咽管瘤、鞍结节脑膜瘤和视神经胶质瘤鉴别。

(四)后循环上的颅内动脉瘤

后循环上的颅内动脉瘤应与桥小脑角的肿瘤、小脑肿瘤及脑干肿瘤做鉴别。

五、治疗

(一)手术治疗

首选手术治疗,由于外科手术技术的不断进步,特别是显微神经外科的发展,及各种动脉瘤夹的不断完善,使其手术效果大为提高,手术的病残率与病死率都降至比其自然病残率及病死率远为低的程度。因此,只要手术能达到,都可较安全的采用不同的手术治疗。

(二)非手术治疗

颅内动脉瘤的非手术治疗适用于急性蛛网膜下腔出血早期,病情的趋向尚未能明确时;病情严重不允许作开颅手术,或手术需要延迟进行者;动脉瘤位于手术不能达到的部位;拒绝手术治疗或等待手术治疗的病例。

1.一般治疗

卧床应持续 4 周。

2.脱水药物

脱水药物主要选择甘露醇、呋塞米等。

3.降压治疗

药物降压须谨慎使用。

4.抗纤溶治疗

抗纤溶治疗可选择 6-氨基己酸(EACA),但对于卧床患者应注意深静脉栓塞的发生。

(霍 莹)

第四章　脑神经疾病

第一节　三叉神经痛

一、概述

三叉神经痛是指原因未明的三叉神经分布范围内的突发性、短暂性、反复性及刻板性的剧烈的疼痛。

三叉神经痛常见于中年女性。该病的发病率为 5.7/10 万～8.1/10 万。患病率 45.1/10 万。

二、病因及发病机制

三叉神经痛的病因及发病机制目前还不清楚。

(一)周围病变学说

有的学者根据手术、尸体解剖或 MRA 检查的资料,发现很多三叉神经痛的患者在三叉神经入脑桥的地方有异常的血管网压迫,刺激三叉神经根,从而产生疼痛。

(二)中枢性学说

根据患者的发作具有癫痫发作的特点,学者认为患者的病变是在中枢神经系统,是与面部疼痛有关的丘脑-皮质-三叉神经脊束核的刺激性病变所致。

(三)短路学说

三叉神经进入脑桥有一段无髓鞘区,由于受血管压迫等因素的作用,可以造成无髓鞘的神经纤维紧密地结合,在这些神经纤维之间形成假性"突触",相邻神经纤维之间的传入、传出冲动之间发生"短路"(传入、传出的冲动由于"短路",而都可以成为传入的信号)冲动的叠加,容易达到神经元的痛阈,诱发疼痛。

三、病理

有关三叉神经痛的病理报道很少。有的研究发现,患者的三叉神经节细胞有变性,轴突有增生,其髓鞘有节段性的脱失等。

四、临床表现

(一)发病情况

常见于 50 岁左右的女性患者,男女患者的比例为 1:3。

（二）疼痛部位

三叉神经一侧的下颌支疼痛最为常见，其次是上颌支、眼支。有部分患者可以累及两支（多为下颌支和上颌支）甚至三支（有的作者提出，如果疼痛区域在三叉神经第一支，尤其是单独影响三叉神经第一支的，诊断三叉神经痛要特别慎重）。

（三）疼痛特点

疼痛具有突发性、短暂性、反复性及刻板性的特点。发作前没有先兆，突然发作，发作常常持续数秒，很少超过 1～2 分钟，每次发作的疼痛性质及部位固定，疼痛的程度剧烈，患者难以忍受，疼痛的性质常常为电击样、刀割样。

（四）伴随症状

疼痛发作时可伴有面部潮红、流泪、结膜充血。

（五）疼痛的扳机点

患者疼痛的发作常常可以由触摸、刺激（如说话、咀嚼、洗脸、刷牙）以下部位诱发，如口角、面颊、鼻翼。

（六）诱发因素

因吞咽动作能诱发疼痛，所以可摄取流食。与舌咽神经痛不同，因睡眠中吞咽动作不能诱发疼痛，故睡眠中不出现疼痛发作。温暖时不易疼痛发作，故温水浴可预防疼痛发作，也有的患者愿在洗浴中进食。

（七）体征

神经系统检查没有异常的神经系统体征（除刺激"扳机点"诱发疼痛）。

五、诊断及鉴别诊断

（一）诊断

三叉神经痛的诊断根据患者的临床表现，尤其是其发作特点，诊断并不困难。但是要与继发性的三叉神经痛鉴别。继发性三叉神经痛有以下特点：①疼痛的程度常常不如原发性三叉神经痛剧烈，尤其是在起病的初期；②疼痛往往为持续性隐痛、阵痛，阵发性加剧；③有神经系统的阳性体征（尤其是角膜反射的改变、同侧面部的感觉障碍及三叉神经运动支的功能障碍）。常见的继发性三叉神经痛的病因：鼻咽癌颅内转移、听神经瘤、胆脂瘤及多发性硬化等（表 4-1）。

表 4-1　原发性三叉神经痛与继发性三叉神经痛的鉴别

	原发性三叉神经痛	继发性三叉神经痛
病因	不明	鼻咽癌颅内转移、听神经瘤、胆脂瘤等
疼痛程度	剧烈	较轻，常为钝痛
疼痛的范围	局限	常累及整个半侧面部
疼痛的持续时间	短暂	持续性痛
扳机点	有	没有
神经系统体征	无	有

（二）鉴别诊断

三叉神经痛还应与以下几种疾病鉴别。

1.颞下颌关节综合征

常常为一侧面部的疼痛，以颞下颌关节处为甚，颞下颌关节活动可以诱发、加重疼痛。患者张口受限,颞下颌关节有压痛。

2.牙痛

很多三叉神经痛的患者被误诊为牙痛,有的甚至拔了多颗牙。牙痛常常为持续性,进食冷、热食品可以诱发、加重疼痛。

3.舌咽神经痛

该病的发作特点及疼痛的性质与三叉神经痛极其相似,但是疼痛的部位有很大的不同。舌咽神经痛的疼痛部位在舌后部及咽部,说话、吞咽及刺激咽部可以诱发疼痛,所以,常有睡眠中疼痛发作。

4.颞动脉炎

常常见于老年男性,疼痛为一侧颞部的持续性跳痛、胀痛,常常伴有低热、乏力、精神差等全身症状。查体可见患侧颞动脉僵硬,呈"竹筷"样改变。经激素治疗症状可以缓解、消失。

5.偏头痛

此病的发病率远较三叉神经痛的发病率高:常常见于青年女性,疼痛发作前常常有前驱症状,主要表现为乏力、注意力不集中、精神差等。约65%的患者有先兆症状,主要有视觉的先兆,表现为闪光、暗点、视野的改变等。疼痛表现为一侧头部跳痛,发作以后,疼痛的程度渐进加重,持续数小时到72小时。发作时患者常常有自主神经功能障碍的表现。

六、治疗

(一)药物治疗

目前,三叉神经痛还没有有效的治疗方法。药物治疗控制疼痛的程度及发作的频率仍为首选的治疗方法。药物治疗的原则:个体化原则,从小剂量开始用药,尽量单一用药并适时注意药物的不良反应。

常用的药物有以下几种。

1.卡马西平

由于卡马西平的半衰期为12~35小时,故理论上可以每天只服2次。常常从小剂量开始:0.1 g,2次/天,3~5天后根据患者症状控制的程度来决定加量。每次加0.1 g(早、晚各0.05 g),直到疼痛控制为止。卡马西平每天的用量不要超过1.2 g。

卡马西平常见的不良反应:头昏、共济运动障碍,尤其是女性发生率更高。长期用药要注意检测血常规及肝功能的变化。此外,卡马西平可以引起过敏,导致剥脱性坏死性皮炎,所以,用药的初期一定要观察有无皮疹。孕妇忌用。

卡马西平是目前报道的治疗三叉神经痛的有效率最高的药物,其有效率据国内外的报道可达70%~80%。

2.苯妥英钠

苯妥英钠也可以作为治疗三叉神经痛的药物,但是有效率远较卡马西平低。据国内外文献报道,其有效率为20%~64%。剂量为0.1 g,口服,3次/天。效果不佳时可增加剂量,通常每天增加0.05 g。最大剂量不超过0.6 g。

苯妥英钠的常见不良反应有头昏、共济运动障碍、肝功能损害及牙龈增生等。

3.托吡酯

托吡酯系一种多重机制的新型抗癫痫药物。近年来,国内外有文献报道,在用以上两种经典的治疗三叉神经痛的药物治疗无效时,可以选用该药。通常可以从 50 mg,2 次/天开始,3～5 天症状控制不明显可以加量,每天加 25 mg,观察 3～5 天,直到症状控制为止。每天的最大剂量不要超过250～300 mg。

托吡酯的不良反应极少。常见的不良反应有头昏、食欲下降及体重减轻。国内外还有报道,有的患者用药以后出现出汗障碍。

4.氯硝西泮

通常作为备选用的药物。4～6 mg/d。常见的不良反应为头昏、嗜睡、共济运动障碍,尤其在用药的前几天。

5.氯甲酰氮䓬

300 mg/d,分 3 次餐前 30 分钟口服,无效时可增加到 600 mg。该药不良反应发生率高,常见的不良反应有困倦、蹒跚、药疹和粒细胞数减少等。有时可见肝功能损害。应用该药治疗应每 2 个月进行一次血液检查。

6.中(成)药

如野木瓜片(七叶莲),3 片,4 次/天。据临床观察,该药单独使用治疗三叉神经痛的有效率不高,但是可以作为以上药物治疗的辅助治疗药物。此外,还有痛宁片,4 片,3 次/天。

7.常用的方剂

(1)麻黄附子细辛汤加味:麻黄、川芎、附子各 20～30 g,细辛、荆芥、蔓荆子、菊花、桃仁、石膏、白芷各 12 g,全虫 10 g。

(2)面痛化解汤:珍珠母 30 g,丹参 15 g,川芎、当归、赤芍、秦艽、钩藤各 12 g,僵蚕、白芷各 10 g,红花、羌活各 9 g,防风 6 g,甘草 5 g,细辛 3 g。

(二)非药物治疗

三叉神经痛的"标准(经典)"治疗为药物治疗,但以下情况时可以考虑非药物治疗:①经应用各种药物正规的治疗(足量、足疗程)无效;②患者不能耐受药物的不良反应;③患者坚决要求不用药物治疗。非药物治疗的方法很多,主要原理是破坏三叉神经的传导。常用的方法有以下几种。

1.神经阻滞(封闭)治疗

该方法是用一些药物(如无水乙醇、甘油、酚等),选择地注入三叉神经的某一支或三叉神经半月神经节内。现在由于影像技术的发展,在放射诱导下,可以较准确地将药物注射到三叉神经半月节,达到治疗的作用。由于甘油注射维持时间较长,故目前多采用甘油半月神经节治疗。神经阻滞(封闭)治疗的方法,患者面部的感觉通常能保留,没有明显的并发症。但是复发率较高,尤其是 1 年以后。

2.其他方法的三叉神经半月神经节毁坏术

如用射频热凝、伽马刀治疗等。这些方法的远期疗效目前尚未肯定。

3.手术治疗

(1)周围支切除术:通常只适用于三叉神经第一支疼痛的患者。

(2)显微的三叉神经血管减压术:这是目前正在被大家接受的一种手术治疗方法。该方法具有创伤小、安全、并发症少(尤其是对触觉及运动功能的保留)及有效率高的特点。

(3)三叉神经感觉神经根切断:该方法止痛疗效确切。

(4)三叉神经脊束切断术:目前射线(X 刀、伽马刀等)治疗在三叉神经痛的治疗中以其微创、安全、疗效好越来越受到大家的重视。

4.经皮穿刺微球囊压迫(percutaneous microballoon compression,PMC)

自 Mullan 等 1983 年首次报道使用经皮穿刺微球囊压迫治疗三叉神经痛的技术以来,至今已有大量学者报道他们采用该手段所取得的临床结果。一般认为,PMC 方法与当代使用的微血管减压手术及射频热凝神经根切断术在成功率、并发症及复发率方面都有明显的可比性。其优点是操作简单、安全性高,尤其对于高龄或伴有严重疾病不能耐受较大手术者更是首选方法。其简要的方法:丙酚诱导气管内插管全身麻醉。在整个治疗过程中监测血压和心率。患者取仰卧位,使用 14 号穿刺针进行穿刺,皮肤进入点为口角外侧 2 cm 及上方 0.5 cm。在荧光屏指引下调正方向直至进入卵圆孔。应避免穿透卵圆孔。撤除针芯,放入带细不锈钢针芯的 4 号 Fogarty Catheter 直至其尖端超过穿刺针尖 12～14 cm。去除针芯,在侧位 X 线下用 Omnipaque 造影剂充盈球囊直至突向颅后窝。参考周围的骨性标志(斜坡、蝶鞍、岩骨)检查和判断球囊的形状及位置;必要时排空球囊并重新调整导管位置,直至获得乳头突向颅后窝的理想的梨形出现。球囊充盈容量为 0.4～1.0 mL,压迫神经节 3～10 分钟后,排空球囊,撤除导管,手压穿刺点5分钟。该法具有疗效确切、方法简单及不良反应少等优点。

(赵庆玲)

第二节　特发性面神经炎

一、概述

特发性面神经炎是指原因未明的、茎乳突孔内面神经非化脓性炎症引起的、急性发病的面神经麻痹。发病率为 20/10 万～42.5/10 万,患病率为 258/10 万。

二、病因与病理生理

病因未明。可能因受到风寒、病毒感染或自主神经功能障碍,局部血管痉挛致骨性面神经管内的面神经缺血、水肿、受压而发病。

三、诊断步骤

(一)病史采集要点

1.起病情况

急性起病,数小时至 3～4 天达到高峰。

2.主要临床表现

多数患者在洗漱时感到一侧面颊活动不灵活,口角漏水、面部歪斜,部分患者病前有同侧耳后或乳突区疼痛。

3.既往病史

病前常有受凉或感冒、疲劳的病史。

（二）体格检查要点

（1）一般情况好。

（2）查体可见一侧周围性面瘫的表现：病侧额纹变浅或消失，不能皱额或蹙眉，眼裂变大，闭眼不全或不能，试闭目时眼球转向外上方，露出白色巩膜称贝耳现象；鼻唇沟变浅，口角下垂，示齿时口角歪向健侧，鼓腮漏气，吹口哨不能，食物常滞留于齿颊之间。

（3）鼓索神经近端病变，可有舌前 2/3 味觉减退或消失，唾液减少。

（4）镫骨肌神经病变，出现舌前 2/3 味觉减退或消失与听觉过敏。

（5）膝状神经节病变，除上述表现外还有乳突部疼痛，耳郭和外耳道感觉减退，外耳道或鼓膜出现疱疹，见于带状疱疹引起的膝状神经节炎，称 Hunt 综合征。

（三）门诊资料分析

根据急性起病，典型的周围性面瘫症状和体征，可以做出诊断。但是必须排除中枢性面神经麻痹、耳源性面神经麻痹、脑桥病变、吉兰-巴雷综合征等。

（四）进一步检查项目

（1）如果疾病演变过程或体征不符合特发性面神经炎时，可行颅脑 CT/MRI、腰穿脑脊液检查，以利于鉴别诊断。

（2）病程中的电生理检查可对预后做出估计。

四、诊断对策

（一）诊断要点

急性起病，出现一侧周围性面瘫的症状和体征可以诊断。

（二）鉴别诊断要点

1.中枢性面神经瘫

局限于下面部的表情肌瘫痪，而上面部的表情肌运动如闭目、皱眉等动作正常，且常伴有肢体瘫痪等症状，不难鉴别。

2.吉兰-巴雷综合征

可有周围性面瘫，但多为双侧性，可以很快出现其他颅神经损害，有对称性四肢弛缓性瘫痪、感觉和自主神经功能障碍，脑脊液呈蛋白-细胞分离。

3.耳源性面神经麻痹

多并发中耳炎、乳突炎、迷路炎等，有原发病的症状和体征，头颅或耳部 CT 或 X 线片有助于鉴别。

4.后颅窝病变

如肿瘤、感染、血管性疾病等，起病相对较慢，有其他脑神经损害和原发病的表现，颅脑 MRI 对明确诊断有帮助。

5.莱姆病

莱姆病是由蜱传播的螺旋体感染性疾病，可有面神经和其他脑神经损害，可单侧或双侧，伴有多系统损害表现，如皮肤红斑、血管炎、心肌炎、脾大等。

6.其他

如结缔组织病、各种血管炎、多发性硬化、局灶性结核性脑膜炎等，可有面神经损害，伴有原发病的表现，要注意鉴别。

五、治疗对策

（一）治疗原则

减轻面神经水肿和压迫，改善局部循环，促进功能恢复。

（二）治疗计划

1.药物治疗

(1)皮质类固醇：起病早期 1～2 周内应用，有助于减轻水肿。泼尼松 30～60 mg/d，连用 5～7天后逐渐减量。地塞米松 10～15 mg/d，静脉滴注，1 周后改口服渐减量。

(2)神经营养药：维生素 B_{12}（500 μg/次，隔天 1 次，肌内注射）、维生素 B_1（100 mg/次，每天 1 次，肌内注射）、地巴唑（30 mg/d，口服）等可酌情选用。

(3)抗病毒治疗：对疑似病毒感染所致的面神经麻痹，应尽早使用阿昔洛韦（1～2 g/d），连用10～14 天。

2.辅助疗法

(1)保护眼睛：采用消炎性眼药水或眼药膏点眼，戴眼罩等预防暴露性角膜炎。

(2)物理治疗：如红外线照射、超短波透热等治疗。

(3)运动治疗：可采用增强肌力训练、自我按摩等治疗。

(4)针灸和低脉冲电疗：一般在发病 2～3 周后应用，以促进神经功能恢复。

3.手术治疗

病后半年或 1 年以上仍不能恢复者，可酌情施行面-舌下神经或面-副神经吻合术。

（三）治疗方案的选择

对于药物治疗和辅助疗法，可以数种联用，以期促进神经功能恢复，针灸和低脉冲电疗应在水肿消退后再行选用。恢复不佳者可考虑手术治疗。

六、病程观察及处理

治疗期间定期复诊，记录体征的变化，调整激素等药物的使用。鼓励患者自我按摩，配合治疗，早日康复。

七、预后评估

70％的患者在 1～2 个月内可完全恢复，20％的患者基本恢复，10％的患者恢复不佳，再发者约占0.5％。少数患者可遗留有面肌痉挛、面肌联合运动、耳颞综合征和鳄泪综合征等后遗症状。

（赵庆玲）

第三节 面肌痉挛

一、概述

面肌痉挛又称面肌抽搐，以一侧面肌阵发性不自主抽动为表现。发病率约为 64/10 万。

二、病因与病理生理

病因未明。多数认为是面神经行程的某一部位受到刺激或压迫导致异位兴奋或为突触传导所致,邻近血管压迫较多见。

三、诊断步骤

(一)病史采集要点

1.起病情况

慢性起病,多见于中老年人,女性多见。

2.主要临床表现

从眼轮匝肌的轻微间歇性抽动开始,逐渐扩散至口角、一侧面肌,严重时可累及同侧颈阔肌。疲劳、精神紧张可诱发症状加剧,入睡后抽搐停止。

3.既往病史

少数患者曾有面神经炎病史。

(二)体格检查要点

(1)一般情况:好。

(2)神经系统检查可见一侧面肌阵发性不自主抽搐,无其他阳性体征。

(三)门诊资料分析

根据典型的临床表现和无其他阳性体征,可以做出诊断。

(四)进一步检查项目

在必要时可行下列检查。

(1)肌电图:可见肌纤维震颤和肌束震颤波。

(2)脑电图检查:结果正常。

(3)极少数患者的颅脑 MRI 可以发现小血管对面神经的压迫。

四、诊断对策

(一)诊断要点

一侧面肌阵发性抽动、无神经系统阳性体征可以诊断。

(二)鉴别诊断要点

1.继发性面肌痉挛

炎症、肿瘤、血管性疾病、外伤等均可出现面肌痉挛,但常常伴有其他神经系统阳性体征,不难鉴别,颅脑 CT/MRI 检查可以帮助明确诊断。

2.部分运动性发作癫痫

面肌抽搐幅度较大,多伴有头颈、肢体的抽搐。脑电图可有癫痫波发放,颅脑 CT/MRI 可有阳性发现。

3.睑痉挛-口下颌肌张力障碍综合征

多见于老年女性,双侧眼睑痉挛,伴有口舌、面肌、下颌和颈部的肌张力障碍。

4.舞蹈病

可出现双侧性面肌抽动,伴有躯干、四肢的不自主运动。

5.习惯性面肌抽搐

多见于儿童和青少年,为短暂的面肌收缩,常为双侧,可由意志力短时控制,发病和精神因素有关。肌电图和脑电图正常。

6.功能性眼睑痉挛

多见于中年以上女性,局限于双侧的眼睑,不累及下半面部。

五、治疗对策

(一)治疗原则

消除痉挛,病因治疗。

(二)治疗计划

1.药物治疗

药物治疗可用抗癫痫药或镇静药。

(1)卡马西平:开始每次 0.1 g,每天 2～3 次,口服,逐渐增加剂量,最大量不能超过 1.2 g/d。

(2)巴氯芬:开始每次 5 mg,每天 2～3 次,口服,以后逐渐增加剂量至30～40 mg/d,最大量不超过 80 mg/d。

(3)氯硝西泮,0.5～6 mg/d;维生素 B_{12},500 μg/次,每天3 次,口服,可酌情选用。

2.A 型肉毒毒素(BTXA)注射治疗

本法是目前最安全有效的治疗方法。BTXA 作用于局部胆碱能神经末梢的突触前膜,抑制乙酰胆碱囊泡的释放,减弱肌肉收缩力,缓解肌肉痉挛。根据受累的肌肉可注射于眼轮匝肌、颊肌、额肌、口轮匝肌、颏肌等,不良反应有注射侧面瘫、视蒙、暴露性角膜炎等。疗效可维持 3～6 个月,复发可重复注射。

3.面神经梳理术

手术对茎乳孔内的面神经主干进行梳理,可缓解症状,但有不同程度的面瘫,数月后可能复发。

4.面神经阻滞

可用乙醇、维生素 B_{12} 等对面神经主干或分支注射以缓解症状。伴有面瘫,复发后可重复治疗。

5.微血管减压术

通过手术将面神经和相接触的微血管隔开以解除症状,并发症有面瘫、听力下降等。

(三)治疗方案的选择

对于早期症状轻的患者可先予药物治疗,效果欠佳可用 BTXA 局部注射治疗,无禁忌也可考虑手术治疗。

六、病程观察及处理

定期复诊,记录治疗前后的痉挛强度分级的评分(0 级,无痉挛;1 级,外部刺激引起瞬目增多;2 级轻度,眼睑面肌轻微颤动,无功能障碍;3 级中度,痉挛明显,有轻微功能障碍;4 级重度,严重痉挛和功能障碍,如行走困难、不能阅读等)变化,评估疗效。

七、预后评估

本症一般不会自愈,积极治疗疗效满意,如 BTXA 注射治疗的有效率高达 95％以上。

(赵庆玲)

第四节 舌咽神经痛

舌咽神经痛是一种出现于舌咽神经分布区的阵发性剧烈疼痛。疼痛的性质与三叉神经痛相似,本病远较三叉神经痛少见,约为 1 :(70~85)。

一、病因及发病机制

原发性舌咽神经痛的病因,迄今不明。可能为舌咽及迷走神经的脱髓鞘性病变引起舌咽神经的传入冲动与迷走神经之间发生"短路"所致。以致轻微的触觉刺激即可通过短路传入中枢,中枢传出的脉冲也可通过短路再传入中枢,这些脉冲达到一定总和时,即可激发上神经节及岩神经节、神经根而产生剧烈疼痛。近年来神经血管减压术的开展,发现舌咽神经痛患者椎动脉或小脑后下动脉压迫于舌咽及迷走神经上,解除压迫后症状缓解,这些患者的舌咽神经痛可能与血管压迫有关。造成舌咽神经根部受压的原因可能有多种情况,除血管因素外,还与小脑脑桥角周围的慢性炎症刺激,致蛛网膜炎性改变逐渐增厚,使血管与神经根相互紧靠,促成神经受压的过程。因为神经根部受增厚蛛网膜的粘连,动脉血管也受其粘连发生异位而固定于神经根部敏感区,致使神经受压而缺乏缓冲余地,引起神经的脱髓鞘改变。

继发性原因可能是小脑脑桥角或咽喉部肿瘤,颈部外伤,茎突过长、茎突舌骨韧带骨化等压迫刺激舌咽神经而诱发。

二、临床表现

舌咽神经痛多于中年起病,男女发病率无明显区别,左侧发病高于右侧,偶有双侧发病者。表现为发作性一侧咽部、扁桃体区及舌根部针刺样剧痛,突然开始,持续数秒至数十秒,发作期短,但疼痛难忍,可反射到同侧舌面或外耳深部,伴有唾液分泌增多的表现。说话、反复吞咽、舌部运动、触摸患侧咽壁、扁桃体、舌根及下颌角均可引起发作。2%丁卡因麻醉咽部,可暂时减轻或止住疼痛。

按疼痛的部位一般可分为 2 型。①口咽型:疼痛区始于咽侧壁、扁桃体、软腭及舌后 1/3,而后放射到耳区,此型最为多见。②耳型:疼痛区始于外耳、外耳道及乳突,或介于下颌角与乳突之间,很少放射到咽侧,此型少见。

疼痛程度轻重不一,有如电击、刀割、针刺,发作短暂,间歇期由数分钟到数月不等,少数甚至长达 2~3 年。一般发作期越来越短,痛的时间亦越来越长。严重时可放射到头顶和枕背部。个别患者发生昏厥,可能由于颈动脉窦神经过敏引起心脏停搏所致。

神经系统检查无阳性体征。

三、诊断

根据疼痛发作的性质和特点不难做出本病的临床诊断。有时为了进一步明确诊断,可刺激扁桃体窝的"扳机点",能否诱发疼痛;或用 1%丁卡因喷雾咽后壁、扁桃体窝等处,如能遏止发作,则可以证实诊断。如果经喷雾上述药物后,舌咽处的疼痛虽然消失,但耳痛却仍然保留,则可封闭颈静脉孔,若能收效,说明不仅为舌咽神经痛,而且有迷走神经的耳后支参与。

临床表现呈持续性疼痛或有神经系统阳性体征的患者,应当考虑为继发性舌咽神经痛,需要进一步检查明确病因。

四、鉴别诊断

临床上应与三叉神经痛、喉上神经痛、蝶腭神经痛及颅底、鼻咽部和小脑脑桥角肿瘤等病变引起的继发性舌咽神经痛相鉴别。

(一)三叉神经痛

两者的疼痛性质与发作情况完全相似,部位亦与其毗邻,三叉神经第三支疼痛时易与舌咽神经痛相混淆。二者的鉴别点为三叉神经痛位于三叉神经分布区、疼痛较浅表,"扳机点"在睑、唇或鼻翼;说话、洗脸、刮胡须可诱发疼痛发作。舌咽神经痛位于舌咽神经分布区,疼痛较深在,"扳机点"多在咽后壁、扁桃体窝、舌根;咀嚼、吞咽等动作常诱发疼痛发作。

(二)喉上神经痛

喉深部、舌根及喉上区间歇性疼痛,可放射到耳区和牙龈,说话和吞咽动作可以诱发,在舌骨大角间有压痛点。用1%丁卡因涂抹梨状窝区及舌骨大角处,或用2%普鲁卡因神经封闭,均能完全抑制疼痛等特点可与舌咽神经痛相鉴别。

(三)蝶腭神经节痛

此病的临床表现主要是在鼻根、眼眶周围、牙齿、颜面下部及颞部阵发性剧烈疼痛,其性质似刀割、烧灼及针刺样,并向颌、枕及耳部等放射。每天发作数次至数十次,每次持续数分钟至数小时不等。疼痛发作时多伴有流泪、流涕、畏光、眩晕和鼻塞等,有时伴有舌前1/3味觉减退。疼痛发作无明显诱因,也无"扳机点"。用1%丁卡因麻醉中鼻甲后上蝶腭神经节处,5～10分钟后疼痛即可消失为本病特点。

(四)继发性舌咽神经痛

颅底、鼻咽部及小脑脑桥角肿物或炎症等病变均可引起舌咽神经痛,但多呈持续性痛伴有其他颅神经障碍及神经系统局灶体征。X线颅底拍片,头颅CT扫描及MRI等影像学检查有助于寻找病因。

五、治疗

(一)药物治疗

卡马西平为最常用的药物,苯妥英钠也常用来治疗舌咽神经痛,其他的镇静止痛药物(安定、曲马多)及传统中草药对该病也有一定的疗效。有研究发现N-甲基-D-天冬氨酸(NMDA)受体在舌咽神经痛的发病机制中起一定作用,所以NMDA受体拮抗剂可有效地减轻疼痛,如氯胺酮。也有学者报道加巴喷丁可升高中枢神经系统5-HT水平,抑制痛觉,同时参与NMDA受体的调制,在神经病理性疼痛中发挥作用。这些药物为舌咽神经痛的药物治疗开辟了一个新领域。

(二)封闭疗法

维生素B_{12}和地塞米松等周围神经封闭偶有良效。有人用95%乙醇或5%酚甘油于颈静脉孔处行舌咽神经封闭。但舌咽神经与颈内动脉、静脉、迷走神经、副神经等相邻,封闭时易损伤周围神经血管,故应慎用。

（三）手术治疗

对发作频繁或疼痛剧烈者，若保守治疗无效可考虑手术治疗。常用的手术方式有以下几种。

1.微血管减压术（MVD）

国内外学者行血管减压术治疗本病收到了良好的效果，因此有学者认为采用神经血管减压术是最佳治疗方案。可保留神经功能，避免了神经切断术所致的病侧咽部干燥、感觉消失和复发之弊端。

2.经颅外入路舌咽神经切断术

术后复发率较高，建议对不能耐受开颅的患者可试用这种方法。

3.经颅舌咽神经切断术

如术中探查没有明显的血管压迫神经，则可选用舌咽神经切断术。

4.经皮穿刺射频热凝术

在 CT 引导下可大大减少其并发症的发生。另外舌咽神经传入纤维在脑桥处加入了三叉神经的下支，开颅在此毁损可阻止舌咽神经痛的传导通路。

六、预后

舌咽神经痛如不给予治疗，一般不会自然好转，疼痛发作次数频繁，持续时间越来越少，严重影响患者的生活及工作。

（赵庆玲）

第五节　位听神经疾病

位听神经包括蜗神经和前庭神经，两者通常一起讨论。

一、蜗神经疾病

（一）病因

各种急、慢性迷路炎，药物中毒（链霉素、新霉素、庆大霉素等），颞骨、内耳外伤，噪音，听神经炎，脑膜炎，蛛网膜炎，脑桥小脑角肿瘤，脑桥病变，动脉硬化症，神经衰弱，遗传因素和全身性疾病（贫血和高血压等）等。

（二）临床表现

最常见的症状是耳鸣、听觉过敏和耳聋（听力减退或丧失）。根据耳鸣和耳聋的特点可鉴别传导性和神经性。低音调耳鸣（轰轰、嗡嗡似雷声、飞机声）通常是传导器的病变。高音调耳鸣（吱吱声、蝉鸣声、鸟叫声）常为感音器的病变。神经性耳聋听力障碍的共同特点是以高音频率为主，气导大于骨导，Weber 试验偏向健侧。

（三）治疗

首先是病因治疗。其他对症治疗包括应用 B 族维生素、扩血管药物及能量合剂等。还可行针灸治疗，严重者的听力障碍应佩戴助听器。

二、前庭神经疾病

前庭神经的功能是调节机体平衡和对各种加速度的反应。当前庭功能受到异常刺激和功能障碍时,可出现一系列的症状和体征。

(一)病因

迷路炎、内耳眩晕病、迷路动脉血液供应障碍及药物中毒;脑桥小脑角肿瘤和脑桥小脑角蛛网膜炎;听神经炎和前庭神经元炎;各种原因所致的脑干病变;心血管系统的病变等。

(二)临床表现

1.眩晕

患者感觉自身或外界物体旋转或晃动(或称为运动幻觉)常伴有眼球震颤和共济失调,以及迷走神经的刺激症状如面色苍白、恶心和呕吐、出汗及血压脉搏的变化,严重时可出现晕厥。

2.眼球震颤

通常为自发性眼球震颤,由快相和慢相组成,快相代表眼球震颤的方向。前庭周围性眼球震颤多为水平性,而且伴有明显的眩晕,闭眼后症状并不能减轻。

3.自发性肢体偏斜

表现为站立不稳或向一侧倾倒。肢体偏斜的方向与前庭周围神经病变侧和眼球震颤的慢相是一致的;而前庭中枢性损害三者的方向是不定的。

(三)诊断和鉴别诊断

首先应确定病变是否位于前庭神经,前庭神经损害的部分患者通常伴有听力障碍。其次是根据眩晕的性质和伴发症状、自发性眼球震颤的特点、肢体倾倒的方向,以及各种前庭功能试验的结果鉴别是前庭周围性病变还是中枢性病变。最后结合以上临床特点和借助于各种辅助检测手段对病变进行进一步地定性诊断或病因诊断。

(四)治疗

1.病因治疗

根据不同的病因采取针对性的治疗,如肿瘤行手术切除;炎症进行抗感染;缺血性病变用扩张血管药物等。

2.对症治疗

(1)常规剂量的各种安定剂和镇静剂。

(2)常规剂量的抗组胺类药物,如盐酸苯海拉明、氯苯那敏、异丙嗪等。

(3)伴有严重呕吐的患者可肌内注射东莨菪碱 0.3 mg,或阿托品0.5 mg。

(4)维生素、谷维素等。

(赵庆玲)

第六节　前庭神经元炎

前庭神经元炎亦称为病毒性迷路炎、流行性神经迷路炎或急性迷路炎。常发生于上呼吸道感染后数天之内,临床特征为急性起病的眩晕、恶心、呕吐、眼球震颤和姿势不平衡。炎症仅限局于前庭系统,耳蜗和中枢神经系统均属正常,是一种不伴有听力障碍的眩晕病。

一、病因及发病机制

病因目前仍不明确,通常认为,前庭神经元炎患者发病前常有感染病史。Shimizu 等在57例前庭神经元炎病例中测定血清各种病毒抗体水平,26 例显示病毒抗体效价升高达 4 倍以上,故推断此病与病毒感染有直接关系。Chen 等研究认为前庭神经元炎主要影响前庭神经上部,其支配水平半规管和前半规管,而后半规管和球囊的功能受前庭神经下部支配而不受影响。Goebel 等以解剖标本作研究认为,前庭神经上部的骨道相对较长,其和小动脉通过相对狭窄的通道,使前庭神经上部更易受到侵袭和可能起迷路缺血性损害。

另外,亦有报道认为,前庭神经遭受血管压迫或蛛网膜粘连,甚至可因内听道狭窄引起前庭神经缺氧变性而发病。有学者认为,糖尿病可引起前庭神经元变性萎缩,导致眩晕反复发作。

二、病理生理

病理学研究显示,一些前庭神经元炎患者前庭神经切断后,可发现前庭神经有孤立或散在的退行性变和再生现象,神经纤维减少,节细胞空泡形成,神经内胶原沉积物增加。

三、临床表现

(1)本病多发生于中年人,两性发病率无明显差异。

(2)起病突然,病前有发热、上感或尿路感染病史,多为腮腺炎、麻疹及带状疱疹病毒引起。

(3)临床表现以眩晕最突出,头部转动时眩晕加剧,多于晚上睡醒时突然发作眩晕,数小时达到高峰,伴有恶心、呕吐,可持续数天或数周,多无耳鸣、耳聋,也有报道约30%病例有耳蜗症状;严重者倾倒、恶心、呕吐、面色苍白。可以一家数人患病,亦有集体发病呈小流行现象。该病一般可以自愈,可能为仅有一次的发作,或在过了 12~18 个月后有几次后续发作;每次后续发作都不太严重,持续时间较短。

(4)病初有明显的自发性眼震,多为水平性和旋转性,快相向健侧。

(5)前庭功能检查显示单侧或双侧反应减弱,部分病例痊愈后前庭功能恢复正常。

四、辅助检查

(1)眼震电图(ENG)可以客观记录一侧前庭功能丧失的情况,但 ENG 并非必要,因在急性期自发性眼震等客观体征有助于病变定侧,患者也难于耐受检查。

(2)可行听力检查排除听力损害。

(3)头颅磁共振(MRI),特别要注意内听道检查以排除其他诊断的可能性,如桥小脑角肿瘤,脑干出血或梗死。必要时行增强扫描。

五、诊断

根据感染后突然起病,剧烈眩晕,站立不稳,头部活动时加重,不伴耳鸣、耳聋。前庭功能检查显示单侧或双侧反应减弱,无耳蜗功能障碍;无其他神经系异常症状、体征;预后良好可诊断。

六、鉴别诊断

（一）内耳眩晕病

内耳眩晕病又称梅尼埃病。本病为一突然发作的非炎性迷路病变,具有眩晕、耳聋、耳鸣及眼震等临床特点,有时有患侧耳内闷胀感等症状。多为单耳发病,男女发病率无明显差异,患者多为青壮年,60岁以上老人发病罕见,近年亦有儿童病例报告。眩晕有明显的发作期和间歇期。发作时患者常不敢睁眼、恶心、呕吐、面色苍白、出汗、甚至腹泻、血压多数偏低等一系列症状。本病病因学说甚多,如变态反应、内分泌障碍、维生素缺乏及精神神经因素等引起自主神经功能紊乱,因而使血管神经功能失调,毛细血管渗透性增加,导致膜迷路积水,蜗管及球囊膨大,刺激耳蜗及前庭感受器时,引起耳鸣、耳聋、眩晕等一系列临床症状。梅尼埃病的间歇期长短不一,从数月到数年,每次发作和程度也不一样。而听力随着发作次数的增加而逐渐减退,最后导致耳聋。

（二）位置性眩晕

眩晕发作常与特定的头位有关,无耳鸣、耳聋。中枢性位置性眩晕,常伴有特定头位的垂直性眼震,且常无潜伏期,反复试验可反复出现,呈相对无疲劳现象。外周性位置性眩晕,又称良性阵发性位置性眩晕,为常见的前庭末梢器官病变;亦称为管石症或耳石症;多数病例发病并无明显诱因,而可能的诱因则多见于外伤;眼震常有一定的潜伏期,呈水平旋转型,多次检查可消失或逐渐减轻,属疲劳性。预后良好,能够自愈。

（三）颈源性眩晕

由颈部疾病所致的眩晕。其特征是既有颈部疾病的表现,又有前庭及耳蜗系统受累的表现,冷热试验此类患者一般均为正常。其病因可能为颈椎病、颈部外伤、枕大孔畸形、后颈部交感神经综合征。颈椎病是椎动脉颅外段血流受阻的主要原因。由于颈椎骨刺及退行性关节炎、椎间盘病变,使椎动脉受压,转颈时更易受压。若动脉本身已有粥样硬化,而对侧椎动脉无法代偿时即出现症状。眩晕与头颈转动有关,可伴有枕部头痛、猝倒、视觉闪光、视野缺失及上肢麻痛。颈椎核磁共振检查可以协助诊断。

（四）药物中毒性眩晕

药物中毒性眩晕以链霉素最常见。其他有新霉素、卡那霉素、庆大霉素、万古霉素、多黏菌素B、奎宁、磺胺类等药物。有些药物性损害主要影响前庭部分,但多数对前庭与耳蜗均有影响。链霉素中毒引起的眩晕通常于疗程第四周出现,也有短至4天者。在行走、头部转动或转身时眩晕更为明显。于静止、头部不动时症状明显好转或消失。前庭功能检查多无自发性眼震,闭目难立征阳性。变温试验显示双侧前庭功能均减退或消失。如伴耳蜗损害,尚有双侧感音性耳聋。眩晕消失缓慢,需数月甚或1~2年,前庭功能更难恢复。

（五）桥小脑角肿瘤

特别是听神经瘤,早期可出现轻度眩晕、耳鸣、耳聋。病变进一步发展可出现邻近颅神经受损的体征,如病侧角膜反射减退、面部麻木、复视、周围性面瘫、眼震、同侧肢体共济失调。至病程后期,还可出现颅内压增高症状。诊断依据单侧听力渐进性减退、耳鸣,听力检查为感音性耳聋,伴同侧前庭功能早期消失,邻近颅神经（Ⅴ、Ⅶ、Ⅷ）中有一支受累应怀疑为听神经瘤。头颅核磁共振检查可以协助诊断。

七、治疗

临床治疗原则是急性期的对症治疗、皮质激素治疗和早期前庭康复治疗。一项小规模的对照研究发现治疗前庭神经炎,皮质激素比安慰剂更有效。最近的一项临床研究比较了甲泼尼龙、阿昔洛韦和甲泼尼龙＋阿昔洛韦三种治疗方法的疗效,结果表明,甲泼尼龙可明显改善前庭神经炎的症状,抗病毒药物无效,两者联合无助于提高疗效。

临床常用治疗方法如下。

(1)一般治疗:卧床休息,避免头、颈部活动和声光刺激。

(2)对症处理:对于前庭损害而产生的眩晕症状应给予镇静、安定剂,眩晕、呕吐剧烈者可肌内注射盐酸异丙嗪(12.5～25.0 mg)或地西泮(10～20 mg)每4～6小时1次。症状缓解不明显者,可酌情重复上述治疗。对长时间呕吐者,必要时行静脉补液和电解质以作补充和支持治疗。

(3)糖皮质激素:可用地塞米松10～15 mg/d,7～10天;或服泼尼松 1 mg/(kg·d),顿服或分2次口服,连续5天,以后7～10天内逐渐减量。注意补钾、补钙、保护胃黏膜。

(4)维生素 B_1 100 mg,肌内注射,每天1次;维生素 B_{12} 500 μg,肌内注射,每天1次。治疗2周后改为口服。

(5)前庭康复治疗:前庭神经炎的恢复往往需要数周的时间,患者越早开始前庭康复锻炼,功能恢复就越快、越完全。前庭康复锻炼的目的是加速前庭康复的进程,并改善最终的康复水平。前庭康复计划一般包括前庭-眼反射的眼动训练和前庭-脊髓反射的平衡训练。早期眼震存在,患者应尝试抑制各方向的凝视眼震。眼震消失后,开始头眼协调练习。患者应尝试平衡练习和步态练习。症状好转后应加运动中的头动练习,开始慢,逐渐加快。前庭康复锻炼每天至少2次,每次数分钟,只要患者能够耐受,应尽可能多进行锻炼,并少用抗晕药物。

(赵庆玲)

第五章　脊髓疾病

第一节　急性脊髓炎

急性脊髓炎通常指急性非特异性脊髓炎,是局限于数个脊髓节段的急性非特异性炎症,为横贯性脊髓损害。病因多为病毒性感染或疫苗接种后的自身免疫反应。病理上以病变区域神经元坏死、变性、缺失和血管周围神经髓鞘脱失,炎性细胞浸润,胶质细胞增生等为主要变化。而由外伤、压迫、血管、放射、代谢、营养、遗传等非生物源性引起的脊髓损害称为脊髓病。

一、病因与发病机制

病因未明,可能大部分病例是病毒感染或疫苗接种后引起的自身免疫反应。1957年在亚洲流感流行后,世界各地的急性脊髓炎的发病率均有增高,故有人推测本病与流感病毒感染有关。但研究发现,患者脑脊液中抗体正常,神经组织中亦未能分离出病毒。不少研究资料提示,许多患者病前有上呼吸道不适、发热和腹泻等病毒感染史或疫苗接种史。故也有可能是病毒感染后或疫苗接种后所诱发的一种自身免疫性疾病。

二、病理

脊髓炎症可累及脊髓全长的任何节段,但以胸段为主(74.5%),其次为颈段(12.7%)和腰段(11.7%),以 $T_{3\sim5}$ 段最常受累。受累脊髓肿胀、质地变软,软脊膜充血或有炎性渗出物,脊髓断面可见病变脊髓软化,边缘不光整,变为灰色或红黄色,灰、白质间分界不清。显微镜下可见软膜和脊髓血管扩张、充血,血管周围是以淋巴细胞和浆细胞为主的炎症细胞浸润;灰质内神经细胞肿胀,尼氏小体溶解,甚至细胞溶解、消失;白质内髓鞘脱失,轴突变性,大量吞噬细胞和神经胶质细胞增生。若脊髓严重破坏时,可软化形成空腔。轻症或者早期患者,病变仅累及血管周围,出现血管周围的炎性细胞渗出和髓鞘脱失,小胶质细胞增生并吞噬类脂质而成为格子细胞,散在于病灶之中。病情严重和晚期者,常可见溶解区的星形胶质细胞增生,并随病程延长逐渐形成纤维瘢痕,脊髓萎缩。

三、临床表现

(1)任何年龄均可发病,但好发于青壮年,无性别差异。
(2)各种职业均可发病,以农民居多。

（3）全年可散在发病，以冬春及秋冬相交时较多。

（4）病前 1～2 周常有上呼吸道感染症状，或有疫苗接种史。以劳累、受凉、外伤等为诱因。

（5）本病起病较急，半数以上的患者在 2～3 天内症状发展到高峰。

（6）首发症状为双下肢麻木、无力，病变相应部位的背痛，病变节段的束带感，以及病变以下的肢体瘫痪，感觉缺失和尿便障碍。

（7）病变可累及脊髓的几个节段，最常侵犯胸段，尤其是 $T_{3～5}$ 段，颈髓、腰髓次之。也有部分病例受累的脊髓节段呈上升性过程，可累及颈段或延髓，出现呼吸困难，为病变的严重状态。

（8）病变平面以下无汗，出现皮肤水肿、干燥和指甲松脆等自主神经症状。

（9）急性脊髓炎急性期表现为脊髓休克。休克期一般为 2～4 周。表现为瘫痪肢体肌张力降低，腱反射消失，病理反射引不出，尿潴留（无张力性神经性膀胱）。休克期后肌张力增高，腱反射亢进，肌力开始恢复，病理反射出现，感觉平面逐渐下降，膀胱充盈 300～400 mL 即自动排尿（反射性神经性膀胱）。

四、辅助检查

（1）急性期周围血中白细胞总数正常或轻度升高。

（2）脑脊液动力学检查提示椎管通畅，少数病例因脊髓严重水肿，蛛网膜下腔部分梗阻。脑脊液外观无色、透明，白细胞数正常或有不同程度的增高，以淋巴细胞为主。蛋白质正常或轻度增高，脊髓严重水肿出现明显椎管梗阻时蛋白质含量可明显增高（高达 2 g/L 以上）。糖与氯化物含量正常。

（3）影像学检查，如脊柱 X 线检查、脊髓 CT 或 MRI 检查通常无特异性改变。若脊髓严重肿胀，MRI 可见病变部位脊髓增粗等改变。

（4）视觉诱发电位、脑干诱发电位检查有助于排除脑干和视神经早期损害的证据。MRI 能早期区别脊髓病变性质范围、数量，是确诊急性脊髓炎最可靠的措施，亦是早期诊断多发性硬化的可靠手段。

五、诊断和鉴别诊断

根据起病急、病前有感染史或疫苗接种史及有截瘫、传导束型感觉障碍和大小便功能障碍等症状，结合脑脊液检查，一般不难诊断。但需要与下列疾病鉴别。

（一）视神经脊髓炎

视神经脊髓炎为多发性硬化的一种特殊类型。除有脊髓炎的表现外，还有视力下降等视神经炎的表现或视觉诱发电位的异常。视神经症状可在脊髓炎的表现之前或之后出现。有些多发性硬化的首发症状为横贯性脊髓损害，但病情通常有缓解及复发，并可相继出现其他多灶性体征，如复视、眼球震颤和共济失调等可鉴别。

（二）感染性多发性神经根炎

病前常有呼吸道感染，全身症状轻，起病急，逐渐进展，数天至数周疾病达到高峰，无背痛，无脊柱压痛，表现为对称性的下肢或四肢软瘫，反射消失，近端重于远端，感觉障碍为末梢样感觉障碍，呈手套、袜套样，无感觉平面，无膀胱直肠功能障碍，脑脊液蛋白-细胞分离，脊髓造影正常。

（三）脊髓出血

脊髓出血多由外伤或脊髓血管畸形引起。起病急骤并伴有剧烈背痛，出现肢体瘫痪和括约肌障碍,可呈血性脑脊液。MRI 有助于诊断,脊髓血管造影可发现血管畸形。

(四)梅毒性脊髓炎

通常伴视神经萎缩和阿-罗瞳孔。疼痛是本病患者常见的主诉。血清和脑脊液梅毒检查可确定诊断。

(五)周期性瘫痪

有多次发作史,且多在饱食后发病,表现为对称弛缓性瘫痪,无感觉和括约肌障碍,短时间内(数小时至数天)可自行缓解,部分病例发病时血钾降低,心电图有低钾改变,补钾后症状缓解。

(六)急性脊髓压迫症

脊柱结核、脊柱转移性癌等,可由于病变椎体被破坏后突然塌陷而出现急性症状。其表现为有原发病史,局部脊椎压迫或有变形,椎管阻塞,脑脊液蛋白明显增高,CT 或 MRI 或脊柱 X 线检查均有助于鉴别。

(七)急性硬脊膜外脓肿

有身体其他部位化脓性感染史,如细菌性心内膜炎、皮肤疖肿、扁桃体化脓等;有根痛、发热等感染征象;有局限性脊柱压痛、椎管阻塞、脑脊液蛋白质增多等表现。影像学检查如 MRI 有助于诊断。

六、治疗

(一)药物治疗

1.激素治疗

急性期应用激素治疗对减轻水肿有帮助,可短程使用糖皮质激素,如甲泼尼龙 0.5～1.0 g、氢化可的松 100～300 mg 或地塞米松 10～20 mg 静脉滴注,每天 1 次,10～20 天为 1 个疗程,如病情稳定,在逐渐减量的同时给予促肾上腺皮质激素(ACTH)12.5～25 U/d 静脉滴注,连用 3～5 天,或者可改为泼尼松 40～60 mg/d,顿服,每周减量 1 次,5～6 周内逐渐停用。同时,应注意给予适当的抗生素预防感染,补充足够的钾盐和钙剂,加强支持疗法以保证足够的水和热能的供应,预防各种并发症。

2.20％甘露醇

有报道可使病变早期脊髓水肿减轻,并可清除自由基,减轻脊髓损害,对脊髓炎治疗有效。20％甘露醇每次 1～2 g/kg,每天 2 或 3 次,连用 4～6 天。

3.细胞活化剂和维生素的应用

辅酶 A、三磷酸腺苷、肌苷、胰岛素、氯化钾等加入葡萄糖溶液内组成能量合剂,静脉滴注,每天 1 次,10～20 天为 1 个疗程;大剂量 B 族维生素如维生素 B_1、维生素 B_6、维生素 B_{12} 及维生素 C 等,能加速周围神经的增生,促进神经功能的恢复,多被常规应用。胞磷胆碱、醋谷胺也有类似作用,也可用来促进脊髓功能的恢复。

4.抗生素的应用

应根据感染部位和可能的感染菌选择足量有效的抗生素,尽快控制感染,以免加重病情。

5.其他药物

干扰素、转移因子、聚肌胞可调节机体免疫力,伴有神经痛者可给予卡马西平等对症治疗。

(二)并发症的处理

(1)高颈位脊髓炎有呼吸困难者应尽早行气管切开或人工辅助呼吸。

(2)注意及时治疗泌尿系统或呼吸道感染,以免加重病情。

（三）血液疗法

1.全血输入疗法

目前很少应用，适合于合并贫血的患者。

2.血浆输入疗法

将健康人血浆 200～300 mL 静脉输入，每周 2 或 3 次，可提高患者免疫力，改善脊髓血液供应，改善营养状态及减轻肌肉萎缩。

3.血浆交换疗法

使用血浆分离机，将患者的血浆分离出来弃除，再选择健康人的血浆、清蛋白、代血浆及生理盐水等替换液予以补充，可减轻免疫反应，促进神经肌肉功能的恢复。每天 1 次，7 天为 1 个疗程。可用于应用激素治疗无效的患者，亦可用于危重患者的抢救。

4.紫外线照射充氧自体血回输疗法（光量子疗法）

将患者自体血经紫外线照射后回输，可提高血氧含量，利于脊髓功能的恢复，增强机体的免疫功能。但是否有效尚有争议。

（四）高压氧治疗

高压氧可提高血氧张力，增加血氧含量，改善和纠正病变脊髓缺氧性损害，促进有氧代谢和侧支循环的建立，有利于病变组织的再生和康复。每天 1 次，20～30 天为 1 个疗程。

（五）康复治疗

早期宜进行被动活动、按摩等康复治疗。部分肌力恢复时，应鼓励患者主动活动，加强肢体锻炼，促进肌力恢复。瘫痪肢体应尽早保持功能位置，如仰卧、下肢伸直、略外展，以防止肢体屈曲挛缩，纠正足下垂。

七、预后

本病的预后与下列因素有关。

（1）病前有否先驱症状：凡有发热等上呼吸道感染等先驱症状的患者，预后较好。

（2）脊髓受损程度：部分性或单一横贯损害的患者，预后较好；上升性和弥漫性脊髓受累者，预后较差。

（3）并发压疮、尿路感染或肺部感染者预后较差。这 3 种并发症不仅影响预后，而且还常常是脊髓炎致命的主要原因。

（4）若无严重并发症，患者通常在 3～6 个月内恢复生活自理。其中 1/3 的患者基本恢复，只遗留轻微的感觉运动障碍；另有 1/3 的患者能行走，但步态异常，有尿频、便秘，有明显感觉障碍；还有 1/3 的患者将持续瘫痪，伴有尿失禁。

（赵庆玲）

第二节 脊髓蛛网膜炎

脊髓蛛网膜炎是蛛网膜的一种慢性炎症过程，在某些因素的作用下蛛网膜增厚，与脊髓、脊神经根粘连（或形成囊肿）阻塞椎管，或通过影响脊髓血液循环而导致脊髓功能障碍。发病率较高,与椎管内肿瘤发病率相接近。发病年龄在30～60岁多见,男性多于女性,受累部位以胸段多见,颈段及腰骶段少见。

一、病因和发病机制

继发于某些致病因素的反应性非化脓性炎症。

(一)感染性

有原发于脊柱附近或椎管内的疾病如脊柱结核、硬膜外脓肿和脑脊髓膜炎等,也有继发于全身疾病如流感、伤寒、结核和产褥感染等。有报道,结核性脑膜炎引起者最多见。

(二)外伤性

如脊柱外伤、脊髓损伤、反复腰椎穿刺。

(三)化学性

如神经鞘内注入药物(抗癌药、链霉素等)、脊髓造影使用的碘油、麻醉药及其他化学药剂。

(四)脊柱或者脊髓本身的病变

如椎管内肿瘤、蛛网膜下腔出血、椎间盘突出及脊椎病等均可合并脊髓蛛网膜炎。

(五)其他

如脊髓空洞症、脊柱脊髓的先天性畸形。

二、病理

蛛网膜位于硬脊膜与软脊膜之间,本身无血管供应,故缺乏炎症反应能力。但在病原刺激下,血管丰富的硬脊膜和软脊膜发生活跃的炎症反应,进入慢性期后,引起蛛网膜的纤维增厚,并使蛛网膜与硬脊膜和软脊膜发生粘连。

虽可发生于脊髓任何节段,但以胸腰段多见,病变部位的蛛网膜呈乳白色、浑浊,并有不规则不对称增厚,以后成为坚韧的瘢痕组织,可与脊髓、软膜、神经根和血管发生粘连伴有血管增生。根据病变发展情况分为3种类型:局限型(仅局限于1～2个节段),弥漫型(有多个节段呈散在分布),囊肿型(粘连及增厚的蛛网膜形成囊肿)。

三、临床表现

(1)发病前约45.6%有感染及外伤史。

(2)多为慢性起病且逐渐缓慢进展,但也有少数是迅速或亚急性起病。

(3)病程由数月至数年不等,最长者10年,症状常有缓解,故病情可有波动。

(4)由于蛛网膜的增厚和粘连及形成囊肿对脊髓、神经根和血管的压迫也为不对称和不规则,以及不同病变部位的临床表现呈多样性,可有单发或多发的神经根痛,感觉障碍多呈神经根型、节段型或斑块状不规则分布,两侧不对称。运动障碍为不对称的截瘫、单瘫或四肢瘫,一般以局限型症状较轻,弥漫型症状则较重,囊肿型类似于脊髓占位的压迫症表现。括约肌功能障碍出现较晚,症状不明显。

四、实验室检查

(一)腰椎穿刺

脑脊液压力正常或者低于正常。弥漫型和囊肿型可引起椎管阻塞,奎肯试验可表现为完全阻塞、不完全阻塞、通畅或时而阻塞时而通畅。脑脊液淡黄色或无色透明;脑脊液蛋白含量增高,甚至脑脊液流出后可自动凝固,称弗洛因综合征,蛋白增高的程度与椎管内阻塞的程度不一致,与病变节段无明显关系;细胞数接近正常或增高(以淋巴细胞为主);往往呈现蛋白细胞分离现象。

(二)X 线检查

脊柱平片多无异常,或同时存在增生性脊椎炎及腰椎横突退化等改变。

(三)椎管造影

见椎管腔呈不规则狭窄,碘水呈点滴和斑块状分布,囊肿型则显示杯口状缺损。碘油造影因其不能被吸收而本身就是造成脊髓蛛网膜炎的病因之一,故不宜使用。

(四)MRI

能明确囊肿性质、部位、大小,并能了解病灶对周围重要组织的损害情况。

五、诊断

引起脊髓蛛网膜炎的病因较多,临床上对能够明确病因的不再作出脊髓蛛网膜炎的诊断,仅对难以明确病因,符合神经症状和病理表现的才作出该诊断。但该类病变临床诊断比较困难,误诊率也较高。脊髓蛛网膜炎的主要有以下特点。

(1)发病前有感冒、受凉、轻伤或劳累病史,在上述情况下出现症状或者症状加重。

(2)脊髓后根激惹症状。单侧或双侧上肢根痛明显,手或前臂可有轻度肌肉萎缩及病理反射。

(3)病程中症状有缓解和加重,呈波动性表现。该特点有助于和椎管内肿瘤鉴别。

(4)脊髓症状多样:病变侵犯范围广而不规则,病变水平的确定往往比较困难,且病变平面以下感觉障碍的分布不规律,如果病变不完全局限于椎管内,可出现脑神经损害的表现,有时可有助于诊断脊髓蛛网膜炎。

(5)脑脊液检查:蛋白含量增高,脑脊液呈现蛋白细胞分离现象,以及奎肯试验中椎管通畅性的变化支持脊髓蛛网膜炎的诊断。

(6)脊髓碘水造影:往往有椎管腔呈不规则狭窄,碘水呈点滴和斑状分布,囊肿型则显示杯口状缺损的特征性改变。

六、治疗

(一)非手术治疗

确定诊断后,首先考虑非手术治疗,但目前的治疗方法效果仍不十分理想。对早期、轻症病例,经过治疗可以使症状消失或减轻。保守治疗可选用:肾上腺皮质激素(静脉滴注或口服)、血管扩张药、B 族维生素等,积极治疗原发病(抗感染或抗结核治疗等)及对于神经功能损害给予康复治疗。

(1)激素:虽然认为椎管内注射皮质激素能治疗蛛网膜炎,但由于其本身也是引起蛛网膜炎的原因之一,临床上多采用口服或静脉滴注的方法给予。氢化可的松每天 100～200 mg 或地塞米松 10～20 mg,2～4 周后逐渐减量、停药。必要时重复使用。

(2)抗生素:有急性感染症状如发热使症状加重时可考虑使用。

(3)40%乌洛托品液静脉注射,5 mL,每天 1 次,10～20 天为 1 个疗程。10%碘化钾溶液口服或 10% 碘化钾溶液静脉注射,10 mL,每天 1 次,8～10 天为 1 个疗程。

(4)维生素:如维生素 B_1、维生素 B_{12}、烟酸等。

(5)玻璃酸酶(透明质酸酶):玻璃酸酶的作用可能是由于它能溶解组织的渗出物及粘连,因而有利于改善了脑脊液的吸收和循环;有利于抗结核药物的渗出液;解除了对血管的牵拉使其更有效的输送营养。每次用玻璃酸酶 500 U,稀释于 1 mL 注射用水中,鞘内注射,每周 1 次。对结核性脑膜炎患者当脑脊液蛋白>3 g/L,疑有椎管梗阻者则用氢化可的松 25～50 mg 或地塞米松 0.5～1.0 mg,玻璃酸酶 750～1 500 U,鞘内注射,每 2 周 1 次,10 次为 1 个疗程。

(6)理疗:如碘离子导入疗法。

(7)放射疗法:此法对新生物的纤维组织有效应,对陈旧的纤维组织作用较小。一般使用小剂量放射线照射,不容许使用大到足以引起正常组织任何损害的剂量,并须注意照射面积的大小及其蓄积量。

(8)蛛网膜下腔注气:有人认为此法有一定疗效。每次注气 10～20 mL,最多 50 mL,每隔 5～14 天注气 1 次,8 次为 1 个疗程。

(9)针刺、按摩、功能锻炼。

(二)手术治疗

多数学者指出,手术治疗仅限于局限性粘连及有囊肿形成的病例。有急性感染征象或脑脊液细胞明显增多时,则不宜手术。手术中切除椎板后,应首先观察硬脊膜搏动是否正常,有无肥厚。切开硬脊膜时应注意保持蛛网膜的完整,根据观察所得病变情况,进行手术操作。术后强调采用综合治疗,加强护理,防止并发症的发生,并积极促进神经功能的恢复。诊断为囊肿型者可行囊肿摘除术,弥漫性或脑脊液细胞增多明显者不宜行手术治疗,因可加重蛛网膜的粘连。

(赵庆玲)

第三节　脊髓空洞症

脊髓空洞症是一种慢性进行性的脊髓变性疾病,是由于不同原因导致在脊髓中央管附近或后角底部有胶质增生或空洞形成的疾病。空洞常见于颈段,某些病例,空洞向上扩展到延髓和脑桥(称为延髓空洞症),或向下延伸至胸髓甚至腰髓。由于空洞侵及周围的神经组织而引起受损节段的分离性感觉障碍、下运动神经元瘫痪,以及长传导束功能障碍与营养障碍。

一、病因和发病机制

脊髓空洞症与延髓空洞症的病因和发病机制目前尚未完全明确,概括起来有以下 4 种学说。

(一)脑脊液动力学异常

早在 1965 年,由 Gardner 等人认为由于第四脑室出口区先天异常,使正常脑脊液循环受阻,从而使得由脉络膜丛的收缩搏动产生的脑脊液压力搏动波通过第四脑室向下不断冲击,导致脊髓中央管逐渐扩大,最终形成空洞。支持这一学说的证据是脊髓空洞症常伴发颅颈交界畸形。其他影响正常脑脊液循环的病损如第四脑室顶部四周软脑膜的粘连也可伴发脊髓空洞症。通过手术解决颅颈交界处先天性病变后,脊髓空洞症所引起的某些症状可以获得改善。但是这种理论不能解释某些无第四脑室出口处阻塞或无颅颈交界畸形的脊髓空洞症,也不能解释空洞与中央管之间并无相互连接的病例。也有人认为传送到脊髓的搏动压力波太小,难以形成空洞。因此,他们认为空洞的形成是由于压力的影响,脑脊液从蛛网膜下腔沿着血管周围间隙(Virchow-Robin 间隙)或其他软脊膜下通道进入脊髓内所造成。

(二)先天发育异常

由于胚胎期神经管闭合不全或脊髓中央管形成障碍,在脊髓实质内残留的胚胎上皮细胞缺血、坏死而形成空洞。支持这一学说的证据是脊髓空洞症常伴发其他先天性异常,如颈肋、脊柱后侧突、脊椎裂、脑积水、Klippel-Feil 二联征(两个以上颈椎先天性融合)、先天性延髓下疝(Arnold-Chiari畸形)、弓形足等。临床方面也不断有家族发病的报道。但该学说的一个最大缺陷在于空洞壁上从未发现过胚胎组织,故难以形成定论。

(三)血液循环异常

该学说认为脊髓空洞症是继发于血管畸形、脊髓肿瘤囊性变、脊髓损伤、脊髓炎伴中央软化、蛛网膜炎等而发生的。引起脊髓血液循环异常,产生髓内组织缺血、坏死、液化,形成空洞。

(四)继发于其他疾病

临床上屡有报道,脊髓空洞症继发于脊柱或脊髓外伤、脊髓内肿瘤、脊髓蛛网膜炎、脊髓炎及脑膜炎等疾病。因脊髓中央区是脊髓前后动脉的交界区,侧支循环差,外伤后该区易坏死软化形成空洞,常由受伤部的脊髓中央区(后柱的腹侧,后角的内后方)起始并向上延伸。脊髓内肿瘤囊性变可造成脊髓空洞症。继发性脊髓蛛网膜炎患者,可能由于炎症粘连、局部缺血和脑脊液循环障碍,脑脊液从蛛网膜下腔沿血管周围间隙进入脊髓内,使中央管扩大形成空洞。脊髓炎时由于炎症区脱髓鞘、软化、坏死,严重时坏死区有空洞形成。

目前,多数学者认为脊(延)髓空洞症不是单一病因所造成的一个独立病种,而是由多种致病因素造成的综合征。

二、病理

空洞较大时病变节段的脊髓外形可增大,但软膜并不增厚。空洞内有清亮液体填充,其成分多与脑脊液相似。有的空洞内含黄色液体,其蛋白增高,连续切片观察,空洞最常见于颈膨大,常向胸髓扩展,腰髓较少受累。偶见多发空洞,但互不相通。典型的颈膨大空洞多先累及灰质前连合,然后向后角扩展,呈"U"字形分布。可对称或不对称地侵及前角,继而压迫脊髓白质。空洞在各平面的范围可不相同,组织学改变在空洞形成早期,其囊壁常不规则,有退变的神经胶质和神经组织。如空洞形成较久,其周围有胶质增生及肥大星形细胞,形成致密的囊壁(1~2 mm厚,部分有薄层胶原组织包绕)。当空洞与中央管交通时,部分空洞内壁可见室管膜细胞覆盖。

空洞亦可发生在延髓,通常呈纵裂状,有时仅为胶质瘢痕而无空洞。延髓空洞有下列 3 种类型:①裂隙从第四脑室底部舌下神经核外侧向前侧方伸展,破坏三叉神经脊束核、孤束核及其纤维。②裂隙从第四脑室中缝扩展,累及内侧纵束。③空洞发生在锥体和下橄榄核之间,破坏舌下神经纤维。上述改变以①、②型多见,③型罕见。延髓空洞多为单侧,伸入脑桥者较多,伸入中脑者罕见。延髓空洞尚可侵犯网状结构,第 X、XI、XII 脑神经及核,前庭神经下核至内侧纵束的纤维,脊髓丘系及锥体束等。

脑桥空洞常位于顶盖区,可侵犯第 VI、VII 脑神经核和中央顶盖束。

Barnett 等根据脊髓空洞症的病理改变及可能机制,将其分为 4 型。

(1)脊髓空洞伴孟氏孔阻塞和中央管扩大:①伴Ⅰ型Chiari畸形;②伴颅后窝囊肿、肿瘤、蛛网膜炎等造成孟氏孔阻塞。

(2)脊髓空洞不伴孟氏孔阻塞(自发型)。

(3)继发性脊髓空洞:脊髓肿瘤(常为髓内)、脊髓外伤、脊蛛网膜炎、硬脊膜炎、脊髓压迫致继发性脊髓软化。

(4)真性脊髓积水,常伴脑积水。

三、临床表现

发病年龄通常为20～30岁,偶尔发生于儿童期或成年以后,文献中最小年龄为3岁,最大为70岁。男性与女性比例为3∶1。

(一)脊髓空洞症

病程进行缓慢,最早出现的症状常呈节段性分布,首先影响上肢。当空洞逐渐扩大时,由于压力或胶质增生的作用,脊髓白质内的长传导束也被累及,在空洞水平以下出现传导束型功能障碍。两个阶段之间可以间隔数年。

1.感觉症状

由于空洞时常始于中央管背侧灰质的一侧或双侧后角底部,最早症状常是单侧的痛觉、温度觉障碍。如病变侵及前连合时可有双侧的手部、臂部尺侧或一部分颈部、胸部的痛、温觉丧失,而触觉及深感觉完整或相对地正常,称为分离性感觉障碍。患者常在手部发生灼伤或刺、割伤后才发现痛、温觉的缺损。以后痛、温觉丧失范围可以扩大到两侧上肢、胸、背部,呈短上衣样分布。如向上影响到三叉丘脑束交叉处,可以造成面部痛、温觉减退或消失,包括角膜反射消失。许多患者在痛、温觉消失区域内有自发性的中枢痛。晚期后柱及脊髓丘脑束也被累及,造成病变水平以下痛、温、触觉及深感觉的感觉异常及不同程度的障碍。

2.运动障碍

前角细胞受累后,手部小肌肉及前臂尺侧肌肉萎缩,软弱无力,且可有肌束颤动,逐渐波及上肢其他肌肉、肩胛肌及一部分肋间肌。腱反射及肌张力减低。以后在空洞水平以下出现锥体束征、肌张力增高及腱反射亢进、腹壁反射消失、Babinskin征呈阳性。空洞内如果发生出血,病情可突然恶化。空洞如果在腰骶部,则在下肢部位出现上述的运动及感觉症状。

3.营养性障碍及其他症状

关节的痛觉缺失引起关节磨损、萎缩和畸形,关节肿大,活动度增加,运动时有摩擦音而无痛觉,称为夏科(Charcot)关节。在痛觉消失区域,表皮的烫伤及其他损伤可以造成顽固性溃疡及瘢痕形成。如果皮下组织增厚、肿胀及异样发软,伴有局部溃疡及感觉缺失时,甚至指、趾末端发生无痛性坏死、脱失,称为Mervan综合征。颈胸段病变损害交感神经通路时,可产生颈交感神经麻痹(Horner)综合征。病损节段可有出汗功能障碍,出汗过多或出汗减少。晚期可以有神经源性膀胱及大便失禁现象。其他如脊柱侧突、后突畸形、脊柱裂、弓形足等亦属常见。

(二)延髓空洞症

由于延髓空洞常不对称,症状和体征通常为单侧型。累及疑核可造成吞咽困难及口吃、软腭与咽喉肌无力、悬雍垂偏斜;舌下神经核受影响时造成伸舌偏向患侧,同侧舌肌萎缩伴有肌束颤动;如面神经核被累及时可出现下运动神经元型面瘫;三叉神经下行束受累时造成同侧面部感觉呈中枢型痛、温觉障碍;侵及内侧弓状纤维则出现半身触觉、深感觉缺失;如果前庭小脑通路被阻断可引起眩晕,可能伴有步态不稳及眼球震颤;有时也可能出现其他长传导束征象,但后者常与脊髓空洞症同时存在。

四、辅助检查

(一)腰椎穿刺及奎肯试验

一般无异常发现。如空洞较大则偶可导致脊腔部分梗阻引起脑脊液蛋白含量增高。

(二)X线检查

可发现骨骼 Charcot 关节、颈枕区畸形及其他畸形。

(三)延迟脊髓 CT 扫描(DMCT)

即在蛛网膜下腔注入水溶性阳性造影剂,延迟一定时间,分别在注射后 6 小时、12 小时、18 小时和 24 小时再行脊髓 CT 检查,可显示出高密度的空洞影像。

(四)磁共振成像(MRI)

MRI 是诊断本病最准确的方法。不仅因为其为无创伤检查,更因其能多平面、分节段获得全椎管轮廓,可在纵、横断面上清楚显示出空洞的位置及大小、累及范围、与脊髓的对应关系等,以及是否合并 Arnol-Chiari 畸形,以鉴别空洞是继发性还是原发性,有助于选择手术适应证和设计手术方案。

(五)肌电图

上肢萎缩肌肉有失神经表现,但在麻木的手部,感觉传导速度仍正常,是因病变位于后根神经节的近端之故。

五、诊断与鉴别诊断

(一)诊断

成年期发病,起病隐袭,缓慢发展,临床表现为节段性分布的分离性感觉障碍,手部和上肢的肌肉萎缩,以及皮肤和关节的营养障碍。如合并有其他先天性缺陷存在,则不难做出诊断。MRI 检查可确诊。

(二)鉴别诊断

本病须与下列疾病鉴别。

1.脊髓内肿瘤

可以类似脊髓空洞症,尤其是位于下颈髓时。但肿瘤病变节段短,进展较快,膀胱功能障碍出现较早,而营养性障碍少见,脑脊液蛋白含量增高,可以与本病相区别。对疑难病例可做脊髓造影和 MRI 鉴别之。

2.颈椎骨关节病

可出现手部及上肢的肌肉萎缩,但根痛常见,感觉障碍为呈根性分布而非节段性分布的分离性感觉障碍。可行颈椎摄片,必要时做 CT 和 MRI 检查可明确诊断。

3.肌萎缩性侧索硬化症

不容易与脊髓空洞症相混淆,因为它不引起感觉异常或感觉缺失。

4.脑干肿瘤

脊髓空洞症合并延髓空洞症时,需要与脑干肿瘤鉴别。脑干肿瘤好发于 5～15 岁儿童,病程较短,开始常为脑桥下段症状而不是延髓症状,临床表现为展神经、三叉神经麻痹,且可有眼球震颤等;其后随肿瘤长大而有更多的脑神经麻痹症状,出现交叉性瘫痪。如双侧脑干肿瘤则出现双侧脑神经麻痹及四肢瘫。疾病后期可出现颅内压力增高等,可与延髓空洞症相鉴别。

5.麻风

虽可有上肢肌萎缩与麻木,但无分离性感觉障碍,所有深、浅感觉均消失,且常可摸到粗大的周围神经(如尺神经、桡神经及臂丛神经干),有时可见到躯干上有散在的脱色素斑、手指溃疡等,不难鉴别。

六、治疗

本病目前尚无特殊疗法,可从以下几方面着手。

(一)支持治疗

一般对症处理,如给予镇痛药、B族维生素、三磷酸腺苷、辅酶A、肌苷等。痛觉消失者应防止烫伤或冻伤。加强护理,辅助按摩、被动运动、针刺治疗等,防止关节挛缩。

(二)放射治疗

对脊髓病变部位进行照射,可缓解疼痛,可用深部X线疗法或放射性核素[131]碘疗法,以后者较好。方法有以下几种。

1.口服法

先用复方碘溶液封闭甲状腺,然后空腹口服钠[131]碘溶液 $50\sim200~\mu Ci$,每周服2次,总量 $500~\mu Ci$ 为1个疗程,$2\sim3$ 个月后重复疗程。

2.椎管注射法

按常规做腰椎穿刺,取头低位 $15°$,穿刺针头倾向头部,注射无菌钠[131]碘溶液 $0.4\sim1.0~\mu Ci/mL$,每15天1次,共3或4次。

(三)手术治疗

对Chairi畸形、扁平颅底、第四脑室正中孔闭锁等情况可采用手术矫治。凡空洞/脊髓的比值超过30%者,有手术指征。手术的目的如下。

(1)纠正伴同存在的颅骨及神经组织畸形。

(2)椎板及枕骨下减压。

(3)对张力性空洞,可行脊髓切开和空洞-蛛网膜下腔分流术或空洞-腹膜腔分流术。

七、预后

本病进展缓慢,如能早期治疗,部分患者症状可有不同程度缓解。少数患者可停止进展,迁延数年至数十年无明显进展。部分患者进展至瘫痪而卧床不起,易发生并发症,预后不良。

(赵庆玲)

第四节　脊髓压迫症

脊髓压迫症是一组椎管内或椎骨占位性病变引起的脊髓受压综合征,随病变进展出现脊髓半切综合征和横贯性损害及椎管梗阻,脊神经根和血管可不同程度受累。

一、病因及发病机制

常见病因为肿瘤(起源于脊髓组织或邻近结构)、炎症(脊髓非特异性炎症、脊柱结核、椎管内结核瘤、硬脊膜内外的脓肿、寄生虫肉芽肿、脊髓蛛网膜炎形成的脓肿)、脊髓外伤(脊柱骨折、脱位、椎管内血肿形成)、脊柱退行性病变(椎间盘突出)、先天性疾病(颅底凹陷)。

脊髓压迫症的症状可有机械压迫、血液供应障碍及占位病变直接浸润破坏等引起。机械压迫是指由于肿瘤或其他占位性结构急性或慢性压迫脊髓及其血管所致。脊髓受压后,脊髓表面静脉怒张,血液中蛋白质渗出,脑脊液蛋白质含量增高。

二、临床表现

脊髓肿瘤是脊髓压迫症最常见的原因。一般起病隐袭,进展缓慢,逐渐出现神经根刺激症状到脊髓部分受压,再到脊髓横贯性损害的表现。急性压迫较少见。

(一)神经根症状

通常为髓外压迫的最早症状,表现为刺痛、灼烧或刀割样疼痛。后根受累时,相应的皮肤分布区会表现感觉过敏,可有束带感。前根受累时则可出现相应节段性肌萎缩、肌束颤动及反射消失。

(二)感觉障碍

病变对侧水平以下痛温觉减退或缺失。晚期表现为脊髓横贯性损害。

(三)运动障碍

一侧锥体束受压,引起病变以下同侧肢体痉挛性瘫痪;两侧锥体束受压,则两侧肢体痉挛性截瘫。

(四)反射异常

受压节段因前根、前角或后根受损害而出现相应节段的腱反射减弱或消失。脊髓休克期时,各种反射均消失,病理反射也不出现。

(五)自主神经功能障碍

大小便障碍在髓内肿瘤早期出现,髓外肿瘤多在后期才发生。

(六)脊膜刺激症状

脊柱局部自发痛、叩击痛,活动受限。

三、诊断

首先明确脊髓损害为压迫性或非压迫性;再确定脊髓受压部位及平面,进而分析压迫是位于髓内、髓外硬膜内还是硬膜外及压迫的程度;最后研究压迫性病变的病因及性质。

四、治疗

本病治疗原则是尽早除去压迫脊髓的病因,故手术治疗常是唯一有效的方法。急性压迫者更应抓紧时机,力争在起病 6 小时内减压。硬脊膜外脓肿应紧急手术,并给予足量抗生素。脊柱结核在根治术的同时进行抗结核治疗。良性肿瘤一般可经手术彻底切除。恶性肿瘤难以完全切除者,椎板减压术可获得短期症状缓解,晚期或转移瘤可做放、化疗。脊髓出血以支持治疗为主,一般不采取手术治疗,如果由于血管畸形所致的出血,可选择行血管造影明确部位,考虑外科手术或介入治疗。

瘫痪肢体应积极进行康复治疗及功能训练,长期卧床者应防止泌尿系统感染、压疮、肺炎和肢体挛缩等并发症。

(赵庆玲)

第五节　脊髓血管疾病

脊髓血管疾病远较脑血管疾病少见,但脊髓内结构紧密,很小的血管损害就可出现明显的症状。脊髓血管疾病包括脊髓缺血、椎管内出血及脊髓血管畸形等。

一、病因和发病机制

缺血性脊髓血管病的病因很多(表5-1),既有原发性的脊髓血管病变,也有继发性的脊髓血管病变,还有全身疾病所致的等。脊髓梗死通常发生在脊髓前动脉供血区,以中胸段或下颈段多见。病损水平出现根痛,短时间内即可发生截瘫,痛、温觉缺失,大小便障碍,而深感觉保留,称为脊髓前动脉综合征。脊髓后动脉左、右各一支,极少闭塞。

表 5-1　缺血性脊髓血管病的病因

病因类型	常见疾病
原发性血管病变	动脉硬化、血栓形成、血管炎、胶原病等
继发性血管压迫	椎间盘突出、椎管狭窄、硬膜外脓肿、硬膜外肿瘤、脊髓内肿瘤、结核性脊膜炎等
脊髓血管栓塞	心脏病、潜水病、脂肪栓塞
全身性血液循环障碍	低血压、心力衰竭、恶性贫血、心肌梗死、阿-斯综合征、心搏骤停
静脉系统闭塞	静脉瘤、血栓性静脉炎
医源性因素	大动静脉畸形手术、大动脉血管造影

椎管内出血包括硬膜外出血、硬膜下出血、脊髓内出血和脊髓蛛网膜下腔出血。病因包括外伤、血液病、抗凝治疗、急性感染中毒缺氧可造成脊髓点状出血、血管畸形、脊髓肿瘤内的出血等。

脊髓血管畸形很少见,可引起脊髓受压、脊髓出血或椎管内出血,侵犯髓内、硬膜下或硬膜外。脊髓血管畸形常伴同节段的其他血管畸形,如皮肤血管瘤、椎体血管畸形等。

二、病理

脊髓对缺血的耐受性较大,轻度间歇性供血不足不会对脊髓造成明显的病理改变。脊髓动脉血栓形成早期可见病灶处充血水肿。以后可发生脊髓前部或后部的梗死,范围可涉及几个甚至十几个脊髓节段。脊髓梗死后大体可见脊髓前动脉呈节段性或区域性闭塞,动脉颜色变浅。早期脊髓充血水肿,晚期皱缩变小,色素沉着。镜下所见:脊髓软化灶中心部坏死,周围有胶质细胞增生。神经细胞变性,髓鞘崩溃。脊髓软化的类型有单侧前角软化;双侧前角软化;单侧前、侧索软化;脊髓前动脉区软化。

脊髓出血可形成血肿压迫脊髓。

三、临床表现

(一)缺血性病变

1.脊髓短暂性缺血发作

与短暂性脑缺血发作相同,脊髓也可发生短暂性缺血发作,其发病机制和脑相同。表现为脊髓间歇性跛行,又分典型间歇性跛行和非典型间歇性跛行。典型间歇性跛行即行走一段距离后出现单侧或双侧下肢沉重、乏力甚至瘫痪,休息后可缓解,有的还伴轻度锥体束征和括约肌功能障碍,间歇期上述症状消失。非典型间歇性跛行,其表现为非行走诱发的发作性肢体无力或瘫痪,反复发作,可自行缓解。在运动和饱食后容易诱发,这是因为脊髓的血液过多的进入肌肉和内脏血管所致。

2.脊髓梗死

正常发生在脊髓前动脉供血区,以中胸段或下颈段多见,病损水平的相应部位出现根痛,短时间内即发生截瘫,痛、温觉缺失,大小便障碍,深感觉保留,称脊髓前动脉综合征。脊髓后动脉左右各一支,极少闭塞,即使发生,因有良好的侧支循环而症状较轻且恢复较快。其临床表现为急性根痛,病变水平以下同侧肢体深感觉缺失,痛、温觉和肌力保存。

3.脊髓血管栓塞

亦不常见,与脑血管栓塞有相同病因,临床症状有根痛、下肢单瘫或截瘫和括约肌功能障碍等,有的如转移性肿瘤所致的脊髓血管栓塞,由于伴脊髓和椎管内广泛转移,病程进展较迅速。此外,脊髓血管栓塞由于常与脑栓塞同时发生,故临床症状易被脑部症状所掩盖。

(二)椎管内出血

硬膜外出血、硬膜下出血、脊髓内出血均可表现为骤起剧烈的局部背痛和急性横贯性损害。硬膜下血肿比硬膜外血肿少见。脊髓蛛网膜下腔出血表现为急剧的颈、背痛,脑膜刺激征和截瘫等。如仅为脊髓表面的血管破裂所致则可能只有背痛而无脊髓受压表现。脊髓实质内出血的临床症状极为严重,患者有些可在数小时至数天内死亡,存活者的病情也比脊髓梗死严重。

(三)脊髓血管畸形

分为动脉性、静脉性和动静脉性3种,前两者是很罕见的,多数为动静脉畸形。病变多见于胸膜段,其次为中胸段,颈段少见。临床特点是突然发病与症状反复出现,多数患者以急性疼痛发病,有40%~50%的患者以躯干或下肢的某个部位的疼痛为首发症状。约1/3的患者有感觉障碍。疼痛和感觉障碍均呈根性分布。此外,还有不同程度的截瘫,括约肌功能障碍,也有少数患者以脊蛛网膜下腔出血为首发症状。动静脉畸形症状的周期性加剧与妊娠有关,可能因为妊娠期内分泌改变或静脉压增高所致。

四、辅助检查

(一)腰椎穿刺和奎肯试验

对脊髓血管病的诊断非常重要,椎管内出血者脑脊液压力增高,血肿形成可造成椎管不同程度的阻塞,蛛网膜下腔出血则脑脊液呈均匀血性。

(二)脊髓影像学检查

椎管造影、CT和MRI可显示血肿的部位及范围。选择性脊髓血管造影可显示血管畸形的部位和类型或闭塞的血管。

五、诊断和鉴别诊断

诊断较困难,尤其是缺血性病变。依据临床表现,出血者多有外伤史,缺血者与血压波动有密切关系。脑脊液、脊髓影像等检查有助于明确病因和病变程度。

脊髓间歇性跛行应与马尾性间歇性跛行和血管性间歇性跛行病鉴别。

(1)马尾性间歇性跛行是由腰椎管狭窄所致,故常有腰骶区疼痛,行走后症状加重,休息后减轻或消失,腰前屈时症状可减轻,后仰时则加重,感觉症状比运动症状重,有间歇性垂足等。

(2)血管性间歇性跛行系由下肢动脉发生血栓性脉管炎或微栓子反复栓塞所致,其临床症状为下肢间歇性疼痛、无力苍白,表面皮肤温度低、足背动脉搏动减弱或消失,彩色超声多普勒检查有助鉴别。

六、治疗

(1)缺血性脊髓血管病的治疗原则与缺血性脑血管病相似,但应注意对因治疗,低血压者应予纠正血压,占位及压迫性病变应予行手术切除或减压性手术治疗,对各种结缔组织病的血管炎所致的脊髓梗死的治疗,应使用糖皮质激素治疗。加强护理和康复也很重要。

(2)各种类型的椎管内出血的一般治疗和脑内出血相同。患者需要绝对卧床休息和使用各种止血药(同脑蛛网膜下腔出血)。发现椎管完全梗阻时应紧急做椎板切除术,以减轻脊髓压力,恢复脊髓功能,如硬膜外或硬膜下血肿应紧急手术以清除血肿,如脊髓蛛网膜下腔出血有大量血块聚积时,应急诊行椎板减压,彻底清除血块。对脊髓血管畸形导致的脊髓出血应尽快手术治疗。对各种导致出血倾向的内科疾病所致的脊髓出血需要积极治疗原发病。

(3)脊髓动静脉畸形如果已经影响脊髓功能,是进行显微外科手术的适应证,显微外科手术可切除畸形血管。但是本病预后差,应尽可能早期诊断,早期手术。也可以通过动脉导管进行高选择性放射介入治疗,将血管畸形进行栓塞治疗。

(4)一般治疗:截瘫患者应注意防治并发症,如压疮和尿路感染。

(赵庆玲)

第六节 脊髓亚急性联合变性

脊髓亚急性联合变性(SCD)是由于维生素 B_{12} 的缺乏导致的神经系统变性疾病,病变主要累及脊髓后索、侧索及周围神经。

一、病因及发病机制

本病的发生与维生素 B_{12} 缺乏密切相关。维生素 B_{12} 不仅是人核蛋白合成及髓鞘形成必需的辅酶,其缺乏引起髓鞘合成障碍导致神经病变。正常人维生素 B_{12} 每天需求量仅为 $1\sim2\ \mu g$,摄入的维生素 B_{12} 必须与胃底腺壁细胞分泌的内因子结合成稳定复合物,才不被肠道细菌利用,而在回肠远端吸收。唾液中 R 蛋白、转运维生素蛋白也与维生素 B_{12} 的结合、转运有关。维生素 B_{12} 摄入、吸收、结合及转运的任何环节发生障碍均可引起人体内维生素 B_{12} 的缺乏。内因子分泌先天性缺陷、叶酸缺乏、萎缩性胃炎、胃大部切除术后、小肠原发性吸收不良、回肠切除及血液中运转钴胺蛋白缺乏等导致维生素 B_{12} 吸收不良是引起本病的常见原因。

二、临床表现

（1）多在中年以后发病，无性别差异，隐袭起病，缓慢进展。

（2）多数患者在出现神经系统症状之前有贫血、倦怠、腹泻等病史，伴有血清维生素 B_{12} 减低。

（3）临床主要表现为双下肢无力、发硬及动作笨拙、步行不稳、踩棉花感，随后出现脚趾感觉异常，麻木、疼痛等。双下肢不完全痉挛性瘫痪。可伴有周围神经病变。

（4）体格检查：可见双下肢振动觉、位置觉障碍，Romberg 征阳性。可有肢体肌张力增高，腱反射亢进，病理征阳性。

（5）实验室检查：周围血象及骨髓象提示巨幼细胞贫血。血清中维生素 B_{12} 含量降低。

三、诊断

（1）中年以后，隐袭起病。

（2）双下肢无力、走路不稳，踩棉花感，肢体麻木。

（3）出现脊髓后索、侧索及周围神经受损的症状和体征。

（4）血清中维生素 B_{12} 含量降低，伴有恶性贫血。

四、治疗

脊髓亚急性联合变性主要针对病因治疗。纠正或治疗导致维生素 B_{12} 缺乏的原因和疾病，如纠正营养不良，改善膳食结构，给予富含 B 族维生素的食物，如粗粮、蔬菜和动物肝脏，并应戒酒；治疗肠炎、胃炎等导致吸收障碍的疾病。本病一旦诊断应尽快开始治疗，如治疗不及时，发病 2～3 年后病情不断加重直至死亡。

（一）病因治疗

（1）一旦确诊或拟诊本病，应立即给予大剂量维生素 B_{12} 治疗，否则会发生不可逆的神经损伤，常用剂量为维生素 B_{12} 500～1 000 μg，每天 1 次，肌内注射，连续 2～4 周；然后以相同日剂量，每周给药 2～3 次，维持治疗 2～3 个月后，改为维生素 B_{12} 500 μg 口服，每天2次，总疗程为 6 个月。维生素 B_{12} 吸收障碍者需终生用药，与维生素 B_1 和维生素 B_6 联用等效果更佳。

（2）贫血患者可合用铁剂，可选硫酸亚铁每次 0.3～0.6 g，每天 3 次，口服；或 10% 枸橼酸铁胺溶液每次 10 mL，每天 3 次，口服。有恶性贫血者，建议加用叶酸每次 5～10 mg，每天 3 次，口服，与维生素 B_{12} 共同使用。不宜单独应用叶酸治疗，否则会导致神经精神症状加重。

（3）胃液中缺乏游离胃酸的萎缩性胃炎患者，可服用胃蛋白酶合剂或饭前服稀盐酸合剂，每次 10 mL，每天 3 次。

（二）康复治疗

加强瘫痪肢体功能锻炼。

（赵庆玲）

第七节　脊柱和脊髓结核

侵及脊髓、脊神经根结核病变包括脊柱结核、椎管内结核及结核性脊髓膜炎等，多继发于远隔脏器结核菌感染，特别是肺结核或淋巴结核经血行或淋巴系统入侵。

一、脊柱结核

脊柱结核是结核分枝杆菌引起椎骨损害，可因骨质塌陷、结核性脓肿在椎管聚集、肉芽肿形成等导致脊髓损害，约占全身骨关节结核的1/3。

（一）病因及发病机制

本病通常继发于身体其他部位结核，多由于肺结核血行播散感染，也可由消化道淋巴结核直接蔓延至脊柱。若结核菌由椎体中央动脉侵入椎体，椎间盘不受影响，称中央型；病变侵入椎体上下缘、由椎体扩展至椎间盘，再扩延至邻近椎体，称边缘型。

结核性脓液沿前纵韧带向上、下蔓延，至周围软组织形成寒性脓肿。由于椎管周围结核病灶或寒性脓肿压迫脊髓，以及椎骨干酪性骨炎引起骨质疏松、破坏，使椎体受压形成楔形塌陷，导致脊柱后凸畸形，坏死椎体、肉芽组织及椎间盘等均可压迫脊髓产生临床症状。除直接压迫，结核病变也可累及血管或直接侵及脊髓导致脊髓缺血及坏死，引起脊髓横贯性受损表现。

（二）病理

脊柱结核以胸椎结核为多，颈椎结核次之，可经不同途径使脊髓及脊神经根受损：①椎体干酪性坏死及骨质疏松、破坏，因压力产生楔形塌陷、后凸畸形或死骨直接压迫脊髓及神经根。②椎管内结核病灶或硬膜外寒性脓肿压迫脊髓及神经根。③结核菌直接感染脊髓及脊神经根，使之受累。④结核病灶侵及脊髓供血动脉，可引起脊髓周围冠状动脉血栓形成，导致脊髓缺血，也可影响静脉回流，导致脊髓充血、水肿及退变。⑤硬脊膜、蛛网膜及脊膜结核性炎症病变可引起局部粘连、渗出，并损及脊髓和脊神经根。

（三）临床表现

1.脊柱结核

青少年多见，多有结核接触史或结核感染史如肺结核、淋巴结核等。早期表现低热、消瘦、盗汗、全身乏力、食欲缺乏及精神萎靡等结核中毒症状，血沉可增快。

2.脊髓受损症状

（1）急性脊髓受压症状：常由于急性椎体塌陷，突然出现背部剧烈疼痛，多为根性痛；如病变广泛使数个破坏椎体发生融合出现截瘫，以及肌张力减低、腱反射消失和尿潴留；病灶局部棘突常明显突出或向后成角畸形，有明显局部压痛及叩痛，腰穿显示椎管梗阻。

（2）慢性脊髓受压症状：常因硬脊膜外结核性肉芽组织压迫引起，早期出现神经根刺激症状如根痛、腰背部剧痛等，沿神经根走行放散，可为单侧或双侧，表现肋间神经痛、束带感，颈项、上肢及后头痛，下肢放射性疼痛等，继之出现病变水平以下各种感觉缺失，可经脊髓半切征阶段转为截瘫或四肢瘫，腱反射消失或活跃，可出现病理反射，伴局部肌萎缩，以及病变胸椎、腰椎或颈椎棘突突出，局部压痛或叩痛，晚期可发生括约肌障碍。

（四）辅助检查

血沉增快，结核菌素试验阳性。腰穿完全或不完全椎管梗阻，CSF 蛋白明显增高。脊柱 X 线片早期可见椎体上缘或下缘密度减低，相邻椎体关节面骨质轻度破坏，典型表现椎体骨质破坏、椎间隙缩窄，侧位片椎体楔形塌陷、脊柱后凸和椎体移位，胸椎旁常见梭形或三角形寒性脓肿阴影，颈椎寒性脓肿使咽后壁及气管后软组织阴影增宽，气管向前推移；腰椎结核脓肿使腰大肌阴影凸出、宽大。脊髓碘水造影可见椎管梗阻现象，CT 检查可更清楚显示脊椎结核病变和寒性脓肿。MRI 检查可见椎体、椎体上下缘及间盘等 T_1WI 低信号、T_2WI 高信号骨质破坏现象，椎间盘狭窄，寒性脓肿 T_1WI 信号与肌肉相似，T_2WI 为高信号。结核病灶多累及两个以上椎体。

（五）诊断及鉴别诊断

1.诊断

根据青少年结核病患者或有结核病接触史者，亚急性病程，出现低热、盗汗、乏力、消瘦及食欲缺乏等全身结核中毒症状，脊髓压迫综合征，脊柱疼痛、压痛及叩痛，伴神经根性刺激征，X 线、CT 或 MRI 检查显示椎体及椎间盘破坏和寒性脓肿等。

2.鉴别诊断

（1）脊髓肿瘤或椎管内肿瘤：多中年以后发病，X 线片缺乏椎体或椎间盘破坏现象，无寒性脓肿等。

（2）急性脊髓炎：发病急，无结核病史，迅速出现脊髓横贯性损害，腰穿无椎管梗阻，脑脊液（CSF）细胞数可增高，X 线椎体无破坏，脊柱无压痛及叩痛等。

（3）脊髓蛛网膜炎：发病缓慢，病程较长，症状可有波动，病变范围较广泛，脑脊液检查及动力学检查、碘剂造影和 MRI 检查均有助鉴别，少数脊椎结核可伴脊髓蛛网膜炎。

（六）治疗

（1）药物治疗：可联合应用抗结核药，如异烟肼、对氨基水杨酸钠、利福平、链霉素及乙胺丁醇等。

（2）某些病例除长期抗结核治疗，尚需及时手术，清除突起的椎体后缘、椎间盘及死骨、结核性肉芽肿、脓肿及干酪样物质等，并行相应椎板切除减压。手术适应证是有明确脊髓压迫症，伴寒性脓肿、有明确死骨存在、有感染性窦道。

（3）支持对症治疗：如截瘫患者须注意防治压疮、尿路感染等并发症。

二、椎管内结核瘤

椎管内结核瘤包括脊髓髓内结核瘤、硬膜内结核瘤及硬膜外结核性肉芽肿等，不包括脊柱结核及结核性冷脓肿压迫脊髓所致脊髓压迫症。椎管内结核瘤病源来自身体远隔部位结核病灶血行播散，或结核性脑膜炎经脑脊液直接扩散，病变压迫脊髓和脊神经根引起脊髓压迫综合征。椎管内结核瘤约为脑结核瘤 1/20。

（一）病理

椎管内结核瘤可位于任何脊髓节段，病变占位效应导致椎管完全性或不完全性梗阻。髓内结核瘤相对多见，质地较硬，病灶边界清楚，大小不一。髓外硬膜内结核瘤呈不规则肿块，与脊髓、蛛网膜、硬脊膜广泛粘连。硬膜外结核性肉芽肿常呈环形包绕于硬脊膜，与硬脊膜紧密粘连，使硬脊膜增厚压迫脊髓。组织学可见病灶中心干酪样坏死，周围肉芽组织增生，可见朗汉斯巨细胞和类上皮细胞。

（二）临床表现

（1）患者多为青少年，有肺结核或结核性脑膜炎病史，可有盗汗、低热、食欲缺乏及乏力等结核中毒症状。表现脊神经根和脊髓受损症状体征,如根性疼痛或束带感,病灶水平以下感觉障碍、锥体束征及尿便障碍等,截瘫不完全,病程较短患者通常疗效及预后比后较好。

(2)血沉增快,腰穿呈完全性或不完全性椎管梗阻,出现蛋白-细胞分离现象,蛋白明显增高,细胞数正常或轻度增高。X线脊柱平片多无异常,脊髓碘水造影有椎管梗阻征象。CT 或 MRI 检查可明确椎管内病灶部位、形状及大小等。

(三)诊断及鉴别诊断

1.诊断

根据临床表现、脑脊液检查、脊髓碘水造影及 CT、MRI 等影像学检查可明确椎管内占位病变,结合全身结核中毒症状、身体其他部位结核灶或结核性脑膜炎病史,血沉增快等可考虑本病可能,术前难于诊断,常在手术探查后才明确诊断。

2.鉴别诊断

临床上须注意与脊柱结核及结核性冷脓肿所致脊髓压迫症鉴别。

(四)治疗

(1)考虑椎管内结核瘤可能或证实结核病变应进行系统正规抗结核药物治疗。对症治疗应注意防治压疮、尿路感染等并发症。

(2)应尽早手术,清除结核病灶,并通过组织活检证实诊断,开始正规抗结核治疗。硬脊膜外结核多使脊髓受压,病变未直接侵及脊髓,清除病灶、椎管减压后效果较好。硬膜内及髓内肿瘤由于脊髓粘连不易分离,疗效较差。

三、结核性脊膜脊髓炎

结核性脊膜脊髓炎是结核性脑膜炎的致病结核菌及其炎性渗出物经脑脊液扩散波及脊膜和脊髓,炎性渗出物充满蛛网膜下腔,引起脊髓、脊神经根受损及脊髓血管炎症反应,导致脊膜和脊髓结核性炎症。

(一)临床表现

(1)患者除表现结核性脑膜炎症状体征,可见多发性脊神经根刺激征、皮肤过敏及神经根牵扯试验如 Lasegue 征,腱反射减弱或消失,尿潴留或尿急、尿失禁,严重者出现脊髓长束受损症状和体征。

(2)腰穿一般通畅,脑脊液蛋白增高,细胞数增高,淋巴细胞为主,糖及氯化物降低等。MRI 检查可除外椎管内占位性病变。

(二)诊断及鉴别诊断

1.诊断

根据结核病或结核性脑膜炎病史,出现多发神经根刺激征及 Lasegue 征,肢体瘫、腱反射减弱或消失、尿便障碍,典型脑脊液改变等。

2.鉴别诊断

须注意与结核性脑膜炎鉴别,后者主要表现头痛、呕吐及颈强等。

(三)治疗

本病应正规抗结核治疗,选择异烟肼、链霉素、对氨基水杨酸钠、利福平及乙胺丁醇等联合用药。急性期可用地塞米松 10～20 mg/d,静脉滴注,或泼尼松口服。

(赵庆玲)

第六章　脊神经疾病

第一节　急性吉兰-巴雷综合征

吉兰-巴雷综合征(Guillain-Barrésyndrome,GBS)是一种由多种因素诱发,通过免疫介导而引起的自身免疫性脱髓鞘性周围神经病,原称格林-巴利综合征。1916 年,Guillain、Barré、Strohl 报道了 2 例急性瘫痪的士兵,表现运动障碍、腱反射消失、肌肉压痛、感觉异常,无客观感觉障碍,并首次提出该病会出现脑脊液蛋白-细胞分离现象,经病理检查发现与 1859 年 Landry 报道的"急性上升性瘫痪"的病理改变非常相似。因此,被称为兰兑-吉兰-巴雷-斯特尔综合征。

急性炎性脱髓鞘性多发性神经病(acute inflammatory demyelinating polyneuropathy, AIDP)是最早被认识的经典 GBS,也是当今世界多数国家最常见的一种类型,又称急性炎性脱髓鞘性多发性神经根神经炎、急性感染性多发性神经根神经炎、急性感染性多发性神经病、急性特发性多发性神经根神经炎、急性炎性多发性神经根炎。病理特点是周围神经炎症细胞浸润、节段性脱髓鞘。临床主要表现为对称性弛缓性四肢瘫痪,可累及呼吸肌致呼吸肌麻痹而危及生命;脑脊液呈蛋白-细胞分离现象等。

该病在世界各地均有发病,其发病率在多数国家是0.4/10 万～2.0/10 万。1984 年,我国21 省农村24 万人口调查中,GBS 的年发病率为 0.8/10 万。1993 年,北京郊区两县 98 万人口采用设立监测点进行前瞻性监测,其年发病率为 1.4/10 万。多数学者报道 GBS 发病无季节倾向,但我国河北省石家庄地区多发生于夏、秋季,并有数年 1 次流行趋势,或出现丛集发病。

一、病因与发病机制

有关 GBS 的病因及发病机制目前仍不十分明确,但经研究已取得较大进展。

(一)病因

1.感染因素

流行病学资料提示发病前的前驱非特异性感染,是促发 GBS 的重要因素。如 Hutwitz (1983)报道 1 034 例 GBS,约有 70％的患者在发病前 8 周内有前驱感染因素,其中呼吸道感染占 58％,胃肠道感染占 22％,二者同时感染占 10％。前驱感染的主要病原体:①空肠弯曲菌。Rhodes(1982)首先注意到 GBS 与空肠弯曲菌感染有关。Hughes(1997)提出空肠弯曲菌感染常与急性运动轴索性神经病有关。在我国和日本,42％～76％的 GBS 患者血清中空肠弯曲菌特异性抗体增高。空肠弯曲菌是革兰阴性微需氧弯曲菌,是引起人类腹泻的常见致病菌之一,感染潜伏期为 24～72 小时,腹泻开始为水样便,以后出现脓血便,高峰期为 24～48 小时,约 1 周恢复。GBS 患者常在腹泻停止后发病。②巨细胞病毒是欧洲和北美洲地区 GBS 的主要前驱感染病原体。研究证明巨细胞病毒感染与严重感觉型 GBS 有关,发病症状严重,常出现呼吸肌麻痹,脑神经及感觉神经受累多见。③其他病毒,如 E-B 病毒、肺炎支原体、乙型肝炎病毒(HBV)、带状疱疹病毒、单纯疱疹病毒、麻疹病毒、流行性感冒病毒、腮腺炎病毒、柯萨奇病毒、甲型肝炎病毒等。新近研究又发现屡有流感嗜血杆菌、幽门螺杆菌等感染与 GBS 发病有关。还有人类免疫缺陷病毒与 GBS 的关系也越来越受到关注。但是,研究发现人群中经历过相同病原体前驱感染,仅有少数人发生 GBS,又如流行病学调查发现,许多人即使感染了空肠弯曲菌也不患 GBS,提示感染因素不是唯一的病因,可能还与存在遗传易感性个体差异有关。

2.遗传因素

目前,认为 GBS 的发生是具有某种易感基因的人群感染后引起的自身免疫性疾病。国外学者报道 GBS 与人类白细胞抗原(HLA)基因分型(如 HLA-DR3、DR2、DQBI、B35)相关联;李春岩等对 31 例 AIDS、33 例急性运动轴索性神经病(AMAN)患者易感性与人白细胞抗原(HLA)-A、B 基因分型关系的研究,发现 HLA-A33 与 AIDP 易患性相关联;HLA-B15、B35 与 AMAN 易患性相关联;郭力等发现 HLA-DR16 和 DQ5 与 GBS 易患性相关,而且不同 GBS 亚型 HLA 等位基因分布不同。还发现在 GBS 患者携带 $TNF2$ 等位基因频率、$TNF1/2$ 和 $TNF2/2$ 的基因频率都显著高于健康对照组,说明携带 TNF2 等位基因的个体较不携带者发生 GBS 的危险性增加,编码 $TAFa$ 基因位于人类 6 号染色体短臂上(6p21 区),HLA-III 类基因区内,因 $TAFa$ 基因多个位点具有多态性,转录起始位点为上游第 308 位(−308 位点),故提示 $TAFa$ 基因启动子-308G-A 的多态性与 GBS 的遗传易感性相关。所以,患者遗传素质可能决定个体对 GBS 的易感性。

3.其他因素

有报道患者发病前有疫苗接种史、外伤史、手术史等,还有人报道因其他疾病用免疫抑制剂治疗发生 GBS;也有患有其他自身免疫性疾病者合并 GBS 的报道。

(二)发病机制

目前,主要针对其自身免疫机制进行了较深入研究。

1.分子模拟学说

如果感染的微生物或寄生虫等生物性因子的某些抗原成分的结构与宿主自身组织的表位相似或相同,便可通过交叉反应启动自身免疫性疾病的发生,这种机制在免疫学称为"分子模拟"。该学说是目前解释 GBS 与感染因子之间关系的主要理论依据。机体感染细菌或病毒后,由于它们与机体神经组织有相同的表位,针对感染原的免疫应答的同时,发生错误的免疫识别,通过抗原抗体交叉反应导致自身神经组织的免疫损伤,则引起 GBS 的发生。如空肠弯曲菌的菌体外膜上脂多糖(LPS)结构与人类周围神经神经节苷脂的结构相似,当易患宿主感染空肠弯曲菌后,产生保护性免疫反应消除感染的同时,也发生错误的免疫识别,激活了免疫细胞产生抗神经结苷脂自身抗体,攻击有共同表位的周围神经组织,导致周围神经纤维髓鞘脱失,干扰神经传导,而形成 GBS 的临床表现。又如研究发现,乙型肝炎表面抗原(HBsAg)分子的氨基酸序列中有一段多肽与人类及某些实验动物的周围神经髓鞘碱性蛋白分子的氨基酸序列中某段多肽完全相同,以此段多肽来免疫动物,可引起实验动物的周围神经病;某些个体感染了 HBV,HBsAg 分子中的某段多肽,刺激机体免疫系统产生细胞免疫及体液免疫应答,以攻击、排斥此段多肽;因人的周围神经髓鞘碱性蛋白分子中有与此段多肽完全相同的多肽段,于是机体发生错误的免疫识误,也启动攻击周围神经髓鞘碱性蛋白分子中的此段多肽的自身免疫,导致周围神经髓鞘脱失而发生 GBS。

2.实验性自身免疫性神经炎动物模型研究

通过注射、口服或吸入抗原致敏,以及免疫细胞被动转移诱发等造成自身免疫性神经炎。如用牛 P2 蛋白免疫 Lewis 大鼠可诱发典型自身免疫性神经炎。其病理表现为周围神经、神经根节段性脱髓鞘及炎症反应,在神经根的周围可见到单核细胞及巨噬细胞浸润,自主神经受累,严重者可累及轴索。把自身免疫性神经炎大鼠抗原特异性细胞被动转移给健康 Lewis 大鼠,经4～5 天潜伏期后可发生自身免疫性神经炎。自身免疫性神经炎与 GBS 两者的临床表现及病理改变相似。均提示 GBS 是一种主要以细胞免疫为介导的疾病。但研究发现,将 P2 抗体(EAN 动物的血清)直接注射到健康动物的周围神经亦可引起神经传导阻滞及脱髓鞘,提示体液因子也参与免疫病理过程。

3.细胞因子与 GBS 发病的研究

细胞因子在 GBS 发病中起至关重要的作用。①干扰素-γ(IFN-γ)是主要由 Th₁ 细胞分泌的一种多效性细胞因子,能显著增加抗原呈递细胞表达等作用,与神经脱髓鞘有关。因病毒感染,伴随产生的干扰素-γ,引起血管内皮细胞、巨噬细胞、施万细胞的 MHC-Ⅱ 型抗原表达。活化的巨噬细胞可直接吞噬或通过分泌炎症介质引起髓鞘脱失,是致病的关键性因子。②肿瘤坏死因子-α(TNF-α)是由巨噬细胞和抗原激活的 T 细胞分泌,是引起炎症、自身免疫性组织损伤及选择性损害周围神经髓鞘的介质。GBS 患者急性期血清 TNF-α 质量浓度增高,且增高的程度与病变的严重程度相关,当患者康复时血清 TNF-α 质量浓度亦恢复正常。③白细胞介素-2(IL-2)是由活化的 T 细胞分泌,能刺激 T 细胞增殖分化,激活 T 细胞合成更多的 IL-2 及 IFN-γ、TNF-α 等细胞因子,促发炎症反应。④白细胞介素-12(IL-12)是由活化的单核/巨噬细胞、B 细胞等产生,IL-12 诱导 CD4⁺ 细胞分化为 Th1 细胞并使其增殖、合成 IFN-γ、TNF-α、IL-2 等,使促炎细胞因子合成增加;同时 IL-12 抑制 CD4⁺ T 细胞分化为 Th2 细胞而合成 IL-4、IL-10,使 IL-4、IL-10 免疫下调因子合成减少。IL-12 在 GBS 中的致病作用可能是使 IFN-γ、TNF-α、IL-2 等炎细胞因子合成增加,使 IL-4、IL-10 免疫下调因子合成减少,最终促使神经脱髓鞘、轴索变性而发病。⑤白细胞介素-6(IL-6)是由 T 细胞或非 T 细胞产生的一种多功能的细胞因子。IL-6 的一个主要的生物学功能是促使 B 细胞增殖、分化并产生抗体。IL-6 对正常状态的 B 细胞无增殖活性,但可促进病毒感染的 B 细胞增殖,促进抗体产生。IL-6 在 GBS 发病中通过激发 B 细胞产生致病的抗体而发病。⑥白细胞介素-18(IL-18)主要由单核巨噬细胞产生,启动免疫级联反应,使各种炎症细胞、细胞因子及其炎症介质释放,进入周围神经组织中引起一系列免疫病理反应,导致髓鞘脱失。总之,这一类细胞因子(TNF-α、IFN-γ、IL-2、IL-6、IL-12、IL-18 等)是促炎因子,与 GBS 发病及病情加重有关。

另一类细胞因子对 GBS 具有调节免疫、减轻炎症性损害、终止免疫病理反应、促进髓鞘修复等作用。①白细胞介素-4(IL-4)是由 Th₂ 分泌的一种 B 细胞生长因子和免疫调节剂,可下调 Th₁ 细胞的活性,在疾病的发展中起免疫调节作用,可抑制 GBS 的发生。②白细胞介素-10(IL-10)是由 Th₂ 分泌,能抑制 Th₁ 细胞、单核/巨噬细胞合成 TNF-a、TNF-γ、IL-2 等致炎因子,是一种免疫抑制因子,有助于脱髓鞘的修复,则 GBS 患者症状减轻。③白细胞介素-13(IL-13)是由活化的 Th₂ 细胞分泌的,具有免疫抑制和免疫调节作用,能抑制单核巨噬细胞产生多种致炎因子和趋化因子,从而具有显著抗炎作用。④干扰素-β(IFN-β)是由成纤维细胞产生,具有抗病毒、抗细胞增殖和免疫调节作用,能减轻组织损伤,有利于疾病的恢复。故细胞因子如IL-4、IL-10、IL-13、TGF-β等是抑炎细胞因子,与GBS临床症状缓解有关。

总之,细胞因子在GBS的发病过程中起至关重要的作用,促炎症细胞因子如TNF-α、IFN-γ、IL-2、IL-6、IL-12、IL-18等与GBS发病及病情加重有关,对GBS的发病起促进作用;抑炎症细胞因子IL-4、IL-10、IL-13、TGF-β等可下调炎症反应,有利于机体的恢复。促炎症细胞因子和抑炎症细胞因子两者在人体内的平衡情况影响着GBS的发生、发展和转归。

目前研究较公认的GBS发生是因某些易感基因的人群感染(如空肠弯曲菌)后,经过一段潜伏期,机体产生抗原成分(抗空肠弯曲菌)的抗体后发生交叉反应,抗体作用于靶位导致神经组织脱髓鞘和功能改变而致病。李海峰报道IgM型CM1抗体与CJ近期感染有关,CJ感染后可通过CM1样结构发生交叉反应导致神经组织结构和功能的改变。李松岩报道CM1IgG抗体与AMAN及AIDP均相关。该抗体的产生机制可能为病原菌CJ及其脂多糖具有与人类神经节苷脂类似的结构,因而针对细菌的免疫反应产生了自身抗体,抗体攻击神经组织髓鞘,致使髓鞘破坏而引起发病。研究发现,在髓鞘裂解处及神经膜上有IgG、IgM和C_3的沉积物,而血清中补体减少。补体C_3降低提示补体参与免疫过程,该抗原抗体反应同时在补体参与及细胞因子的协同作用下发生GBS。

综上所述,GBS的发病,感染为始动因素,细胞免疫介导、细胞因子网络之间的调节紊乱和体液免疫等共同参与导致免疫功能障碍,促使周围神经髓鞘脱失而发生自身免疫性疾病。

二、临床表现

约半数以上的患者在发病前数天或数周曾有感染史,以上呼吸道及胃肠道感染较为常见,或有其他病毒感染性疾病发生,或有疫苗接种史、手术史等。多以急性或亚急性起病。一年四季均可发病,但以夏秋季(6～10月约占75.4％)为多发;男女均可发病,男女之比1.4∶1;任何年龄均可发病,但以30岁以下者最多。国内报道儿童和青少年为GBS发病的两个高峰。

(一)症状与体征

1.运动障碍

首发症状常为双下肢无力,从远端开始逐渐向上发展,四肢呈对称性弛缓性瘫痪,下肢重于上肢,近端重于远端,亦有远端重于近端者。轻者尚可行走,重者四肢完全性瘫痪,肌张力低,腱反射减弱或消失,部分患者有轻度肌萎缩。长期卧床可出现失用性肌萎缩。GBS患者呈单相病程,发病4周后肌力开始恢复,一般无复发-缓解。急性重症患者对称性肢体无力,在数天内从下肢上升至躯干、上肢或累及支配肋间及膈肌的神经,导致呼吸肌麻痹,称为Landry上升性麻痹,表现除四肢弛缓性瘫痪外,有呼吸困难、说话声音低、咳嗽无力、缺氧、发绀,严重者可因完全性呼吸肌麻痹,而丧失自主呼吸。

2.脑神经损害

舌咽-迷走神经受损较为常见,表现吞咽困难、饮水呛咳、构音障碍、咽反射减弱或消失等;其次是面神经受损,表现为周围性面瘫;动眼神经亦可受累,表现眼球运动受限;三叉神经受累,表现为张口困难及面部感觉减退。总的来说,单发脑神经受损较少,多与脊神经同时受累。

3.感觉障碍

发病后多有肢体感觉异常,如麻木、蚁行感、烧灼感、针刺感及不适感等。客观感觉障碍不明显,或有轻微的手套样、袜套样四肢末端感觉障碍,少数人有位置觉障碍及感觉性共济失调。常有 Lasègue 征阳性及腓肠肌压痛。

4.自主神经障碍

皮肤潮红或苍白,多汗,四肢末梢发凉,血压升高或降低,心动过速或过缓,尿潴留或尿失禁等。

5.其他

少数患者有精神症状,或有头疼、呕吐、视盘水肿,或一过性下肢病理征,或有脑膜刺激征等。

(二)GBS 变异型

1.急性运动轴索性神经病(AMAN)

免疫损伤主要的靶位是脊髓前根和运动神经纤维的轴索,导致轴索损伤,或免疫复合物结合导致轴索功能阻滞,病变多集中于周围神经近段或末梢,髓鞘相对完整无损,无明显的炎症细胞浸润,多伴有血清抗神经节苷脂 GM1、GM1b、GD1a 或 Ga1Nac-CD1a 抗体滴度增高。

AMAN 的病因及发病机制不清,目前认为与空肠弯曲菌感染有关。据报道 GBS 发病前空肠弯曲菌感染率美国为 4%、英国为 26%、日本为 41%、中国为 51% 或 66%。病变以侵犯神经远端为主,临床表现主要为肢体瘫痪,无感觉障碍症状,病情严重者发病后迅速出现四肢瘫痪,伴有呼吸肌受累。早期出现肌萎缩者,预后相对不好。年轻患者神经功能恢复较好。本型流行病学特点是儿童多见,夏秋季多见,农村多见。

2.急性运动感觉性轴索型神经病(AMSAN)

急性运动感觉性轴索型神经病(AMSAN)也称暴发轴索型 GBS。免疫损伤主要的靶位在轴索,但同时波及脊髓前根和背根,以及运动和感觉纤维。临床表现病情大多严重,恢复缓慢,预后较差。患者常有血清抗 GM1、GM1b 或 GD1a 抗体滴度增高。此型不常见,约占 GBS 的 10% 以下。

3.Miller-Fisher 综合征(MFS)

Miller-Fisher 综合征(MFS)简称 Fisher 综合征。此型约占 5%,以急性或亚急性发病。临床表现以眼肌麻痹、共济失调和腱反射消失三联征为特点,无肢体瘫,若伴有肢体肌力减低也极轻微。部分电生理显示受累神经同时存在髓鞘脱失、炎症细胞浸润和轴索传导阻滞,患者常有血清抗 GQ1b 抗体滴度增高。MFS 呈单相性病程,病后 2～3 周或数月内大多数患者可自愈。

4.复发型急性炎性脱髓鞘性多发性神经根神经病

复发型急性炎性脱髓鞘性多发性神经根神经病是 AIDP 患者数周至数年后复发,5%～9% 的 AIDP 患者有 1 次以上的复发。复发后治疗仍有效。但恢复不如第 1 次完全,有少数复发患者呈慢性波动性进展病程,变成慢性型 GBS。

5.纯感觉型 Guillain-Barré 综合征

表现为四肢对称性感觉障碍和疼痛,感觉性共济失调,伴有肢体无力,电生理检查符合脱髓鞘性周围神经病,病后 5～14 个月肌无力恢复良好。

6.多数脑神经型 Guillain-Barré 综合征

多数脑神经型 Guillain-Barré 综合征是 GBS 伴多数运动性脑神经受累。

7.全自主神经功能不全型 Guillain-Barré 综合征

全自主神经功能不全型 Guillain-Barré 综合征是以急性或亚急性发作的单纯全自主神经系统功能失调综合征,病前有感染史。表现为全身无汗、口干、皮肤干燥、便秘、排尿困难、直立性低血压、阳痿等,无感觉障碍和瘫痪。病程呈单相性,预后良好。

（三）常与多种疾病伴发

1.心血管功能紊乱

GBS患者可伴有心律失常，心电图ST段改变；血压升高或降低；并发心肌炎、心源性休克等。经追踪观察，随神经功能恢复心电图变化也随之好转。学者们认为是交感神经脱髓鞘或交感神经节的病损所致；还有学者认为是血管活性物质儿茶酚胺和肾上腺素升高所致。因心功能障碍可致心脏骤停，故对重症GBS患者要心功能监护。

2.甲状腺功能亢进症

甲状腺功能亢进症与GBS两者是伴发还是继发尚不清楚，两者均与自身免疫功能失调有关，故伴发可能性大。

3.流行性出血热

有报道流行性出血热与GBS伴发。GBS是感染后激发免疫反应致周围神经脱髓鞘病；流行性出血热是由汉坦病毒感染的自然疫源性疾病，尚未见GBS感染该病毒的报道，有待进一步观察研究。

4.其他

临床报道还有GBS与钩端螺旋体病、伤寒、支原体肺炎、流行性腮腺炎、白血病、神经性肌强直、低血钾、多发性肌炎等伴发，都有待临床观察研究。

（四）临床分型

《中华神经精神科杂志》编委会于1993年10月召开GBS研讨会，会议以Asbury AK（1990）发表的标准，结合国情制定我国GBS临床分型标准（表6-1）。

表 6-1　GBS临床分型

(1)轻型：四肢肌力3度以上，可独立行走
(2)中型：四肢肌力3度以下，不能独立行走
(3)重型：第Ⅸ、Ⅹ对脑神经和其他脑神经麻痹。不能吞咽，同时四肢无力到瘫痪，活动时有轻度呼吸困难，但不需要气管切开行人工呼吸
(4)极重型：在数小时至2天，发展到四肢瘫痪，吞咽不能，呼吸机麻痹，必须立即气管切开行人工呼吸，伴有严重心血管功能障碍或暴发型并入此型
(5)再发型：数月（4～6个月）至10多年可有多次再发，轻重如上述症状，应加倍注意，往往比首发重，可由轻型直到极重型症状
(6)慢性型或慢性炎症脱髓鞘多发性神经病：由两月至数月乃至数年缓慢起病，经久不愈，脑神经受损少，四肢肌肉萎缩明显，脑脊液蛋白含量持续增高
(7)变异型：纯运动型GBS；感觉型GBS；多脑神经型GBS；纯自主神经功能不全型GBS；其他还有Fisher综合征、少数GBS伴一过性锥体束征和伴小脑共济失调等

三、辅助检查

（一）脑脊液检查

1.蛋白细胞分离

病初期蛋白含量与细胞数均无明显变化，1周后蛋白含量开始增高，病后4～6周达高峰，最高可达10 g/L，一般为1～5 g/L。蛋白含量高低与病情不呈平行关系。在疾病过程中，细胞数多为正常,有少数可轻度增高,表现蛋白-细胞分离现象。

2.免疫球蛋白含量升高

脑脊液中 IgG、IgM、IgA 含量明显升高,可出现寡克隆 IgG 带,阳性率在 70％ 以上。

(二)血液检查

1.血常规

白细胞数多正常,部分患者中等多核白细胞数增多或核左移。

2.外周血

T 淋巴细胞亚群异常,急性期患者抑制 T 细胞(Ts)减少,辅助 T 细胞(Th)与 Ts 之比(Th/Ts)升高。

3.血清免疫球蛋白含量升高

血清中 IgG、Ig M、IgA 等含量均明显升高。

(三)电生理检查

1.肌电图

约有 80％ 的患者神经传导速度减慢,运动神经传导速度减慢更明显,常有神经传导潜伏期延长,F 波的传导速度减慢。当临床症状消失后,神经传导速度仍可减慢,可持续几个月或更长时间。此项检查可预测患者的预后情况。

2.心电图

多数患者的心电图正常,部分患者出现 ST 段降低、T 波低平、窦性心动过速,以及心肌劳损、传导阻滞、心房颤动等表现。

四、诊断与鉴别诊断

(一)诊断

根据如下表现,典型病例诊断并不困难:①儿童与青少年多发;②病前多有上呼吸道或胃肠道感染或疫苗接种史;③急性或亚急性起病;④表现双下肢或四肢无力,对称性弛缓性瘫痪,腱反射减弱或消失;⑤可有脑神经受损;⑥多有感觉异常;⑦脑脊液有蛋白-细胞分离现象等。

中华神经精神科杂志编委会于 1993 年 10 月召开 GBS 研讨会,会议以 Asbury AK(1990)发表的标准,结合国情制定我国 GBS 诊断标准(表 6-2)。

表 6-2　GBS 的基本诊断标准

(1)进行性肢体力弱,基本对称,少数也可不对称,轻则下肢无力,重则四肢瘫,包括躯体瘫痪、延髓性麻痹、面肌以至眼外肌麻痹,最严重的是呼吸肌麻痹

(2)腱反射减弱或消失,尤其是远端常消失

(3)起病迅速,病情呈进行性加重,常在数天至一两周达高峰,到第 4 周停止发展,稳定,进入恢复期

(4)感觉障碍主诉较多,客观检查相对较轻,可呈手套样、袜子样感觉异常或无明显感觉障碍,少数有感觉过敏,神经干压痛

(5)脑神经受损以舌咽神经、迷走神经、面神经多见,其他脑神经也可受损,但视神经、听神经几乎不受累

(6)可合并自主神经功能障碍,如心动过速、高血压、低血压、血管运动障碍、出汗多,可有一时性排尿困难等

(7)病前 1～3 周约半数有呼吸道、肠道感染,不明原因发热、水痘、带状疱疹、腮腺炎、支原体、疟疾等,或淋雨受凉、疲劳、创伤、手术等

(8)发病后 2～4 周进入恢复期,也可迁延至数月才开始恢复

(9)脑脊液检查,白细胞数常少于 $10 \times 10^6/L$,1～2周蛋白含量增高,呈蛋白-细胞分离现象,如细胞数超过 $10 \times 10^6/L$,以多核为主,则需排除其他疾病。细胞学分类以淋巴细胞、单核细胞为主,并可出现大量吞噬细胞

(10)电生理检查,病后可出现神经传导速度明显减慢,F反应近端神经干传导速度减慢

(二)鉴别诊断

1.多发性周围神经病

(1)缓慢起病。

(2)感觉神经、运动神经、自主神经同时受累,远端重于近端。

(3)无呼吸肌麻痹。

(4)无神经根刺激征。

(5)脑脊液正常。

(6)多能查到病因,如代谢障碍、营养缺乏、药物中毒,或有重金属及化学药品接触史等。

2.低钾型周期麻痹

(1)急性起病,四肢瘫痪,近端重、远端轻,下肢重、上肢轻。

(2)有反复发作史或家族史,病前常有过饱、过劳、饮酒史。

(3)无脑神经损害,无感觉障碍。

(4)脑脊液正常。

(5)发作时可有血清钾低。

(6)心电图出现 Q-T 间期延长,ST 段下移,T 波低平或倒置,可出现宽大的 U 波或 T 波、U 波融合等低钾样改变。

(7)补钾后症状迅速改善。

3.全身型重症肌无力

(1)四肢无力,晨轻夕重,活动后加重,休息后症状减轻。

(2)无感觉障碍。

(3)常有眼外肌受累,表现上眼睑下垂、复视等。

(4)新斯的明试验或疲劳试验阳性。

(5)肌电图重复刺激波幅减低。

(6)脑脊液正常。

4.急性脊髓炎

(1)先驱症状发热。

(2)急性起病,数小时或数天达高峰。

(3)脊髓横断性损害,有明显的节段性感觉平面,有传导束性感觉障碍,脊髓休克期后应出现上单位瘫。

(4)括约肌症状明显。

(5)脑脊液多正常,或有轻度的细胞数和蛋白含量增多。

5.急性脊髓灰质炎

患者常未服或未正规服用脊髓灰质炎疫苗。①起病时常有发热;②急性肢体弛缓性瘫痪,多为节段性,瘫痪肢体多明显不对称;③无感觉障碍,肌萎缩出现较早;④脑脊液蛋白含量和细胞数

均增多;⑤肌电图呈失神经支配现象,运动神经传导速度可正常,或有波幅减低。

6.多发性肌炎

(1)常有发热、皮疹、全身不适等症状。

(2)全身肌肉广泛受累,以近端多见,表现酸疼无力。

(3)无感觉障碍。

(4)血常规白细胞计数增高、血沉快。

(5)血清肌酸激酶、醛缩酶和谷丙氨酸氨基转移酶明显增高。

(6)肌电图示肌源性改变。

(7)病理活检示肌纤维溶解断裂,炎细胞浸润,毛细血管内皮细胞增厚。

7.血卟啉病

(1)急性发作性弛缓性瘫痪。

(2)急性腹痛伴有恶心、呕吐。

(3)有光感性皮肤损害。

(4)尿呈琥珀色,暴露在日光下呈深黄色。

8.肉毒中毒

(1)有进食物史,如食用家制豆腐乳、豆瓣酱后发病,且与同食者一起发病。

(2)有眼肌麻痹、吞咽困难、呼吸肌麻痹、心动过缓等。

(3)肢体瘫痪轻。

(4)感觉无异常。

(5)脑脊液正常。

9.脊髓肿瘤

(1)起病缓慢。

(2)常有单侧神经根痛,后期可双侧持续痛。

(3)早期一般来说病侧肢体无力,后期双侧受损或出现脊髓横断性损害。

(4)腰椎穿刺椎管梗阻。

(5)脊髓 MRI 检查可显示占位性病变。

五、治疗

(一)一般治疗

由于 GBS 病因及发病机制不清,目前尚无特效治疗,但 GBS 的病程自限,如能精心护理及给予恰当的支持治疗,一般预后良好。急性期患者需要及时住院观察病情变化,GBS 最严重和危险的情况是发生呼吸肌麻痹,所以要严密监控患者的自主呼吸;新入院患者病情尚未得到有效控制,尤其需要观察有无呼吸肌麻痹的早期症状,如通过询问患者呼吸是否费力,有无胸闷、气短,能否吞咽及咳嗽等;观察患者的精神状态、面色改变等可了解其呼吸情况。同时:①加强口腔护理,常拍背,有痰要及时排痰,或体位引流,清除口腔内分泌物,保持呼吸道畅通,预防呼吸道感染;②对重症患者应进行心肺功能监测,发现病情变化及时处置,如呼吸肌麻痹则及时抢救,尽早使用呼吸器,是减少病死率的关键;③有吞咽困难者应尽早鼻饲,防止食物流入气管内而窒息或引起肺部感染;④瘫痪肢体要保持功能位,适当进行康复训练,防止肌肉萎缩,促进瘫痪肢体的功能恢复;⑤定时翻身,受压部位要经常给予按摩,改善局部的血液循环,预防压疮。

(二)呼吸肌麻痹抢救

呼吸肌麻痹表现：①患者说话声音低，咳嗽无力；②呼吸困难或矛盾呼吸(当肋间肌麻痹时吸气时腹部下陷)。

1.呼吸肌麻痹的处理

当患者有轻度呼吸肌麻痹时，首先是口腔护理，及时清除口腔内分泌物，湿化呼吸道，用蒸汽吸入或超声雾化，2～4 次/天。每次 20 分钟，可降低痰液黏稠度，有利痰液的排出。对重症 GBS 患者要床边监护，每 2 小时测量呼吸量，当潮气量<1 000 mL 时或患者连续读数字不超过 4 时，说明换气功能不好，患者已血氧不足、二氧化碳潴留，需及时插管行人工呼吸。

2.应用人工呼吸机的指标

(1)患者呼吸浅、频率快、烦躁不安等呼吸困难，四肢末梢轻度发绀有缺氧。

(2)检测二氧化碳分压达 8.0 kPa(60 mmHg)以上。

(3)氧分压低于 6.7 kPa(50 mmHg)或动脉 pH 在 7.3 及以下时，均提示有缺氧和二氧化碳潴留，要尽快使用人工辅助呼吸纠正乏氧。

3.停用人工呼吸机的指征

(1)患者神经系统症状改善，呼吸功能恢复正常。

(2)平静呼吸时矛盾呼吸基本消失。

(3)肺通气功能维持正常生理需要。

(4)肺部炎症基本控制。

(5)血气分析正常。

(6)间断停用呼吸器无缺氧现象。

(7)已达 24 小时以上的正常自主呼吸。

4.气管切开插管的指征

(1)GBS 患者发生呼吸肌麻痹。

(2)或伴有舌咽神经、迷走神经受累。

(3)或伴有肺部感染，患者咳嗽无力，呼吸道分泌物排出有困难时，应及时行气管切开，保持呼吸道畅通。气管切开后要严格执行气管切开护理规范。

5.拔管指征

(1)患者有正常的咳嗽反射。

(2)口腔内痰液能自行咳出。

(3)深吸气时无矛盾呼吸。

(4)肺部炎症已控制。

(5)吞咽功能已恢复。

(6)血气分析正常。

(三)静脉注射免疫球蛋白

(1)免疫球蛋白治疗 GBS 的机制有多种解释：①通过 IgG 的 Fc 段封闭靶细胞 Fc 受体，阻断抗原刺激和自身免疫反应。②通过 IgG 的 Fab 段结合抗原，防止产生自身抗体，或与免疫复合物中抗原结合，更易被巨噬细胞清除。③中和循环中的抗体，可影响 T 细胞、B 细胞的分化及成熟，抑制白细胞免疫反应及炎症细胞因子的产生等。

(2)临床应用指征：①急性进展期不超过 2 周，且独立行走不足 5 m 的 GBS 患者。②使用其他疗法后,病情仍继续恶化者。③对已用 IVIG 治疗,病情仍继续加重者或 GBS 复发者。④病程超过4周,可能为慢性炎性脱髓鞘性多发性神经病者。

(3)推荐用量:人免疫球蛋白制剂 400 mg/(kg·d),开始速度要慢,40 mL/h,以后逐渐增加至100 mL/h,静脉滴注,5 天为 1 个疗程。该治疗见效快,不需要复杂设备,用药安全,故已推荐为重型 GBS 患者的一线用药。

(4)不良反应有发热、头痛、肌痛、恶心、呕吐、皮疹及短暂性肝功能异常等,经减慢滴速或停药即可消失。偶见如变态反应、溶血、肾衰竭等。不良反应发生率在 1%～15%,通常低于 5%。

(5)禁忌证:免疫球蛋白过敏、高球蛋白血症、先天性 IgA 缺乏患者。

(四)血浆置换

血浆置换疗法可清除患者血中的有害物质,特别是髓鞘毒性抗体及致敏的淋巴细胞、抗原-免疫球蛋白的免疫复合物、补体等,从而减轻和避免神经髓鞘的损害,改善和缓解临床症状,并缩短患者从恢复到独立行走的时间,缩短患者使用呼吸机辅助呼吸的时间,能明显降低重症的病死率。每次交换血浆量按40～50 mL/kg 体重计算或 1～1.5 倍血浆容量计算,血容量恢复主要依靠 5% 人血清蛋白。从患者静脉抽血后分离血细胞和血浆,弃掉血浆,将洗涤过的血细胞与 5% 人血清蛋白重新输回患者体内。轻度、中度和重度患者每周应分别做 2 次、4 次和 6 次。不良反应有血容量减少、心律失常、心肌梗死、血栓、出血、感染及局部血肿等。血浆置换疗法的缺点是价格昂贵及费时等。

禁忌证:严重感染、心律失常、心功能不全和凝血功能异常者。

(五)糖皮质激素

目前,糖皮质激素对 GBS 的治疗作用及疗效意见尚不一致,有的学者认为急性期应用糖皮质激素治疗无效,不能缩短病程和改善预后,甚至推迟疾病的康复和增加复发率。也有报道称应用甲泼尼龙治疗轻、中型 GBS 效果较好,减轻脱髓鞘程度,改善神经传导功能;重型 GBS 患者肺部感染率较高,还有合并应激性上消化道出血者,不主张应用。临床诊疗指南:规范的临床试验未能证实糖皮质激素治疗 GBS 的疗效,应用甲泼尼龙冲击治疗 GBS 也没有发现优于安慰剂对照组。因此,AIDP 患者不宜首先推荐应用大剂量糖皮质激素治疗。

糖皮质激素不良反应:①大剂量甲泼尼龙冲击治疗能升高血压,平均动脉压增高 1.7～3.6 kPa(12～27 mmHg)。②静脉滴注速度过快可出现心律失常。③有精神症状,如语言增多、欣快等。④其他有上消化道出血、血糖升高、面部潮红、踝部水肿等。

(六)神经营养剂

神经营养药可促进周围损害的神经修复和再生,促进神经功能的恢复。常用有 B 族维生素、辅酶 A、ATP、细胞色素 C、肌苷、胞磷胆碱等。

(七)对症治疗

1.呼吸道感染

重型 GBS 患者易合并呼吸道感染,如有呼吸道感染者,除加强护理及时清除呼吸道分泌物外,还要应用有效足量的抗生素控制呼吸道炎症。

2.心律失常

重型 GBS 患者出现心律失常,多由机械通气、肺炎、酸碱平衡失调、电解质紊乱、自主神经功能障碍等引起。首先明确引起心律失常的病因,再给予相应的处理。

3.尿潴留、便秘

尿潴留可缓慢加压按摩下腹部排尿。预防便秘应鼓励患者多进食新鲜蔬菜、水果,多饮水,每天早晚按摩腹部,促进肠蠕动以防便秘。

4.心理护理

因突然发病,进展又快,四肢瘫,或不能讲话,患者会很紧张、恐惧、焦虑、悲观,心理负担很大,医务人员要鼓励开导患者,树立信心和勇气,消除不良情绪,配合治疗。

(八)康复治疗

GBS是周围神经脱髓鞘疾病,肌肉出现失神经支配,肌肉萎缩,所以对四肢瘫痪的患者要尽早开始康复治疗,可明显改善神经功能。对肌力在Ⅲ级以上者,鼓励患者要进行主动运动锻炼。肌力在0～Ⅱ级者,支具固定,保持肢体关节功能位,同时做被动运动训练和按摩,其作用是保持和增加关节活动度,防止关节挛缩变形、肌肉萎缩及足下垂,改善局部血液循环,有利于瘫痪肢体的恢复。另外,还要进行日常生活能力的训练,复合动作训练及作业(即职业)训练等。康复治疗的效果与疾病的严重程度、病程、坚持训练等有关。从患者就诊开始,早期治疗的同时就要注意早期康复治疗。康复治疗不是一朝一夕之事,要鼓励患者持之以恒、循序渐进地坚持功能练习。

(代 伟)

第二节 慢性吉兰-巴雷综合征

慢性吉兰-巴雷综合征又叫慢性炎症性脱髓鞘性多发性神经病(chronic inflammatory demy-elinating polyneuropathy,CIDP),是一种慢性病程进展的,临床表现与 AIDP 相似的自身免疫性周围神经脱髓鞘疾病。CIDP 发病率较 AIDP 低。

一、病因及发病机制

本病发病机制未明,与 AIDP 相似而不相同。CIDP 体内可发现 β-微管蛋白抗体和髓鞘结合糖蛋白抗体,却未发现与 AIDP 发病密切相关的针对空肠弯曲菌及巨细胞病毒等感染因子免疫反应的证据。

二、病理

炎症反应不如 AIDP 明显,周围神经的供血血管周围可见单核细胞浸润,神经纤维水肿,有节段性髓鞘脱失和髓鞘重新形成的存在。施万细胞再生后呈"洋葱头样"改变,轴索损伤也常见。

三、临床表现

起病隐匿,男女发病率相似,各年龄组均可发病。病前少见前驱感染,起病缓慢,并逐步进展达 2 个月以上。少数患者呈亚急性起病。临床表现主要为对称性肢体远端或近端无力,大多自远端向近端发展,近端受累较重。一般不累及延髓肌致吞咽困难,呼吸困难更为少见。感觉障碍常见的主诉有麻木、刺痛、紧束、烧灼或疼痛感,客观检查可见感觉丧失,不能识别物体,不能完成协调动作,肢体远端重。查体可见四肢肌力减退,肌张力低,伴或不伴肌萎缩,四肢腱反射减低或消失,四肢末梢性感觉减退或消失,腓肠肌可有压痛,Kernig 征可呈阳性。

四、辅助检查

(一)CSF 检查

与 AIDP 相似,可见蛋白-细胞分离,蛋白含量波动于 0.75～2 g/L,病情严重程度与 CSF 蛋白含量呈正相关。少数 CIDP 患者蛋白含量正常,少数患者可出现寡克隆 IgG 区带。

(二)电生理检查

早期行 EMG 检查有神经传导速度减慢,F 波潜伏期延长,提示脱髓鞘病变,发病数月后30%患者可有动作电位波幅减低提示轴索变性。

(三)腓肠神经活检

反复节段性脱髓鞘与再生形成的"洋葱头样"提示 CIDP。

五、诊断及鉴别诊断

(一)诊断

根据中华医学会神经病学分会的意见,CIDP 的诊断必需条件如下。

1.临床检查

(1)一个以上肢体的周围性进行性或多发性运动、感觉功能障碍,进展期超过 2 个月。

(2)四肢腱反射减弱或消失。

2.电生理检查 NCV

显示近端神经节段性脱髓鞘,必须具备以下 4 条中的 3 条。

(1)2 条或多条运动神经传导速度减慢。

(2)1 条或多条运动神经部分性传导阻滞或短暂离散,如腓神经、尺神经或正中神经等。

(3)2 条或多条运动神经远端潜伏期延长。

(4)2 条或多条运动神经刺激 10～15 次后 F 波消失或最短 P 波潜伏期延长。

3.病理学检查

神经活检示脱髓鞘与髓鞘再生并存。

4.CSF 检查

(1)若 HIV 阴性,细胞数<10×10⁶/L;若 HIV 阳性,细胞数>50×10⁶/L。

(2)性病筛查实验(venereal disease research laboratories,VDRL)阴性。

(二)鉴别诊断

应注意与以下疾病鉴别。

(1)多灶性运动神经病是以运动神经末端受累为主的进行性周围神经病,临床表现为慢性非对称性肢体远端无力,以上肢为主,感觉正常。

(2)进行性脊肌萎缩也为缓慢进展病程,但运动障碍不对称分布,有肌束震颤,无感觉障碍。神经电生理检查示 NCV 正常,EMG 可见纤颤波及巨大电位。

(3)遗传性运动感觉性神经元病一般有遗传家族史,常合并有手足残缺,色素性视网膜炎等,确诊需依靠神经活检。

(4)代谢性周围神经病有原发病的症状和体征。

六、治疗

许多免疫治疗方法都可以用于 CIDP,并可获得较好疗效。

(一)糖皮质激素

绝大多数 CIDP 患者对激素疗效肯定。临床应用泼尼松 100 mg/d,连用 2～4 周,再逐渐减量,大多数患者 2 个月内出现肌力改善.地塞米松 40 mg/d,静脉滴注,连续 4 天。然后 20 mg/d,共 12 天,再 10 mg/d,又 12 天。共 28 天为 1 个疗程,治疗 6 个疗程后症状可见缓解。

(二)血浆交换(PE)和静脉注射免疫球蛋白(IVIG)

PE 每周行 2～3 次,约 3 周后起效,短期疗效好。约半数以上患者大剂量 IVIG 治疗有效,一般用 IVIG 0.4 g/(kg·d),连续 5 天。或 1.0 g/(kg·d),连用 2 天,可重复使用。IVIG 和 PE 短期疗效相近,与大剂量激素合用疗效更好。

(三)免疫抑制剂

以上治疗无效可试用免疫抑制剂如环磷酰胺、硫唑嘌呤、环孢素 A 等,可能有效。

(代　伟)

第三节　坐骨神经痛

坐骨神经痛是一种主要表现为沿坐骨神经走行及其分布区,即臀部、大小腿后外侧和足外侧部的阵发性或持续性的疼痛。一般多为单侧。男性多见,尤以成年人为多。坐骨神经痛为周围神经系统常见疾病之一,可由很多原因引起。一般可分为原发性坐骨神经痛和继发性坐骨神经痛 2 种。原发性坐骨神经痛即坐骨神经炎,临床较少见。继发性坐骨神经痛多见,可由脊椎病变、椎管内病变、盆腔内病变、骨和关节疾病、糖尿病及臀部药物注射的位置不当等引起。本病常可影响或严重影响工作和学习。

一、病因病理

寒邪入侵腰腿局部是本病的主要病因。寒为阴邪,其性凝滞,气血为寒邪所阻,不通则痛,故腰腿局部疼痛是本病的主要症状。寒主收引,因此经脉拘急,肢体屈伸不利。

寒邪易伤人之阳气。阳虚则可导致气血凝滞。瘀血阻滞脉络,不通则痛,故临床表现为痛痹。

腰为肾之府,膝为筋之府,肝主筋。若素体肝肾亏虚,或久病肝肾失养,轻则易引起腰腿部疼痛,重则导致局部肌肉萎缩。

亦有感受湿热之邪,侵入筋膜,或风寒湿痹久郁化热,灼伤筋肉,导致热痹或湿热痹。

二、诊断

(一)症状

1.疼痛

主要为沿臀部、大腿后面向腘窝、小腿外侧直至踝部、足底部的放射痛。多呈持续性、阵发性加剧。活动时加重,休息时减轻。为了减轻疼痛,患者常采取特殊体位,站立时身体略向健侧倾斜,用健侧下肢持重,病侧下肢在髋关节、膝关节处微屈,造成脊椎侧凸,凸向健侧。坐位时将全身重量依靠于健侧坐骨粗隆,患肢屈曲。卧位时向健侧卧,并将患肢屈曲。行走时患肢髋关节处轻度外展外旋,膝关节处稍屈曲,足尖足掌着地而足跟不敢着地。变动体位时,往往不能及时自如地活动。

2.麻木

患肢足背外侧和小腿外侧可能有轻微感觉减退。

3.肢体无力

主要表现在大腿的伸髋、小腿的屈曲,以及足的外翻动作。

(二)体征

1.压迫痛

可能在以下 5 个区域内找到敏感的压痛点。①脊椎旁点:第 4、5 腰椎棘突旁 3 cm 处。②臀中点:坐骨结节与股骨大粗隆之间。③腘窝点:腘窝横线上 2～3 cm 处。④腓肠肌点:位于小腿后面中央。⑤踝点:外踝后方。

2.牵引痛

牵拉坐骨神经可产生疼痛。通常用直腿抬高试验,即在整个下肢伸直状态下向上抬高患肢,若患者抬高不过 70°角,则为阳性。

3.反射

跟腱反射减低或消失,膝腱反射正常。

(三)病因诊断

根据坐骨神经痛的特有症状及体征,诊断并不困难。但病因诊断则不易。以下为几种较常见的疾病。

(1)腰脊神经根炎:其疼痛常波及股神经,或双下肢。可由腰部外伤、病灶感染、结核病、风湿病及病毒感染引起。

(2)腰椎间盘突出:起病突然。常有明显外伤史。疼痛剧烈,卧床后可减轻。相应的椎间隙和椎旁可有压痛、腰椎曲度改变、腰肌痉挛、Lasegue 征强阳性。X 线片可显示椎间隙变窄。

(3)硬膜外恶性肿瘤:疼痛剧烈。往往可找到原发病。X 线片可能发现骨质破坏。

(4)马尾蜘蛛膜炎:疼痛较轻,进展缓慢。可依靠脊髓碘油造影确诊。

(5)马尾良性肿瘤:疼痛剧烈,范围广泛。夜间疼痛加剧。脑脊液有改变。部分患者可出现视盘水肿等颅内压增高的表现。

(6)盆腔炎:疼痛较轻。有妇科体征。化验血液可见白细胞数增多、血沉加速。

(7)妊娠时往往可因盆腔充血或胎儿压迫引起坐骨神经痛,疼痛较轻,体征可能阙如,休息后减轻,分娩后疼痛消失。

(8)潮湿或受凉引起坐骨神经痛:体征局限,一般无牵引痛。

(9)臀部注射引起坐骨神经痛:疼痛出现在注射后不久,症状可轻可重。检查注射部位可发现错误。

(四)不典型的原发性坐骨神经痛和所有继发性坐骨神经痛

对不典型的原发性坐骨神经痛和所有继发性坐骨神经痛,均应作 X 线检查,包括腰骶椎、骨盆、骶髂关节、髋关节。需要时,也应详细检查腹腔和盆腔,必要时也可作腰椎穿刺和奎肯施泰特试验。如怀疑蛛网膜下腔梗阻,可作椎管碘油造影。

三、鉴别诊断

类风湿关节炎、结核、肿瘤、脊柱畸形等引起的症状性坐骨神经痛可根据病史、血沉、X线检查或腰穿查脑脊液等与坐骨神经痛作鉴别。

髋关节或骶髂关节疾病,此两者跟腱反射正常,无感觉改变,髋关节或骶髂关节活动时疼痛明显,Patrick征阳性。根据病史及检查即可与坐骨神经痛作鉴别。必要时可予X线摄片以明确诊断。

四、并发症

本病病程久者,可并发脊柱侧弯、跛行及患肢肌肉萎缩。

五、治疗

(一)病因治疗

(1)腰椎间盘突出是坐骨神经痛最常见的病因。一般可先进行牵引或推拿治疗,若无效或大块椎间盘突出,产生脊髓或神经根较严重压迫者,则应及时行椎间盘摘除术。

(2)马尾圆锥肿瘤、腹后部或盆腔肿瘤等,应及时手术摘除。

(3)妊娠合并坐骨神经痛,休息后疼痛减轻,不必采取特殊治疗。

(4)邻近组织炎症所致者,可根据不同情况采用抗感染或抗结核治疗。

(二)对症治疗

(1)急性发作期应卧床休息,绝对睡硬板床。

(2)止痛药:可选用索米痛片、阿司匹林、保泰松、抗炎松、吲哚美辛等。

(3)维生素 B_1 100 mg,每天 1～2 次,肌内注射。维生素 B_{12} 100～250 mg,每天 1 次,肌内注射。

(4)封闭疗法:1%～2%普鲁卡因,或利多卡因行坐骨神经封闭,可获一定疗效。若在上述溶液中加入醋酸可的松 25 mg,可增强疗效。

(5)肾上腺皮质激素:可以减轻炎症反应,在炎症急性期、创伤、蛛网膜粘连等情况下可以使用。一般用泼尼松 5～10 mg,每天3 次;或醋酸可的松 25 mg,肌内注射,每天 1 次。

(6)理疗:短波透热疗法、离子透入法等,有助于止痛。

(三)其他治疗

针灸、电针、针刀、射频消融、推拿,已被证实有较好的疗效。

(代　伟)

第四节　多发性周围神经病

一、概述

多发性周围神经病旧称末梢性神经炎,是肢体远端的多发性神经损害,主要表现为四肢末端对称性的感觉、运动和自主神经障碍。

二、病因

引起周围神经病的病因很多。

（一）感染性

病毒、细菌、螺旋体感染等。

（二）营养缺乏和代谢障碍

各种营养缺乏，如慢性乙醇中毒、B 族维生素缺乏、营养不良等；各种代谢障碍，如糖尿病、肝病、尿毒症、淀粉样变性、血卟啉病等。

（三）毒物

如工业毒物、重金属中毒、药物等。

（四）感染后或变态反应

血清注射或疫苗接种后。

（五）结缔组织病

如系统性红斑狼疮、结节性多动脉炎、巨细胞性动脉炎、硬皮病、类风湿关节炎等。

（六）癌性

如淋巴瘤、肺癌、多发性骨髓瘤等。

三、病理

周围神经炎的主要病理过程是轴突变性和节段性髓鞘脱失。轴突变性可原发于轴突或细胞体的损害，并可引起继发的髓鞘崩解；恢复缓慢，常需数月至 1 年或更久。节段性髓鞘脱失可见于急性感染性多发性神经炎、白喉、铅中毒等，其原发损害施万细胞使髓鞘呈节段性破坏。恢复迅速，使原先裸露的轴突恢复功能。

四、诊断步骤

（一）病史采集要点

1.起病情况

根据病因的不同，病程可有急性、亚急性、慢性、复发性等，可发生于任何年龄。多数患者呈数周至数月的进展病程，进展时由肢体远端向近端发展，缓解时由近端向远端发展。

2.主要临床表现

大致相同，出现肢体远端对称性的感觉、运动和自主神经功能障碍。

3.既往病史

注意询问是否有可能致病的病因，如感染、营养缺乏、代谢性疾病、化学物质接触史、肿瘤病史、家族史等。

（二）体格检查要点

一般情况尚可，可能有原发病的体征，如发热、多汗、消瘦等。高级神经活动无异常。

1.感觉障碍

四肢远端对称性深浅感觉障碍。肢体远端有感觉异常，如刺痛、蚁走感、灼热感、触痛等。检查可发现四肢末梢有手套-袜套型的深浅感觉障碍，病变区皮肤可有触痛。

2.运动障碍

四肢远端对称性下运动神经元性瘫痪。肢体远端对称性无力,其程度可从轻瘫至全瘫,可有垂腕、垂足的表现。受累肢体肌张力减低,病程久可出现肌萎缩。上肢以骨间肌、蚓状肌、大小鱼际肌为明显,下肢以胫前肌、腓骨肌为明显。

3.反射异常

上下肢的腱反射常见减低或消失。

4.自主神经功能障碍

自主神经功能障碍呈对称性异常,肢体末梢的皮肤菲薄、干燥、变冷、苍白或发绀,少汗或多汗,指(趾)甲粗糙、松脆等。

(三)门诊资料分析

从症状和体征(末梢型感觉障碍、下运动神经元性瘫痪和自主神经功能障碍等临床特点)可诊断为多发性周围神经病。

根据详细的病史询问,了解相关的病因、病程、特殊症状等,以利于综合判断。

1.药物性

呋喃类(如呋喃妥因)和异烟肼最常见,均为感觉-运动型。呋喃类可引起感觉、运动和自主神经联合受损,疼痛明显。大剂量或长期服用异烟肼干扰了维生素 B_6 代谢而致病,常见双下肢远端感觉异常或减退,浅感觉可达胸部,深感觉以震动觉改变最常见,合用维生素 B_6(剂量为异烟肼的 1/10)可以预防。

2.中毒性

如群体发病应考虑重金属或化学品中毒,需检测血、尿、头发、指甲等的重金属含量。

3.糖尿病性

表现为感觉、运动、自主神经或混合型,以混合型最常见,通常感觉障碍较重,早期出现主观感觉异常,损害主要累及小感觉神经纤维,以疼痛为主,夜间尤甚;累及大感觉纤维可引起感觉性共济失调,可发生无痛性溃疡和神经源性骨关节病。某些病例以自主神经损害为主,部分患者出现近端肌肉非对称性肌萎缩。

4.尿毒症性

该类型约占透析患者的半数,典型症状与远端性轴索病相同,大多数为感觉-运动型,初期多表现感觉障碍,下肢较上肢出现早且严重,夜间发生感觉异常及疼痛加重,透析后可好转。

5.营养缺乏性

如贫血、烟酸、维生素 B_1 缺乏等,见于慢性乙醇中毒、慢性胃肠道疾病、妊娠和手术后等。

6.癌肿

可以是感觉型或感觉-运动型,前者以四肢末端开始、上升性、自觉强烈不适及疼痛,伴深、浅感觉减退或消失,运动障碍较轻;后者呈亚急性经过,恶化和缓解反复出现,可在癌症原发症状前期或后期发病,约半数脑脊液蛋白增高。

7.感染后

如 Guillain-Barre 综合征、疫苗接种后多发性神经病可能为变态反应。白喉性多发性神经病是白喉外毒素作用于血神经屏障较差的后根神经节和脊神经根,见于病后 8～12 周,为感觉-运动性,数天或数周可恢复。麻风性多发性神经病潜伏期长,起病缓慢,周围神经增粗并可触及,可发生大疱、溃烂和指骨坏死等营养障碍。

8.POEMS 综合征

POEMS 综合征是一种累及周围神经的多系统病变,多中年以后起病,男性较多见,起病隐袭、进展慢。依照症状、体征可有如下表现,也是病名组成。①多发性神经病:呈慢性进行性感觉-运动性多神经病,脑脊液蛋白质含量增高。②脏器肿大:肝脾大,周围淋巴结肿大。③内分泌病:男性出现阳痿、女性化乳房,女性出现闭经、痛性乳房增大和溢乳,可合并糖尿病。④M 蛋白:血清蛋白电泳出现 M 蛋白,尿检可有本-周蛋白。⑤皮肤损害:因色素沉着变黑,并有皮肤增厚与多毛。⑥水肿:视盘水肿、胸腔积液、腹水、下肢指凹性水肿。⑦骨骼改变:可在脊柱、骨盆、肋骨和肢体近端发现骨硬化性改变,为本病的影像学特征,也可有溶骨性病变,骨髓检查可见浆细胞增多或骨髓瘤。

9.遗传性疾病

如遗传性运动感觉性神经病(HMSN)、遗传性共济失调性多发性神经病(Refsum 病)、遗传性淀粉样变性神经病等,起病隐袭,进展缓慢,周围神经对称性、进行性变性导致四肢无力,下肢重于上肢。远端重于近端,常出现运动和感觉障碍。

10.其他

某些疾病如动脉硬化、肢端动脉痉挛病、系统性红斑狼疮、结节性多动脉炎、硬皮病、风湿病等,可致神经营养血管闭塞,为感觉-运动性表现,有时早期可有主观感觉异常。代谢性疾病如血卟啉病、巨球蛋白血症也影响周围神经,多为感觉-运动性,血卟啉病以运动损害为主,双侧对称性近端为重的四肢瘫痪。1/3~1/2 伴有末梢型感觉障碍。

(四)进一步检查项目

1.神经传导速度和肌电图

如果仅有轻度轴突变性,传导速度尚可正常;当有严重轴突变性及继发性髓鞘脱失时传导速度变慢,肌电图呈去神经性改变;节段性髓鞘脱失而轴突变性不显著时,传导速度变慢,肌电图可正常。

2.血生化检查

根据病情,可检测血糖水平、维生素 B_{12} 水平、尿素氮、肌酐、甲状腺功能、肝功能等。

3.免疫学检查

对疑有免疫疾病者,可做免疫球蛋白、类风湿因子、抗核抗体、抗磷脂抗体等检测。

4.可疑中毒者

对可疑中毒者,可根据病史做相关毒物或重金属、药物的血液浓度检测。

5.脑脊液检查

大多数无异常发现,少数患者可见脑脊液蛋白增高。

6.神经活检

对不能明确诊断或疑为遗传性的患者,可行腓神经活检。

五、诊断对策

(一)诊断要点

根据患者临床表现的特点,即以四肢远端为主的对称性下运动神经元性瘫痪、末梢型感觉障碍和自主神经功能障碍,可以临床诊断。注意临床工作时要认真询问病史,掌握不同病因所致的多发性周围神经病的特殊临床表现,有助于病因的诊断。肌电生理检查和神经肌肉活检对诊断很有帮助;神经传导速度测定,有助于亚临床型的早期诊断,并可区别轴索变性和节段性脱髓鞘改变。

(二)鉴别诊断要点

1.亚急性联合变性

早期表现类似于多发性周围神经病,随着病情进展逐渐出现双下肢软弱无力、步态不稳,双手动作笨拙;肌张力增高、腱反射亢进、锥体束征阳性和感觉性共济失调是其与多发性周围神经病的主要鉴别点。

2.周期性瘫痪

周期性瘫痪为周期性发作的短时期的肢体近端弛缓性瘫痪,无感觉障碍,发作时血清钾低于3.5 mmol/L,心电图呈低钾改变,补钾后症状改善,不难鉴别。

3.脊髓灰质炎

肌力降低常为不对称性,多数仅累及一侧下肢的一至数个肌群,呈节段性分布,无感觉障碍,肌萎缩出现早;肌电图可明了损害部位。

六、治疗对策

(一)治疗原则

去除病因,积极治疗原发病,改善周围神经的营养代谢,对症处理。

(二)治疗计划

1.去除病因

根据不同的病因采取针对性强的措施,以消除或阻止其病理性损害。重金属和化学品中毒应立即脱离中毒环境,避免继续接触有关毒物;急性中毒可大量补液,促使利尿、排汗和通便等,加速排出毒物。重金属如铅、汞、锑、砷中毒,可用二巯基丙醇、依地酸钙钠等结合剂;如砷中毒可用二巯基丙醇3 mg/kg肌内注射,每4～6小时1次,2～3天后改为每天2次,连用10天;铅中毒用二巯丁二酸钠1 g/d,加入5%葡萄糖液500 mL静脉滴注,5～7天为1个疗程,可重复2～3个疗程;或用依地酸钙钠1 g,稀释后静脉滴注,3～4天为1个疗程,停用2～4天后重复应用,一般用3～4个疗程。

对各种疾病所致的多发性周围神经病,要积极治疗原发病。如糖尿病控制好血糖;尿毒症行血液透析或肾移植;黏液水肿用甲状腺素;结缔组织病、SLE、硬皮病、类风湿关节病、血清注射或疫苗接种后、感染后神经病,可应用皮质类固醇治疗;麻风病用砜类药;肿瘤行手术切除,也可使多发性神经病缓解。

2.改善神经的营养代谢

营养缺乏和代谢障碍可能是病因,或在其发病机制中起重要作用,在治疗中必须予以重视并纠正。应用大剂量B族维生素有利于神经损伤的修复和再生,地巴唑、加兰他敏也有促进神经功能恢复的作用,还可使用神经生长因子、神经节苷脂等。

3.对症处理

急性期应卧床休息,疼痛可用止痛剂、卡马西平、苯妥英钠等;恢复期可用针灸、理疗和康复治疗,以促进肢体功能恢复;重症患者护理时要定期翻身,保持肢体功能位,防止挛缩和畸形。

(代 伟)

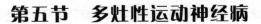

第五节　多灶性运动神经病

多灶性运动神经病为仅累及运动神经的脱髓鞘性神经病,是一种免疫介导的、以肢体远端为主的、非对称性的、慢性进展的、以运动障碍为主要表现的慢性多发性单神经病,电生理特点为持续性、节段性、非对称性运动神经传导阻滞,免疫球蛋白及环磷酰胺治疗有效。

一、病因及病理

一般认为本病为自身免疫性疾病,20%～84%的患者血中有抗神经节苷脂抗体(GM_1),并且抗体的滴度与临床表现平行,病情进展与复发时升高,使用免疫抑制剂后,随该抗体的下降病情即好转。神经节苷脂抗体,选择性地破坏运动神经的体磷脂,导致运动神经的脱髓鞘改变,继之以施万细胞的再生,使病变部的周围神经呈"洋葱球"样改变,无炎症细胞浸润及水肿,严重的伴轴突变性。病变呈灶性分布,可发生于脊神经根,多条周围神经干,同一神经干上多个部位,有的有脊髓前角神经元的脱失和尼氏小体的溶解,甚至有皮质脊髓束的损坏。

二、临床表现

本病多见于 20～50 岁的男性,儿童及老年人亦可见到,男女比例为 4∶1。大多数慢性起病,病情缓慢进展,中间可有不同时段的"缓解",在缓解期病情相对稳定,病程可达几年或几十年,少数人也可急性或亚急性起病,病情进展较快,但很快又进入慢性病程。临床表现以运动障碍为主,主要临床特点如下。

(一)运动障碍

呈进行性缓慢加重的肌肉无力,并且无力的肌肉,大多数伴有肌束颤动和肌肉痉挛,晚期出现肌萎缩。肌无力多从上肢远端开始,逐渐累及下肢,肌无力分布与周围神经干或其分支的支配范围一致,正中神经、桡神经、尺神经支配的肌肉最易受累;脑神经支配的肌肉及呼吸肌一般不受累。

(二)腱反射

受累的肌肉腱反射减弱,一部分正常,个别甚至亢进,无锥体束征。

(三)感觉障碍不明显

受损的神经干分布区可出现一过性疼痛或感觉异常,客观检查无感觉减退。

三、辅助检查

(一)血清学检查

血清肌酸磷酸激酶轻度增高,20%～84%的患者抗 GM_1 抗体阳性。

(二)脑脊液检查

一般正常,极少数患者蛋白有轻微的一过性升高。

(三)神经电生理检查

运动神经传导速度测定表现:节段性、非对称性、持续性的传导阻滞,复合肌肉动作电位,近端较远端波幅及面积下降 50% 以上,时限增加<30%,感觉神经传导速度正常。

(四)神经活检

病变段神经脱髓鞘复髓鞘、"洋葱球"样形成,施万细胞增殖,无炎症细胞浸润。

(五)MRI 检查

可发现传导阻滞段的周围神经呈灶性肿大。

四、诊断

主要根据临床特点(典型的肌无力特征、感觉大致正常)及典型的神经电生理特征(节段性、非对称性和持续性的传导阻滞等)做出诊断,抗 GM$_1$ 抗体滴度升高,神经活检的特征性改变有助于确定诊断。

五、鉴别诊断

(一)慢性吉兰-巴雷综合征(CIDP)

本病有客观的持久的感觉障碍,肌无力的同时不伴有肌束震颤及肌肉痉挛,腱反射减弱或消失,脑脊液蛋白明显升高,可持续 12 周,免疫激素治疗效果良好。血中无抗 GM$_1$ 抗体。

(二)运动神经元病

该病影响脊髓前角运动细胞和锥体束,临床表现为肌无力及肌萎缩,可累及脑神经,无感觉障碍,腱反射亢进,锥体束征阳性。而 MMN 无锥体束征,病灶与周围神经支配区一致,血中可出现抗 GM$_1$ 抗体,运动神经传导阻滞特点可以鉴别。

六、治疗

(一)静脉注射免疫球蛋白

用量 0.4 g/(kg·d)(具体用法见 GBS 的治疗),连用 5 天为 1 个疗程,用药数小时至 7 天即开始见效,90% 的患者肌力在用药 2 周内明显提高,运动神经传导速度明显好转,疗效可维持3~6 周,症状即复发,因此,需要根据病情复发的规律,定期维持治疗。免疫球蛋白不能使抗 GM$_1$ 抗体滴度降低。

(二)环磷酰胺

可先给大剂量治疗,而后以 1~3 mg/(kg·d)的剂量维持治疗,85% 的患者症状改善,血清抗 GM$_1$ 抗体滴度下降。

以上两种方法同时使用,可减少静脉免疫球蛋白的用量,减少复发,但明显萎缩的肌肉对治疗反应差。因部分患者经上述治疗后,原有症状好转的同时仍有新病灶的产生,所以目前认为,上述治疗只是改善症状,不能阻止新病灶的产生,病情仍处于缓慢进展状态。

(三)糖皮质激素及血浆置换

基本无效,糖皮质激素甚至可加重病情。

七、预后

本病为缓慢进行性病程,病程可达几十年,94% 的患者始终能够保持工作能力。

(代 伟)

第六节 周围神经肿瘤

周围神经肿瘤的分类目前尚无理想的标准,命名及译名纷乱。本节介绍临床常见的起源于神经外胚叶肿瘤如神经鞘瘤、单发神经纤维瘤、多发神经纤维瘤病、神经源性纤维肉瘤、嗜铬细胞瘤及由多种组织组成的球瘤,非新生性肿瘤损伤性神经瘤及跖神经瘤等。

一、神经鞘瘤

神经鞘瘤又名神经膜瘤、雪旺氏细胞瘤、神经瘤。起源于具施万细胞特征的双基底膜的一种细胞,是发生于周围神经系统,生长缓慢,孤立性生长的良性肿瘤。多见于周围神经及其分支上,以脑神经第Ⅷ对听神经最多见,听神经瘤是颅内肿瘤最多见的一种,约占颅内肿瘤的90%,其次见于脊神经背根,另可见于三叉神经、面神经、舌咽神经、迷走神经、副神经和舌下神经。

肿瘤多为实质性,包膜完整,将载瘤神经纤维推向一旁,不侵犯神经纤维束,切面比较一致,均匀光滑,色灰红,内含较多胶原间质,可见厚壁供血动脉。囊性者内含黄色黏稠液可自行凝固。镜检可见为薄层纤维包膜包裹的典型神经鞘膜细胞,分为两种:安东尼氏A型细胞为梭形细胞,含丰富的嗜伊红细胞浆,界限不清,胞核长形或椭圆形,呈栅栏状排列。安东尼氏B型细胞,细胞较小,胞浆稀疏,碱性染色呈蓝色,界限明显,胞核小,呈圆形。

本病多见于成年人,病情缓慢,可经几年到十几年。随病情进展,肿瘤体积增大,压迫神经纤维束,受累神经支配区出现感觉异常,也可出现运动障碍,腱反射改变。当肿瘤位置表浅时,在体表神经径路上,可扪及梭形肿块,随神经横向活动,压迫肿瘤可产生向肢体远端部放射痛。

本病据症状体征较易诊断。颅内及椎管内者需进一步检查。治疗以手术切除为原则,效果较好。

二、单发神经纤维瘤

起源于周围神经鞘膜细胞,是一种生长缓慢的良性肿瘤,多位于皮下、皮内。病理可见瘤体质地略硬,无包膜形成,分界清楚,切面可见漩涡状纤维。镜下见肿瘤由增生的神经鞘膜细胞和成纤维细胞组成。神经轴索穿越其中,并扭曲变形,伴网状纤维,胶原纤维、疏松黏液样基质。部分肿瘤,尤其位于关节附近的可恶变。

治疗宜手术切除,对离断的神经纤维,行对端吻合术。

三、多发神经纤维瘤病

多发神经纤维瘤病亦称神经纤维瘤病或神经纤维瘤,在1882年由Von Recklinghausen正式命名并全面阐述,是一种少见遗传病。临床特点为皮肤大量的牛奶咖啡色斑,以及发生在周围神经的多发性纤维瘤。发病率为4/10万。

约50%患者有家族史,属常染色体显性遗传,同一家族患同病者可有不同表现度。此外散发病例可由基因突变引起。病损基因位于17q11.2带或22q11-q13.1带。发病机制可能由于神经嵴分化异常或神经生长因子生成过多、活性增高,致使神经异常增生肿瘤形成。

肿瘤通常为良性,生长缓慢,约有 3％～4％发生恶变,瘤体大小不一,形态各异,无明显界限,镜下可见基本由神经鞘膜细胞组成,胞核排列形成栅栏状,也可有来自神经束膜和外膜的中胚层细胞。

发病年龄 10～70 岁,平均年龄 20 岁,男性多于女性。本病可累及多个系统、多个器官。早期可见牛奶咖啡色斑,边缘规则、界限清楚、表面光滑,好发于被衣服遮盖部位,躯干、腋窝多见,形状、大小和数目不一。若有 6 个或 6 个以上直径超过 1.5 cm 的牛奶咖啡色斑可确定本病。另皮肤纤维瘤、纤维软瘤沿神经干分布,如珠样结节,甚至丛状神经纤维瘤伴皮肤、皮下组织过度增生,引起表面皮肤或肢体弥漫性肿大,称神经纤维瘤象皮病。有随年龄增长而进展趋势。约有 30％～40％患者出现神经系统病变,如椎管内肿瘤、颅内听神经瘤和脑脊膜膨出约 30％骨骼异常,可出现脊柱弯曲,四肢长骨弓状畸形等。此外,可见虹膜上粟粒状棕黄色圆形小结节等。

据家族史及各系统的临床表现,辅助检查可诊断。治疗方面,孤立的、生长速度快的和压迫神经的肿瘤均应手术治疗,恢复神经功能。

四、神经纤维肉瘤

神经纤维肉瘤又称恶性神经膜瘤、恶性雪旺氏鞘瘤和神经源性肉瘤。往往由神经纤维瘤病恶变导致,起源于神经鞘膜。

肿瘤呈白色、灰色或紫红色,质硬,切开可见坏死及黏液样物。镜下示瘤细胞呈梭形、多角形,核深染,排列呈栅状或杂乱,原浆丰富,可见瘤巨细胞。

发病年龄在 20～50 岁不等,临床特征是存在多年的肿瘤多迅速增长,引起受累神经分布区的感觉、运动、腱反射异常,好发于膝、腹股沟、臀、股和肩胛等处的大神经干。

因手术治疗后易复发及远处或多发转移,故应及早行根治手术,对放疗不敏感。

五、嗜铬细胞瘤

起源于肾上腺髓质、颈动脉体、交感神经节和颈静脉球组织内的嗜铬颗粒细胞。最多见于肾上腺髓质,称嗜铬细胞瘤。临床可出现高血压及糖尿。起源于颈动脉体的肿瘤称颈动脉体瘤,位于颈部颈动脉窦及其分岔处,体积增大后可产生压迫症状,如相应神经功能缺损、脑血管供血不足等,动脉造影可见瘤内血供丰富。治疗以手术切除为主。

六、损伤性神经瘤

损伤性神经瘤又称假性神经瘤、截肢神经瘤或神经再生疤痕。多发生于神经被切断或碾伤后,由再生的神经轴索形成缠结,并与增生的神经鞘膜细胞、纤维细胞和致密胶原纤维形成肿块。常呈梭形,与周围组织粘连,有压痛,多见于残肢端,是残肢痛原因。疼痛可采用封闭治疗,如疼痛剧烈,可将该瘤松解后埋入临近组织,减少受压,个别患者可切断相应脊神经后根以止痛。

七、跖神经瘤

跖神经瘤又称足底神经瘤、摩顿氏神经瘤,或局限性跖间神经炎,是跖神经趾间分支局限性退行性变伴周围组织增生的结果。病因可与外伤及遭受机械压迫有关,以致影响局部神经及供应血管。多见于中年以上妇女的第 3、第 4 趾之间,非真正肿瘤。

治疗以手术切除为原则,术后神经机能不受影响。

八、球瘤

球瘤又名神经血管肿瘤,起源于皮肤真皮层内的神经血管肌球小体的肿瘤,为良性,全身皮肤都可发生。

球瘤引起剧烈的自发性疼痛,压痛明显,界限清楚。肿瘤多位于手足指(趾)甲下,严重时可将指甲挺起。

治疗采用手术切除,可行甲下切除达骨膜,一般无复发。

(代 伟)

第七节 POEMS 综合征

POEMS 综合征又称 Crow-ukase 综合征。本病为多系统受累的疾病,临床上以多发性神经炎、脏器肿大、内分泌病、M 蛋白、皮肤损害为主要表现,这五大临床表现的每一个外文字头,组合成缩写词,命名为 POEMS 综合征。因 Crow 于 1956 年首先报道骨髓瘤伴发该综合征的临床表现,Fukase 于 1968 年将其作为一个综合征提出来,故又称为 Crow-Fukase 综合征。

一、病因及病理

不完全清楚,目前多认为与浆细胞瘤、自身免疫有关。浆细胞瘤分泌毒性蛋白,对周围神经及垂体和垂体-下丘脑结构产生免疫损害,从而导致周围神经损害、内分泌和皮肤的改变。自身免疫异常,导致浆细胞产生异常免疫球蛋白,从而损害多系统,形成 POEMS 综合征。

二、临床表现

青壮年男性多见,男女比例为 2:1,起病或急或缓,从发病到典型临床表现出现的时间不一,数月至数年不等,首发临床表现不一,有时不典型,病程的不同时期表现复杂多变,病情进行性加重,主要临床表现可归纳如下。

(一)慢性进行性多发性神经病

见于所有患者,大多为首发症状,表现为从远端开始的肢体对称性逐渐加重的感觉、运动障碍,感觉障碍表现为向心性发展的"手套-袜套"状感觉减退,肌无力下肢较上肢为重,很快出现肌萎缩,腱反射减弱,后期消失,脑神经主要表现为视盘水肿,其支配的肌肉很少瘫痪,自主神经功能障碍主要表现为多汗,个别人在疾病的后期可出现括约肌功能障碍。

(二)脏器肿大

主要表现为肝脾肿大,一般为轻中度肿大,质地中等硬度,胰腺肿大亦十分常见,个别人可出现心脏扩大,一部分患者可出现全身淋巴结肿大。在病后期小部分患者可出现肝硬化,门脉高压,一般不出现脾功能亢进。

(三)皮肤改变

大部分病例在病后 30 天左右即可出现明显的皮肤发黑,暴露部位明显,乳晕呈黑色,皮肤增厚、粗糙和多毛。也可出现红斑、皮疹和硬皮病样改变。皮肤改变有时可作为首发症状就诊。

(四)内分泌紊乱

明显的改变为雄性激素降低,而雌激素减低不明显,有的患者轻微升高,血清泌乳素升高,从而出现男性乳房发育和阳痿,男性女性化;女性乳房增大、溢乳和闭经。胰岛素分泌不足,可导致血糖升高,其中合并糖尿病的人数占总人数的28%。甲状腺功能低下,T_3、T_4降低,约占全部患者的24%。

(五)血中M蛋白阳性

多为IgG,其次为IgA,国外报道可见于一半以上的患者,国内报道不足50%。

(六)水肿

疾病的早期即可出现水肿,中期明显加重,最初眼睑及双下肢出现水肿,腹水、胸腔积液和心包积液几乎见于全部中期患者,积液量中等,有时是患者首次就诊的原因。有的患者出现腹水的同时可出现腹痛。

(七)其他

本病可引起广泛的血管病变,包括大、中、小动脉血管及微血管、静脉等,主要表现为闭塞性血管病,多发生在脑血管、腹腔的静脉,心血管偶可受累,表现为脑梗死、腹腔的静脉血栓形成及心绞痛等。疾病的中后期可出现低热、盗汗、体重下降、消瘦、杵状指等。

三、辅助检查

(一)血常规

贫血,血沉增快。

(二)尿液检查

可有本-周蛋白。

(三)血清学检查

血清蛋白电泳可呈现M蛋白,但增高不明显。

(四)脑脊液检查

脑脊液压力增高,蛋白轻、中度升高,细胞数正常,个别人可有轻微增加。

(五)内分泌检查

血T_3、T_4降低,血雄性激素降低,血清泌乳素升高,胰岛素降低等。

(六)骨体检查

可见浆细胞增生,或可出现骨髓瘤表现。

(七)肌电图

显示神经源性损害、周围神经传导速度减慢,神经活检为轴索变性及节段性脱髓鞘,间质可见淋巴细胞和浆细胞浸润。

(八)X线检查

可见骨硬化、溶骨病灶,骨硬化常见,主要累及盆骨、肋骨、股骨和颅骨等。

四、诊断

本病表现复杂,诊断主要依靠症状,Nakaniski提出7个方面的诊断标准。

(1)慢性进行性多发性神经病。

(2)皮肤改变。

(3)全身水肿。

(4)内分泌紊乱。

(5)脏器肿大。

（6）M 蛋白。

（7）视盘水肿、脑脊液蛋白升高。

其他可有低热、多汗；慢性多发性神经病见于所有患者，M 蛋白是该病的主要原因，所以这两项为必备条件，具备这两项后，如再加上其他一项临床表现即可确诊。

五、鉴别诊断

（一）吉兰-巴雷综合征

该病以肢体对称性的运动障碍，从下肢开始，脑脊液有蛋白-细胞分离现象，但不具内脏肿大、M 蛋白、皮肤改变等多系统的改变。

（二）肝硬化

肝硬化主要表现为肝脾肿大、腹水和食管静脉曲张等门脉高压表现，可有脾功能亢进，虽可并发周围神经损害，但无 M 蛋白、骨髓瘤或髓外浆细胞瘤、皮肤等多系统表现。

（三）结缔组织病

结缔组织病表现为多脏器多系统损害，可有低热、血沉快、皮肤改变和肌炎等，但同时出现周围神经病变及脏器肿大、水肿者不常见，也不出现 M 蛋白。

六、治疗

本病无特效治疗方法，治疗的远期效果很不理想，病情反复加重。常用的治疗手段如下。

（一）免疫抑制剂

（1）强的松 $30\sim80$ mg，每天或隔天 1 次口服，病情缓解后减量，改为维持量维持。

（2）环磷酰胺 $100\sim200$ mg，每天 1 次。

（3）硫唑嘌呤 $100\sim200$ mg，每天 1 次。

强的松效果差时，联合环磷酰胺或硫唑嘌呤，如联合使用效果仍差，可加服或改服他莫昔芬，1 次 $10\sim20$ mg，一天 3 次，可提高疗效。

（二）神经营养药物

针对末梢神经炎可使用 B 族维生素口服，维生素 B_1 30 mg，每天 3 次，维生素 B_{12} 500 μg，每天 3 次，也可使用神经生长因子，适量肌内注射。

（三）对症治疗

血糖升高的，可使用胰岛素，根据血糖水平及反应效果适量皮下注射。甲状腺功能低下者，口服甲状腺素片，根据 T_3、T_4 水平调整用量。水肿者，适量使用利尿剂，胸腔积液及腹水多时，穿刺抽水，改善症状。对重危患者，可应用血浆置换法，除去 M 蛋白。

（四）化疗

对有浆细胞瘤或骨髓瘤的患者，进行有效的化疗，可迅速缓解症状。

七、预后

本病经免疫抑制剂治疗，多数患者症状可暂时缓解，但停药即复发，即使维持用药，病情亦反复加重。有报告 5 年生存率 60%，个别患者可存活 10 年以上，对药物反应好的生存期长，说明生存期与药物的反应有关。

（代　伟）

第七章　自主神经疾病

第一节　雷诺病

雷诺病是由肢端小血管痉挛性或功能性闭塞引起的局部缺血现象,常见于青年女性,多由局部受寒或情绪激动所诱发,以阵发性四肢末端(以手指为主)对称性间歇发白与发绀、感觉异常为临床特征,伴有指(趾)疼痛。

继发于其他疾病的肢端动脉痉挛现象,称为雷诺现象。它常见于自体免疫性疾病,如硬皮病、皮肌炎、系统性红斑狼疮、类风湿关节炎、结节性动脉炎,亦可见于脊髓空洞症、前斜角肌综合征、铅或砷中毒性周围神经病患者。

一、临床表现

大多数患者仅累及手指,近 1/2 的患者可同时累及足趾,仅累及足趾的病例极少。某些病例可累及鼻尖、外耳、面颊、胸部、舌、口唇及乳头。

临床表现有间歇性的肢端血管痉挛伴有疼痛及感觉障碍,典型临床发作可分为 3 期。

(一)缺血期

当环境温度降低或情绪激动时,两侧手指或足趾、鼻尖、外耳突然变白、僵冷。在肢端温度降低的同时,皮肤出冷汗,常伴有蚁走感、麻木感或疼痛感,每次发作的频率及时限各异,常持续数分钟至数小时。

(二)缺氧期

在缺氧期有感觉障碍及皮肤温度降低,但肢端青紫或呈蜡状,有疼痛,延续数小时至数天,然后消退或转入充血期。

(三)充血期

动脉充血,温度上升,皮肤潮红,然后恢复正常。也可开始发作即出现青紫而无苍白或苍白后即转为潮红。某些病例在苍白或青紫之后即代之以正常色泽。经过多次发作,晚期指尖偶有溃疡或坏疽,肌肉及骨质可有轻度萎缩。

体格检查除指(趾)发凉,有时可发现手部多汗外,其余正常。桡动脉、尺动脉、足背动脉及胫后动脉搏动均存在。

临床上常用 Taylor-Pelmear 分期来表示雷诺现象发作的频率、程度和累及的范围(表 7-1)。在疾病早期,仅有 1～2 个手指受累,后期可有多个手指受累并累及足趾。拇指因血供丰富常不受累。

表 7-1　雷诺现象的 Taylor-Pelmear 分期

分期	程度	表现
0		无发作
1	轻	偶发,累及一个或多个指尖
2	中	偶发,累及一个或多个指尖及指中部(极少累及指底部)
3	重	常发,累及大多数手指的全部
4	极重	与 3 期相同,伴指尖皮肤损害和可能的坏疽

二、实验室检查

(一)激发试验

(1)冷水试验:把指(趾)浸入 4 ℃冷水中 1 分钟,3/4 的患者可诱发颜色变化。

(2)握拳试验:两手握拳 90 秒后,于弯曲状态松开手指,部分患者可出现发作时的颜色改变。

(3)将全身暴露于寒冷环境,同时将手浸于 10～15 ℃水中,发作的阳性率更高。

(二)血管无创性检查

应用激光多普勒血流测定、应变计体积描记法等测定在寒冷刺激时手指的收缩压等。

(三)指动脉造影

分别在冷刺激前后做指动脉造影,如发现血管痉挛,可于动脉内注射盐酸妥拉唑林后再次造影,了解血管痉挛是否缓解。造影可以显示动脉管腔变小,严重者可见动脉内膜粗糙,管腔狭窄,偶见动脉闭塞。

(四)微循环检查

可用显微镜或眼底镜观察甲皱毛细血管。雷诺病患者的甲皱毛细血管正常。继发性雷诺现象者可见毛细血管数减少,管径及形态均异常。此项检查异常者提示继发性雷诺现象,对雷诺病无诊断意义。

(五)其他

红细胞沉降率应作为常规检查,如异常则支持继发性雷诺现象。

三、诊断

雷诺病的诊断标准:①发作由寒冷或情感刺激诱发;②双侧受累;③一般无坏疽,即使仅限于指尖皮肤;④无其他引起血管痉挛发作疾病的证据;⑤病史超过 2 年。

四、治疗

尽量减少肢体暴露在寒冷中,加强锻炼,提高机体的耐寒能力,避免精神紧张,树立治疗信心。

(一)一般治疗

保持患部的温暖,不仅限于手足,注意全身保暖,冬季外出和取冷冻物品时应戴手套,最好戴并指手套,穿保暖厚袜,进行温水浴。保护皮肤,用乳膏防止皮肤干裂。在使用去污剂或刺激性化学品时应戴手套。避免指、趾损伤及引起溃疡。由于尼古丁可使血管收缩,吸烟者应绝对戒烟。避免精神紧张、情绪激动和操作振动机器等诱因。尽量避免去海拔较高处。

(二)药物治疗

在一般治疗无效,血管痉挛发作影响患者的日常生活或工作,出现指(趾)营养性病变时,应考虑药物治疗。雷诺病和雷诺现象的治疗以血管痉挛期治疗为主。

1.钙通道阻滞剂

此类药物能使血管扩张,增加血流量,为目前最常用的药物。

(1)硝苯地平:治疗的首选药物,主要作用为扩张周围血管,抗血小板,可使指端血管痉挛的发作次数明显减少。个别患者发作可完全消失。用法:每次 10～20 mg,每天 3 次,口服。常见的不良反应是面部发红、发热、头痛、踝部水肿、心动过速。可使用缓释剂以减轻不良反应。因不良反应停药者,在严重血管痉挛发作时可临时舌下含服硝苯地平。因不良反应不能使用硝苯地平缓释剂时,用伊拉地平和氨氯地平,但维拉帕米无效。因不良反应必须减少药量时,可联合使用钙通道阻滞剂和一般血管扩张剂,可使用较小剂量,疗效较好。

(2)地尔硫䓬:每次 30～120 mg,每天 3 次,口服,连用 2 周。不良反应轻,但疗效不显著。

(3)尼莫地平:每次 40 mg,每天 3 次,口服。

(4)氟桂利嗪:每次 5 mg,每天 1 次,睡前口服。

2.血管扩张剂

此类药物长期以来作为治疗用药的主要选择,疗效尚好,对病情严重的患者疗效不甚理想。

(1)草酸萘呋胺:5-羟色胺受体阻滞剂,具有较轻的周围血管扩张作用,可缩短发作持续时间及减轻疼痛。用法:每次 0.2 g,每天 3 次,口服。

(2)烟酸肌醇:可缩短发作持续时间及减少发作次数,但服药 3 个月后疗效才明显。用法:每次 0.6 g,每天 3 次,口服。

(3)利血平:儿茶酚胺耗竭剂,每次 0.25 mg,每天 1 次,口服;也可动脉内给药,但疗效并不优于口服。

(4)盐酸妥拉唑林:每次 25～50 mg,每天 3 次,口服。若局部疼痛或溃疡形成,用药后无不良反应,可加量至每次 100 mg,每天 3 次,口服,或 25～100 mg,每天 1 次肌内注射。

(5)盐酸胍乙啶:每天 10～50 mg,每天 1 次,口服。

(6)盐酸酚苄明:每次 10～30 mg,每天 3～4 次,口服。

(7)己酮可可碱:每次 0.4 g,每天 3 次,口服。该药具有改善血液流变学的作用,可改善继发性雷诺现象,不作为常规治疗用药。

(8)哌唑嗪:每天 2～8 mg,口服。

(9)甲基多巴:可用于痉挛明显或踝部水肿者,从小剂量开始,成人每次 0.25 g,每天 2～3 次,口服。

(10)罂粟碱:每次 30～60 mg,每天 3 次口服,或把 60～90 mg 罂粟碱加入 250～500 mL 6%的羟乙基淀粉或低分子右旋糖酐,静脉滴注,每天 1 次,7～10 次为 1 个疗程。

(11)氧化麦角碱:0.5 mg 舌下含服,每天 3～4 次,或 0.3～0.6 mg,每天 1 次肌内注射。

(12)硝酸甘油软膏:局部应用。

不论对雷诺病还是雷诺现象,β受体阻滞剂、可乐定、麦角制剂均为禁止使用的药物,因为这些药物可使血管收缩,并可诱发或加重症状。

3.前列腺素

前列环素(PGI_2)和前列地尔(PGE_1)具有较强的血管扩张和抗血小板聚集的作用,对难治者疗效较好,缺点是需静脉用药且不稳定。

(1)伊洛前列素:每分钟每千克体质量1～2 ng,间歇静脉滴注。每次静脉滴注5～12小时,每天1次,3～5天为1个疗程;对大多数患者疗效可持续6周到半年。此药目前作为治疗的次选用药。

(2)前列地尔:1～2 mL(5～10 μg)＋10 mL 生理盐水(或5％的葡萄糖注射液),缓慢静脉推注,或直接入小壶,缓慢静脉滴注。

4.其他

严重坏疽继发感染者应配合抗生素治疗。巴比妥类镇静药及甲状腺素能减轻动脉痉挛。对伴发硬皮病的严重患者可静脉输入低分子右旋糖酐。

(三)充血期治疗

此期主要通过调整自主神经药物及中药来治疗,常用药物有 B 族维生素药物、谷维素等。

(四)手术治疗

对病情严重、难治性病例,可考虑交感神经切除术。对上肢病变者行上胸交感神经切除术,有效率为50％～60％,但常于6个月到2年复发,由于疗效较差及少汗等不良反应,目前已不主张用此法治疗。对下肢病变者行腰交感神经切除术,有效率超过80％,疗效持续更长,值得推荐。另外,还可行指(趾)交感神经切除术,疗效尚待观察。

(五)条件反射和生物反馈治疗

患者双手置于43 ℃水中,身体暴露于0 ℃的环境下,每天约30分钟。治疗后,患者在暴露于寒冷环境时的手指温度明显高于正常人,并且主观感觉症状改善,疗效持续9～12个月。有多种生物反馈疗法可用于治疗雷诺现象,一般情况下病情都有改善,且无不良反应,值得试用。

(六)血浆置换

对严重病例可以考虑进行血浆置换治疗。

(七)预防发作

应注意手足保暖,防止受寒,常做手部按摩,促进血液循环和改善肢端营养状况。有条件可做理疗,冷、热水交替治疗,光疗,直流电按摩等。

(八)其他治疗

其他治疗如肢体负压治疗,原理为负压使肢体血管扩张,克服了血管平滑肌收缩,动脉出现持续扩张。

五、预后

预后相对良好,约15％的患者自然缓解,30％的患者逐渐加重。长期持续动脉痉挛可致动脉器质性狭窄而不可逆,但极少(低于1％)需要截指(趾)。

(魏 亮)

第二节 红斑性肢痛症

红斑性肢痛症为一种少见的阵发性血管扩张性疾病。其特征为肢端皮肤温度升高,皮肤潮红、肿胀,产生剧烈的灼热痛,尤以足底、足趾为著,环境温度升高时,灼痛加剧。

一、病因

该病原因未明,多见于青年男女,是一种原发性血管疾病。可能是中枢神经、自主神经紊乱,使末梢血管运动功能失调,肢端小动脉极度扩张,造成局部血流障碍,局部充血。当血管内张力增加,压迫或刺激邻近的神经末梢时,则发生临床症状。应用 5-羟色胺拮抗剂治疗该病获得良效,因而认为该病可能是一种末梢性 5-羟色胺被激活的疾病。有人认为该病是前列腺素代谢障碍性疾病,患者的皮肤潮红、灼热及阿司匹林治疗有效,皆可能与之有关。营养不良与严寒气候均是主要的诱因。对毛细血管血流的研究显示这些微小血管对温度的反应增强,形成毛细血管内压力增加和毛细血管明显扩张。

二、临床表现

主要的症状多见于肢端,尤以双足的症状最为常见。症状表现为足底、足趾的红、热、肿、痛。疼痛为阵发性的,非常剧烈,如烧灼、针刺,夜晚发作次数较多,在发作之间仍有持续性钝痛。温热、行动、肢端下垂或长时间站立,皆可引起或加剧发作。晚间入寝时,患者常因足温暖而发生剧痛,把双足露在被外可减轻疼痛。若用冷水浸足、休息或将患肢抬高,灼痛可减轻或缓解。

由于皮内小动脉及毛细血管显著扩张,肢端的皮肤发红及充血,轻压可使红色暂时消失。患部皮肤温度升高,有灼热感,有轻微指压性水肿。皮肤感觉灵敏,患者不愿穿袜或戴手套。患处多汗。屡次发作后,可发生肢端皮肤与指甲变厚或溃破,偶见皮肤坏死,但一般无感觉及运动障碍。

三、诊断

注意肢端阵发性的红、肿、热、痛四大症状,病史中有受热时疼痛加剧、局部冷敷后可减轻疼痛的表现。大多数病例的诊断并不困难。

四、鉴别诊断

应与闭塞性脉管炎、红细胞增多症、糖尿病性周围神经炎、轻度蜂窝组织炎等相区别。鉴别的要点在于动脉阻塞或患有周围神经炎时,受累的足部是冷的。雷诺病是功能性血管间歇性痉挛性疾病,通常有苍白或发绀的阶段,受累的指、趾呈寒冷、麻木或感觉减退。对脊髓结核、亚急性脊髓联合变性、脊髓空洞症患者,可发现肢端感觉异常。

五、治疗

患者应注意营养,发作时将患肢抬高及施行冷敷可使症状暂时减轻。患者应穿着透气的鞋子,不要受热,避免任何足以引起血管扩张的局部刺激。

(1)对症止痛,口服小剂量阿司匹林,每次 0.3 g,1～2 次/天,可使症状显著减轻;也可服用索米痛片、可卡因、肾上腺素及其他止痛药物,达到暂时止痛的效果。近年来应用 5-羟色胺拮抗剂,如美西麦角,每次 2 mg,3 次/天,或苯噻啶,每次 0.5 mg,1～3 次/天,常可获完全缓解。

(2)应用 B 族维生素药物,也有人主张短期以肾上腺皮质激素冲击治疗。

(3)对患肢用 10 mL 1% 的利多卡因和 0.25% 的丁卡因混合液,另加 10 mL 生理盐水稀释后做踝上部环状封闭及穴位注射,对严重者可用该混合液做骶部硬膜外局部封闭,亦有一定的效果。必要时施行交感神经阻滞术。

六、预后

该病常很顽固,往往屡次复发与缓解,不能治愈;但也有良性类型,对治疗的反应良好。至晚期皮肤、指甲变厚,甚至有溃疡形成,但不伴有任何致命或丧失肢体功能的并发症。

（魏　亮）

第三节　面偏侧萎缩症

面偏侧萎缩症为一种单侧面部组织的营养障碍性疾病,其临床特征是一侧面部各种组织慢性进行性萎缩。

一、病因

该病的原因尚未明了。由于部分患者伴有包括霍纳综合征在内的颈交感神经障碍的症状,一般认为该病和自主神经系统的中枢性或周围性损害有关。其他关于该病病因的学说涉及局部或全身性感染、三叉神经炎、结缔组织病、遗传等。起病多在儿童、少年期,一般在 10～20 岁,但无绝对年限。女性患者较多。

二、病理

面部病变部位的皮下脂肪和结缔组织最先受累,然后牵涉皮肤、皮下组织、毛发和皮脂腺,病变最重者侵犯软骨和骨骼。受损部位的肌肉因所含的结缔组织与脂肪消失而缩小,但肌纤维并不受累,且保存其收缩能力。面部以外的皮肤和皮下组织、舌部、软腭、声带、内脏等也偶被涉及。同侧颈交感神经可有小圆细胞浸润。部分患者伴有大脑半球的萎缩,可能是同侧、对侧或双侧的。个别患者伴发偏身萎缩症。

三、临床表现

起病隐袭。萎缩过程可以在面部任何部位开始,以眼眶上部、颧部较为多见。起始点常呈条状,略与中线平行,皮肤皱缩,毛发脱落,称为"刀痕"。病变缓慢地发展到半个面部,偶然波及头盖部、颈部、肩部、对侧面部,甚至身体的其他部分。病区皮肤萎缩、皱褶,常伴脱发,色素沉着,毛细血管扩张,汗分泌增加或减少,唾液分泌减少,颧骨、额骨等下陷,与健区皮肤界限分明。部分患者呈现瞳孔变化,虹膜色素减少,眼球内陷或突出,有眼球炎症、继发性青光眼、面部疼痛、轻度病侧感觉减退、内分泌障碍等。面偏侧萎缩症患者常伴有身体某部位的皮肤硬化。仅少数伴有临床癫痫发作或偏头痛,约半数的脑电图记录有阵发性活动。

四、病程

发展的速度不定。大多数病例在进行数年至十余年趋向缓解,但伴发的癫痫可能继续。

五、诊断

当患者出现典型的单侧面部萎缩，而肌力量不受影响时，不难诊断。仅在最初期可能和局限性硬皮病混淆。头面部并非后者的好发部位，面偏侧萎缩症的"刀痕"式分布也可帮助鉴别。

六、治疗

目前的治疗尚限于对症处理。有人用 5 mg 氢溴酸樟柳碱与 10 mL 生理盐水混合，做面部穴位注射，对轻症有一定疗效。还可采取针灸、理疗、推拿等。对有癫痫、偏头痛、三叉神经痛、眼部炎症的患者应给予相应的治疗。

（魏　亮）

第四节　自发性多汗症

正常人在生理情况下排汗过多，可见于运动、处于高温环境、情绪激动及进食辛辣食物时。另一类排汗过多可为自发性，在炎热季节可加重，这种出汗多常呈对称性，且以头颈部、手掌、足底处为明显。

一、病因

多数自发性多汗症的病因不明。临床常见到下列情况。

（1）局限性及全身性多汗症：常发生于神经系统的某些器质性疾病，例如，丘脑、内囊、纹状体、脑干等处损害时，可见偏身多汗。某些偏头痛、脑炎后遗症亦可见之。此外，小脑、延髓、脊髓、神经节、神经干的损伤、炎症及交感神经系统的疾病，均可引起全身或局部多汗。头部一侧多汗，一般是因为炎症、肿瘤、动脉瘤等刺激一侧颈交感神经节。神经官能症患者因大脑皮质兴奋与抑制过程的平衡失调，亦可表现自主神经系统的不稳定性，而有全身或一侧性过多出汗。

（2）先天性多汗症：往往局限于腋部、手掌、足趾等处，皮肤经常处于湿冷状态，可能与遗传因素有关。该症见于一些遗传性综合征，如脱发-多汗-舌状角膜浑浊综合征（Spanlang-Tappeiner综合征）、家族性自主神经失调症（Riley-Day综合征）。

（3）多种内科疾病有促使全身汗液分泌过多的情况，如结核病、伤寒、甲状腺功能亢进、糖尿病、肢端肥大症、肥胖症及铅的慢性中毒。

二、临床表现

多数病例表现为阵发性、局限性多汗，亦有泛发性、全身性多汗，或偏侧性及两侧对称性多汗。汗液分泌量不定，常在皮肤表面结成汗珠。气候炎热、剧烈运动或情感激动时排汗加剧。依多汗的形式可有以下几种。

（一）全身性多汗

全身性多汗表现周身易出汗，在外界或内在因素刺激时加剧。患者的皮肤因汗液多，容易发生汗疹及毛囊炎等并发症。全身性多汗见于甲状腺功能亢进、脑炎后遗症、下丘脑损害后等。

(二)局限性多汗

局限性多汗好发于头、颈、腋部及肢体的远端,尤以掌、跖部易发生,通常对称地发生于两侧,有的仅发生于一侧或身体的某一小片部位。有些患者的手部及足底经常流冷汗,尤其在情绪紧张时,汗珠不停地渗流。有些患者的手、足部皮肤除湿冷以外,又呈苍白色或青紫色,偶尔发生水疱及湿疹样皮炎。有些患者仅有过多的足汗,汗液分解放出臭味,有时起泡或脱屑、角化层增厚。腋部、阴部也容易多汗,可同时发生臭汗症。多汗患者的帽子及枕头,可以经常被汗水中的油脂所污染。截瘫患者在病变水平以上常有出汗过多,颈交感神经刺激产生局部头面部多汗。

(三)偏身多汗

偏身多汗表现为身体一侧多汗,除临床常遇到卒中后遗偏瘫患者有偏瘫侧肢体多汗外,常无明显的神经体征。自主神经系统检查可见多汗侧皮温偏低,皮肤划痕试验可呈阳性。

(四)耳颞综合征

一侧脸的颞部发红,伴局限性多汗症。患者进食酸的、辛辣的食物刺激味觉后,引起反射性出汗。某些患者伴流泪。这些刺激味觉所致的出汗情况同样见于颈交感神经丛、耳大神经和舌神经的支配范围。颈交感性味觉性出汗常见于胸出口部位病变手术后。上肢交感神经切除后数周或数年,约 1/3 的患者发生味觉性出汗。

三、诊断

根据临床病史,症状及客观检查,诊断并不困难。

四、治疗

治疗以去除病因为主。有时根据患者情况,可以应用下列方法。

(一)局部用药

对局部性多汗,特别是以四肢远端或颈部多汗为主者,可用 3%~5% 甲醛溶液局部擦拭,或用 0.5% 醋酸铝溶液浸泡,1 次/天,每次 15~20 分钟。全身性多汗者可口服抗胆碱能药物,如阿托品、颠茄合剂、溴丙胺太林。对情绪紧张的患者,可给氯丙嗪、地西泮等。有人采用 5%~10% 的硫酸锌等收敛剂局部外擦,亦有暂时效果。足部多汗患者,应该每天洗脚及换袜,必要时擦干皮肤后用 25% 氯化铝溶液擦拭,疗效较好。

(二)物理疗法

可应用自来水做离子透入法,2~3 次/周,有效果后每月 1~2 次维持,可获得疗效。有人曾提出对严重的掌、跖多汗症患者,可试用深部 X 线照射局部皮肤,每次 1 Gy,1~2 次/周,总量为 8~10 Gy。

(三)手术疗法

对经过综合内科治疗而无效的局部性顽固性多汗症患者,可考虑交感神经切除术。术前应先做普鲁卡因交感神经节封闭,以测试疗效。封闭后未见效果者,一般不宜手术。

(魏 亮)

第五节　进行性脂肪营养不良

　　进行性脂肪营养不良是一种罕见的脂肪组织代谢障碍性疾病。主要临床表现为进行性的皮下脂肪组织消失或消瘦,起病于脸部,继而之影响颈、肩、臂及躯干。该病进展缓慢。多数患者于5～10岁起病,女性较为常见。

一、病因

　　病因尚不明,且无家族因素。一般认为该病是自主神经的节后交感神经障碍,可能与下丘脑的病变有关,因下丘脑对促性腺激素、促甲状腺激素及其他内分泌腺有调节作用,并与节后交感神经纤维及皮下脂肪细胞在解剖学联系上极为密切。起病前可有急性发热病史、内分泌缺陷,如甲状腺功能亢进症、垂体功能不足、间脑炎。而损伤、精神因素、月经及妊娠可为诱因。

二、临床表现

　　患者面部消瘦,面部表现为两侧颊部及颞颧部凹入,眼眶深陷,皮肤松弛,失去正常弹性,以后发展到颈、肩、臂、胸、腹部,常呈对称性。有些患者脂肪组织的进行性消失仅局限于面部,或半侧面部、半侧躯体。有时可合并局限的脂肪组织增生、肥大。臀部、髋部仍有丰富的脂肪沉着,表现特殊肥胖。但手、足部常不受影响。

　　可并发其他病变,如自主神经系统功能的异常,表现为血管性头痛、神经过敏、出汗异常、皮温异常、心动过速、腹痛、呕吐、精神及性格改变等。该病也可并发其他障碍,如糖尿病、高脂血症、肝脾肿大、肾脏病变。个别患者合并内分泌功能障碍,如生殖器发育不全、甲状腺功能异常、女性月经异常及多尿症。基础代谢大都正常。多数患者在1～2年病情进展较快,6年后进展自行停止,保持原状不变,少数达10年而后静止。肌肉、骨质、毛发、乳腺及汗腺均正常。患者无肌力障碍,多数患者的体力不受影响。活组织检查显示皮下脂肪组织消失。也有部分患者的血脂低于正常值。

三、诊断

　　依据脂肪组织消失而肌肉、纤维、皮、骨质正常,即可诊断。

四、鉴别诊断

(一)面偏侧萎缩症
该病表现为一侧面部进行性萎缩,皮肤、皮下组织及骨质全部受累。
(二)局限型肌营养不良(面-肩-肱型)
面肌消瘦伴肌力软弱,而皮下脂肪仍有保留。

五、治疗

　　目前,对进行性脂肪营养不良尚无特殊治疗。若把纯胰岛素针剂直接注入萎缩区,有些患者的局部脂肪组织逐渐增长,恢复正常形态。有些患者在适当注意休息和营养,并做按摩和体疗后可重新获得失去的脂肪。可试用一般强壮剂、各种维生素。如病变比较局限或由于职业上的需要,可以进行局部脂肪埋植或注射填充剂等整形手术。

(魏 亮)

第六节 神经源性直立性低血压

神经源性直立性低血压是一组原因未明的周围交感神经或中枢神经系统变性病变,直立性晕厥为其最突出的表现。

一、诊断

直立性低血压是直立耐受不良的主要原因之一。临床表现主要由器官低血流灌注引起。脑血流灌注不足表现(头晕、眩晕、视物模糊、眼前发黑、无力、恶心、站立不稳、步态蹒跚、面色苍白、出冷汗、意识水平下降或丧失等)最为突出和常见,可合并肌肉灌注不足表现(枕、颈、肩、臂部疼痛或不适),心脏灌注不足表现(心绞痛),脊髓灌注不足表现(跛行或跌跤),肾脏灌注不足表现(少尿)等。虚弱、嗜睡和疲倦亦为其常见表现症状。神经源性直立性低血压通常在患者从平卧位改为站立位后 30～60 秒出现,部分患者可在站立后 15 秒内出现或延迟至 30 分钟后出现;一般持续短暂时间,然后消失,亦可迅速发展为晕厥;一般在晨间较为严重;体位突然改变、摄入过多食物、环境温度高、洗热水澡、用力排便或排尿、饮酒、服用扩血管药物等常可诱发或加重直立性低血压。

有关诊断直立性低血压的标准尚未完全统一,目前采用较多的直立性低血压的诊断标准如下:患者从平卧位改为站立位后,动脉收缩压下降 2.7 kPa(20 mmHg)以上,或舒张压下降 1.3 kPa(10 mmHg)以上,且伴有脑血流灌注不足的表现。

如果症状提示直立性低血压,但初步检查不能确诊,应在患者早晨离床站立时或进食后测量血压。一次测量直立时血压没有明显下降并不足以排除直立性低血压。

临床上对诊断直立性低血压最有帮助的检查是倾斜试验,患者平卧于电动试验床上,双足固定,待心血管功能稳定后,升高床头 45°～60°或使床直立,适时测量患者的心率和血压,可以比较准确地反映患者对体位改变的代偿功能。

直立耐受不良指站立时出现脑血流灌注不足或自主神经过度活动的表现(心悸、震颤、恶心、晕厥等),转为卧位后相应症状减轻或消失。血管迷走性晕厥、体位性心动过速综合征、直立性低血压等均以直立耐受不良为主要表现,因此诊断神经源性直立性低血压首先应与血管迷走性晕厥和体位性心动过速综合征等区别。与神经源性直立性低血压患者比较,体位性心动过速综合征患者的交感神经过度活动表现(震颤、焦虑、恶心、出汗、肢端血管收缩等)突出,卧位变直立位时心率明显增加,而血压下降不明显。

需把神经源性直立性低血压与继发性直立性低血压相区别。神经源性直立性低血压常见于中年男性,起病隐匿,早期患者症状较轻,直立相当长的时间后才出现症状,且较轻微;直立时不伴明显心率增加和血浆去甲肾上腺素的改变;随着病情发展,症状逐渐加重以致不能连续站立

1～2 小时；严重者于直立位时立即出现晕厥，需长期卧床。直立性低血压亦可继发于糖尿病性自主神经病变、血容量不足等。继发性直立性低血压患者除有相应原发疾病的表现外，头晕、晕厥等脑供血不足症状出现较急，伴有直立时心率明显加快，随着原发疾病的好转，脑供血不足等症状亦随着好转。一种或多种继发性直立性低血压的因素可同时存在于神经源性直立性低血压患者身上，使低血压症状加重。

二、病理生理

人体全身静脉有 70％的血容量，心、肺有 15％的血容量，全身动脉有 10％的血容量，而毛细血管只有 5％的血容量。因此，体内绝大部分血容量是在低压系统内，包括全身静脉、肺循环等。当人体从卧位变为直立位时，由于重力的效应及循环调节作用，500～700 mL（7～10 mL/kg）的血液快速转移至盆部和双下肢。血液的重新分布通常在 2～3 分钟完成。静脉回流减少导致心室充盈减少，可使心排血量下降约 20％，每搏输出量下降 20％～50％，导致动脉血压下降。

正常情况下，动脉血压的急剧改变会启动体内心血管系统的代偿机制，可分别刺激心肺的容量感受器及位于主动脉弓与颈动脉窦的压力感受器。冲动经迷走神经及舌咽神经传至延髓的血压调节中枢，经中枢整合后，提高交感神经的兴奋性并降低副交感神经的兴奋性，效应器部位的去甲肾上腺素及肾上腺素水平提高，引起静脉及小血管收缩，心率加快，心脏收缩力提高及肾脏水钠潴留，同时激活肾上腺素-血管紧张素-醛固酮系统。当这些代偿机制健全时，一般直立后收缩压有轻度下降（0.7～1.3 kPa），而舒张压有轻微提高（0.4～0.7 kPa），心率加快，可达 5～20 次/分。下肢的骨骼肌与单向静脉瓣的共同作用阻止血液反流，驱使血液回流至心脏。下肢骨骼肌收缩可产生 12.0 kPa 的驱动力，在站立或运动时可以保证血液回流。

以上代偿机制的任何一个环节出现功能紊乱，都可以导致直立后血压明显下降。根据引起直立性低血压的不同病理生理机制，直立性低血压可分为以下类型：①慢性、进行性、不可逆的直立性低血压，通常是中枢或外周神经系统的进行性、退化性的病变引起的，这一类直立性低血压的病理主要是中枢性血管的进行性、不可逆的损害，或者是部分或全部交感神经受到损害，此型直立性低血压最常见的原因是自主神经功能紊乱或衰竭。②急性、一过性、可逆性的直立性低血压，通常有短暂的外源性因素作用，如低血容量、麻醉、外科手术、制动、药物影响。在直立性低血压患者中，此类患者占大多数。对于此类型直立性低血压患者，尽管交感神经系统未受损害，但有功能上的失调，如下肢静脉 α 肾上腺素能受体功能下降，而 β 肾上腺素能受体的功能正常，导致被动性血管扩张。

由交感神经节后神经元病变引起者，副交感神经系统相对完整，中枢神经系统亦不受影响，临床表现性为单纯自主神经功能衰竭（pure autonomic failure，FAF），其特点为直立时头昏、头晕、晕厥、视物模糊、全身无力、发音含糊及共济失调。患者采取卧位时血压正常，但站立时则收缩压及舒张压较快地下降 3.0～5.0 kPa（20～40 mmHg）。在昏厥发作时，除早期患者偶有心率代偿性加快外，一般发作时无心率的变化，也无苍白、出汗和恶心等先兆表现。可伴有无汗、勃起功能障碍、大小便障碍。血浆去甲肾上腺素水平在患者平卧时低于正常，站立时升高不明显。

由胸段脊髓侧角细胞变性引起者，病变常波及基底核、橄榄核、脑桥和小脑。其自主神经功能障碍表现与由交感神经节后神经元病变引起者无差别，但随时间推移，该病变患者常有帕金森综合征、小脑症状和锥体束征等出现，此时称为多系统萎缩（multiple system atrophy，MSA）。安静时，该病变患者的血浆去甲肾上腺素水平正常，但站立时不升高，对注射去甲肾上腺素的敏感性反应正常。

三、治疗

直立性低血压的治疗目的并非一定要使血压恢复正常,而是要减轻因血流灌注不足而出现的症状。因此,原则上只有在有症状时才有必要治疗。通过病因治疗,继发性直立性低血压患者多可自行恢复。原发性直立性低血压因无明确病因,以对症支持等综合治疗为主,而疾病的发展进程则由其存在的基础疾病来决定。通过教育让患者了解疾病及其治疗措施,对争取患者配合、达到治疗效果最大化有重要作用。

认识和去除可加重原发性直立性低血压症状的因素是首要步骤。引起继发性直立性低血压的原因均可合并存在于原发性直立性低血压,因此对明确诊断的原发性直立性低血压患者,应注意搜寻和去除这些可加重直立性低血压的因素。

物理治疗是直立性低血压的基础治疗,维持或恢复血容量、使用拟交感性药物促进血管收缩为一线治疗措施,使用血管升压素类似物、重组促红细胞生成素、咖啡因等为一线治疗措施的补充。α肾上腺素受体阻滞剂、β肾上腺素受体阻滞剂、生长抑素及其类似物、双羟苯丝氨酸、双氢麦角碱、多巴胺拮抗剂、乙酰胆碱酯酶抑制剂等对直立性低血压可能有效,临床研究结果尚未一致。

(一)物理治疗

物理治疗的目标是提高循环血容量和防止静脉淤血。提高患者对体位改变的耐受性。常见措施:①改善饮食习惯,应少食多餐。患者进餐后2小时以内避免进行过度活动,进餐后最好坐或躺一会儿,尤其是在早餐后(因更易诱发直立性低血压)。避免喝浓茶,戒酒。②加强肢体活动或锻炼。在床上进行双下肢锻炼,可防止下肢肌肉丧失适应性。当患者的双下肢垂于床边时,应间歇运动双下肢。③促进静脉回流。站立时,间歇踮脚尖或双下肢交替负重,通过肌肉收缩,可促进静脉回流。穿高至腰部的下肢弹力袜,以利于静脉回流,站立时使用,平卧后则取下。鼓励患者进行深而慢的呼吸运动,避免过度用力,因为过度用力可增加胸腔压力而影响静脉回流。④从卧位到坐位和立位时缓慢变换体位,减轻相应的症状。⑤夜间睡眠时,抬高上身(15°~30°)睡眠可激活肾素-血管紧张素-醛固酮系统,减少夜尿,保持血容量,并降低夜间高血压。⑥保持病室温度,不宜过高。避免直接日晒、洗热水澡、睡眠时用电热毯等。

独立按治疗计划训练和用生物反馈增强的行为训练,可以减少症状出现的次数和减轻症状。对病情严重者,可以在药物治疗的同时附加倾斜训练,这样通过有规律的训练直立体位性适应过程,可以完善和改善自主性反射。

(二)增加血容量

适度增加血容量有助于缓解症状,但有时可促发卧位高血压。除有充血性心力衰竭外,均不应限制钠盐的摄入,此类患者在低钠饮食时,体内保留钠的能力不足,若无禁忌,高盐饮食(每天12~14 g)和增加饮水量(每天2~5 L)有一定效果。

口服肾上腺皮质激素类药——α-氟氢可的松可增加水钠潴留,有一定治疗效果。开始每天0.1~0.3 mg,口服,之后可根据血压调整剂量,每天的剂量可达1.0 mg。有卧位高血压、心肾功能不全者慎用。

吲哚美辛每天75~150 mg,分3次口服,可抑制肾上腺髓质前列腺素(PGA_2和PGE_2)合成,减少血液在外周血管的积聚。使用时注意保护胃黏膜。

（三）促血管收缩

米多君亦名甲氧胺福林，为 α 受体激动剂，每次口服 10 mg，每天 3 次，可增加站立时的收缩压，明显改善起立时头昏、头晕、晕厥等症状，是目前治疗直立性低血压效果最好的药物。不良反应有立毛反应、尿潴留和卧位时高血压等。

口服盐酸麻黄碱，每次 25 mg，每天 3～4 次；或服用苯异丙胺，每次 10～20 mg，每天 2～3 次，有一定效果。服用单胺氧化酶抑制剂（如异烟肼、呋哺唑酮）可促使交感神经末梢释放去甲肾上腺素，并抑制其重吸收，常使血压升高，病情严重者可同时应用酪胺治疗，但治疗期间，必须每天早、晚测量血压。L-DOPS 为去甲肾上腺素的前体，每次口服 100 mg，每天 3 次，可提高平均动脉压、舒张压及局部血流量，但有高热的患者禁用。

合并低血浆去甲肾上腺素的重症患者可口服肾上腺素，剂量从 15 mg，每天 3 次开始，逐渐增加剂量到 30～45 mg，每天 3 次。剂量大时常见不良反应有失眠、食欲降低、肢体震颤、快速心律失常等。

（四）其他治疗

对伴有贫血的患者，使用重组促红细胞生成素 50 U/kg，每周 3 次，连用 6～10 周，可明显改善起立时头昏、头晕、晕厥等症状和贫血。使用血管升压素类似物——去氨加胚素乙酸盐 5～40 μg，经鼻喷雾或口服 100～800 μg 可防止夜尿、体质量丧失和减轻夜间体位性血压下降。咖啡因可以通过阻滞血管扩张性腺苷受体减轻直立性低血压患者的餐后低血压，用量为每天 100～250 mg，口服。

卧位高血压常伴随原发性直立性低血压，给治疗带来困难。大多数直立性低血压患者耐受连续的卧位高血压而无不良效应，高血压导致的器官损害亦不常见。用短效降压药物可以降低卧位高血压。

盐酸哌甲酯 10～20 mg，早晨及中午各服 1 次，可提高大脑的兴奋性。复方左旋多巴可改善锥体外系症状，开始剂量为每次 125 mg，每天 2 次，逐渐增加到每次 250 mg，每天 3～4 次，随时根据患者的反应调整剂量。

（魏　亮）

第七节　间　脑　病　变

间脑由丘脑、丘脑底、下丘脑、膝状体及第三脑室周围结构所组成，是大脑皮质与各低级部位联系的重要结构。"间脑病变"一词一般用于与间脑有关的自主神经功能障碍，精神症状，体质量变化、水分潴留、体温调节、睡眠-觉醒节律、性功能、皮肤等异常和反复发作性的综合征，脑电图中可有特征性变化。

一、病因和病理

引起间脑病变最主要的原因为肿瘤，如颅咽管瘤、垂体瘤或丘脑肿瘤。其次是感染、损伤、中毒和血管疾病等。据文献报告 160 例的综合性统计中，肿瘤占 52%，炎症（如脑膜炎、脑炎、蛛网膜炎）占 20%，再次为血管病变、颅脑损伤等。少数病因不明。

在动物实验中，破坏第三脑室的底部达 1/4 可不发生任何症状；破坏下丘脑后部达 2/3，则可引起恶病质而导致死亡。

二、临床表现

间脑病变的临床表现极为复杂,基本可分为定位性症状和发作性症状两大方面。

(一)定位性症状

1.睡眠障碍

睡眠障碍是间脑病变的突出症状之一。下丘脑后部病变时,大部分患者有睡眠过多现象,即嗜睡,但少数患者失眠。当下丘脑后区大脑脚受累时,则表现为发作性嗜睡病和猝倒症等。常见的临床类型如下。

(1)发作性睡病:表现为发作性的不分场合的睡眠,持续数分钟至数小时,睡眠性质与正常人相似。这是间脑特别是下丘脑病变中最常见的一种表现形式。

(2)异常睡眠症:发作性睡眠过多,每次发作时可持续睡眠数天至数周,但在睡眠发作期,患者常可被喊醒吃饭、小便等,饭后又睡,其睡眠状态与正常相同。

(3)发作性嗜睡-强食症:患者不可控制地出现发作性睡眠,每次睡眠持续数小时至数天,醒后暴饮暴食,食量数倍于常量,且极易饥饿。患者多数肥胖,但无明显的内分泌异常。数月至数年反复发作一次,发作间并无异常。起病多在10~20岁,男性较多,成年后可自愈。

2.体温调节障碍

下丘脑病变产生的体温变化,可表现如下特征。

(1)低热:体温一般维持于37.3~37.8 ℃,很少超过39 ℃。如连续测量几天体温,有时可发现体温的曲线是多变性的。这种24小时体温曲线有助于了解温度调节障碍。

(2)体温过低:下丘脑的前部和邻近的隔区可能与身体的散热有关,体温主要通过皮肤血管扩张和排汗(副交感神经)调节,而下丘脑的后侧部则可能与保热和产热有关。故当下丘脑前部或灰结节区病变时,散热发生障碍,这时很容易使体温过高;而下丘脑后侧部病变时产热机制减弱或消失,常可引起体温过低。

(3)高热:下丘脑视前区两侧急性病变常有体温很快升高,甚至死亡后仍然有很高体温。神经外科手术或急性颅脑损伤影响该区域时,往往在12小时内出现高热,但肢体是冰冷的,躯干温暖,有些患者甚至心率及呼吸保持正常。高热时服解热剂无效,体表冷敷及给氯丙嗪降温反应良好。但是下丘脑占位性病变,可因破坏区域极广而没有体温的明显变化;可因下丘脑肿瘤选择性地破坏而引起体温持久升高,脑桥中脑血管性病变也可出现高热。

3.尿崩症

下丘脑的病变损害视上核、室旁核或视上核-垂体束,均常发生血管升压素分泌过少,可引起尿崩症。各种年龄均可得病,但以10~20岁多见,男性稍多于女性。起病可骤可缓。主要症状有多尿(失水)、口渴、多饮。每昼夜排尿总量常在6 L以上,可超过10 L,尿比重低(<1.006),但不含糖。每天饮水也多,总量与尿量相接近,如限制喝水,尿量往往仍多而引起失水。患者有头痛、疲乏、肌肉疼痛、体温降低、心动过速、体质量减轻。久病者常因烦渴多饮,日夜不宁,发生失眠、焦虑、烦躁等神经情绪症状。若下丘脑前部核群功能亢进或双侧视交叉上核损害,偶尔亦发生少饮及乏尿症。

4.善饥

下丘脑病变引起过分饥饿较烦渴症状为少见。善饥症状出现于额叶双侧病变(包括大脑皮质弥散性疾病及双侧前额叶切除)后。轻度善饥症状见于接受激素治疗的及少数精神分裂症患者。这些患者不能估计食欲。在强食症中,表现过分饥饿,伴周期性发作性睡眠过度等症状,常归因于下丘脑病变。双额叶病变时,偶亦发生善饥,表现为贪食、吃不可食的东西,同时有视觉辨别功能丧失、攻击行为及性活动增加等症状。

5.性功能和激素代谢障碍性功能异常

患者表现出性欲减退,儿童病例有发育迟缓或早熟,青春期后女性则月经周期改变或闭经,男性有精子形成障碍甚至勃起功能障碍。Bauer 分析 60 例下丘脑病变,有 24 例发育早熟,19 例为性功能减退。常用下丘脑脊髓纤维及下丘脑垂体纤维通过神经体液的调节紊乱来解释此种障碍。若下丘脑的乳头体、灰结节部附近患有肿瘤,则来自结节漏斗核的下丘脑垂体纤维受阻,能影响腺垂体的促性腺激素的释放,使内分泌发生异常。下丘脑的脊髓纤维可调节脊髓各中枢活动,改变性功能。成人脑底部肿瘤刺激下丘脑前方或腹内侧区时,偶亦发生性欲过旺。

闭经-溢乳综合征的主要机制是催乳素分泌过多,高催乳素血症抑制下丘脑促性腺激素释放激素的分泌。该病常由肿瘤(垂体肿瘤等)、下丘脑与垂体功能障碍或服用多巴胺受体阻滞剂等因素所致。有间脑病时激素代谢的改变以 17-酮类固醇类最明显。因 17-酮类固醇类是许多肾上腺皮质激素和性激素的中间代谢产物,正常人每昼夜排出量为 $10\sim20$ mg,某些患者可升高到 $20\sim40$ mg。17-羟皮质固醇的测定结果同样也可有很大的波动性,排出量可以升高达 14 mg。

6.脂肪代谢障碍

肥胖是由下丘脑后方病变累及腹内侧核或结节附近所致,常伴有性器官发育不良症,称肥胖性生殖不能性营养不良综合征。继发性肥胖者常为下丘脑部肿瘤或垂体腺瘤压迫下丘脑所致,其次为下丘脑部炎症所致。原发性肥胖者多为男性儿童,起病往往颇早,有肥胖和第二性征发育不良,但无垂体功能障碍。肥胖为逐渐进展性,后期表现极其明显,脂肪分布以面部、颈及躯干最显著,其次为肢体的近端。皮肤细软,手指细尖,常伴有骨骼过长现象。

消瘦在婴儿多见,往往由下丘脑肿瘤或其他病变引起,如肿瘤破坏双侧视交叉上核、下丘脑外侧区或前方,均可发生厌食症,吞咽不能,体质量减轻。成人有轻度体质量下降,乏力,极端恶病质常提示有垂体损害。垂体性恶病质(Simmond 综合征)的特征为体质量减轻、厌食、皮肤萎缩、毛发脱落、肌肉软弱、怕冷、心跳缓慢、基础代谢率降低等。该综合征亦发生于急性垂体病变,如头颅外伤、肿瘤、垂体切除术后。垂体性恶病质反映腺垂体促甲状腺素、促肾上腺皮质激素及促性腺激素的损失。近年来研究发现,下丘脑还能分泌多种释放因子(主要是由蛋白质或多肽组成的)调节腺垂体各种内分泌激素的分泌功能,因此单纯下丘脑损伤时,可以出现许多代谢过程的紊乱。

7.糖、蛋白质代谢及血液其他成分的改变

下丘脑受损时,血糖往往升高或降低。当下丘脑受急性损伤或刺激时,可产生高血糖,但血清及小便中的酮体往往是阴性。在动物实验中,损伤下丘脑视上核或破坏室旁核时,能引起低血糖及增加胰岛素敏感性。蛋白质代谢障碍表现为血浆蛋白中清蛋白减少,球蛋白增多。用电泳法观察,发现球蛋白中 α_2 球蛋白含量的上升比较明显,β 部分降低。有间脑疾病时血中钠含量一般都处于较低水平,血溴测定结果常升高。也可以发生真性红细胞增多症,在无感染情况下也可出现中性粒细胞增多的情况。

8.胃、十二指肠溃疡和出血

在人及动物的急性下丘脑病变中,可伴有胃、十二指肠溃疡及出血。在下丘脑的前方及下行至延髓中的自主神经纤维径路上的任何部位有急性刺激性病变,均可引起胃和十二指肠黏膜出血和溃疡形成。对产生黏膜病变的原理有两种意见,一种认为交感神经血管收缩纤维麻痹,可发生血管扩张,而导致黏膜出血;另一种认为是迷走神经活动过度,使胃肠道肌肉发生收缩,引起局部缺血与溃疡形成。

消化性溃疡常发生于副交感神经过度紧张的人。颅内手术后并发胃十二指肠溃疡的发生率不高。根据颅内病变(脑瘤、血管病变)352例尸检病例报告,有上消化道出血及溃疡的占12.5%,内科病例(循环、呼吸系统病变等)中非颅内病变的1 580例,伴上消化道出血及溃疡的占6%,显然以颅内病变合并上消化道出血的比率为高。上海市仁济医院神经科对298例脑出血、鞍旁及鞍内肿瘤病例进行统计,有上消化道出血的仅占6%,发病率偏低。

9.情绪改变

动物实验中见到多数双侧性下丘脑病损的动物,都有较为重要的不正常行为。研究指出,下丘脑的情绪反应不仅决定于丘脑与皮质关系,当皮质完整时,刺激乳头体、破坏下丘脑的后腹外核及视前核有病变均可引起下丘脑的情绪反应。主要的精神症状包括兴奋、病理性哭笑、定向力障碍、幻觉及激怒等。

10.自主神经功能症状

下丘脑前部及灰结节区为副交感神经调节,下丘脑后侧部为交感神经调节。下丘脑病变时自主神经是极不稳定的,心血管方面的症状常是波动性的,患者血压大多偏低,或有位置性低血压,但较少有血压升高现象。一般下丘脑后方及腹内核病变或有刺激时,血压升高,心率加快,呼吸加快,胃肠蠕动和分泌抑制,瞳孔扩大;下丘脑前方或灰结节区发生刺激性病变,则血压降低,心率减慢,胃肠蠕动及分泌增加,瞳孔缩小。但新的研究指出,在视上核及室旁核或视前区类似的神经垂体,有较高浓度的血管升压素及催产素,说明下丘脑前方也可引起高血压。若整个下丘脑有病变则血压的改变更为复杂、不稳。伴有心率、脉搏减慢,有时出现冠状动脉供血不足,呼吸浅而慢,两侧瞳孔大小不对称,偶可引起排尿障碍,常有心脏、胃肠、膀胱区的不适感,因结肠功能紊乱,偶有大便溏薄,便秘与腹泻交替出现的情况。

(二)发作性症状

常以间脑癫痫为主要表现。所谓间脑性癫痫发作,实为下丘脑疾病所引起的阵发性自主神经系统功能紊乱综合征。发作前患者多先有情绪波动、食欲改变(增加或减退)、头痛、打呵欠、恐惧不安和心前区不适。发作时面色潮红或苍白,流涎,流泪,多汗,战栗,血压骤然升高,瞳孔散大或缩小,眼球突出,体温上升或下降,脉速,呼吸变慢,有尿意感及各种内脏不适感,间或有意识障碍和精神改变等。发作后全身无力、嗜睡或伴有呃逆。每次发作持续数分钟到数小时。有的则突然出现昏迷,甚至心脏停搏而猝死。总之,每个患者的发作有固定症状和刻板的顺序,而患者之间很少相同。

三、检查

(一)脑脊液检查
除占位病变有压力升高及炎性病变,有白细胞数增多外,一般均属正常。

(二)X线头颅正侧位摄片
偶有鞍上钙化点,蝶鞍扩大,有后床突破坏情况,必要时行血管造影及CT脑扫描。

（三）脑电图

在脑电图上能见到 14 Hz 的单向正相棘波或弥散性异常,阵发性发放的、左右交替的高波幅放电有助于诊断。

四、诊断

下丘脑病变的病因较多,临床症状表现不一,诊断较难,必须注意详细询问病史,并结合神经系统检查及辅助检查,细致地分析考虑。时常发现下丘脑病理的改变很严重,而临床症状不明显;亦有下丘脑病理改变不明显,而临床症状很严重。必须指出,在亚急性或慢性的病变中,自主神经系统具有较强的代偿作用。因此不要忽略详细的自主神经系统检查,如出汗试验、皮肤划痕试验、皮肤温度测定、眼心反射、直立和卧倒试验及药物肾上腺素试验,以测定自主神经的功能状况。脑电图的特征性改变有助于确定诊断。

五、治疗

（一）病因治疗

首先要区别肿瘤或炎症。肿瘤引起者应根据手术指征进行开颅切除或深度 X 线治疗。若为炎症,应先鉴别炎症性质为细菌性还是病毒性,然后选用适当的抗生素、激素及中药等治疗。若是损伤和血管性病变所致,则应根据具体情况,采用手术、止血或一般支持治疗。对非炎症性的慢性退行性的下丘脑病变,一般以对症治疗、健脑和锻炼身体为主。

（二）特殊治疗

(1)下丘脑病变,若以嗜睡现象为主,则让患者口服中枢兴奋药物,如苯丙胺、哌甲酯、甲氯芬酯。

(2)对尿崩症采用血管升压素替代治疗。常用的神经垂体制剂有下列三种:①垂体加压素以鞣酸盐油剂(又名尿崩停注射剂)的作用时间为最长,肌内注射,0.5~1.0 毫升/次,可维持 7~10 天;②神经垂体粉剂(尿崩停鼻烟剂),可由鼻道给药,成人 30~40 毫克/次,作用时间为 6~8 小时,颇为方便;③氢氯噻嗪,若患者对尿崩停类药物有抗药性、过敏性或不能耐受注射,可以该药代替。

(3)对病变引起腺垂体功能减退者,可补偿周围内分泌腺(肾上腺、甲状腺、性腺)分泌不足,用合并激素疗法。若有电解质紊乱可考虑合用去氧皮质酮或甘草。

(4)间脑性癫痫发作,可采用苯妥英钠、地西泮或氯氮䓬等口服治疗。精神症状较明显的患者可口服氯丙嗪。对有垂体功能低下的患者,须注意出现危象。

(5)若颅内压升高,用脱水剂,如氨苯蝶啶 50 mg,3 次/天,口服;氢氯噻嗪 25 mg,3 次/天,口服;20%甘露醇 250 mL,静脉滴注。

（三）对症治疗

如果患者的血压偶有升高,心跳快,可给适量降压剂,必要时让其口服适量普萘洛尔。对发热者可用阿司匹林、氯丙嗪、苯巴比妥、地西泮、甲丙氨酯等或物理降温。如果患者合并胃及十二指肠出血,可应用适量的止血剂,如酚磺乙胺及氨甲苯酸。对神经症状明显者,应采取综合疗法,患者要增强体质锻炼,如做广播操、打太极拳,适当地休息,适量服用吡拉西坦康或健脑合剂等。对失眠者晚间用适量的催眠剂,白天也可用适量的镇静剂,对头痛严重者也可用镇痛剂。

（魏　亮）

第八节　血管迷走性晕厥

晕厥是指突然发作的短暂的意识丧失,同时伴有肌张力的降低或消失,持续几秒至几分钟自行恢复,其实质是脑血流量的暂时减少。晕厥可由心血管疾病、神经系统疾病及代谢性疾病等引起,但临床根据病史、体格检查、辅助检查,还有晕厥不能找到原因。血管迷走性晕厥是多发于青少年时期不明原因晕厥中最常见的,据统计,有 40% 以上的晕厥属于此类。

血管迷走性晕厥是指各种刺激通过迷走神经介导反射,导致内脏和肌肉小血管扩张及心动过缓,表现为动脉低血压伴有短暂的意识丧失,能自行恢复,而无神经定位体征的一种综合征。

一、发病机制

虽然 Lewis 提出血管迷走性晕厥这一诊断已近 70 年,但至今人们对其病因及发病机制尚未完全阐明。目前多数学者认为,其基本病理生理机制是由于自主神经系统的代偿性反射受到抑制,而不能对长时间的直立体位保持心血管的代偿反应。正常人直立时,由于重力的作用,血液聚集在肢体较低的部位,头部和胸部的血液减少,静脉回流减少,使心室充盈,位于心室内的压力感受器失去负荷,向脑干中枢传入冲动减少,反射性地引起交感神经兴奋性增加和副交感神经活动减弱。通常表现为心率加快,收缩压轻微降低和舒张压升高。而血管迷走性晕厥的患者对长时间的直立体位不能维持代偿性的心血管反应。有研究报道,血管迷走性晕厥患者的循环血液中儿茶酚胺的水平和心脏肾上腺素能神经的张力持续增加,导致心室相对排空的高收缩状态,进而过度刺激左心室下后壁的机械感受器,使向脑干发出的迷走冲动突然增加,诱发与正常人相反的反射性心动过缓和外周血管扩张,导致严重的低血压和心动过缓,引起脑灌注不足、脑低氧和晕厥。

另外,人们研究还发现,神经内分泌调节也参与了血管迷走性晕厥的发病机制,包括肾素-血管紧张素-醛固酮系统、儿茶酚胺、5-羟色胺、内啡肽及一氧化氮等,但其确切机制还不清楚。

二、临床表现

血管迷走性晕厥多见于学龄期儿童,女孩多于男孩,通常表现为立位或从坐位起立时突然发生晕厥。起病前患者可有短暂的头晕、注意力不集中、面色苍白、视觉和听觉下降、恶心、呕吐、出大汗、站立不稳等先兆症状,严重者可有 10～20 秒的先兆。如能警觉此先兆而及时躺下,症状可缓解或消失。初时心跳常加快,血压尚可维持,以后心跳减慢,血压逐渐下降,收缩压较舒张压下降明显,故脉压缩小,当收缩压下降至 10.7 kPa(80 mmHg)时,可出现意识丧失数秒或数分钟,少数患者可伴有尿失禁,醒后可有乏力、头昏等不适,严重者醒后可有遗忘、精神恍惚、头痛等症状,持续 1～2 天症状消失。发作时查体可见血压下降、心跳缓慢、瞳孔扩大等体征。发作间期常无阳性体征。有研究发现,血管迷走性晕厥可诱发张力性阵挛样运动,可被误诊为癫痫。高温、通风不良、劳累及各种慢性疾病可诱发该病。

三、辅助检查

长期以来,明确神经介导的血管迷走性晕厥的诊断一直是间接、费时而且昂贵的,并且常常没有明确的结果。直立倾斜试验是近年来发展起来的一种新型检查方法,对血管迷走性晕厥的诊断起到决定性的作用。其阳性反应为试验中患者由卧位改为倾斜位后发生晕厥并伴血压明显下降或心率下降。

直立倾斜试验对血管迷走性晕厥的诊断机制尚未完全明确。正常人在直立位、倾斜位时,由于回心血量减少,心室充盈不足,有效搏出量减少,从动脉窦和主动脉弓压力感受器传入血管运动中枢的抑制性冲动减弱,交感神经张力升高,引起心率加快,使血压维持在正常水平。血管迷走性晕厥患者的此种自主神经代偿性反射受到抑制,不能维持正常的心率和血压,加上处于直立位、倾斜位时心室容量减少,交感神经张力增加,特别是在伴有异丙肾上腺素的正性肌力作用时,充盈不足的心室收缩明显增强,此时,刺激左心室后壁的感受器,激活迷走神经传入纤维,冲动传入中枢,引起缩血管中枢抑制,而舒血管中枢兴奋,导致心动过缓和/或血压降低,使脑血流量减少,引起晕厥。有人认为抑制性反射引起的心动过缓是由迷走神经介导的,而阻力血管扩张和容量血管收缩引起的低血压是交感神经受到抑制的结果。此外,Fish 认为血管迷走性晕厥是激活 Bezold-Jarisch 反射所致。

直立倾斜试验的方法尚无一致标准,归纳起来有以下 3 种常用方法。

(一)基础倾斜试验

试验前 3 天停用一切影响自主神经功能的药物,试验前 12 小时禁食。患者仰卧 5 分钟,记录动脉血压、心率及心电图,然后站立于倾斜板床(倾斜角度为 60°)上,直至出现阳性反应或完成 45 分钟试验。在试验过程中,从试验开始即刻及每 5 分钟测量血压、心率及 Ⅱ 导联心电图 1 次,若患者有不适症状,可随时监测。对于阳性反应患者立即终止试验,并置患者于仰卧位,直至阳性反应消失,并准备好急救药物。

(二)多阶段异丙肾上腺素倾斜试验

试验前的准备及监测指标与基础倾斜试验相同。试验分 3 个阶段进行,每阶段患者先平卧 5 分钟,进行药物注射(异丙肾上腺素),待药物作用稳定后,再倾斜到 60°,持续 10 分钟或至出现阳性反应。上一阶段若为阴性,则依次递增异丙肾上腺素的浓度,其顺序为 0.02～0.04 $\mu g/(kg \cdot min)$、0.05～0.06 $\mu g/(kg \cdot min)$ 及 0.07～0.10 $\mu g/(kg \cdot min)$。

(三)单阶段异丙肾上腺素倾斜试验

实验方法与多阶段异丙肾上腺素倾斜试验相同,但仅从第三阶段开始。

直立倾斜试验阳性结果的判断标准如下。

患者在倾斜过程中出现晕厥或晕厥先兆(头晕并经常伴有以下一种或一种以上症状,包括视觉、听觉下降,恶心,呕吐,出大汗,站立不稳)的同时伴有以下情况之一:①舒张压＜6.7 kPa(50 mmHg)和/或收缩压＜10.7 kPa(80 mmHg)或平均压下降 25％以上;②窦性心动过缓(4～6 岁,心率＜75 次/分;6～8 岁,心率＜65 次/分;8 岁以上,心率＜60 次/分)或窦性停搏＞3 秒;③一过性Ⅱ度或Ⅱ度以上房室传导阻滞;④出现交界性心律。

四、诊断及鉴别诊断

对于反复晕厥发作的患者,经过详细地询问病史,了解发作时的症状与体征,再通过必要的辅助检查(如心电图、脑电图、生化检查和直立倾斜试验)不难诊断,但要与以下疾病进行区别。

(一)心源性晕厥

该病是由心脏疾病引起的心排血量突然降低或排血暂停,导致脑缺血所引起的。该病多见于严重的主动脉瓣或肺动脉瓣狭窄、心房黏液瘤、急性心肌梗死、严重的心律失常、Q-T间期延长综合征等疾病。通过仔细询问病史、体格检查、心电图改变等易于鉴别。

(二)过度换气综合征

过度焦虑和癔症发作可引起过度换气,导致二氧化碳减少,肾上腺素释放,呼吸性碱中毒,脑血管阻力增加,脑血流量减少。发作之初,患者有胸前区压迫感、气闷、头晕、四肢麻木、发冷、手足抽搐、神志模糊等。症状可持续10~15分钟,发作与体位无关,血压稍降,心率加快,不伴有面色苍白,亦不因躺下而缓解。当患者安静后发作即终止,并可因过度换气而诱发。

(三)低血糖症晕厥

该病常有饥饿史或使用降糖药的病史,主要表现为乏力、出汗、有饥饿感,进而出现晕厥和神志不清。晕厥发作缓慢,发作时血压和心率多无改变,可无意识障碍,化验结果显示血糖降低,静脉注射葡萄糖可迅速缓解症状。

(四)癫痫

对于表现为惊厥样晕厥发作的血管迷走性晕厥患者要注意与癫痫区别,通过做脑电图、直立倾斜试验的检查不难区别。

(五)直立调节障碍

该病患者表现为由卧位到直立位的瞬间或直立时间稍长可出现头晕、眼花、胸闷不适等症状,严重者可有恶心、呕吐,甚至晕倒,不需要治疗就能迅速清醒,恢复正常。可通过直立试验、直立倾斜试验等加以鉴别。

(六)癔症性晕厥

该病发作前有明显的精神因素。发作时患者神志清楚,有屏气或过度换气,四肢挣扎乱动,双目紧闭,面色潮红。脉搏、血压均正常,无病理性神经体征,发作持续数分钟至数小时,发作后情绪不稳,会晕倒,但缓慢进行,不会受伤。患者常有类似发作史,易于与血管迷走性晕厥区别。

五、治疗

血管迷走性晕厥的治疗有多种方法,要因人而异。

(1)一般治疗:医务人员要耐心、细致地告诉患者及其家属要正确认识该病的性质,并要求患者避免可能诱发血管迷走性晕厥的因素(如过热的环境和脱水),告诉患者在有发作先兆时要立即坐下或躺倒,对于只有一次或少数几次发病的患者可进行观察治疗。

(2)药物治疗:对于反复发作且发作前无任何先兆症状和症状严重的患者,可选用下列药物治疗。①β受体阻滞剂(如美托洛尔)已用于预防并被认为有效,因为其负性变力作用可阻缓突然的机械受体的激活,美托洛尔的剂量为1~4 mg/(kg·d),分2次口服;②丙吡胺因其具有负性变力作用和抗迷走作用而常常有效,剂量一般为3~6 mg/(kg·d),分4次口服;③氢溴酸东莨菪碱剂量为每次0.006 mg/kg,口服。

(3)对于心脏抑制型、混合型表现的患者,可考虑心脏起搏治疗。

(魏 亮)

第八章　运动障碍性疾病

第一节　帕金森病

帕金森病(Parkinson disease,PD)也称为震颤麻痹(paralysis agitans,shaking palsy),是一种常见的神经系统变性疾病,临床上特征性表现为静止性震颤、运动迟缓、肌强直及姿势步态异常。病理特征是黑质多巴胺能神经元变性缺失和路易(Lewy)小体形成。

一、研究史

本病的研究已有 190 多年的历史。1817 年,英国医师 James Parkinson 发表了经典之作《震颤麻痹的论述》,报告了 6 例患者,首次提出震颤麻痹一词。在此之前也有零散资料介绍过多种类型瘫痪性震颤疾病,但未确切描述过 PD 的特点。中国医学对本病早已有过具体描述,但由于传播上的障碍,未被世人所知。在 Parkinson 之后,Marshall Hall 在《神经系统讲座》一书中报道一例患病 28 年的偏侧 PD 患者尸检结果,提出病变位于四叠体区。随后 Trousseau 描述了被 Parkinson 忽视的体征肌强直,还发现随疾病进展可出现智能障碍、记忆力下降和思维迟缓等。Charcot(1877)详细描述 PD 患者的语言障碍、步态改变及智力受损等特点。Lewy(1913)发现 PD 患者黑质细胞有奇特的内含物,后称为 Lewy 体,认为是 PD 的重要病理特征。

瑞典 Arvid Carlsson(1958)确定兔脑内含有 DA,而且纹状体内 DA 占脑内 70%,提出 DA 是脑内独立存在的神经递质。他因发现 DA 信号转导在运动控制中作用,成为 2000 年诺贝尔生理学或医学奖的得主之一。奥地利 Hornykiewicz(1963)发现 6 例 PD 患者纹状体和黑质部 DA 含量显著减少,认为 PD 可能由于 DA 缺乏所致,推动了抗帕金森病药物左旋多巴(L-dopa)的研制。Cotzias 等(1967)首次用 L-dopa 口服治疗本病获得良好疗效。Birkmayer 和 Cotzia(1969)又分别将苄丝肼和卡比多巴与左旋多巴合用治疗 PD,使左旋多巴用量减少 90%,不良反应明显减轻。到 1975 年 Sinemet 和 Madopar 两种左旋多巴复方制剂上市,逐渐取代了左旋多巴,成为当今治疗 PD 最有效的药物之一。

Davis 等(1979)发现,注射非法合成的麻醉药品能产生持久性帕金森病。美国 Langston 等(1983)证明化学物质 1-甲基-4-苯基-1,2,3,6-四氢吡啶(MPTP)引起的 PD。1996 年,意大利 PD 大家系研究发现致病基因 α-突触核蛋白(α-synuclein,α-SYN)突变,20 世纪 90 年代末美国和德国两个研究组先后报道 α-SYN 基因 2 个点突变(A53T,A30P)与某些家族性常染色体显性遗传 PD(ADPD)连锁,推动了遗传、环境因素、氧化应激等与 PD 发病机制的相关性研究。

二、流行病学

世界各国 PD 的流行病学资料表明,从年龄分布上看,大部分国家帕金森患者群发病率及患病率随年龄增长而增加,50 岁以上约为 500/100 000,60 岁以上约为 1 000/100 000;白种人发病率高于黄种人,黄种人高于黑种人。

我国进行的 PD 流行病学研究,选择北京、西安及上海 3 个相隔甚远的地区,在 79 个乡村和 58 个城镇,通过分层、多级、群体抽样选择 29 454 个年龄≥55 岁的老年人样本,应用横断层面模式进行帕金森病患病率调查。依据标准化的诊断方案,确认 277 人罹患 PD,显示 65 岁或以上的老人 PD 患病率为 1.7%,估计中国年龄在 55 岁或以上的老年人中约有 170 万人患有帕金森病。这一研究提示,中国 PD 患病率相当于发达国家的水平,修正了中国是世界上 PD 患病率最低的国家的结论。预计随着我国人口的老龄化,未来我国正面临着大量的 PD 病例,将承受更大的 PD 负担。

三、病因及发病机制

特发性帕金森病的病因未明。研究显示,农业环境如杀虫剂和除草剂使用,以及遗传因素等是 PD 较确定的危险因素。居住农村或橡胶厂附近、饮用井水、从事田间劳动、在工业化学品厂工作等也可能是危险因素。吸烟与 PD 发病间存在负相关,被认为是保护因素,但吸烟有众多危害性,不能因 PD 的"保护因素"而提倡吸烟。饮茶和喝咖啡者患病率也较低。

本病的发病机制复杂,可能与下列因素有关。

(一)环境因素

例如,20 世纪 80 年代初美国加州一些吸毒者因误用 MPTP,出现酷似原发性 PD 的某些病理变化、生化改变、症状和药物治疗反应,给猴注射 MPTP 也出现相似效应。鱼藤酮为脂溶性,可穿过血-脑屏障,研究表明鱼藤酮可抑制线粒体复合体 I 活性,导致大量氧自由基和凋亡诱导因子产生,使 DA 能神经元变性。与 MPP^+ 结构相似的百草枯及其他吡啶类化合物,也被证明与帕金森病发病相关。利用 MPTP 和鱼藤酮制作的动物模型已成为帕金森病实验研究的有效工具。锰剂和铁剂等也被报道参与了帕金森病的发病。

(二)遗传因素

流行病学资料显示,10%～15% 的 PD 患者有家族史,呈不完全外显的常染色体显性或隐性遗传,其余为散发性 PD。目前已定位 13 个 PD 的基因位点,分别被命名为 PARK1-13,其中 9 个致病基因已被克隆。

1.常染色体显性遗传性帕金森病致病基因

常染色体显性遗传性帕金森病致病基因包括 α-突触核蛋白基因(PARK1/PARK4)、UCH-L1 基因(PARK5)、LRRK2 基因(PARK8)、GIGYF2 基因(PARK11)和 HTRA2/Omi 基因(PARK13)。

(1)α-突触核蛋白(PARK1)基因定位于 4 号染色体长臂 4q21～23,α-突触核蛋白可能增高 DA 能神经细胞对神经毒素的敏感性,α-突触核蛋白基因 A la53Thr 和 A la39Pro 突变导致 α-突触核蛋白异常沉积,最终形成路易小体。

(2)富亮氨酸重复序列激酶 2(LRRK2)基因(PARK8),是目前为止帕金森病患者中突变频率最高的常染色体显性帕金森病致病基因,与晚发性帕金森病相关。

（3）HTRA2 也与晚发性 PD 相关。

（4）泛素蛋白 C 末端羟化酶-L1（UCH-L1）为 PARK5 基因突变,定位于 4 号染色体短臂 4p14。

2.常染色体隐性遗传性帕金森病致病基因

常染色体隐性遗传性帕金森病致病基因包括 Parkin 基因（PARK2）、PINK1 基因（PARK6）、DJ-1 基因（PARK7）和 ATP13A2 基因（PARK9）。

（1）Parkin 基因定位于 6 号染色体长臂 6q25.2～27,基因突变常导致 Parkin 蛋白功能障碍,酶活性减弱或消失,造成细胞内异常蛋白质沉积,最终导致 DA 能神经元变性。Parkin 基因突变是早发性常染色体隐性家族性帕金森病的主要病因之一。

（2）ATP13A2 基因突变在亚洲人群中较为多见,与常染色体隐性遗传性早发性帕金森病相关,该基因定位在 1 号染色体,包含 29 个编码外显子,编码 1 180 个氨基酸的蛋白质,属于三磷酸腺苷酶的 P 型超家族,主要利用水解三磷酸腺苷释能驱动物质跨膜转运,ATP13A2 蛋白的降解途径主要有 2 个:溶酶体通路和蛋白酶体通路。蛋白酶体通路的功能障碍是导致神经退行性病变的因素之一,蛋白酶体通路 E3 连接酶 Parkin 蛋白的突变可以导致 PD 的发生。

（3）PINK1 基因最早在 3 个欧洲帕金森病家系中发现,该基因突变分布广泛,在北美、亚洲及中国台湾地区均有报道,该基因与线粒体的融合、分裂密切相关,且与 Parkin、DJ-1 和 Htra2 等帕金森病致病基因间存在相互作用,提示其在帕金森病发病机制中发挥重要作用。

（4）DJ-1 蛋白是氢过氧化物反应蛋白,参与机体氧化应激。DJ-1 基因突变后 DJ-1 蛋白功能受损,增加氧化应激反应对神经元的损害。DJ-1 基因突变与散发性早发性帕金森病的发病有关。

3.细胞色素 P4502D6 基因和某些线粒体 DNA 突变

细胞色素 P4502D6 基因和某些线粒体 DNA 突变可能是 PD 发病易感因素之一,可能使 P450 酶活性下降,使肝脏解毒功能受损,易造成 MPTP 等毒素对黑质纹状体损害。

（三）氧化应激与线粒体功能缺陷

氧化应激是 PD 发病机制的研究热点。自由基可使不饱和脂肪酸发生脂质过氧化（LPO）,后者可氧化损伤蛋白质和 DNA,导致细胞变性死亡。PD 患者由于 B 型单胺氧化酶（MAO-B）活性增高,可产生过量 OH·,破坏细胞膜。在氧化的同时,黑质细胞内 DA 氧化产物聚合形成神经黑色素,与铁结合产生 Fenton 反应可形成 OH·。在正常情况下细胞内有足够的抗氧化物质,如脑内的谷胱甘肽（GSH）、谷胱甘肽过氧化物酶（GSH-PX）和超氧化物歧化酶（SOD）等,因而 DA 氧化产生自由基不会产生氧化应激,保证免遭自由基损伤。PD 患者黑质部还原型 GSH 降低和 LPO 增加,铁离子（Fe^{2+}）浓度增高和铁蛋白含量降低,使黑质成为易受氧化应激侵袭的部位。近年发现线粒体功能缺陷在 PD 发病中起重要作用。对 PD 患者线粒体功能缺陷认识源于对 MPTP 作用机制研究,MPTP 通过抑制黑质线粒体呼吸链复合物 I 活性导致 PD。体外实验证实 MPTP 活性成分 MPP^+ 能造成 MES 23.5 细胞线粒体膜电势（$\Delta\Psi m$）下降,氧自由基生成增加。PD 患者黑质线粒体复合物 I 活性可降低 32%～38%,复合物 I 活性降低使黑质细胞对自由基损伤敏感性显著增加。在多系统萎缩及进行性核上性麻痹患者黑质中未发现复合物 I 活性改变,表明 PD 黑质复合物 I 活性降低可能是 PD 相对特异性改变。PD 患者存在线粒体功能缺陷可能与遗传和环境因素有关,研究提示 PD 患者存在线粒体 DNA 突变,复合物 I 是由细胞核和线粒体两个基因组编码翻译,两组基因任何片段缺损都可影响复合物 I 功能。近年来

PARK1基因突变受到普遍重视,它的编码蛋白就位于线粒体内。

(四)免疫及炎性机制

Abramsky(1978)提出PD发病与免疫/炎性机制有关。研究发现PD患者细胞免疫功能降低,白细胞介素-1(IL-1)活性降低明显。PD患者脑脊液(CSF)中存在抗DA能神经元抗体。细胞培养发现,PD患者的血浆及CSF中的成分可抑制大鼠中脑DA能神经元的功能及生长。采用立体定向技术将PD患者血IgG注入大鼠一侧黑质,黑质酪氨酸羟化酶(TH)及DA能神经元明显减少,提示可能有免疫介导性黑质细胞损伤。许多环境因素如MPTP、鱼藤酮、百草枯、铁剂等诱导的DA能神经元变性与小胶质细胞激活有关,小胶质细胞是脑组织主要的免疫细胞,在神经变性疾病发生中小胶质细胞不仅是简单的"反应性增生",而且参与了整个病理过程。小胶质细胞活化后可通过产生氧自由基等促炎因子,对神经元产生毒性作用。DA能神经元对氧化应激十分敏感,而活化的小胶质细胞是氧自由基产生的主要来源。此外,中脑黑质是小胶质细胞分布最为密集的区域,决定了小胶质细胞的活化在帕金森病发生发展中有重要作用。

(五)年龄因素

PD主要发生于中老年,40岁以前很少发病。研究发现自30岁后黑质DA能神经元、酪氨酸羟化酶(TH)和多巴脱羧酶(DDC)活力,以及纹状体DA递质逐年减少,DA的D_1和D_2受体密度减低。然而,罹患PD的老年人毕竟是少数,说明生理性DA能神经元退变不足以引起PD。只有黑质DA能神经元减少50%以上,纹状体DA递质减少80%以上,临床才会出现PD症状,老龄只是PD的促发因素。

(六)泛素-蛋白酶体系统功能异常

泛素-蛋白酶体系统(ubiquitin-proteasome system,UPS)可选择性降低细胞内的蛋白质,在细胞周期性增殖及凋亡相关蛋白的降解中发挥重要作用。Parkin基因突变常导致UPS功能障碍,不能降解错误折叠的蛋白,错误折叠蛋白的过多异常聚集则对细胞有毒性作用,引起氧化应激增强和线粒体功能损伤。应用蛋白酶体抑制剂已经构建成模拟PD的细胞模型。

(七)兴奋性毒性作用

应用微透析及高压液相色谱(HPLC)检测发现,由MPTP制备的PD猴模型纹状体中兴奋性氨基酸(谷氨酸、天门冬氨酸)含量明显增高。若细胞外间隙谷氨酸浓度异常增高,过度刺激受体可对CNS产生明显毒性作用。动物实验发现,脑内注射微量谷氨酸可导致大片神经元坏死,谷氨酸兴奋性神经毒作用是通过N-甲基-D-天冬氨酸受体(N-methyl-D-aspartic acid receptor,NMDA)介导的,与DA能神经元变性有关。谷氨酸可通过激活NMDA受体产生一氧化氮(NO)损伤神经细胞,并释放更多的兴奋性氨基酸,进一步加重神经元损伤。

(八)细胞凋亡

PD发病过程存在细胞凋亡及神经营养因子缺乏等。细胞凋亡是帕金森病患者DA能神经元变性的基本形式,许多基因及其产物通过多种机制参与DA能神经元变性的凋亡过程。此外,多种迹象表明多巴胺转运体和囊泡转运体的异常表达与DA能神经元的变性直接相关。其他如神经细胞自噬、钙稳态失衡可能也参与帕金森病的发病。

目前,大多数学者认同帕金森病并非单一因素引起,是由遗传、环境因素、免疫/炎性因素、线粒体功能衰竭、兴奋性氨基酸毒性、神经细胞自噬及老化等多种因素通过多种机制共同作用所致。

四、病理及生化病理

(一)病理

PD 主要病理改变是含色素神经元变性、缺失,黑质致密部 DA 能神经元最显著。镜下可见神经细胞减少,黑质细胞黑色素消失,黑色素颗粒游离散布于组织和巨噬细胞内,伴不同程度神经胶质增生。正常人黑质细胞随年龄增长而减少,黑质细胞 80 岁时从原有 42.5 万减至 20 万个,PD 患者少于 10 万个,出现症状时 DA 能神经元丢失 50% 以上,蓝斑、中缝核、迷走神经背核、苍白球、壳核、尾状核及丘脑底核等也可见轻度改变。

残留神经元胞浆中出现嗜酸性包涵体路易小体(Lewy body)是本病重要的病理特点,Lewy 小体是细胞质蛋白质组成的玻璃样团块,中央有致密核心,周围有细丝状晕圈。一个细胞有时可见多个大小不同的 Lewy 小体,见于约 10% 的残存细胞,黑质明显,苍白球、纹状体及蓝斑等亦可见,α-突触核蛋白和泛素是 Lewy 小体的重要组分。α-突触核蛋白在许多脑区含量丰富,多集中于神经元突触前末梢。在小鼠或果蝇体内过量表达 α-突触核蛋白可产生典型的帕金森病症状。尽管 α-突触核蛋白基因突变仅出现在小部分家族性帕金森病患者中,但该基因表达的蛋白是路易小体的主要成分,提示它在帕金森病发病过程中起重要作用。

(二)生化病理

PD 最显著的生物化学特征是脑内 DA 含量减少。DA 和乙酰胆碱(ACh)作为纹状体两种重要神经递质,功能相互拮抗,两者平衡对基底核环路活动起重要的调节作用。脑内 DA 递质通路主要为黑质-纹状体系,黑质致密部 DA 能神经元自血流摄入左旋酪氨酸,在细胞内酪氨酸羟化酶(TH)作用下形成左旋多巴(L-dopa)→经多巴胺脱羧酶(DDC)→DA→通过黑质-纹状体束,DA 作用于壳核、尾状核突触后神经元,最后被分解成高香草酸(HVA)。由于特发性帕金森病 TH 和 DDC 减少,使 DA 生成减少。单胺氧化酶 B(MAO-B)抑制剂减少神经元内 DA 分解代谢,增加脑内 DA 含量。儿茶酚-氧位-甲基转移酶(COMT)抑制剂减少 L-dopa 外周代谢,维持 L-dopa 稳定血浆浓度(图 8-1),可用于 PD 治疗。

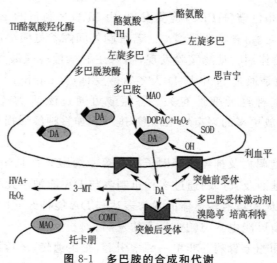

图 8-1　多巴胺的合成和代谢

PD 患者黑质 DA 能神经元变性丢失,黑质-纹状体 DA 通路变性,纹状体 DA 含量显著降低

（＞80％），使 ACh 系统功能相对亢进，是导致肌张力增高、动作减少等运动症状的生化基础。此外，中脑-边缘系统和中脑-皮质系统 DA 含量亦显著减少，可能导致智能减退、行为情感异常、言语错乱等高级神经活动障碍。DA 递质减少程度与患者症状严重度一致，病变早期通过 DA 更新率增加（突触前代偿）和 DA 受体失神经后超敏现象（突触后代偿），临床症状可能不明显（代偿期），随疾病的进展可出现典型 PD 症状（失代偿期）。基底核其他递质或神经肽如去甲肾上腺素（NE）、5-羟色胺（5-HT）、P 物质（SP）、脑啡肽（ENK）、生长抑素（SS）等也有变化。

五、临床表现

帕金森病通常在 40～70 岁发病，60 岁后发病率增高，在 30 多岁前发病者少见，男性略多。起病隐袭，发展缓慢，主要表现静止性震颤、肌张力增高、运动迟缓和姿势步态异常等，症状出现孰先孰后可因人而异。首发症状以震颤最多见（60％～70％），其次为步行障碍（12％）、肌强直（10％）和运动迟缓（10％）。症状常自一侧上肢开始，逐渐波及同侧下肢、对侧上肢与下肢，呈 N 字形的进展顺序（65％～70％）；25％～30％的病例可自一侧的下肢开始，两侧下肢同时开始极少见，不少病例疾病晚期症状仍存在左右差异。

（一）静止性震颤

常为 PD 的首发症状，多由一侧上肢远端（手指）开始，逐渐扩展到同侧下肢及对侧肢体，上肢震颤幅度较下肢明显，下颌、口唇、舌及头部常最后受累。典型表现静止性震颤，拇指与屈曲示指呈搓丸样动作，节律 4～6 Hz，静止时出现，精神紧张时加重，随意动作时减轻，睡眠时消失；常伴交替旋前与旋后、屈曲与伸展运动。令患者活动一侧肢体如握拳或松拳，可引起另侧肢体出现震颤，该试验有助于发现早期轻微震颤。少数患者尤其 70 岁以上发病者可能不出现震颤。部分患者可合并姿势性震颤。

（二）肌强直

锥体外系病变导致屈肌与伸肌张力同时增高，关节被动运动时始终保持阻力增高，似弯曲软铅管，称为铅管样强直，如患者伴有震颤，检查者感觉在均匀阻力中出现断续停顿，如同转动齿轮，称为齿轮样强直，是肌强直与静止性震颤叠加所致。这两种强直与锥体束受损的折刀样强直不同，后者可伴腱反射亢进及病理征。

以下的临床试验有助于发现轻微的肌强直：①令患者运动对侧肢体，被检肢体肌强直可更明显；②头坠落试验：患者仰卧位，快速撤离头下枕头时头常缓慢落下，而非迅速落下；③令患者把双肘置于桌上，使前臂与桌面成垂直位，两臂及腕部肌肉尽量放松，正常人此时腕关节与前臂约成 90°角屈曲，PD 患者腕关节或多或少保持伸直，好像竖立的路标，称为"路标现象"。老年患者肌强直可能引起关节疼痛，是肌张力增高使关节血供受阻所致。

（三）运动迟缓

表现为随意动作减少，包括始动困难和运动迟缓，因肌张力增高、姿势反射障碍出现一系列特征性运动障碍症状，如起床、翻身、步行和变换方向时运动迟缓，面部表情肌活动减少，常双眼凝视，瞬目减少，呈面具脸；以及手指精细动作如扣纽扣、系鞋带等困难，书写时字愈写愈小，称为写字过小征等。口、咽、腭肌运动障碍，使讲话缓慢，语音低沉单调，流涎等，严重时吞咽困难。

（四）姿势步态异常

患者四肢、躯干和颈部肌强直呈特殊屈曲体姿，头部前倾，躯干俯屈，上肢肘关节屈曲，腕关节伸直，前臂内收，指间关节伸直，拇指对掌。下肢髋关节与膝关节均略呈弯曲，随疾病进展姿势障碍加重,晚期自坐位、卧位起立困难。早期下肢拖曳,逐渐变为小步态,起步困难,起步后前冲,愈走愈快,不能及时停步或转弯,称慌张步态,行走时上肢摆动减少或消失;因躯干僵硬,转弯时躯干与头部联带小步转弯,与姿势平衡障碍导致重心不稳有关。患者害怕跌倒,遇小障碍物也要停步不前。

(五)非运动症状

PD 的非运动症状包括疾病早期常出现的嗅觉减退、快动眼期睡眠行为障碍、便秘等症状。

(1)嗅觉缺失经常出现在运动症状前,是 PD 的早期特征,嗅觉检测作为一种可能的生物学标记物,有助于将来对 PD 高危人群的识别。

(2)抑郁症在 PD 患者中常见,约占患者的 50%,多为疾病本身的表现,患者可能同时伴有5-羟色胺递质功能减低;通常应用 5-羟色胺再摄取抑制剂,如舍曲林 50 mg、西酞普兰 20 mg 等治疗可改善。运动症状好转常可使抑郁症状缓解。

(3)快动眼期睡眠行为障碍(RBD)可见于 30% 的 PD 患者,20%~38% 的 RBD 患者可能发展为 PD。与正常人相比,RBD 患者存在明显的嗅觉障碍、颜色辨别力及运动速度受损。功能影像学显示特发性 RBD 患者纹状体内存在多巴胺转运体减少,RBD 同样可能是 PD 的早期标志物,其确切的病理基础尚不清楚,可能与蓝斑下核及桥脚核等下位脑干病变有关。

(4)便秘是 PD 患者的常见症状,具有顽固性、反复性、波动性及难治性等特点。可能与肠系膜神经丛的神经元变性导致胆碱能功能降低,胃肠道蠕动减弱有关,此外,抗胆碱药等抗帕金森病药物可使蠕动功能下降,加重便秘。

(5)其他症状:诸如皮脂腺、汗腺分泌亢进引起脂颜、多汗,交感神经功能障碍导致直立性低血压等;部分患者晚期出现轻度认知功能减退或痴呆、视幻觉等,通常不严重。

(六)辅助检查

(1)PD 患者的 CT、MRI 检查通常无特征性异常。

(2)生化检测:高效液相色谱-电化学法(HPLC-EC)检测患者 CSF 和尿中高香草酸(HVA)含量降低,放免法检测 CSF 中生长抑素含量降低。血及脑脊液常规检查无异常。

(3)基因及生物标志物:家族性 PD 患者可采用 DNA 印迹技术、PCR、DNA 序列分析等检测基因突变。采用蛋白组学等技术检测血清、CSF、唾液中 α-突触核蛋白、DJ-1 等潜在的早期 PD 生物学标志物。

(4)超声检查可见对侧中脑黑质的高回声(图 8-2)。

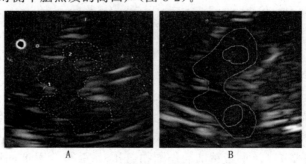

图 8-2　帕金森的超声表现

A.偏侧帕金森病对侧中脑黑质出现高回声;B.双侧帕金森病两侧中脑黑质出现高回声

(5)功能影像学检测:①DA 受体功能显像,PD 纹状体 DA 受体,主要是 D_2 受体功能发生改变,PET 和 SPECT 可动态观察 DA 受体,SPECT 较简便经济,特异性 D_2 受体标记物[123]I Iodobenzamide（[123]I-IBZM）合成使 SPECT 应用广泛。②DA 转运体（dopa-mine transporter，DAT）功能显像，纹状体突触前膜 DAT 可调控突触间隙中 DA 有效浓度，使 DA 对突触前和突触后受体发生时间依赖性激动，早期 PD 患者 DAT 功能较正常下降 31%～65%，应用[123]I-β-CIT PET 或[99m]Tc-TRODAT-1 SPECT 可检测 DAT 功能，用于 PD 早期和亚临床诊断（图 8-3）。③神经递质功能显像，[18]F-dopa 透过血-脑屏障入脑，多巴脱羧酶将[18]F-dopa 转化为[18]F-DA，PD 患者纹状体区[18]F-dopa 放射性聚集较正常人明显减低，提示多巴脱羧酶活性降低。

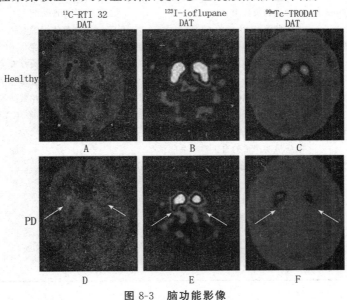

图 8-3 脑功能影像

显示帕金森病患者的纹状体区 DAT 活性降低

（6）药物试验：目前临床已很少采用。

1）左旋多巴试验：①试验前 24 小时停用左旋多巴、多巴胺受体激动剂、抗胆碱能药、抗组胺药；②试验前 30 分钟和试验开始前各进行 1 次临床评分；③早 8～9 时患者排尿便，然后口服 375～500 mg 多巴丝肼；④服药45～150 分钟按 UPDRS-Ⅲ量表测试患者的运动功能；⑤病情减轻为阳性反应。

2）多巴丝肼弥散剂试验：药物吸收快，很快达到有效浓度，代谢快，用药量较小，可短时间（10～30 分钟）内确定患者对左旋多巴反应。对 PD 诊断、鉴别诊断及药物选择等有价值。

3）阿扑吗啡试验：①、②项同左旋多巴试验；③皮下注射阿扑吗啡 2 mg；④用药后 30～120 分钟，测试患者的运动功能，病情减轻为阳性反应，如阴性可分别隔 4 小时用 3 mg、5 mg 或 10 mg 阿扑吗啡重复试验。

六、诊断及鉴别诊断

（一）诊断

英国帕金森病协会脑库（UKPDBB）诊断标准及中国帕金森病诊断标准均依据中老年发病，缓慢进展性病程，必备运动迟缓及至少具备静止性震颤、肌强直或姿势步态障碍中的一项，结合对左旋多巴治疗敏感即可作出临床诊断（表 8-1）。联合嗅觉、经颅多普勒超声及功能影像检查有助于早期发现临床前帕金森病。帕金森病的临床与病理诊断符合率约为 80%。

表 8-1　英国 PD 协会脑库(UKPDBB)临床诊断标准

包括标准	排除标准	支持标准
·运动迟缓(随意运动启动缓慢,伴随重复动作的速度和幅度进行性减少)	·反复卒中病史,伴随阶梯形进展的 PD 症状	确诊 PD 需具备以下 3 个或 3 个以上的条件
·并至少具备以下中的一项:肌强直;4~6 Hz 静止性震颤;不是由于视力、前庭或本体感觉障碍导致的姿势不稳	·反复脑创伤病史 ·明确的脑炎病史 ·动眼危象 ·在服用抗精神病类药物过程中出现症状 ·一个以上的亲属发病 ·病情持续好转 ·起病 3 年后仍仅表现单侧症状 ·核上性凝视麻痹 ·小脑病变体征 ·疾病早期严重的自主神经功能紊乱 ·早期严重的记忆、语言和行为习惯紊乱的痴呆 ·Batinski 征阳性 ·CT 扫描显示脑肿瘤或交通性脑积水 ·大剂量左旋多巴治疗无效(排除吸收不良导致的无效) ·MPTP 接触史	·单侧起病 ·静止性震颤 ·疾病逐渐进展 ·持久性的症状不对称,以患侧受累更重 ·左旋多巴治疗有明显疗效(70%~100%) ·严重的左旋多巴诱导的舞蹈症 ·左旋多巴疗效持续 5 年或更长时间 ·临床病程 10 年或更长时间

(二)鉴别诊断

PD 主要须与其他原因引起的帕金森综合征鉴别(表 8-2)。在所有帕金森综合征中,约 75%为原发性帕金森病,约 25%为其他原因引起的帕金森综合征。

表 8-2　帕金森病与帕金森综合征的分类

1.原发性
- 原发性帕金森病
- 少年型帕金森综合征

2.继发性(后天性、症状性)帕金森综合征
- 感染:脑炎后、慢病毒感染
- 药物:神经安定剂(吩噻嗪类及丁酰苯类)、利血平、甲氧氯普胺、α-甲基多巴、锂剂、氟桂利嗪、桂利嗪
- 毒物:MPTP 及其结构类似的杀虫剂和除草剂、一氧化碳、锰、汞、二硫化碳、甲醇、乙醇
- 血管性:多发性脑梗死、低血压性休克
- 创伤:拳击性脑病
- 其他:甲状旁腺功能异常、甲状腺功能减退、肝脑变性、脑瘤、正压性脑积水

3.遗传变性性帕金森综合征
- 常染色体显性遗传路易小体病、亨廷顿病、肝豆状核变性、Hallervorden-Spatz 病、橄榄脑桥小脑萎缩、脊髓小脑变性、家族性基底核钙化、家族性帕金森综合征伴周围神经病、神经棘红细胞增多症、苍白球黑质变性

4.多系统变性(帕金森叠加征群)
- 进行性核上性麻痹、Shy-Drager 综合征、纹状体黑质变性、帕金森综合征-痴呆-肌萎缩性侧索硬化复合征、皮质基底核变性、阿尔茨海默病、偏侧萎缩-偏侧帕金森综合征

1.继发性帕金森综合征

有明确的病因可寻,如感染、药物、中毒、脑动脉硬化、创伤等。继发于甲型脑炎(即昏睡性脑炎)后的帕金森综合征,目前已罕见。多种药物均可导致药物性帕金森综合征,一般是可逆的。在拳击手中偶见头部创伤引起的帕金森综合征。老年人基底核区多发性腔隙性梗死可引起血管性帕金森综合征,患者有高血压、动脉硬化及卒中史,步态障碍较明显,震颤少见,常伴锥体束征。

2.伴发于其他神经变性疾病的帕金森综合征

不少神经变性疾病具有帕金森综合征表现。这些神经变性疾病各有其特点,有些为遗传性,有些为散发的,除程度不一的帕金森症状外,还有其他症状,如不自主运动、垂直性眼球凝视障碍(见于进行性核上性麻痹)、直立性低血压(Shy-Drager 综合征)、小脑性共济失调(橄榄脑桥小脑萎缩)、出现较早且严重的痴呆(路易体痴呆)、角膜色素环(肝豆状核变性)、皮质复合感觉缺失、锥体束征和失用、失语(皮质基底核变性)等。此外,所伴发的帕金森病症状,经常以强直、少动为主,静止性震颤很少见,对左旋多巴治疗不敏感。

3.早期患者须与原发性震颤、抑郁症、脑血管病鉴别

(1)原发性震颤较常见,约 1/3 的患者有家族史,在各年龄期均可发病,姿势性或动作性震颤为唯一的表现,无肌强直和运动迟缓,饮酒或用普萘洛尔后震颤可显著减轻。

(2)抑郁症可伴表情贫乏、言语单调、随意运动减少,但无肌强直和震颤,抗抑郁剂治疗有效。

(3)早期帕金森病症状限于一侧肢体,患者常主诉一侧肢体无力或不灵活,若无震颤,易误诊为脑血管病,询问原发病和仔细体检易于鉴别。

七、治疗原则

帕金森病的治疗原则是采取综合治疗,包括药物治疗、手术治疗、康复治疗、心理治疗等,目前应用的所有治疗手段,只能改善症状,不能阻止病情发展。其中药物治疗是首选的主要的治疗手段。

八、药物治疗

(一)药物治疗原则

应从小剂量开始,缓慢递增,以较小剂量达到较满意的疗效。治疗应考虑个体化特点,用药选择不仅要考虑病情特点,而且要考虑患者的年龄、就业状况、经济承受能力等因素。药物治疗目标是延缓疾病进展、控制症状,并尽可能延长症状控制的年限,同时尽量减少药物不良反应和并发症。

(二)保护性治疗

目的是延缓疾病发展,改善患者症状。原则上,帕金森病一旦被诊断就应及早进行保护性治疗。目前临床应用的保护性治疗药物主要是单胺氧化酶 B 型(MAO-B)抑制剂。曾报道司来吉兰+维生素 E 疗法(deprenyl and tocopherol an-tioxidation therapy of parkinsonism,DATA-TOP)可推迟使用左旋多巴、延缓疾病发展约 9 个月,可用于早期轻症 PD 患者;但司来吉兰的神经保护作用仍未定论。多巴胺受体激动剂和辅酶 Q_{10} 也可能有神经保护作用。

(三)症状性治疗

选择药物的原则如下。

(1)老年前期(年龄<65 岁)患者,且不伴智能减退,可以选择:①多巴胺受体激动剂;

②MAO-B抑制剂司来吉兰,或加用维生素 E;③复方左旋多巴＋儿茶酚-氧位-甲基转移酶(COMT)抑制剂;④金刚烷胺和/或抗胆碱能药:震颤明显而其他抗帕金森病药物效果不佳时,可试用抗胆碱能药;⑤复方左旋多巴:一般在①、②、④方案治疗效果不佳时加用。在某些患者,如果出现认知功能减退,或因特殊工作之需,需要显著改善运动症状,复方左旋多巴也可作为首选。

(2)老年期(年龄≥65 岁)患者或伴智能减退:首选复方左旋多巴,必要时可加用多巴胺受体激动剂、MAO-B 抑制剂或 COMT 抑制剂。尽可能不用苯海索,尤其老年男性患者,除非有严重震颤,并明显影响患者的日常生活或工作能力时。

(四)治疗药物

1.抗胆碱能药

抑制 ACh 的活力,可提高脑内 DA 的效应和调整纹状体内的递质平衡,临床常用盐酸苯海索(安坦,artane)。对震颤和强直有效,对运动迟缓疗效较差,适于震颤明显年龄较轻的患者。常用1～2 mg口服,每天 3 次。该药改善症状短期效果较明显,但常见口干、便秘和视物模糊等不良反应,偶可见神经精神症状。闭角型青光眼及前列腺肥大患者禁用。中国指南建议苯海索由于有较多的不良反应,尽可能不用,尤其老年男性患者。

2.金刚烷胺

促进神经末梢 DA 释放,阻止再摄取,可轻度改善少动、强直和震颤等。起始剂量 50 mg,每天2～3 次,1 周后增至 100 mg,每天 2～3 次,一般不超过 300 mg/d,老年人不超过 200 mg/d。药效可维持数月至一年。不良反应较少,如不安、意识模糊、下肢网状青斑、踝部水肿和心律失常等,肾功能不全、癫痫、严重胃溃疡和肝病患者慎用,哺乳期妇女禁用。

3.左旋多巴(L-dopa)及复方左旋多巴

PD 患者迟早要用到 L-dopa 治疗。L-dopa 可透过血-脑屏障,被脑 DA 能神经元摄取后脱羧变为 DA,改善症状,对震颤、强直、运动迟缓等运动症状均有效。由于 95％以上的 L-dopa 在外周脱羧成为 DA,仅约 1％通过血-脑屏障进入脑内,为减少外周不良反应,增强疗效,多用 L-dopa与外周多巴脱羧酶抑制剂(DCI)按 4∶1 制成的复方左旋多巴制剂,用量较 L-dopa 减少 3/4。

(1)复方左旋多巴剂型:包括标准片、控释片、水溶片等。

1)标准片:多巴丝肼由 L-dopa 与苄丝肼按 4∶1 组成,多巴丝肼 250 为 L-dopa 200 mg加苄丝肼 50 mg,多巴丝肼 125 为 L-dopa 100 mg 加苄丝肼 25 mg;国产多巴丝肼胶囊成分与多巴丝肼相同。息宁 250 和 Sinemet 125 是由 L-dopa 与卡比多巴按 4∶1 组成。

2)控释片:有多巴丝肼液体动力平衡系统(madopar-HBS)和息宁控释片(sinemet CR)。①多巴丝肼-HBS:剂量为 125 mg,由 L-dopa100 mg 加苄丝肼 25 mg 及适量特殊赋形剂组成。口服后药物在胃内停留时间较长,药物基质表面先形成水化层,通过弥散作用逐渐释放,在小肠pH 较高的环境中逐渐被吸收。多种因素可影响药物的吸收,如药物溶解度、胃液与肠液的 pH、胃排空时间等。本品不应与制酸药同时服用。②息宁控释片(sinemet CR):L-dopa 200 mg 加卡比多巴 50 mg,制剂中加用单层分子基质结构,药物不断溶释,达到缓释效果,口服后 120～150 分钟达到血浆峰值浓度;片中间有刻痕,可分为半片服用。

3)水溶片:弥散型多巴丝肼,剂量为 125 mg,由 L-dopa 100 mg 加苄丝肼 25 mg 组成。其特点是易在水中溶解,吸收迅速,很快达到治疗阈值浓度。

(2)用药时机:何时开始复方左旋多巴治疗尚有争议,长期用药会产生疗效减退、症状波动及异动症等运动并发症。一般应根据患者年龄、工作性质、症状类型等决定用药。年轻患者可适当推迟使用,患者因职业要求不得不用 L-dopa 时应与其他药物合用,减少复方左旋多巴剂量。年老患者可早期选用 L-dopa,因发生运动并发症机会较少,对合并用药耐受性差。

（3）用药方法:从小剂量开始,根据病情逐渐增量,用最低有效量维持。

1）标准片:复方左旋多巴开始用 62.5 mg(1/4 片),每天 2～4 次,根据需要逐渐增至 125 mg,每天 3～4 次;最大剂量一般不超过 250 mg,每天 3～4 次;空腹(餐前 1 小时或餐后 2 小时)用药疗效好。

2）控释片:优点是减少服药次数,有效血药浓度稳定,作用时间长,可控制症状波动;缺点是生物利用度较低,起效缓慢,标准片转换成为控释片时每天剂量应相应增加并提前服用;适于症状波动或早期轻症患者。

3）水溶片:易在水中溶解,吸收迅速,10 分钟起效,作用维持时间与标准片相同,该剂型适用于有吞咽障碍或置鼻饲管、清晨运动不能、"开-关"现象和剂末肌张力障碍患者。

（4）运动并发症及其他药物不良反应:主要有周围性和中枢性两类,前者为恶心、呕吐、低血压、心律失常(偶见);后者有症状波动、异动症和精神症状等。前者的不良反应可以通过小剂量开始渐增剂量、餐后服药、加用多潘立酮等可避免或减轻上述症状。后者的不良反应都在长期用药后发生,一般经过 5 年治疗后,约 50%患者会出现症状波动或异动症等运动并发症。具体处理详见本节运动并发症的治疗。

4.DA 受体激动剂

DA 受体包括 5 种类型,D_1 受体和 D_2 受体亚型与 PD 治疗关系密切。DA 受体激动剂可:①直接刺激纹状体突触后 DA 受体,不依赖于多巴脱羧酶将 L-dopa 转化为 DA 发挥效应;②血浆半衰期(较复方左旋多巴)长;③推测可持续而非波动性刺激 DA 受体,预防或延迟运动并发症发生;PD 早期单用 DA 受体激动剂有效,若与复方左旋多巴合用,可提高疗效,减少复方左旋多巴用量,且可减少或避免症状波动或异动症的发生。

（1）适应证:PD 后期患者用复方左旋多巴治疗产生症状波动或异动症,加用 DA 受体激动剂可减轻或消除症状,减少复方左旋多巴用量。疾病后期黑质纹状体 DA 能系统缺乏多巴脱羧酶,不能把外源性 L-dopa 脱羧转化为 DA,用复方左旋多巴无效,用 DA 受体激动剂可能有效。发病年纪轻的早期患者可单独应用,应从小剂量开始,渐增量至获得满意疗效。不良反应与复方左旋多巴相似,症状波动和异动症发生率低,直立性低血压和精神症状发生率较高。

（2）该类药物有两种类型:麦角类和非麦角类。目前大多推荐非麦角类 DA 受体激动剂,尤其是年轻患者病程初期。这类长半衰期制剂能避免对纹状体突触后膜 DA 受体产生"脉冲"样刺激,从而预防或减少运动并发症的发生。麦角类 DA 受体激动剂可导致心脏瓣膜病和肺胸膜纤维化,多不主张使用。

1）麦角类:①溴隐亭为 D_2 受体激动剂,开始 0.625 mg/d,每隔 3～5 天增加 0.625 mg,通常治疗剂量 7.5～15 mg/d,分 3 次口服;不良反应与左旋多巴类似,错觉和幻觉常见,精神病病史患者禁用,相对禁忌证包括近期心肌梗死、严重周围血管病和活动性消化性溃疡等。②α-二氢麦角隐亭,2.5 mg,每天 2 次,每隔 5 天增加 2.5 mg,有效剂量 30～50 mg/d,分 3 次口服。上述四种药物之间的参考剂量转换为吡贝地尔:普拉克索:溴隐亭:α-二氢麦角隐亭为 100:1:10:60。③卡麦角林是所有 DA 受体激动剂中半衰期最长(70 小时),作用时间最长,适于 PD 后期长期应用复方左旋多巴产生症状波动和异动症患者,有效剂量 2～10 mg/d,平均 4 mg/d,只需每天 1 次,较方便。④利舒脲具有较强的选择性 D_2 受体激动作用,对 D_1 受体作用很弱。按作用剂量比,其作用较溴隐亭强 10~20 倍,但作用时间短于溴隐亭;其 $t_{1/2}$ 短(平均 2.2 小时),该药为水溶性,可静脉或皮下输注泵应用,主要用于因复方左旋多巴治疗出现明显的"开-关"现象者;治疗须从小剂量开始,0.05~0.1 mg/d,逐渐增量,平均有效剂量为2.4~4.8 mg/d。

2)非麦角类:被美国神经病学学会、运动障碍学会,以及我国帕金森病治疗指南推荐为一线治疗药物。①普拉克索:为新一代选择性 D_2、D_3 受体激动剂,开始 0.125 mg,每天3 次,每周增加0.125 mg,逐渐加量至 0.5~1.0 mg,每天 3 次,最大不超过 4.5 mg/d;服用左旋多巴的 PD 晚期患者加服普拉克索可改善左旋多巴不良反应,对震颤和抑郁有效。②罗匹尼罗:用于早期或进展期 PD,开始 0.25 mg,每天3次,逐渐加量至 2~4 mg,每天 3 次,症状波动和异动症发生率低,常见意识模糊、幻觉及直立性低血压。③吡贝地尔(泰舒达缓释片):为缓释型选择性 D_2、D_3 受体激动剂,对中脑-皮质和边缘叶通路 D_3 受体有激动效应,改善震颤作用明显,对强直和少动也有作用;初始剂量 50 mg,每天1 次,第2 周增至 50 mg,每天 2 次,有效剂量 150 mg/d,分 3 次口服,最大不超过 250 mg/d。④罗替戈汀:为一种透皮贴剂,有 4.5 mg/10 cm²,9 mg/20 cm²,13.5 mg/30 cm²,18 mg/40 cm² 等规格;早期使用4.5 mg/10 cm²,以后视病情发展及治疗反应可增大剂量,均每天 1 贴;治疗 PD 优势为可连续、持续释放药物,消除首关效应,提供稳态血药水平,避免对 DA 受体脉冲式刺激,减少口服药治疗突然"中断"状态,减少服左旋多巴等药物易引起运动波动、"开-关"现象等。⑤阿扑吗啡:为 D_1 和 D_2 受体激动剂,可显著减少"关期"状态,对症状波动,尤其"开-关"现象和肌张力障碍疗效明显,采取笔式注射法给药后 5~15 分钟起效,有效作用时间 60 分钟,每次给药 0.5~2.0 mg,每天可用多次,便携式微泵皮下持续灌注可使患者每天保持良好运动功能;也可经鼻腔给药。

5.单胺氧化酶 B(MAO-B)抑制剂

抑制神经元内 DA 分解,增加脑内 DA 含量。合用复方左旋多巴有协同作用,减少 L-dopa 约 1/4 用量,延缓"开-关"现象。MAO-B 抑制剂中的司来吉兰即丙炔苯丙胺 2.5~5.0 mg,每天2 次,因可引起失眠,不宜傍晚服用。不良反应有口干、胃纳少和直立性低血压等,胃溃疡患者慎用。该药可与左旋多巴合用,亦可单独应用,可缓解 PD 症状,也可能有神经保护作用。第二代 MAO-B 抑制剂雷沙吉兰已投入临床应用,其作用优于第 1 代司来吉兰 5~10 倍,对各期 PD 患者症状均有改善作用,也可能有神经保护作用;其代谢产物为一种无活性非苯丙胺物质 Aminoindan,安全性较第 1 代 MAO-B 抑制剂好。唑尼沙胺原为抗癫痫药,偶然发现应用唑尼沙胺 300 mg/d 有效控制癫痫的同时,也显著改善 PD 症状,抗 PD 机制证实为抑制 MAO-B 活性。

6.儿茶酚-氧位-甲基转移酶(COMT)抑制剂

COMT 是由脑胶质细胞分泌参与 DA 分解酶之一。COMT 抑制剂通过抑制脑内、脑外 COMT 活性,提高左旋多巴生物利用度,显著改善左旋多巴疗效。COMT 抑制剂本身不会对 CNS 产生影响,在外周主要阻止左旋多巴被 COMT 催化降解成 3-氧甲基多巴。须与复方左旋多巴合用,单独使用无效,用药次数一般与复方左旋多巴次数相同。主要用于中晚期 PD 患者的剂末现象、"开-关"现象等症状波动的治疗,可使"关"期时限缩短,"开"期时限增加,也推荐用于早期 PD 患者初始治疗,希望通过持续 DA 能刺激(CDS),以推迟出现症状波动等运动并发症,但尚有待进一步研究证实。

(1)恩他卡朋:亦名珂丹,是周围 COMT 抑制剂,100~200 mg 口服;可提高 CNS 对血浆左旋多巴利用,提高血药浓度,增强左旋多巴疗效,减少临床用量;该药耐受性良好,主要不良反应是胃肠道症状,尿色变浅,但无严重肝功能损害报道。

(2)托卡朋:亦名答是美,100～200 mg 口服;该药是治疗 PD 安全有效的辅助药物,不良反应有腹泻、意识模糊、转氨酶升高,偶有急性重症肝炎报道,应注意肝脏毒副作用,用药期间须监测肝功能。

7.腺苷 A_{2A} 受体阻断剂

腺苷 A_{2A} 受体在基底核选择性表达,与运动行为有关。多项证据表明,阻断腺苷 A_{2A} 受体能够减轻 DA 能神经元的退变。

伊曲茶碱是一种新型腺苷 A_{2A} 受体阻断剂,可明显延长 PD 患者"开期"症状,缩短"关期",具有良好安全性和耐受性,临床上已用于 PD 治疗。

(五)治疗策略

1.早期帕金森病治疗(Hoehn&Yahr Ⅰ～Ⅱ级)

疾病早期若病情未对患者造成心理或生理影响,应鼓励患者坚持工作,参与社会活动和医学体疗(关节活动、步行、平衡及语言锻炼、面部表情肌操练、太极拳等),可暂缓用药。若疾病影响患者的日常生活和工作能力,应开始症状性治疗。

2.中期帕金森病治疗(Hoehn&Yahr Ⅲ级)

若在早期阶段首选 DA 受体激动剂、司来吉兰或金刚烷胺/抗胆碱能药治疗的患者,发展至中期阶段时症状改善往往已不明显,此时应添加复方左旋多巴治疗;若在早期阶段首选小剂量复方左旋多巴治疗患者,应适当增加剂量,或添加 DA 受体激动剂、司来吉兰或金刚烷胺,或COMT 抑制剂。

3.晚期帕金森病治疗(Hoehn&Yahr Ⅳ～Ⅴ级)

晚期帕金森病临床表现极复杂,包括疾病本身进展,也有药物不良反应因素。晚期患者治疗,一方面继续力求改善运动症状,另一方面需处理伴发的运动并发症和非运动症状。

(六)运动并发症治疗

运动并发症,如症状波动和异动症是晚期 PD 患者治疗中最棘手的问题,包括药物剂量、用法等治疗方案调整及手术治疗(主要是脑深部电刺激术)。

1.症状波动的治疗

症状波动有 3 种形式。

(1)疗效减退或剂末恶化:指每次用药的有效作用时间缩短,症状随血液药物浓度发生规律性波动,可增加每天服药次数或增加每次服药剂量或改用缓释剂,也可加用其他辅助药物。

(2)"开-关"现象:指症状在突然缓解("开期")与加重("关期")之间波动,开期常伴异动症;多见于病情严重者,发生机制不详,与服药时间、血浆药物浓度无关;处理困难,可试用 DA 受体激动剂。

(3)冻结现象:患者行动踌躇,可发生于任何动作,突出表现是步态冻结,推测是情绪激动使细胞过度活动,增加去甲肾上腺素能介质输出所致;如冻结现象发生在复方左旋多巴剂末期,伴PD 其他体征,增加复方左旋多巴单次剂量可使症状改善;如发生在"开期",减少复方左旋多巴剂量,加用 MAO-B 抑制剂或 DA 受体激动剂或许有效,部分患者经过特殊技巧训练也可改善。

2.异动症的治疗

异动症(abnormal involuntary movements,AIMs)又称为运动障碍,常表现舞蹈-手足徐动症样、肌张力障碍样动作,可累及头面部、四肢及躯干。

异动症常见的 3 种形式：①剂峰异动症或改善-异动症-改善（improvement-dyskinesia-improvement，I-D-I），常出现在血药浓度高峰期（用药 1～2 小时），与用药过量或 DA 受体超敏有关，减少复方左旋多巴单次剂量可减轻异动症，晚期患者治疗窗较窄，减少剂量虽有利于控制异动症，但患者往往不能进入"开期"，故减少复方左旋多巴剂量时需加用 DA 受体激动剂。②双相异动症或异动症-改善-异动症（dyskinesia-improvement-dyskinesia，D-I-D），剂峰和剂末均可出现，机制不清，治疗困难，可尝试增加复方左旋多巴每次剂量或服药次数，或加用 DA 受体激动剂。③肌张力障碍，常表现足或小腿痛性痉挛，多发生于清晨服药前，可睡前服用复方左旋多巴控释剂或长效 DA 受体激动剂，或起床前服用弥散型多巴丝肼或标准片；发生于剂末或剂峰的肌张力障碍可相应增减复方左旋多巴用量。

不常见的异动症也有 3 种形式：①反常动作，可能由于情绪激动使神经细胞产生或释放 DA 引起少动现象短暂性消失；②少动危象，患者较长时间不能动，与情绪改变无关，是 PD 严重的少动类型，可能由于纹状体 DA 释放耗竭所致；③出没现象，表现出没无常的少动，与服药时间无关。

（七）非运动症状的治疗

帕金森病的非运动症状主要包括精神障碍、自主神经功能紊乱、感觉障碍等。

1.精神障碍的治疗

PD 患者的精神症状表现形式多种多样，如生动梦境、抑郁、焦虑、错觉、幻觉、欣快、轻躁狂、精神错乱及意识模糊等。治疗原则是首先考虑依次逐减或停用抗胆碱能药、金刚烷胺、DA 受体激动剂、司来吉兰等抗帕金森病药物；若采取以上措施患者仍有症状，可将复方左旋多巴逐步减量；经药物调整无效的严重幻觉、精神错乱、意识模糊可加用非经典抗精神病药如氯氮平、喹硫平；氯氮平被 B 级推荐，可减轻意识模糊和精神障碍，不阻断 DA 能药效，可改善异动症，但需定期监测粒细胞；喹硫平被 C 级推荐，不影响粒细胞数；奥氮平不推荐用于 PD 精神症状治疗（B 级推荐）。抑郁、焦虑、痴呆等可为疾病本身表现，用药不当可能加重。精神症状常随运动症状波动，"关期"出现抑郁、焦虑，"开期"伴欣快、轻躁狂，改善运动症状常使这些症状缓解。较重的抑郁症、焦虑症可用 5-羟色胺再摄取抑制剂。对认知障碍和痴呆可应用胆碱酯酶抑制剂，如石杉碱甲、多奈哌齐、利斯的明或加兰他敏。

2.自主神经功能障碍治疗

自主神经功能障碍常见便秘、排尿障碍及直立性低血压等。便秘增加饮水量和高纤维含量食物对大部分患者有效，停用抗胆碱能药，必要时应用通便剂；排尿障碍患者需减少晚餐后摄水量，可试用奥昔布宁、莨菪碱等外周抗胆碱能药；直立性低血压患者应增加盐和水摄入量，睡眠时抬高头位，穿弹力裤，从卧位站起宜缓慢，α肾上腺素能激动剂米多君治疗有效。

3.睡眠障碍

较常见，主要为失眠和快速眼动期睡眠行为异常（RBD），可应用镇静安眠药。失眠若与夜间帕金森病运动症状相关，睡前需加用复方左旋多巴控释片。若伴不宁腿综合征（RLS）睡前加用 DA 受体激动剂如普拉克索，或复方左旋多巴控释片。

九、手术及干细胞治疗

（1）中晚期 PD 患者常不可避免地出现药物疗效减退及严重并发症，通过系统的药物调整无法解决时可考虑选择性手术治疗。苍白球损毁术的远期疗效不尽如人意，可能有不可预测的并发症,临床已很少施行。

目前,推荐深部脑刺激疗法(deep brain stimula-tion,DBS),优点是定位准确、损伤范围小、并发症少、安全性高和疗效持久等,缺点是费用昂贵。适应证:①原发性帕金森病,病程5年以上;②服用复方左旋多巴曾有良好疗效,目前疗效明显下降或出现严重的运动波动或异动症,影响生活质量;③除外痴呆和严重的精神疾病。

(2)细胞移植:将自体肾上腺髓质或异体胚胎中脑黑质细胞移植到患者纹状体,纠正DA递质缺乏,改善PD运动症状,目前已很少采用。酪氨酸羟化酶(TH)、神经营养因子,如胶质细胞源性神经营养因子(GNDF)和脑源性神经营养因子(BDNF)基因治疗,以及干细胞,包括骨髓基质干细胞、神经干细胞、胚胎干细胞和诱导性潜能干细胞移植治疗在动物实验中显示出良好疗效,已进行少数临床试验也显示一定的疗效。随着基因治疗的目的基因越来越多,基因治疗与干细胞移植联合应用可能是将来发展的方向。

十、中医、康复及心理治疗

中药或针灸和康复治疗作为辅助手段对改善症状也可起到一定作用。对患者进行语言、进食、走路及各种日常生活训练和指导,日常生活帮助如设在房间和卫生间的扶手、防滑橡胶桌垫、大把手餐具等,可改善生活质量。适当运动如打太极拳等对改善运动症状和非运动症状可有一定的帮助。教育与心理疏导也是PD治疗中不容忽视的辅助措施。

十一、预后

PD是慢性进展性疾病,目前尚无根治方法。多数患者发病数年仍能继续工作,也可能较快进展而致残。疾病晚期可因严重肌强直和全身僵硬,终至卧床不起。死因常为肺炎、骨折等并发症。

(李延可)

第二节 特发性震颤

特发性震颤(ET)又称原发性震颤,是一种常见的运动障碍性疾病,呈常染色体显性遗传,以姿势性和/或动作性震颤为主要特征,一般双上肢受累但一侧为重。病程多缓慢进展或不进展,呈良性过程,故又称良性震颤。

一、临床表现

(1)特发性震颤在人群中的患病率和发病率报道差别很大,各年龄组均可发病,但发病率随年龄增长而显著增加,发病没有性别差异,近半数患者有阳性家族史。

(2)起病隐袭,常从一侧上肢起病,很快累及对侧,很少累及下肢,大约30%的患者可累及头颈部,双上肢震颤多有不对称。

(3)震颤是唯一的临床表现,以姿势性和动作性震颤为主,震颤频率一般为4~12次/秒,初为间断性,情绪激动、饥饿、疲劳时加重,入睡后消失,但随着病程延长,可以变为持续性。体检除姿势性或动作性震颤外无其他阳性体征,有时可引出受累肢体齿轮感,为震颤所致。

二、辅助检查

本病实验室指标及头部影像学检查无特异表现。

三、诊断及分级

临床发现姿势性或动作性震颤,有阳性家族史,饮酒后减轻,不伴其他神经系统症状和体征,应考虑特发性震颤可能。

(一)诊断

美国运动障碍学会和世界震颤研究组织特发性震颤诊断标准。

1.核心诊断标准

(1)双手及前臂的动作性震颤。

(2)除齿轮现象外,不伴有神经系统其他体征。

(3)或仅有头部震颤,不伴肌张力障碍。

2.次要诊断标准

(1)病程超过3年。

(2)有阳性家族史。

(3)饮酒后震颤减轻。

3.排除标准

(1)伴有其他神经系统体征,或在震颤发生前不久有外伤史。

(2)由药物、焦虑、抑郁、甲亢等引起的生理亢进性震颤。

(3)有精神性(心因性)震颤病史。

(4)突然起病或分段进展。

(5)原发性直立性震颤。

(6)仅有位置特异性或目标特异性震颤,包括职业性震颤和原发性书写震颤。

(7)仅有言语、舌、颏或腿部震颤。

(二)分级

美国国立卫生研究院特发性震颤研究小组临床分级。

(1)0级:无震颤。

(2)1级:很轻微的震颤(不易发现)。

(3)2级:易于发现的、幅度低于2 cm的、无致残性的震颤。

(4)3级:明显的、幅度2~4 cm的、有部分致残性的震颤。

(5)4级:严重的、幅度超过4 cm的、致残性的震颤。

四、鉴别诊断

(一)帕金森病

根据帕金森病特征性的静止性震颤及肌强直和动作迟缓等其他症状体征可以鉴别。但特发性震颤患者合并帕金森病的发生率显著高于正常人群,常在稳定病程数年至数十年后出现其他震颤外的体征而确诊。

（二）直立性震颤

表现为站立时躯干和下肢的姿势性震颤，坐下或行走时减轻，也可累及上肢。

（三）生理性或全身疾病所致震颤

如甲亢，肾上腺疾病，药物性，中毒性等疾病根据相应病史和辅助检查可除外。

（四）其他神经系统疾病所致震颤

如小脑病变为意向性震颤，伴有共济失调等体征。其他神经系统疾病均不以震颤为唯一症状。

五、治疗

症状轻微，不影响功能活动或社交的可不予治疗。所有治疗措施对头部震颤效果均不佳。

（一）饮酒

多数患者在少量饮酒后震颤可暂时缓解。

（二）β-肾上腺素受体阻滞剂

能减轻震颤幅度但对震颤频率无影响，疗效的个体差异极大。一般采用普萘洛尔 60～90 mg/d，或阿罗洛尔 10～30 mg/d，分次服，最大剂量不超过 30 mg/d。相对禁忌证：心力衰竭，二至三度房室传导阻滞，哮喘，糖尿病有低血糖倾向时。

（三）其他

其他包括苯二氮䓬类、氯氮平、碳酸酐酶抑制剂等，局部注射 A 型肉毒毒素治疗等，可有部分疗效。

（赵庆玲）

第三节 亨廷顿病

亨廷顿病（Huntington disease，HD）又称亨廷顿舞蹈病、慢性进行性舞蹈病、遗传性舞蹈病，于1842 年由 Waters 首报，1872 年由美国医师 George Huntington 系统描述而得名，是一种常染色体显性遗传的基底节和大脑皮质变性疾病，临床上以隐匿起病、缓慢进展的舞蹈症、精神异常和痴呆为特征。本病呈完全外显率，受累个体的后代 50％发病。可发生于所有人种，白种人发病率最高，我国较少见。

一、病因及发病机制

本病的致病基因 IT15 位于 4p16.3，基因的表达产物为约含 3 144 个氨基酸的多肽，命名为 Huntingtin，在 IT15 基因 5' 端编码区内的三核苷酸（CAG）重复序列拷贝数异常增多。拷贝数越多，发病年龄越早，临床症状越重。在 Huntingtin 内，（CAG）n 重复编码一段长的多聚谷氨酰胺功能区，故认为本病可能由于获得了一种毒性功能所致。

二、病理及生化改变

(一)病理改变

主要位于纹状体和大脑皮质,黑质、视丘、视丘下核、齿状核亦可轻度受累。大脑皮质突出的变化为皮质萎缩,特别是第3、5和第6层神经节细胞丧失,合并胶质细胞增生。尾状核、壳核神经元大量变性、丢失。投射至外侧苍白球的纹状体传出神经元(含γ-氨基丁酸与脑啡肽,参与间接通路)较早受累,是引起舞蹈症的基础;随疾病进展,投射至内侧苍白球的纹状体传出神经元(含γ-氨基丁酸与P物质,参与直接通路)也被累及,是导致肌强直及肌张力障碍的原因。

(二)生化改变

纹状体传出神经元中γ-氨基丁酸、乙酰胆碱及其合成酶明显减少,多巴胺浓度正常或略增加,与γ-氨基丁酸共存的神经调质脑啡肽、P物质亦减少,生长抑素和神经肽Y增加。

三、临床表现

本病好发于30~50岁,5%~10%的患者于儿童和青少年发病,10%于老年发病。患者的连续后代中有发病提前倾向,即早发现象,父系遗传的早发现象更明显,绝大多数有阳性家族史。起病隐匿,缓慢进展。无性别差异。

(一)锥体外系症状

以舞蹈样不自主运动最常见、最具特征性,通常为全身性,程度轻重不一,典型表现为手指弹钢琴样动作和面部怪异表情,累及躯干可产生舞蹈样步态,可合并手足徐动及投掷症。随着病情进展,舞蹈样不自主运动可逐渐减轻,而肌张力障碍及动作迟缓、肌强直、姿势不稳等帕金森综合征渐趋明显。

(二)精神障碍及痴呆

精神障碍可表现为情感、性格、人格改变及行为异常,如抑郁、激惹、幻觉、妄想、暴躁、冲动、反社会行为等。患者常表现出注意力减退、记忆力降低、认知障碍及智能减退,呈进展性加重。

(三)其他

快速眼球运动(扫视)常受损。可伴癫痫发作,舞蹈样不自主运动大量消耗能量可使体重明显下降,常见睡眠和/或性功能障碍。晚期出现构音障碍和吞咽困难。

四、辅助检查

(一)基因检测

CAG重复序列拷贝数增加,大于40具有诊断价值。该检测若结合临床特异性高、价值大,几乎所有的病例可通过该方法确诊。

(二)电生理及影像学检查

EEG呈弥漫性异常,无特异性。CT及MRI扫描显示大脑皮质和尾状核萎缩,脑室扩大。MRI的T_2加权像示壳核信号增强。MR波谱(MRS)示大脑皮质及基底节乳酸水平增高。[18]F-脱氧葡萄糖PET检测显示尾状核、壳核代谢明显降低。

五、诊断及鉴别诊断

（一）诊断

根据发病年龄，慢性进行性舞蹈样动作、精神症状和痴呆，结合家族史可诊断本病，基因检测可确诊，还可发现临床前期病例。

（二）鉴别诊断

本病应与小舞蹈病、良性遗传性舞蹈病、发作性舞蹈手足徐动症、老年性舞蹈病、肝豆状核变性、迟发性运动障碍及棘状红细胞增多症并发舞蹈症鉴别。

六、治疗

目前尚无有效治疗措施，对舞蹈症状可选用以下 2 类药物。

（一）多巴胺受体阻滞剂

氟哌啶醇 1～4 mg，每天 3 次；氯丙嗪 12.5～50 mg，每天 3 次；奋乃静 2～4 mg，每天 3 次；硫必利 0.1～0.2 g，每天3 次；以及哌咪清等。均应从小剂量开始，逐渐增加剂量，用药过程中应注意锥体外系不良反应。

（二）中枢多巴胺耗竭剂

丁贝那替秦 25 mg，每天 3 次。

七、预后

本病尚无法治愈，病程 10～20 年，平均 15 年。

（赵庆玲）

第四节　小舞蹈病

小舞蹈病（chorea minor，CM）又称风湿性舞蹈病或 Sydenham 舞蹈病，由 Sydenham（1684 年）首先描述，是风湿热在神经系统的常见表现。本病多见于儿童和青少年，其临床特征为不自主的舞蹈样动作、肌张力降低、肌力减弱、自主运动障碍和情绪改变。本病可自愈，但复发者并不少见。

一、病因与发病机制

本病的发病与 A 组 β-溶血性链球菌感染有关，属自体免疫性疾病。约 30％的病例在风湿热发作或多发性关节炎后 2～3 个月发病，通常无近期咽痛或发热史，部分患者咽拭子培养 A 组溶血性链球菌阳性；血清可检出抗神经元抗体，与尾状核、丘脑底核等部位神经元抗原起反应，抗体滴度与本病的转归有关，提示可能与自身免疫反应有关。本病好发于围青春期，女性多于男性，一些患者在怀孕或口服避孕药时复发，提示与内分泌改变也有关系。

二、病理

病理改变主要是黑质、纹状体、丘脑底核及大脑皮质可逆性炎性改变和神经细胞弥漫性变性,神经元丧失和胶质细胞增生。有的病例可见散在动脉炎、栓塞性小梗死。90％的尸解病例可发现风湿性心脏病证据。

三、临床表现

(一)发病年龄及性别

发病年龄多在5～15岁,女多于男,男女之比约为1：3。

(二)起病形式

大多数为亚急性或隐袭起病,少数可急性起病。大约1/3的病例舞蹈症状出现前2～6个月或更长的时间内有β-溶血性链球菌感染史,曾有咽喉肿痛、发热、多关节炎、心肌炎、心内膜炎、心包炎、皮下风湿结节或紫癜等临床症状和体征。

(三)早期症状

早期症状常不明显,不易被察觉。患儿表现为情绪不稳、焦虑不安、易激动、注意力分散、学习成绩下降、动作笨拙、步态不稳、手中物品时常坠落,行走摇晃不稳等。其后症状日趋明显,表现为舞蹈样动作和肌张力改变等。

(四)舞蹈样动作

常常可急性或隐袭出现,常为双侧性,可不规则,变幻不定,突发骤止,约20％患者可偏侧或甚至更为局限。在情绪紧张和作自主运动时加重,安静时减轻,睡眠时消失。常在2～4周内加重,3～6个月内自行缓解。

(1)面部最明显,表现挤眉、弄眼、噘嘴、吐舌、扮鬼脸等,变幻莫测。

(2)肢体表现为一种快速的不规则无目的的不自主运动,常起于一肢,逐渐累及一侧或对侧,上肢比下肢明显,上肢各关节交替伸直、屈曲、内收等动作,下肢步态颠簸、行走摇晃、易跌倒。

(3)躯干表现为脊柱不停地弯、伸或扭转,呼吸也可变得不规则。

(4)头颈部的舞蹈样动作表现为摇头耸肩或头部左右扭转。伸舌时很难维持,舌部不停地扭动,软腭或其他咽肌的不自主运动可致构音、吞咽障碍。

(五)体征

(1)肌张力及肌力减退,膝反射常减弱或消失。肢体软弱无力,与舞蹈样动作、共济失调一起构成小舞蹈病的三联征。

(2)旋前肌征:由于肌张力和肌力减退导致当患者举臂过头时,手掌旋前。

(3)舞蹈病手姿:当手臂前伸时,因张力过低而呈腕屈、掌指关节过伸,伴手指弹钢琴样小幅舞动。

(4)挤奶妇手法或称盈亏征:若令患者紧握检查者第二、三手指时,检查者能感到患者的手时紧时松,握力不均,时大时小。

(5)约1/3患者会有心脏病征,包括风湿性心肌炎、二尖瓣回流或主动脉瓣关闭不全。

(六)精神症状

可有失眠、躁动、不安、精神错乱、幻觉、妄想等精神症状,称为躁狂性舞蹈病。有些病例精神症状可与躯体症状同样显著,以致呈现舞蹈性精神病。随着舞蹈样动作消除,精神症状很快缓解。

四、辅助检查

(一)血清学检查

白细胞计数增加,血沉加快,C反应蛋白效价提高,黏蛋白增多,抗链球菌溶血素"O"滴度增加;由于小舞蹈病多发生在链球菌感染后2~3个月,甚至6~8个月,故不少患者发生舞蹈样动作时链球菌血清学检查常为阴性。

(二)咽拭子培养

检查可见A组溶血型链球菌。

(三)脑电图

无特异性,常为轻度弥漫性慢活动。

(四)影像学检查

部分患者头部CT扫描可见尾状核区低密度灶及水肿,MRI显示尾状核、壳核、苍白球增大,T_2加权像显示信号增强,PET可见纹状体呈高代谢改变,但症状减轻或消失后可恢复正常。

五、诊断

凡学龄期儿童有风湿病史和典型舞蹈样症状,结合实验室及影像学检查通常可以诊断。

六、鉴别诊断

见表8-3。

表8-3 常见舞蹈病鉴别要点

鉴别要点	小舞蹈病	亨廷顿病	肝豆状核变性	偏侧舞蹈症
病因	风湿性	常染色体显性遗传	遗传性铜代谢障碍	脑卒中、脑瘤
发病年龄	大多数为5~15岁	30岁以后	儿童、青少年	成年
临床特征	全身或偏侧不规则舞蹈,动作快	全身舞蹈、手足徐动、动作较慢	偏侧舞蹈样运动	有不完全偏瘫
	肌张力低、肌力减退	慢	角膜K-F色素环	
	情绪不稳定,性格改变	进行性痴呆	精神障碍	
	可有心脏受损征象		肝脏受损征	
治疗	抗链球菌感染(青霉素)	氯丙嗪、氟哌啶醇	排铜D-青霉胺口服	治疗原发病
	肾上腺皮质激素		口服硫酸锌减少铜吸收	对症用氟哌啶醇
	氟哌啶醇、氯丙嗪、苯巴比妥		对症用氟哌啶醇	

七、治疗

(一)一般处理

急性期应卧床休息,保持环境安静,避免强光或其他刺激,给予足够的营养支持。

(二)病因治疗

确诊本病后,无论病症轻重,均应使用青霉素或其他有效抗生素治疗,10~14天为1个疗程。同时给予水杨酸钠或泼尼松,症状消失后再逐渐减量至停药,目的是最大限度地防止或减少本病复发，并控制心肌炎、心瓣膜病的发生。

1.抗生素

青霉素：首选$(4\sim8)\times10^5$ U，每天 1～2 次，2 周为 1 个疗程，也可用红霉素、头孢菌素类药物治疗。

2.阿司匹林

0.1～1.0 g，每天 4 次，小儿按 0.1 g/kg，计算，症状控制后减量，维持 6～12 周。

3.激素

风湿热症状明显时，泼尼松每天 10～30 mg，分 3～4 次口服。

（三）对症治疗

(1)首选氟哌啶醇 0.5 mg 开始，每天口服 2～3 次，以后逐渐加量。

(2)氯丙嗪：12.5～50 mg，每天 2～3 次。

(3)苯巴比妥：0.015～0.03 g，每天 2～4 次。

(4)地西泮：2.5～5 mg，每天 2～4 次。

八、预后

本病预后良好，可完全恢复而无任何后遗症状，大约 20％的病例死于心脏并发症，35％的病例数月或数年后复发。个别病例舞蹈症状持续终身。

（赵庆玲）

第五节　肝豆状核变性

一、概述

肝豆状核变性又称 Wilson 病（WD），是以铜代谢障碍为特征的常染色体隐性遗传病。由于 WD 基因（位于 $13q^{14.3}$）编码的蛋白（ATP7B 酶）突变，导致血清铜蓝蛋白合成不足及胆管排铜障碍，血清自由态铜增高，并在肝、脑、肾等器官沉积，出现相应的临床症状和体征。本病好发于青少年，临床表现为铜代谢障碍引起的肝硬化、基底节变性等多脏器病损。该病是全球性疾病，世界范围的患病率约为 30/100 万，我国的患病率及发病率远高于欧美。

二、临床表现

（一）肝症状

以肝病作为首发症状者占 40％～50％，儿童患者约 80％发生肝脏症状。肝脏受累程度和临床表现存在较大差异，部分患者表现为肝炎症状，如倦怠、乏力、食欲缺乏，或无症状的转氨酶持续增高；大多数患者表现为进行性肝大，继而进展为肝硬化、脾大、脾功能亢进，出现黄疸、腹水、食管静脉曲张及上消化道出血等；一些患儿表现为暴发性肝衰竭伴有肝铜释放入血而继发的 Coomb 阴性溶血性贫血。也有不少患者并无肝大，甚至肝缩小。

（二）神经系统症状

以神经系统症状为首发的患者占 40%～59%，其平均发病年龄比以肝病首发者晚 10 年左右。铜在脑内的沉积部位主要是基底节区，故神经系统症状突出表现为锥体外系症状。最常见的症状是以单侧肢体为主的震颤，逐渐进展至四肢，震颤可为意向性、姿位性或几种形式的混合，振幅可细小或较粗大，也有不少患者出现扑翼样震颤。肌张力障碍常见，累及咽喉部肌肉可导致言语不清、语音低沉、吞咽困难和流涎；累及面部、颈、背部和四肢肌肉引起动作缓慢僵硬、起步困难、肢体强直，甚至引起肢体和/或躯干变形。部分患者出现舞蹈样动作或指划动作。WD 患者的少见症状是周围神经损害、括约肌功能障碍、感觉症状。

（三）精神症状

精神症状的发生率为 10%～51%。最常见为注意力分散，导致学习成绩下降、失学。其余还有：情感障碍，如暴躁、欣快、兴奋、淡漠、抑郁等；行为异常，如生活懒散、动作幼稚、偏执等，少数患者甚至自杀；还有幻觉、妄想等。极易被误诊为精神分裂症、躁狂抑郁症等精神疾病。

（四）眼部症状

具有诊断价值的是铜沉积于角膜后弹力层而形成的 Kayser-Fleischer（K-F）环，呈黄棕色或黄绿色，以角膜上、下缘最为明显，宽约 1.3 mm，严重时呈完整的环形。应行裂隙灯检查予以肯定和早期发现。7 岁以下患儿此环少见。

（五）肾症状

肾功能损害主要表现为肾小管重吸收障碍，出现血尿（或镜下血尿）、蛋白尿、肾性糖尿、氨基酸尿、磷酸盐尿、尿酸尿、高钙尿。部分患者还会发生肾钙质沉积症和肾小管性酸中毒。持续性氨基酸尿可见于无症状患者。

（六）血液系统症状

血液系统症状主要表现为急性溶血性贫血，推测可能与肝细胞破坏致铜离子大量释放入血，引起红细胞破裂有关。还有继发于脾功能亢进所致的血小板、粒细胞、红细胞减少，以鼻出血、齿龈出血、皮下出血为临床表现。

（七）骨骼肌肉症状

2/3 的患者出现骨质疏松，还有较常见的是骨及软骨变性、关节畸形、X 形腿或 O 形腿、病理性骨折、肾性佝偻病等。少数患者发生肌肉症状，主要表现为肌无力、肌痛、肌萎缩。

（八）其他

其他病变包括皮肤色素沉着、皮肤黝黑，以面部和四肢伸侧较为明显；鱼鳞癣、指甲变形。内分泌紊乱如葡萄糖耐量异常、甲状腺功能低下、月经异常、流产等。少数患者可发生急性心律失常。

三、诊断要点

（一）诊断

任何患者，特别是 40 岁以下者发现有下列情况应怀疑 WD，须进一步检查。

（1）其他病因不能解释的肝脏疾病、持续血转氨酶增高、持续性氨基酸尿、暴发重型肝炎合并溶血性贫血。

（2）其他病因不能解释的神经系统疾病，特别是锥体外系疾病、精神障碍。

（3）家族史中有相同或类似疾病的患者，特别是先证者的近亲，如同胞、堂或姨兄弟姐妹等。

(二)鉴别诊断

对疑似患者应进行下列检查,以排除或肯定 WD 的诊断。

1.实验室检查

对所有疑似患者都应进行下列检查。

(1)血清铜蓝蛋白(ceruloplasmin,CP):CP 降低是诊断 WD 的重要依据之一。成人 CP 正常值为270～370 mg/L(27～37 mg/dL),新生儿的血清 CP 为成人的 1/5,此后逐年增长,至 3～6 岁时达到成人水平。96%～98% 的 WD 患者 CP 降低,其中 90% 以上显著降低(0.08 g/L 以下),甚至为零。杂合子的 CP 值多在 0.10～0.23 g/L,但 CP 正常不能排除该病的诊断。

(2)尿铜:尿铜增高也是诊断 WD 的重要依据之一。正常人每天尿铜排泄量为 0.047～0.55 μmol/24 h(3～35 μg/24 h)。未经治疗的 WD 患者尿排铜量可略高于正常人甚至达正常人的数倍至数十倍,少数患者也可正常。

(3)肝铜量:肝铜测定是诊断 WD 最重要的生化证据,但肝穿为创伤性检查,目前尚不能作为常规的检测手段。

(4)血清铜:正常成人血清铜为 11～22 μmol/L(70～140 μg/dL),90% 的 WD 患者血清铜降低,低于 9.4 μmol/L(60 μg/dL)有诊断价值。须注意,肾病综合征、严重营养不良和失蛋白肠病也出现血清铜降低。

2.影像学检查

颅脑 CT 扫描多显示双侧对称的基底节区、丘脑密度减低,多伴有不同程度的脑萎缩。MRI 扫描多于基底节、丘脑、脑干等处出现长 T_1、长 T_2 异常信号,约 34% 伴有轻至中度脑萎缩,以神经症状为主的患者 CT 及 MRI 的异常率显著高于以肝症状为主的 WD 患者。影像学检查虽无定性价值,但有定位及排除诊断的价值。

(三)诊断标准

(1)肝、肾病史:肝、肾病征和/或锥体外系病征。

(2)铜生化异常:主要是 CP 显著降低(<0.08 g/L);肝铜增高(237.6 μg/g 肝干重);血清铜降低(<9.4 μmol/L);24 小时尿铜增高(>1.57 μmol/24 h)。

(3)角膜 K-F 环阳性。

(4)阳性家族史。

(5)基因诊断。

符合(1)、(2)、(3)或(1)、(2)、(4)可确诊 WD;符合(1)、(3)、(4)而 CP 正常或略低者为不典型 WD(此种情况少见);符合上述 1～4 条中的 2 条,很可能是 WD(若符合 2、4 可能为症状前患者),此时可参考脑 MRI 改变、肝脏病理改变、四肢骨关节改变等。

基因诊断虽然是金标准,但因 WD 的突变已有 200 余种,因此基因检测目前仍不能作为常规检测方法。

四、治疗方案及原则

(一)治疗目的

(1)排除积聚在体内组织过多的铜。

(2)减少铜的吸收,防止铜在体内再次积聚。

(3)对症治疗,减轻症状,减少畸形的发生。

(二)治疗原则

1.早期和症状前治疗

越早治疗越能减轻或延缓病情发展,尤其是症状前患者。同时应强调本病是唯一有效治疗的疾病,但应坚持终身治疗。

2.药物治疗

(1)螯合剂:①右旋青霉胺(D-penicillamine,商品名 cuprimine、depen)是首选的排铜药物,尤其是以肝脏症状为主者。以神经症状为主的患者服用青霉胺后 1～3 个月内症状可能恶化,而且有37%～50%的患者症状会加重,且其中又有 50% 不能逆转。使用前需行青霉素皮试,阴性者方可使用。青霉胺用作开始治疗时剂量为 15～25 mg/kg,宜从小剂量开始,逐渐加量至治疗剂量。然后根据临床表现和实验室检查指标决定逐渐减量至理想的长期维持剂量。本药应在进餐前 2 小时服用。青霉胺促进尿排铜效果肯定,10%～30%的患者发生不良反应。青霉胺的不良反应较多,如发热、皮疹、胃肠道症状、多发性肌炎、肾病、粒细胞减少、血小板计数降低、维生素 B_6 缺乏、自身免疫疾病(类风湿关节炎和重症肌无力等)。补充维生素 B_6 对预防一些不良反应有益。②曲恩汀或三乙撑四胺双盐酸盐排铜效果不如青霉胺,但不良反应低于青霉胺。250 mg,每天 4 次,于餐前 1 小时或餐后 2 小时服用。本药最适合用于不能使用青霉胺的 WD 患者。但国内暂无供应。③其他排铜药物包括二巯丙醇(BAL,因不良反应大已少用)、二巯丁二钠(Na-DMS)、二巯基丁二酸胶囊、二巯丙磺酸钠(DMPS)等重金属离子螯合剂。

(2)阻止肠道对铜吸收和促进排铜的药物:①锌制剂的排铜效果低于和慢于青霉胺,但不良反应低,是用于 WD 维持治疗和症状前患者治疗的首选药物;也可作为其他排铜药物的辅助治疗。常用的锌剂有硫酸锌、醋酸锌、甘草锌、葡萄糖酸锌等。锌剂应饭后服药,不良反应有胃肠道刺激、口唇及四肢麻木、烧灼感。锌剂(以醋酸锌为代表)的致畸作用被 FDA 定为 A 级,即无风险。②四硫钼酸铵(ammonium tetrathiomolybdate,TTM)能在肠道内与蛋白和铜形成复合体排出体外,可替代青霉胺用作开始驱铜治疗,但国内无药。

(3)对症治疗:非常重要,应积极进行。神经系统症状,特别是锥体外系症状、精神症状、肝病、肾病、血液和其他器官的病损,应给予相应的对症治疗。脾大合并脾功能亢进者,特别是引起血液 3 种系统都降低者应行脾切除手术;对晚期肝衰竭患者肝移植是唯一有效的治疗手段。

3.低铜饮食治疗

避免摄入高铜食物,如贝类、虾蟹、动物内脏和血、豆类、坚果类、巧克力、咖啡等,勿用铜制炊具;可给予高氨基酸或高蛋白饮食。

(赵庆玲)

第九章　变性疾病

第一节　额颞叶痴呆

额颞叶痴呆(frontotemporal dementia,FTD)是始于中年的进行性痴呆,特点是缓慢发展的性格改变及社会性衰退(包括社会品行极度改变、释抑制行为)。随后出现智能、记忆和言语功能的损害,(偶然)伴有淡漠、欣快和锥体外系症状。神经病理学表现是选择性额叶或颞叶萎缩,而神经炎斑及神经纤维缠结的数量未超出正常的老龄化进程,社交及行为异常的表现出现在明显的记忆损害之前。目前已认为 FTD 是仅次于阿尔茨海默病和路易小体痴呆的另一种常见中枢神经系统退行性疾病,约占老年期痴呆人群 20%。由于对本病的认识不足,诊断上多将其划归在阿尔茨海默病或其他痴呆症群,加上流行病调查资料有限,因此其诊断率可能远低于实际发病率。综合各国痴呆的尸检提示 FTD 的患病率为 1%~12%。

FTD 的发病年龄低于阿尔茨海默病,好发于老年前期,以 45~65 岁为多发年龄段。文献报道中有30 岁以前和 80 岁发病的患者,甚至有 1 例于 21 岁发病的 FTD。Neary 等(2005)调查了英国和荷兰的资料显示,45~64 岁的患病率为 1.5%,50~59 岁的患病率为 3.6%,60~69 岁的患病率为 9.4%,70~79 岁下降至 3.8%。40%~50% 的患者有家族史,男女比例为 1:1。平均存活期限 6~8 年,最短 2 年,最长 20 年。部分合并运动神经元障碍(MND)的 FTD 患者病死率高,平均生存年限为 3 年,主要与吞咽困难及吸入性肺炎有关。

有关 FTD 的描述要早于阿尔茨海默病。1892 年 Arnold Pick 最早报道进行性精神衰退和语言功能障碍病例,依据脑的尸检资料,描述了与局灶性额颞叶萎缩有关的痴呆症群,他注意到在正常和萎缩的脑组织之间有明显的分界。Aloies Alzheimer 后来报道了该类患者脑内神经元的空泡性变化和细胞内包涵体(后称为 Pick 小体)。20 世纪 20 年代以后许多学者依据本痴呆症群出现 Pick 小体和细胞空泡化的特点,将本病命名为 Pick 病,以有别于阿尔茨海默病。

1982 年,Mesulam 报道 6 例进行性失语,并在数年内逐渐加重,表现出痴呆征象,但非全面性痴呆,称之为原发性进行性失语(primary progres sive aphasia,PPA)。随后又有报道单独右侧额或颞区变性病例,表现为不能认识家人、不能记住地形间联系等。Neary 等(1998)及 Snowden 等(2002)总结多数病例后提出额叶性行为异常概念,即失抑制、冲动、惰性、社交意识丧失、忽视个人卫生、精神僵化、刻板行为及"利用行为"(即捡起和使用环境中任何物体),还包括语言功能异常如说话减少、缄默、模仿语言及重复语言等。

最近几年,发现部分患者在出现与额颞叶萎缩有关的痴呆症群的同时,伴有进行性的运动神经元病,或伴有帕金森病综合征。1987 年,Gustafson 首先提出额颞叶痴呆这一概念,包括:Pick 病、额颞叶变性(FTLD)、进行性失语(progressive aphasia)、语义性痴呆(semantic dementia,SD)。

FTD 可合并运动神经元病(motor neural disease,MND)或帕金森综合征。尽管与额颞叶变性有关的综合征很多,而且组织病理改变也不尽相同。但近年来,已倾向采用 FTD 这一诊断来概括这一临床综合征。

随着临床研究的进展,研究者在 1994 年就提出了额颞叶退行性病变(frontotemporal lobar degeneration,FTLD)这一概念,包括额颞叶痴呆(FTD)、语义性痴呆(SD)和进行性非流畅性失语(progressive nonfluent aphasia,PNFA)。

一、病因和发病机制

FTD 的病因及发病机制尚不清楚。研究显示额颞叶痴呆与 Pick 病患者额叶及颞叶皮质 5-HT能递质减少,推测额颞叶功能减退可能与 5-HT 系统改变有关。脑组织及脑脊液中 DA 释放也有下降,而未发现胆碱能系统异常。但近年 Odawara(2003)发现在不具有 Pick 小体的 FTD 患者的颞叶中,毒蕈碱样乙酰胆碱受体的数量明显减少,尤其是 M1 型受体。与突触前胆碱能神经元受损不同,这种胆碱受体神经元损害更为严重,并且胆碱酯酶抑制剂治疗无效。 40%～50%患者有阳性家族史。在具有常染色体显性遗传家族的患者中,发现与 17 号染色体长臂 17q6-22 有关。

(一)病因和发病机制

在 Pick 型和微空泡化型中观察到有 tau 基因突变,提示这两种病理类型有共同的基因基础。在临床表现为单纯额颞叶痴呆的患者中,观察到与 3 号染色体的突变有关,而额颞叶痴呆伴发运动神经元病的患者与 9 号染色体突变有关。其他的危险因素有电抽搐治疗和酒精中毒。

正常成年人脑表达有 6 种 tau 的异构体,这 6 种异构体是由单一基因编码,通过对外显子 2、3 和10 的可变剪接而产生的。外显子 10 的编码决定了 tau 蛋白是含有3 个还是 4 个微管结合重复片段(three or four microtubule binding repeats,3R-tau 或 4R-tau)。4R-tau 比 3R-tau 具有更强的刺激微管组装的能力,但也更容易被磷酸化而聚集形成双螺旋纤维细丝。在正常人脑中,3R-tau 和4R-tau的表达比例大约是 1,但在某些 17 号染色体连锁性额颞叶痴呆合并帕金森综合征(frontotemporal dementia with Parkinsonismlinked to chromosome17,FTDP-17)的患者,至少发现有 15 种发生在 tau 基因上的突变引起 tau 外显子10 的可变剪接失调,导致患者脑中 3R-tau 和 4R-tau 的比例失衡。此外,3R-tau/4R-tau比例失调不仅见于 FTD(3R-tau＞4R-tau),还见于进行性核上性麻痹(progressive supranuclear palsy,PSP)(3R-tau＜4R-tau)、基底节退行性病(corticobasal degeneration,3R-tau＜4R-tau)及 Down 综合征(Down's syndrome,3R-tau ＞4R-tau)。

常染色体显性遗传家族史的 FTD 患者中有 25%～40%可检测到微管相关蛋白 tau (MAPT)基因突变,包括第 9、10、11、12、13 外显子等位点突变。这种 tau 蛋白异常所致疾病,现又被命名为 tau 蛋白病,它包括 FTD 和 PSP。但仍有 60%有阳性家族史的 FTD 患者不能发现 MAPT 基因存在突变。

Morris(2001)对 22 个常染色体显性遗传的 FTD 的家族进行了 tau 突变基因分析,结果表明有半数的家族存在着位于 17q6-22 的 tau 基因突变,目前已发现 30 余个突变位点。病理上发现在神经元或胶质细胞有 tau 蛋白沉积的病例中,全部观察到 tau 基因突变。而另两个病理上分别表现为泛素沉积和细胞丢失伴空泡化的家族均未观察到 tau 基因突变。但由于来源于不同研究小组的报告提示 FTD 的基因突变的多相性,目前在 FTD 的基因突变类型、病理类型和临床类型之间还找不出一致性。

有关 FTD 精神症状神经生物学基质的研究甚少,影像学研究发现,有语言障碍的 FTD 患者左额-颞叶萎缩显著,而那些有行为综合征的 FTD 患者表现为双侧或右侧左额-颞叶病理改变。还有证据表明,攻击行为与 FTD 患者左侧眶额部皮质灌流减少有关。

(二)病理

FTD 脑部大体病理表现为双侧额叶,颞叶前端的局限性萎缩。有时可见纹状体、基底节、桥核、脑神经核和黑质改变,杏仁核与海马的 CA1 区有明显萎缩,而 Meynert 基底核相对完好。光镜下可见萎缩脑叶皮质神经元缺失、微空泡形成、胶质增生和海绵样变,这种改变以皮质Ⅱ层明显。神经元和胶质可见 tau 的沉积,部分神经元胞质内含有均匀的界限清楚的嗜银 Pick 小体,约 15% 病理出现 Pick 小体。此外还有其他病理改变,如老年斑、神经原纤维缠结或 Lewy 小体。FID 的组织学观察分为 3 种主要类型。

1.组织微空泡变类型

该型最常见,占全部病例的 60%,主要以皮层神经元的丢失和海绵样变性或表层神经毡的微空泡化为特征,胶质增生轻微,无肿胀的神经元,残留细胞内无 Pick 小体。边缘系统和纹状体可受累但轻微。

2.Pick 型

约占 25%,表现为皮层神经元丢失,伴广泛和明显的胶质细胞增生,细胞微空泡化,残留细胞内可出现 Pick 小体,大多数病例中 tau 蛋白及泛素免疫组化染色阳性,边缘系统和纹状体受累可能比较严重。

3.混合型

约占 15%,患者临床表现为 FTD 伴运动神经元病变,病理上多表现为微空泡化型,极少情况下为 Pick 型,同时伴有运动神经元病的组织病理改变。许多免疫组织化学方法有助于 FTD 的诊断和排除诊断,tau 蛋白抗体免疫组化染色是诊断 FTD 的最基本方法,泛素免疫组化染色也作为常规检查的重要手段,因部分 tau 染色阴性的组织可能会呈现泛素阳性。有些病例泛素染色可显示 Lewy 小体,此时采用α-共核蛋白免疫组化染色可排除路易体痴呆。

由于目前对 FTD 的退行性病变发生及进展的机制并不清楚,对 FTD 的病理诊断有一定的局限性。而且 FTD 众多的临床症群中并不全部具有相应的病理改变。采用病理诊断的手段主要是用于确定病理改变的部位,累及的范围及程度,排除我们已知的某些疾病,并试图确立与某些症群相关的病理基础,如 FTD 的去抑制症状与眶额和颞叶前端受累有关。情感淡漠提示病变累及额极及后外侧额叶皮层,刻板性动作的出现与纹状体及颞叶的累及有关,颞叶新皮层尤其颞叶中下回的损害与语义性痴呆有关。另外有些研究表明半球病变的非对称性受累可影响其行为学表现,右半球病变与患者社会性行为异常改变相关。

最近研究发现,FTD 特别是 17-染色体关联的 FTD[即连锁于 17 号染色体伴帕金森综合征的额颞叶痴呆(hereditary frontotemporal dementia with Parkinsonismlinked to chromosome,简称 FTDP-17)],呈常染色体显性遗传,在第 17 号染色体上已发现 Tau 基因编码区和内含子的多个错义和缺失突变,导致 tau 蛋白功能改变、过度磷酸化,形成 FTDP-17 病理性 tau 蛋白,引起了额颞叶痴呆和帕金森综合征表现。FTDP-17 病理性 tau 蛋白等位基因的发现强烈表明病理性 tau 蛋白是神经退行性病变的一个主要原因,或者至少与一些病理心理学表现形式有关。

二、临床表现

(一)症状

行为改变可能是由于前额皮层和皮层下边缘系统密集连接变化所致,这些区域是产生和调节人类行为特别是情绪和人格特质的脑部重要结构。行为改变是 FTD 的主要症状,称为行为型 FTD 综合征,包括行为脱抑制、冲动和粗鲁的社会行为。在行为型 FTD 综合征中,还有各种不同的症状。①脱抑制综合征:脱抑制、随境转移和无目的的活动过多,这些症状与扣带前回额叶和颞极萎缩有关联。②淡漠综合征:情感淡漠、缺乏活力和意志丧失,发生于额叶广泛萎缩并延续到额颞叶皮质。

由于 FTD 隐袭性起病,渐进性发展,且早期记忆力和空间定向力保留,故早期难以辨认。FTD 最早最常见的症状是人格和行为的变化。至中晚期,主要临床特征为有明显的性格和行为异常、明显的语言障碍。

1.FTD 早期的临床表现

(1)社会人际交往能力下降:表现为不遵循社会行为道德规范,脱抑制,有放纵自身行为。

(2)个人行为障碍:表现为明显偏离日常行为表现,出现消极、懒惰,或者有时表现为活动过度,如徘徊等。

(3)表达能力下降:表现为不能描述个人的症状,在遇上困难时不能表达自己的要求;而记忆和空间定向力早期相对保留。

2.FTD 中晚期的临床表现

(1)情感障碍:情感迟钝,表现为丧失表达感情的能力,如不能表达个人的喜怒哀乐,社会情感障碍表现为局促不安,缺乏同情心。

(2)言语障碍:较为明显,表现为表达困难,而模仿能力相对保留。刻板性使用单句、词甚至是某个音节,最后患者多出现缄默状态。

(3)行为障碍:可有刻板性的动作,如不自主搓手、踮脚等。使用物品的行为异常表现为"利用行为",即患者仅去抓拿、使用出现在他们视野中的物品,而不管该物品是否合适,如患者可能去端眼前的空杯子喝酒。

(4)饮食紊乱:饮食习惯常改变,表现为食欲增加,爱吃甜食。

(5)控制能力削弱:思维僵化,固执,注意力涣散和冲动行为。

(6)Kluve-Buay 综合征:即表现为额叶损害症状,常见摸索行为、抓握反射、口探索症,强迫探索周围物体(抓、摸眼前物体)。

(7)幻觉:与其他痴呆相比,FTD 的幻觉比较少见。

(8)人格改变:表现为不修边幅,不讲卫生。

由于 FTD 患者的认知状态相对正常,空间和时间准确定位可维持很长时间,经常惹是生非,家属因难以忍受他们这种异常行为而前来就诊者较多。这类患者在晚期可出现运动障碍,加之以前与家属成员积怨较多,缺乏照料,往往生活质量十分低劣。

(二)分型

目前的临床分型主要根据早期临床表现,也有根据影像学资料和病理变化分型。

1.行为型 FTD(behavioral FTD)

行为型 FTD 占 FTD 的 40%～60%。该型以进行性人格特征和行为改变为标记,空间技能和记忆相对保留。患者内省力缺失,不能意识到自己疾病的发展,对自身的人格改变不关心、不苦恼。临床表现为性兴趣明显增加或减退,失抑制性如愚蠢样、无目的活动过度、使用物品的行为异常、不恰当的诙谐,以及个人卫生和修饰能力下降。不过,偶尔有患者能够获得或利用艺术或音乐技能,特别是 FTD 的"颞叶变异者"。部分患者表现为刻板、仪式样行为。40%～65%有冲动行为,情感淡漠、不关心、冷淡、兴趣减退、人际疏远及缺乏同情心也较常见,而抑郁症状相对少见。

失抑制性的 FTD 病理改变主要限于额眶中和颞前区;而淡漠性的病理改变多半在右侧额叶,也遍及额叶并向额皮质背外侧延伸;刻板性行为的 FTD 病理改变主要为纹状体变化及皮质(以颞叶为主而非额叶)受累。

2.语义性痴呆(semantic dementia,SD)

有关 SD 的患病比例报道颇不一致,为 6%～40%。SD 以言语障碍为特征,即言语缺乏流畅性、词义丧失、找词时的停顿或语义性言语错乱,知觉障碍主要表现为家庭成员脸面再认或物体命名损害。而知觉对比、模仿画图、单词的重复应用、根据音标调整单词的听写能力均保持。SD 总伴有颞叶萎缩,但颞叶萎缩并不是 SD 的唯一病理解释。SD 病理表现可各种各样,有时可合并阿尔茨海默病。

3.原发性进行性失语(primary progressive aphasia,PPA)

PPA 在 FTD 中的比例为 2%～20%,其主要临床症状为慢性、进行性语言功能衰退,找词困难,说话流利性降低(非流利性失语)或踌躇不定,以及语言理解困难和构音障碍,痴呆发展比较晚。这种发病形式提示为左侧半球语言皮质存在局灶性病损(即左侧额颞叶),但影像学通常并不能发现脑萎缩。这种仅出现语言功能障碍而无明显认知功能衰退证据的病程可长达 10～12 年。PPA 患者的痴呆发生率可能在数年后达到 50%左右。

需要说明的是,在疾病后期,额颞叶变性、原发性进行性失语、语义性痴呆等,症状多重叠,不易分型。例如,约有 16%的 FTD 是 SD 与 PPA 的混合型。

三、检查

(一)临床检查

神经系统查体一般无局灶性阳性体征,或仅存有病理反射。可出现原始反射,如吸吮反射与强握反射,大小便失禁,低血压及血压不稳等躯体征。部分患者合并有帕金森病,可有肌强直及运动减少。部分患者合并有肌萎缩性侧索硬化症,可有该疾病的典型表现。

(二)神经心理学

FTD 的神经心理学特征是执行功能受损、持续言语、排序功能障碍、反馈使用不当和额叶测试功能缺陷。表现为额叶相关的功能如抽象、计划和自我调控行为的严重异常,不能良好完成顺序动作。与阿尔茨海默病相比,FTD 患者早期即出现判断力、解决问题能力、社会、家庭事务处理能力及自理能力等方面明显降低,建构和计算能力优于阿尔茨海默病患者,概念、空间和运用能力保留完好。所以日常生活能力量表评定(ADL)较阿尔茨海默病患者差,而记忆和计算能力优于阿尔茨海默病。在散发型、有家族史无 tau 基因突变和有 tau 基因突变的 3 类 FTD 中,淡漠在散发型与 tau 阴性组多见,tau 阴性组执行运用障碍更为多见,而抑郁、偏执、妄想等精神症状只见于散发型。

尽管 FTD 与阿尔茨海默病在症状学上有差异,但对于绝大多数常见的痴呆或其他痴呆性疾病来说,要把他们区别开来可能是困难的。那种生前被诊断为阿尔茨海默病,死后在病理学上诊断为 FTD 的情况并不少见。其中原因是那些符合 FTD 诊断的患者也可能符合 NI NCDS-ADRDA 中阿尔茨海默病的诊断。认知变化指明额叶功能受损,患者表现为注意缺陷,抽象思维贫乏,精神活动转移困难,这些现象可反映在额叶功能损害的神经心理测验中,如威斯康星卡片分类测试(WCST)、伦敦塔测试(tower of London test)或 Hanoi 塔测试(tower of Hanoi test)、线索标记测试(trail making test)和 Stroop 测试。

FTD 各类亚型的认知损害也有差异,颞叶萎缩严重的 FTD 患者显示严重的语义记忆损害,而额叶萎缩明显的 FTD 患者表现为注意和执行功能的缺陷。虽然 FTD 的记忆障碍发生率较高,但患者通常能保留定向,甚至到了疾病晚期还能够良好的追踪最近某人所发生的事情,他们在顺行性记忆的测定上损害没有阿尔茨海默病明显。不过,顺行性记忆测试的具体操作有较多的变数,与认知功能测试不同,患者常不能根据"自由回忆"完成测试。在疾病晚期,伴随远期记忆的严重丧失,可发生明显的遗忘。因此,虽然严重遗忘是阿尔茨海默病最初的特征,但是由于FTD 的疾病早期阶段就很有可能累及海马和内嗅区,遗忘也存在于许多 FTD 患者。FTD 在音素流畅性任务(给予一个特殊的字,然后让受试者在有限的时间内尽可能说出更多单词的能力。如给予一个"公"字,可以有公正、公证、公信、公平等)和分类流畅性任务(在有限的时间内,说出归属于某种语义分类的词汇的能力,如让患者说出动物的名称,狮、虎、豹等)的执行能力较差,甚至差于阿尔茨海默病患者,但他们又能够较好地进行图片命名、词-图匹配和其他一些语言测验。FTD 与阿尔茨海默病最显著的差异是神经心理学结果显示 FTD 通常保持视觉空间能力。不过,神经心理学测试的操作可能会受到注意缺损、无效的补救策略、不良的组织能力、自我监督的缺乏和兴趣缺乏等因素干扰。

FTD 常常会受到优势半球不对称的影响,左脑受损的 FTD 显示词汇测定的操作能力较差,右侧 FTD 显示 IQ 测试和非词汇评定(如设计流畅性、图片排列)的操作能力较差,以及 WCST 的持续反应数增加和概括力水平数下降。

对于 FTD,简易精神状态检查(MMSE)不是有用的筛检工具,因为严重受损的 FTD 患者(甚至在需要护理的时候)会显示正常的 26～30 的 MMSE 分值。有的研究发现 FTD 与阿尔茨海默病之间仅有词汇性顺行性记忆方面的差异。多数研究发现,在应用 MMSE 评定痴呆的严重性时,阿尔茨海默病患者仅存在非语言性测验如视觉结构、非词汇性记忆和计算等方面的操作缺陷。总体上,FTD 在执行功能和语言功能上的损害比记忆操作更严重,而阿尔茨海默病则相反。FTD 具有较好的编码功能,可以通过提示回忆,其记忆下降的速度要慢于阿尔茨海默病。FTD 可以根据 WAIS-R 的词汇(vocabulary)、积木图案(block design)亚测试配对联系学习评定与阿尔茨海默病鉴别,其精确率达 84%。

(三)神经影像学

Lund 和 Manchester 标准的效度一直以神经影像学为金标准来评定,其中与"口部活动过度、社交意识丧失、持续和刻板行为、进行性言语减少,以及空间定向和行为能力保持"等有关的标准能够成功地区别 FTD 和阿尔茨海默病,但诸如"抑郁/焦虑、疑病、心理僵化、模仿言语、隐袭起病及晚期缄默症"等标准则对 FTD 和阿尔茨海默病的鉴别诊断无帮助。

1.CT/常规 MRI

CT 发现 FTD 有对称或不对称性额颞叶萎缩,而半球后部相对正常,侧脑室可扩大,尾状核头部可见萎缩。根据病程不同,受累区域显示不同程度的萎缩,最终显示"刀片"样改变。不同亚型显示不同的区域萎缩:行为改变者显示右侧额叶萎缩,进行性失语显示优势半球外侧裂周围区域的萎缩。

MRI 在测定脑体积方面比 CT 优越,MRI 对局部脑萎缩的研究具有较好的空间解决能力、几乎没有颅骨伪影,以及在 FTD 受累的眶额区和颞区更能提供证据,并可用于与阿尔茨海默病的鉴别。MRI 可发现 FTD 额颞叶的显著萎缩,当然也有例外,如顶叶萎缩。受累皮质下白质 T_2WI 呈现显著增强的信号。FTD 和阿尔茨海默病两者虽都有多部位的萎缩,但 FTD 在额中部和颞前区的萎缩较阿尔茨海默病明显。

虽然颞中叶萎缩与阿尔茨海默病有关,但 FTD 也能出现颞叶改变。行为型 FTD 在 MRI 的特征是右侧额叶萎缩,或者说 FTD 的行为表现可能与右侧额叶萎缩相关。阿尔茨海默病则显示两侧额叶萎缩。

PPA 最常见的结构特征是在 CT 或 MRI 上被描述为左外侧裂周围区域萎缩,更典型的表现是在前外侧裂周围区域。SD 的脑萎缩与之相反,更多地表现在后外侧裂周围区域。或者是颞中叶、颞内侧和颞的两极萎缩,萎缩在颞前叶最明显,颞后叶较轻。左侧颞叶萎缩比右侧颞叶或两侧颞叶更多见。

FTD 海马萎缩的类型和阿尔茨海默病不同,阿尔茨海默病表现为海马均匀性萎缩,而 FTD 表现为前端萎缩。

2.磁共振波谱法

与阿尔茨海默病相鉴别的另一有效手段是磁共振波谱法(MRS),MRS 为研究活体人脑内大量精神药物及代谢物提供了有用的方法,使用锂-7MRS 和氟-19MRS 已经获取精神药物对于靶器官(如大脑)的药代动力学和药效动力学特点资料。质子和磷-31MRS 可测量几种重要脑代谢物的脑内浓度,明显提高了人们对大量精神障碍病理生理学的认识。

MRS 对鉴别诊断可提供有价值的资料,MRS 显示 FTD 患者额叶乙酰天冬氨酸、谷氨酸和谷氨酰胺浓度下降比阿尔茨海默病显著,而肌醇浓度上升明显高于阿尔茨海默病患者,提示神经元丧失和胶质增生。MRS 对 FTD 与阿尔茨海默病的鉴别诊断准确率高达 92%。FTD 与阿尔茨海默病相比,FTD 患者额叶乙酰天冬氨酸浓度下降 28%,谷氨酸和谷氨酰胺下降 16%,肌醇上升 19%。

3.PET/SPECT

功能性影像学显示左侧 Sylvian 区低灌流是 PPA 或 SD 的特征,而行为型 FTD 则表现为右侧或双侧额叶低灌流。PET 检测发现,FTD 患者脑部代谢降低主要见于额前皮质的背外侧和腹侧、额极、扣带回前部区域,亦可见于双侧额叶前部、右侧顶叶下部和双侧纹状体。

SPECT 扫描可发现双侧对称性额颞叶的局限性异常。采用突触后多巴胺 D_2 受体的配体 [123]I-苯甲酰胺(^{123}I-benzamide,[123]I-BZ M)SPECT 检查 FTD 和阿尔茨海默病,并与 ^{99m}Tc-HMPAO SPECT 结果比较,[99m]Tc-H M PAO SPECT 提示阿尔茨海默病和 FTD 均呈额叶低灌注,而 ^{123}I-BZ M SPECT 提示 FTD 额叶上部区域配体吸收率明显低于阿尔茨海默病,表明在 FTD 患者额叶皮质 DA 系统受损比阿尔茨海默病明显严重。

显示灌流特性的 HMPAO-SPECT 和显示代谢特征的 FDG-PET 研究典型的显示额颞叶区

功能下降,这些缺陷在 FTD 的早期就能看到,相反在阿尔茨海默病病例中,要到较晚时期才能看到(颞顶叶缺陷)。

(四)实验室检查

1.CSF

文献报道中有关 CSF 中 tau 蛋白浓度的结果大相径庭,或明显高于正常人群,明显低于健康对照者。而 Aβ-42 水平虽显著低于对照者,但又显著高于阿尔茨海默病患者。加上 CSF 中 tau 蛋白浓度与 MMSE 评分无关。因此,CSF 中 tau 蛋白和 Aβ-42 水平与 FTD 病情无相关性。CSF 星形细胞中的 S2100β,是一种钙结合蛋白,其浓度的升高可能反映 FTD 有明显的星形胶质细胞增生。但 S2100β 水平与 FTD 发病年龄、病情及病程等均无关。因此也不作为 FTD 的常规检查。

2.组织病理学

FTD 的萎缩皮质处,神经元数量明显减少,残存神经元呈现不同程度的变性、萎缩,其中胞体呈梨形膨大的变性细胞称之为 Pick 细胞,而其胞质内存在与细胞核大小相似、嗜银性球形的包涵体称之为 Pick 小体。检测 Pick 小体的最佳标志为 tau 染色抗体,泛素也存在于 Pick 小体内,但泛素标志与 tau 并不一致。电镜研究 Pick 小体主要由大量 tau 原纤维杂乱排列形成,对泛素、α-共核蛋白和 ApoE 等抗体也可着色。这些 tau 免疫反应、分散的微丝样物,呈狭窄、不规则卷曲的带状,宽度约 15 nm,交叉空间＞150 nm,且周围并无包膜。部分神经胶质细胞内也可发现有 Pick 小体样包涵物。

(五)电生理

疾病早期脑电图检查常表现为正常,在中晚期可见单侧或双侧额区或颞区出现局灶性电活动减慢,但无特异性诊断价值。P300 和 N400 均显示有认知功能缺损现象。

四、诊断和鉴别诊断

(一)诊断

由于本病临床、病理改变和基因类型之间缺乏一致性,在诊断上有难度。青壮年发病者有时可误诊为精神分裂症或心境障碍,而中老年发病者又容易与其他的变性疾病和系统疾病相混淆。其在症状学上最突出的特点为隐袭起病、进展性发展的行为异常和语言障碍。需除外中枢神经系统导致认知和行为异常的其他进行性疾病,如脑血管病性痴呆、帕金森病、进行性舞蹈病等。导致痴呆的系统疾病如甲状腺功能低下、人类免疫缺陷病毒感染等亦需除外。

既往诊断经典型 Pick 病必须在脑组织的神经元内观察到 Pick 小体,但大多数 FTD 并无 Pick 小体出现,而且 Pick 小体也可见于其他神经变性病如皮质基底节变性(CBD)及进行性核上性瘫痪(PSP)等。所以是否存在 Pick 小体对于 FTD 的诊断并无肯定价值。

有关 FTD 诊断标准尚不统一,DSM-Ⅳ 没有单独的额颞叶痴呆诊断。ICD-10 和我国的 CCMD-3虽然没有额颞叶痴呆诊断名称,但标出的匹克病(Pick disease)性痴呆实际性质与额颞叶痴呆相似,可供参考。

1.ICD-10 的匹克病性痴呆诊断标准

(1)进行性痴呆。

(2)突出的额叶症状,伴欣快、情感迟钝、粗鲁的社交行为、脱抑制及淡漠或不能静止。

(3)异常的行为表现常在明显的记忆损害之前出现。

2.CCMD-3 的匹克病所致精神障碍诊断标准

起始于中年(常在 50~60 岁)的脑变性病导致的精神障碍,先是缓慢发展的行为异常、性格改变,或社会功能衰退,随后出现智能、记忆及言语功能损害,偶可伴有淡漠、欣快及锥体外系症状。神经病理学改变为选择性额叶或颞叶萎缩,而老年斑及神经原纤维缠结的数量未超出正常老龄化进程。

(1)符合脑变性病所致精神障碍的诊断标准,在疾病早期记忆和顶叶功能相对完整。

(2)以额叶受损为主,至少有下列 3 项中的 2 项:①情感迟钝或欣快;②社交行为粗鲁、不能安静,或自控能力差;③失语。

(3)缓慢起病,逐步衰退。

(4)排除阿尔茨海默病、脑血管病所致精神障碍或继发于其他脑部疾病的智能损害。

3.Chow 标准

(1)50~60 岁时发病(平均 56 岁)。

(2)以失抑制或犯罪行为起病。

(3)社交意识丧失。

(4)强迫行为。

(5)精神错乱或冲动(此症也可见于阿尔茨海默病,但以 FTD 多见)。

(6)心境异常(常为忧郁,有时欣快)。

(7)刻板重复语言。

4.Lund 和 Manchester 标准

(1)核心诊断:①隐袭起病,进行性发展;②早期的社会人际行为下降或社交意识丧失;③早期的人际协调行为损害;④早期的情感平淡;⑤早期的内省力丧失。

(2)支持诊断:①行为障碍,个人卫生及修饰能力下降,心理僵化和缺乏灵活性,注意分散并不能持久,口部活动过度和进食改变,持续和刻板行为,利用行为(使用出现在他们视野中的物品);②言语障碍,言语表达改变(非自发地、节约地讲话),刻板言语,模仿言语,持续言语,晚期缄默症;③生理体征,原始反射,失禁,运动不能、僵直和木僵,血压下降或不稳定;④检查,神经心理学检查提示在没有严重遗忘、失语或空间知觉障碍的情况下额叶测验明显损害,脑电图检查提示尽管有痴呆证据但常规脑电图正常,结构性或功能性脑影像学检查提示优势半球的前额和颞前回异常。

(3)排除诊断:①突发事件后急性起病;②起病与颅脑外伤有关;③早期出现严重的健忘;④空间定向障碍;⑤讲话呈痉挛性、慌张、缺乏逻辑;⑥肌阵挛;⑦皮层脊髓衰弱;⑧小脑性共济失调症;⑨手足徐动症。

(4)相对排除诊断:①典型慢性酗酒史;②持续高血压;③血管性疾病史(如心绞痛、间歇性跛行);④全身性疾病(如甲状腺功能减退)或物质诱导性疾病等。

此标准可 100% 鉴别 FTD 与阿尔茨海默病。早期以个人和社交意识丧失、口部活动过度,以及刻板、重复行为对鉴别两种疾病的敏感度为 63%~73%,特异度可高达 97%~100%。

5.Work Group 标准

(1)出现行为或认知缺陷,表现为早期进行性人格改变,以行为调整困难为特征,常导致不合适的反应或活动;表现为早期进行性语言功能改变,以对语言理解异常或严重命名困难及词义异常为特征。

（2）社交或职业功能明显异常，或以往功能水平的明显降低。

（3）病程以渐进性发病、持续性进展为特征。

（4）第 1 条症状排除由其他神经系统疾病（如脑血管病）、全身性疾病（如甲状腺功能减退）或物质诱导性疾病等引起。

（5）这些缺陷症状在谵妄状态时不发生。

（6）这些异常不能以精神疾病诊断解释（如忧郁）。

6.Mckhann（2001 年）标准

（1）行为和认知功能的异常表现：①早期进行性人格改变，突出表现为难以调整行为规范，导致经常不适当的反应或行为。②早期进行性语言功能改变，其特点是语言表达困难、赘述或者严重的命名困难及词义理解困难。

（2）标准（1）中①或②列举的异常可以导致社会或者职业功能的严重损害。

（3）逐渐起病，功能持续性下降。

（4）标准（1）中①或②列举的功能障碍不是由于其他神经系统疾病（如脑血管病）、系统性原因（如甲状腺功能减退）或者某种物质诱发引起。

（5）此类功能障碍不是由于谵妄或精神疾病引起，如躁狂症、抑郁症。

（二）鉴别诊断

FTD 早期有各种行为异常，易被误诊为阿尔茨海默病、血管性痴呆、精神分裂症、麻痹性神经梅毒、正常压力脑积水、心境障碍及路易体痴呆等。

1.阿尔茨海默病

FTD 在症状上须和阿尔茨海默病进行鉴别。尽管 FTD 和阿尔茨海默病均可在老年前期发病，但阿尔茨海默病往往随年龄的增加发病率升高，而 FTD 很少在 75 岁以上发病。FTD 常在疾病的早期出现行为异常，而阿尔茨海默病则很少出现。与 FTD 不同，阿尔茨海默病早期可保留正常的社会行为，尽管存在记忆障碍，但患者还能通过主观努力克服其记忆缺陷，并保留其在社会的体面。

FTD 行为改变的特点是刻板和饮食行为，以及社会意识丧失，这些症状只发生在 FTD，而不发生在阿尔茨海默病患者。FTD 患者比阿尔茨海默病表现为更多的情感淡漠、脱抑制、欣快和异常的动作行为。

随着阿尔茨海默病病情的发展，可出现对某些情况的判断缺陷，比如借了钱不还，但这常因与他们的记忆障碍有关，而不像 FTD 带有某种主动性。阿尔茨海默病的情感淡漠多发生在个别情况下，而不像 FTD，其情感淡漠是贯穿性的，表现出对他人和社会的漠不关心。另外阿尔茨海默病早期可出现明显的学习和记忆障碍，随着病情的发展，远近记忆都会丧失。但大多数 FTD 患者早期记忆损害轻微，比如存在记忆损害的 FTD 患者可回忆近期的某些事件，但当进行记忆测试的时候却不一定得到好的成绩，因为 FTD 虽然在早期记忆和空间定向力相对保留，但因患者注意力高度涣散，常缺乏主动性，可影响到该项检查的结果。另外，FTD 比阿尔茨海默病更有可能出现运动神经元病。

神经影像学方面，SPECT 提示阿尔茨海默病和 FTD 均呈额叶低灌注，而采用突触后多巴胺 D_2 受体的配体 SPECT 检查提示 FTD 额叶上部区域配体吸收率明显低于阿尔茨海默病，表明在 FTD 患者额叶皮质 DA 系统受损比阿尔茨海默病明显严重。这无疑是这两种痴呆鉴别的有效手段。与阿尔茨海默病相鉴别的另一有效手段是 MRS，其对 FTD 与阿尔茨海默病的鉴别诊断准确率高达 92%。FTD 患者额叶乙酰天冬氨酸、谷氨酸和谷氨酰胺浓度下降比阿尔茨海默病显著,而肌醇浓度上升明显高于阿尔茨海默病患者。

神经心理学方面,可应用 MMSE、CDR 测试,FTD 患者 CDR 分值明显低于阿尔茨海默病,早期即出现判断力、解决问题能力,社会、家庭事务处理能力及自理能力等方面明显降低,而阿尔茨海默病患者记忆损害最重。

2.血管性痴呆

血管性痴呆病程呈阶梯样进展或波动,生活和工作能力下降,但在个人卫生、修饰和人际交往等人格方面保持完整。认知损害分布不均匀,如记忆损害明显,而判断、推理及信息处理损害轻微,自知力可保持较好。而 FTD 隐袭性起病,渐进性发展,且早期记忆力和空间定向力保留。社会人际交往能力下降,表达能力下降,情感迟钝,可有刻板性的动作。

3.精神分裂症

FTD 的情感迟钝,刻板性的动作,刻板性使用单句,甚至缄默状态,以及不修边幅,不讲卫生,思维僵化,固执,注意力涣散等表现,可能会与精神分裂症相似。但中老年期出现的精神分裂症多以听幻觉、被害或嫉妒妄想症状突出,且生活自理能力基本正常,更无运动神经功能障碍。随着病程的进展,FTD 的智力下降更能作为鉴别要点。

4.抑郁症

中老年期抑郁症患者多思维困难,反应迟缓,音调低沉,动作笨拙,易与 FTD 早期伴有忧郁者相混。但抑郁症仅表现为词语学习和逻辑记忆的自由回忆及语义流畅的损害。而 FTD 表现为刻板性使用单句、词甚至是某个音节。抑郁症患者可通过鼓励,在短时间内表现出良好的记忆力、注意力和计算力,一般无智能障碍和自我放纵的人格改变。

5.路易体痴呆

研究发现 FTD 与路易小体痴呆在 17 号染色体存在基因连锁关系,甚至有人称为 17 号染色体连锁的额颞叶痴呆和帕金森病(frontotemporal dementia and parkinsonismlinked to chromosome17,FTDP-17)。FTD 至中晚期与路易体痴呆表现相似,有运动功能障碍,加之应用金刚烷胺和左旋多巴/卡比多巴治疗均有一定效果,故有学者认为两组可能系同一组疾病。路易体痴呆患者的 Pick 小体中 α-共核蛋白呈阳性,FTD 的 Pick 小体中 α-共核蛋白呈阴性,两者可以区别。海马的齿状颗粒细胞,额、颞叶皮层的中小细胞存在嗜银球形小体,这种嗜银小体同时表达 tau 和泛素。这不仅有利于 Pick 小体与 Lewy 小体的鉴别,也有利于与运动神经元型额颞叶痴呆的泛素阳性、tau 阴性的神经细胞包涵物区别。

6.麻痹性神经梅毒

麻痹性神经梅毒(paretic neurosyphilis,PN)又名麻痹性痴呆,是由梅毒螺旋体侵犯大脑引起的一种晚期梅毒的临床表现,5%~10% 的梅毒患者可发展成为麻痹性痴呆。该病隐袭起病,发展缓慢。以神经麻痹、进行性痴呆及人格障碍为特点。随后出现进行性痴呆,常有欣快、夸大、抑郁或偏执等精神病色彩。不洁性交史,梅毒螺旋体感染可疑史,阿-罗瞳孔都可考虑麻痹性痴呆。麻痹性神经梅毒血清康华反应强阳性、螺旋体荧光抗体吸附(fluorescent treponema antibody absorption,FTA-ABS)试验几乎所有神经梅毒患者都呈阳性,可与 FTD 鉴别。

7.正常压力脑积水

正常压力脑积水是脑膜或蛛网膜增厚和粘连,阻碍了脑脊液正常循环,特别是在脑基底池或大脑凸面处阻止脑脊液正常流向上矢状窦所引起。表现为步态共济失调、皮质下痴呆和排尿中断临床三联症。正常压力脑积水虽然有意志缺失、记忆力减退和情感淡漠症状,但早期没有社会人际行为下降或人际协调行为损害。此外健忘、注意力下降、思维缓慢伴有记忆力缺陷的皮质下痴呆特征,以及脑室扩张、腰穿 CSF 压力正常而无视盘水肿等均是正常压力脑积水的特征。

五、预防和治疗

本病目前尚缺乏特异性治疗,由于此类疾病并不出现阿尔茨海默病的胆碱能递质改变的神经生化学异常,所以用于治疗阿尔茨海默病的胆碱酯酶抑制剂并不能改善 FTD 症状。尸解和 PET 的神经生物化学研究表明该病有 5-HT 代谢异常,因此,使用某些选择性 5-羟色胺再摄取抑制剂(SSRIs)对 FTD 的症状可能有效,如氟伏沙明、舍曲林、氟西汀、帕罗西汀可改善患者的脱抑制、抑郁、强迫动作、摄食过量等症状。

DA 受体激动剂应用尚有争议,因为有诱发精神症状的危险。溴隐亭可能改善部分额叶症状,如执行能力和双重任务操作能力。溴隐亭的使用剂量开始为 1.25～2.5 mg,每天 2 次,以后在 2～4 周内每隔 3～5 天增加 2.5～5.0 mg,找到最佳疗效的最小剂量。

对于攻击性行为,推荐使用 5-HT$_2$/D$_2$ 受体比值较高的第二代抗精神病药物,如奥氮平与利培酮。

卡马西平对于 Klver-Bucy 综合征有效。如出现明显的反应性神经胶质增生,可用抗感染剂治疗。有运动功能障碍者,应用金刚烷胺和左旋多巴/卡比多巴治疗均有一定效果。

神经生长因子可能促进受累神经元的生长、存活和分化,神经肽的作用尚未确定。基因治疗可能有一定前景,干细胞的效果尚需进一步探讨。

FTD 患者的管理主要是通过社会、精神病专家和志愿者构建支持网络,向患者提供日间的、临时休息及最基本的居民护理的设施,以减轻患者家庭的负担。最好是由为老年患者提供服务的精神病机构来收治这类患者,即使有些早期发作的痴呆或行为损害者还未达到老年期也应如此。

(孟宪华)

第二节　路易体痴呆

路易体痴呆(dementia with Lewy Bodies,DLB)是一种神经系统变性疾病,临床主要表现为波动性认知障碍、帕金森综合征和以视幻觉为突出代表的精神症状。20 世纪 80 年代前,路易体痴呆的病例报道并不多,直至后来细胞免疫组化方法的诞生使之诊出率大幅度提高。目前在老年人神经变性性痴呆中,它的发病率仅次于 Alzheimer 病。

一、流行病学

一项系统性综述显示,65 岁以上老年人中 DLB 的患病率为 3.6%～7.1%,仅次于 Alzheimer 病和血管性痴呆,男性较女性略多,发病年龄在 60～80 岁。来自欧洲和日本的研究资料也有相似结果。我国尚无完整流行病学资料。

二、病因与发病机制

路易体痴呆的病因和危险因素尚未明确。本病多为散发,虽然偶有家族性发病,但是并没有明确的遗传倾向。

路易体痴呆的发病机制不明确。病理提示 Lewy 体中的物质为 α-突触核蛋白和泛素等,异常蛋白的沉积可能导致神经元功能紊乱和凋亡。但是,α-突触核蛋白和泛素的沉积机制仍有疑问。其可能发病机制有以下两种假设。

(一)α-突触核蛋白基因突变

α-突触核蛋白是一种由 140 个氨基酸组成的前突触蛋白,以新皮质、海马、嗅球、纹状体和丘脑含量较高,基因在第 4 号染色体上。正常情况下 α-突触核蛋白二级结构为 α 螺旋。研究证明,α-突触核蛋白基因突变可导致蛋白折叠错误和排列混乱。纤维状呈凝团状态的 α-突触核蛋白积聚物,与其他蛋白质一起形成了某种包涵物,即通常所说的 Lewy 体。α-突触核蛋白基因有 4 个外显子,如 209 位的鸟嘌呤变成了腺嘌呤,即导致氨基酸序列 53 位的丙氨酸被苏氨酸替代,破坏了蛋白的 α 螺旋,而易于形成 β 片层结构,后者参与了蛋白质的自身聚集并形成淀粉样结构。Feany 等采用转基因方法在果蝇身上表达野生型和突变型 α-突触核蛋白,可观察到发育至成年后,表达突变型基因的果蝇表现出运动功能障碍,脑干多巴胺能神经元丢失,神经元内出现 Lewy 体等。

(二)*Parkin* 基因突变

泛素-蛋白水解酶系统存在于真核细胞的内质网和细胞质内,主要包括泛素和蛋白水解酶两种物质,它们能高效、高选择性地降解细胞内受损伤的蛋白,避免异常蛋白的沉积,因此发挥重要的蛋白质质量控制作用。在此过程中,受损蛋白必须要和泛素结合才能被蛋白水解酶识别,该过程称为泛素化。泛素化需要多种酶的参与,其中有一种酶称为底物识别蛋白(*parkin* 蛋白或 E3 酶),该酶由 *Parkin* 基因编码。如果 *Parkin* 基因突变导致底物识别蛋白功能损害或丧失,则上述变异的 α-突触核蛋白不能被泛素化降解而在细胞内聚集,最终引起细胞死亡。

三、病理

1912 年,德国病理学家 Lewy 首先发现路易体。这是一种见于神经元内圆形嗜酸性(HE 染色)的包涵体,它们弥漫分布于大脑皮质,并深入边缘系统(海马和杏仁核等)、黑质或脑干其他核团。20 世纪80 年代通过细胞免疫染色方法发现 Lewy 体内含有泛素蛋白,以后又用抗 α-突触核蛋白抗体进行免疫标记,使诊断率进一步提高。

Lewy 体并不为路易体痴呆所特有,帕金森病等神经退行性疾病均可出现;另外路易体痴呆神经元中可能还有以下非特异性变化:神经炎性斑、神经原纤维缠结、局部神经元丢失、微空泡变、突触消失、神经递质枯竭等,这些变化在帕金森病和 Alzheimer 病也可见到,但分布和严重程度不一,因此可以鉴别。

四、临床表现

路易体痴呆兼具 Alzheimer 病的认知功能障碍和帕金森病的运动功能障碍,但又有其特点。路易体痴呆的临床表现可归结为 3 个核心症状(波动性认知障碍、帕金森综合征、视幻觉)。

（一）波动性认知障碍

认知功能损害常表现为执行功能和视空间功能障碍，而近事记忆功能早期受损较轻。视空间功能障碍常表现得比较突出，患者很可能在一个熟悉的环境中迷路，比如在吃饭的间隙去洗手间，出来后可能无法找到回自己餐桌的路。

相对于 Alzheimer 病渐进性恶化的病程，路易体痴呆的临床表现具有波动性。患者常出现突发而又短暂的认知障碍，可持续几分钟、几小时或几天，之后又戏剧般地恢复。比如一个患者在和别人正常对话，突然就沉默不语，两眼发直，几小时后突然好转。患者本人对此可有特征性的主观描述"忽然什么都不知道了，如同坠入云里雾里"，在此期间患者认知功能、定向能力、语言能力、视空间能力、注意力和判断能力都有下降。

（二）视幻觉

50%～80%的患者在疾病早期就有视幻觉。视幻觉的内容活灵活现，但不一定是痛苦恐怖的印象，有时甚至是愉快的幻觉，以至患者乐意接受。早期患者可以分辨出幻觉和实物，比较常见的描述包括在屋子内走动的侏儒和宠物等。视幻觉常在夜间出现。听幻觉、嗅幻觉也可存在，出现听幻觉时患者可能拿着未连线的电话筒畅聊，或者拿着亲友的照片窃窃私语。后期患者无法辨别幻觉，对于旁人否定会表现得很激惹。

（三）帕金森综合征

帕金森综合征主要包括运动迟缓、肌张力增高和静止性震颤。与经典的帕金森病相比，路易体痴呆的静止性震颤常常不太明显。

（四）其他症状

有睡眠障碍、自主神经功能紊乱和性格改变等。快速动眼期睡眠行为障碍被认为是路易体痴呆最早出现的症状。患者在快速动眼期睡眠会出现肢体运动和梦呓。自主神经功能紊乱常见的有直立性低血压、性功能障碍、便秘、尿潴留、多汗、少汗、晕厥、眼干、口干等。自主神经紊乱可能由于脊髓侧角细胞损伤所致。性格改变常见的有攻击性增强、抑郁等。

五、辅助检查

（一）实验室检查

路易体痴呆没有特异性的实验室检查方法，因此检查的目的是鉴别诊断。需要进行的检查有血常规、甲状腺功能、维生素 B_{12} 浓度、梅毒抗体、莱姆病抗体、HIV 抗体检查等。

（二）影像学检查

影像学检查可分为结构影像和功能影像。前者包括 MRI 和 CT，后者包括 SPECT 和 PET。

路易体痴呆在 MRI 和 CT 上没有典型的表现，检查的目的是鉴别其他疾病。MRI 和 CT 可明确皮层萎缩的部位，对于额颞叶痴呆的诊断有一定意义，Alzheimer 病内侧颞叶皮层萎缩的情况较路易体痴呆常见。MRI 和 CT 尚能反映脑白质情况，出现脑白质病变时应注意鉴别血管性痴呆。

SPECT 和 PET 检查手段可分为多巴胺能示踪显像（^{123}I-FP-CIT，^{18}F-dopa）、脑血流灌注显像（^{99m}Tc-HMPAO/^{99m}Tc-ECD/^{123}I-IMP）和脑代谢显像（^{18}F-FDG PET）等，但这些检查尚在研究中，不能临床推广应用。有研究表明，路易体痴呆患者纹状体的多巴胺能活性降低，而 Alzheimer 病没有变化，故有助于鉴别。还有研究表明，路易体痴呆患者枕叶皮层的代谢率比较低，Alzheimer 病正常，故有一定意义。

(三)神经心理学检查

认知功能障碍主要表现在视空间功能障碍。比如,让患者画钟面,虽然钟面上的数字、时针、分针和秒针一应俱全,但是相互间关系完全是混乱的,数字可能集中在一侧钟面,而时针分针长短不成比例;又比如画一幢立体的小屋,虽然各个部件齐全,但是空间关系错误,患者完全不顾及透视关系(图9-1)。

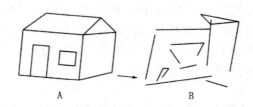

图 9-1　路易体痴呆患者临摹的小屋
A.正确的小屋图形;B.路易体痴呆(DLB)患者临摹的图形

六、诊断

路易体痴呆的诊断比较困难,主要依靠病史,没有特异性的辅助检查手段。而且部分患者兼有 Alzheimer 病或帕金森病,因此很难鉴别。

2005 年,McKeith 等报道了一个国际研究小组根据既往标准修改的诊断标准,该标准的主要内容如下。

(一)很可能 DLB 和可能的 DLB 必须具备的症状

(1)进行性认知功能下降,以致明显影响社会或职业功能。

(2)认知功能以注意、执行功能和视空间功能损害最明显。

(3)疾病早期可以没有记忆损害,但随着病程发展,记忆障碍越来越明显。

(二)3 个核心症状

如果同时具备以下 3 个特点之二则诊断为很可能的 DLB,如只具备一个,则诊断为可能的 DLB。

(1)波动性认知功能障碍,患者的注意和警觉性变化明显。

(2)反复发作的详细成形的视幻觉。

(3)自发的帕金森综合征症状。

(三)提示性症状

具备一个或一个以上的以下症状,并且具有一个或一个以上的核心症状,则诊断为很可能的 DLB;无核心症状,但具备一个或一个以上的以下症状可诊断为可能的 DLB;只有以下提示性症状不能诊断很可能的 DLB。

(1)REM 期睡眠障碍。

(2)对抗精神病类药物过度敏感。

(3)SPECT 或 PET 提示基底节多巴胺能活性降低。

(四)支持证据(DLB 患者经常出现,但是不具有诊断特异性的症状)

(1)反复跌倒、晕厥或短暂意识丧失。

(2)自主神经功能紊乱(如直立性低血压、尿失禁)。

(3)其他感官的幻觉、错觉。

(4)系统性妄想。

(5)抑郁。

(6)CT 或 MRI 扫描提示颞叶结构完好。

(7)SPECT/PET 提示枕叶皮质的代谢率降低。

(8)心肌造影提示间碘苄胍(MIBG)摄取降低。

(9)脑电图提示慢波,颞叶出现短阵尖波。

(五)不支持 DLB 诊断的条件

(1)脑卒中的局灶性神经系统体征或神经影像学证据。

(2)检查提示其他可导致类似临床症状的躯体疾病或脑部疾病。

(3)痴呆严重时才出现帕金森综合征的症状。

(六)对症状发生顺序的要求

对于路易体痴呆,痴呆症状一般早于或与帕金森综合征同时出现。对于明确的帕金森病患者合并的痴呆,应诊断为帕金森病痴呆(PDD)。如果需要区别 PDD 和 DLB,则应参照"1 年原则",即帕金森症候出现后 1 年内发生痴呆,可考虑 DLB,而 1 年后出现的痴呆应诊断为 PDD。

该标准的敏感度为 75%,特异度为 79%,因此,路易体痴呆的临床诊断的准确性还不是很高。

七、治疗

路易体痴呆尚无治疗方法,目前的用药主要是对症治疗。路易体痴呆精神行为症状和锥体外系症状比较突出,针对这两类症状的治疗药物,在药理机制上常有矛盾,有时会给治疗带来一定困难。

对于改善认知,目前疗效比较肯定的是胆碱酯酶抑制剂,可作为首选药物,多奈哌齐对改善视幻觉有一定作用,利斯的明对改善淡漠、焦虑、幻觉和错觉有效。当胆碱酯酶抑制剂无效时,可选用新型非典型抗精神病药物如阿立哌唑、氯氮平、喹硫平、舍吲哚,这些药物比较安全。选择性 5-HT 受体再摄取抑制剂对改善情绪有一定作用。

经典抗精神病药物如氟哌利多醇和硫利达嗪可用于 Alzheimer 病,但禁忌用于路易体痴呆。这类药物会加重运动障碍,导致全身肌张力增高,重者可出现抗精神药物恶性综合征而危及生命。左旋多巴可加重视幻觉,并且对帕金森症状改善不明显,故应当慎用。

八、预后

本病预后不佳。寿命预期为 5~7 年,较 Alzheimer 病短。患者最终死因常为营养不良、肺炎、摔伤、压疮等。

(孟宪华)

第三节 血管性痴呆

血管性痴呆(vascular dementia,VD)是指由脑血管病变引起的认知功能障碍综合征。血管性痴呆是老年期痴呆最常见的类型之一,仅次于阿尔茨海默病。临床上通常表现为波动性病程及阶梯式进展,早期认知功能缺损呈"斑块"状分布。

一、流行病学

65 岁以上人群痴呆患病率约为 5%，血管性痴呆患病率为 2%～3%。随年龄增长，血管性痴呆的发病率呈指数增长。卒中后痴呆患病率为 12%～31%。欧美老年期痴呆中血管性痴呆占 20%～30%。目前认为，血管性痴呆是我国老年期痴呆的主要组成部分。

二、危险因素

血管性痴呆的危险因素包括年龄、吸烟、酗酒、文化程度低、高血压病、动脉粥样硬化、糖尿病、心肌梗死、心房颤动、白质损害、脂代谢紊乱、高同型半胱氨酸血症等。负性生活事件、脑卒中家族史、高脂饮食等是血管性痴呆发病相关因素。apoEε4 会增加血管性痴呆的危险性。

高血压病是血管性痴呆最重要的危险因素。有效控制高血压，尤其是收缩压，可明显降低血管性痴呆的发生。年龄是比较明确的危险因素。吸烟及酗酒能增加脑卒中和痴呆的危险性。文化程度与血管性痴呆的发病率成负相关。文化程度愈高，血管性痴呆发病率愈低。

三、病因

病因包括全身性疾病如动脉粥样硬化、高血压病、低血压、心脏疾病（瓣膜病、心律失常、附壁血栓、黏液瘤等）、血液系统疾病（镰状细胞贫血、血黏度增高、血小板增多）及炎性血管病，也可以由颅内病变如腔隙性脑梗死、Binswanger 病、白质疏松、皮质下层状梗死、多发性梗死、出血（外伤性、自发性、蛛网膜淀粉样血管病）、颅内动脉病、炎症性（肉芽肿性动脉炎、巨细胞性动脉炎）、非炎症性（淀粉样血管病、烟雾病）所致。

四、发病机制

（一）分子机制

本病神经递质功能异常。

1.胆碱能通路受损

胆碱能神经元对缺血不耐受。基底前脑胆碱能神经元接受穿通动脉供血，而后者易受高血压影响而发生动脉硬化。缺血性卒中容易损伤胆碱能纤维投射，导致脑内胆碱不足。

2.兴奋性氨基酸的神经毒性作用

细胞内过量谷氨酸受体激活，继发钙超载，导致大量氧自由基产生，造成线粒体与 DNA 损伤。

3.局部脑血流改变

慢性脑内低灌注引起海马 CAI 区锥体细胞凋亡及神经元丧失，导致记忆功能障碍。血管性痴呆与脑缺血关系密切：缺血半暗带细胞内钙超载、兴奋性氨基酸、自由基，以及缺血后的基因表达、细胞凋亡、迟发性神经元坏死等。

（二）遗传机制

伴皮质下梗死和白质脑病的常染色体显性遗传性脑动脉病缺陷基因 Notch3 基因定位于 19q12。apoE 基因多态性与血管性痴呆关系密切。apoEε4 等位基因增加了血管性痴呆的患病危险。

五、病理

血管性痴呆主要病理改变为脑微血管病变,包括脑卒中后严重的筛状变及白质病变。主要累及皮质、海马、丘脑、下丘脑、纹状体、脑白质等,导致纹状体-苍白球-丘脑-皮质通路破坏。

六、临床表现

临床表现与卒中发生的部位、大小及次数有关。

(一)认知功能损害

突然起病,病情呈阶梯性进展。早期表现为斑片状认知功能损害,最后出现全面性认知功能障碍。病变部位不同,引起的认知功能障碍领域不同,可表现为皮质、皮质下或两者兼而有之,或仅表现为某一重要部位的功能缺失。左侧大脑半球(优势半球)病变可能出现失语、失用、失读、失写及失算等症状;右侧大脑半球皮质病变可能有视空间障碍。皮质下神经核团及其传导束病变可能出现强哭强笑等症。有时还可出现幻觉、自言自语、木僵、缄默、淡漠等精神行为学异常。通常首先累及言语回忆和与视空间技能损害有关的执行功能,记忆障碍较轻。因此,血管性痴呆筛查量表不应以记忆障碍作为筛查和评估的主要标准,应改为存在两种以上认知领域损害,可以包括或不包括记忆损害。

(二)精神行为学异常

病程不同阶段出现精神行为学异常,如表情呆滞、强哭、强笑、抑郁、焦虑、情绪不稳和人格改变等。典型的抑郁发作更为常见。

(三)局灶性神经功能缺损症状和体征

多数患者有卒中史或短暂脑缺血发作史,有局灶性神经功能缺损的症状、体征及相应的神经影像学异常。优势半球病变可出现失语、失用、失读、失算等症;大脑右半球皮质病变可出现视空间技能障碍;皮质下神经核团及传导束病变可出现运动、感觉及锥体外系症状,也可出现强哭、强笑等假性延髓性麻痹症状。影像学检查可见多发腔隙性软化灶或大面积脑软化灶,可伴有脑萎缩、脑室扩大及白质脱髓鞘改变。

(四)辅助检查

血液流变学异常、颅内多普勒超声检查可见颅内外动脉狭窄或闭塞。事件相关电位(P300)可辅助判断某些器质性或功能性认知功能障碍。脑电图可见脑血栓形成区域局限性异常。头颅CT 或 MRI 可见新旧不等的脑室旁、半卵圆中心、底节区低密度病灶并存的特点。

七、临床类型

(一)多发梗死性痴呆

多发梗死性痴呆为最常见的类型,常有一次或多次卒中史,病变可累及皮质、皮质下白质及基底节区。当梗死脑组织容量累积达 80~150 mL 时即可出现痴呆。常有高血压、动脉硬化和反复发作的卒中史。典型病程为突然发作、阶梯式进展和波动性认知功能障碍。每次发作遗留不同程度的认知功能损害和精神行为学异常,最终发展为全面性认知功能减退。临床上主要表现为局灶性神经功能缺损症状和体征(如偏瘫、失语、偏盲、假性延髓性麻痹)和突发的认知功能损害。神经影像学可见脑内多发低密度影和脑萎缩。

(二)大面积脑梗死性痴呆

大面积脑梗死性痴呆为单次脑动脉主干闭塞引起的痴呆。大面积脑梗死患者常死于急性期,少数存活者遗留不同程度的认知功能障碍。

(三)关键部位梗死性痴呆

关键部位梗死性痴呆是指与脑高级皮质功能相关的特殊部位梗死所致的痴呆,包括皮质(海马与角回)或皮质下(丘脑、尾状核、壳核及苍白球)。

(四)皮质下血管性痴呆

皮质下血管性痴呆包括多发腔隙性梗死性痴呆、腔隙状态、Binswanger病、伴皮质下梗死和白质脑病的常染色体显性遗传性脑动脉病、脑淀粉样血管病导致的痴呆,与小血管病变有关。主要表现为皮质下痴呆综合征,即执行功能障碍为主,记忆损害较轻,早期出现精神行为学异常。

(五)分水岭区梗死性痴呆或低灌注性痴呆

分水岭区梗死性痴呆或低灌注性痴呆急性脑血流动力学改变(如心搏骤停、脱水、低血压)后分水岭梗死所致痴呆。

(六)出血性痴呆

出血性痴呆指脑出血及慢性硬膜下血肿造成的痴呆。蛛网膜下腔出血及正常颅压脑积水导致的痴呆是否包括在内尚有争议。

(七)其他病因引起的痴呆

其他病因引起的痴呆包括原因不明和罕见的脑血管病引起的痴呆,如烟雾病和先天性血管异常等合并的痴呆。

八、诊断标准

美国国立神经系统疾病与卒中研究所和瑞士国际神经科学研究协会(National Institute of Neurological Disorders and Stroke and the Association International epour la Researcheetl Enseigmenten Neurosciences,NINDS-AIREN)诊断标准如下。

(一)临床很可能(probable)血管性痴呆

(1)痴呆符合美国《精神障碍诊断与统计手册》第4版(diagnostic and staristical manual of disorders,fourth edition,DSM-Ⅳ)-R诊断标准:临床主要表现为认知功能明显下降,尤其是自身前后对比。神经心理学检查证实有两个以上认知领域的功能障碍(如记忆、定向、注意、计算、言语、视空间技能及执行功能),其严重程度已干扰日常生活,并经神经心理学测验证实。同时排除意识障碍、神经症、严重失语及脑变性疾病(额颞叶痴呆、路易体痴呆及帕金森痴呆等)或全身性疾病所引起的痴呆。

(2)脑血管疾病的诊断:符合1995年全国第四届脑血管病专题会议制定的相关标准。临床表现有脑血管疾病引起的局灶性神经功能缺损症状和体征,如偏瘫、中枢性面舌瘫、感觉障碍、偏盲及言语障碍等,符合头颅CT或MRI上相应病灶,可有或无卒中史。Hachinski缺血评分≥7分。影像学检查(头颅CT或MRI)有相应的脑血管病证据,如多发脑梗死、多个腔隙性脑梗死、大血管梗死、重要部位单个梗死(如丘脑、基底前脑)或广泛的脑室周围白质病变。

(3)痴呆与脑血管疾病密切相关:卒中前无认知功能障碍。痴呆发生在脑卒中后的3个月内,并持续3个月以上。或认知功能障碍突然加重、波动或呈阶梯样逐渐进展。支持血管性痴呆诊断:早期认知功能损害不均匀(斑块状分布);人格相对完整;病程波动,多次脑卒中史;可呈现步态障碍、假性延髓性麻痹等体征；存在脑血管病的危险因素；Hachinski 缺血量表≥7 分。

（二）可能为（possible）血管性痴呆

（1）符合痴呆诊断。

（2）有脑血管病和局灶性神经系统体征。

（3）痴呆和脑血管病可能有关，但在时间或影像学方面证据不足。

（三）确诊血管性痴呆

（1）临床诊断为很可能或可能的血管性痴呆。

（2）尸检或活检证实不含超过年龄相关的神经元纤维缠结（NFTS）和老年斑（SP）数及其他变性疾病组织学特征。

当血管性痴呆合并其他原因所致的痴呆时，建议用并列诊断，而不用"混合性痴呆"的诊断。

九、鉴别诊断

（一）阿尔茨海默病

阿尔茨海默病患者的认知功能障碍以记忆障碍为主，呈进行性下降。血管性痴呆患者早期表现为斑片状认知功能损害，主要表现为执行功能受损。病程呈波动性进展或阶梯样加重。脑血管病史、神经影像学改变及 Hachinski 缺血量表有助于鉴别血管性痴呆与阿尔茨海默病。评分≥7 分者为血管性痴呆；5～6 分者为混合性痴呆；≤4 分者为阿尔茨海默病。

（二）谵妄

谵妄是以意识障碍为特征的急性脑功能障碍综合征。除意识障碍外，还有丰富的视幻觉及听幻觉，症状在短时间（数小时或数天）内出现，并且 1 天中有波动趋势（表 9-1）。

表 9-1　谵妄与痴呆的鉴别诊断

症状	谵妄	痴呆
发病形式	急	不恒定
进展情况	快	缓慢
自诉能力减退	不经常	经常
注意力	佳	差
定向力	完全丧失	选择性失定向
记忆力	完全性记忆障碍	远期比近期好
语言	持续而不连贯	单调或失语
睡眠障碍	有	不定

（三）正常颅压性脑积水

当血管性痴呆患者出现脑萎缩或脑室扩大时，需要与本病鉴别。后者主要表现为进行性认知功能损害、共济失调步态和尿失禁三大主征。隐匿起病，无明确的脑卒中史，影像学无脑梗死的证据。

（四）某些精神症状

卒中累及额颞叶可能出现某些精神症状，如淡漠、欣快、易激惹，甚至出现幻觉。优势半球顶叶损害可出现 Gerstmann 综合征（失写、失算、左右分辨障碍及手指失认）及体象障碍等，容易误诊为痴呆。但上述症状与脑血管病同时发生，随病情加重而加重，随病情好转而好转，甚至消失。

症状单一,持续时间短暂,不能认为是痴呆。

(五)去皮质状态

去皮质状态多由于严重或多次卒中所致双侧大脑半球广泛的损害。患者无思维能力,但保留脑干的生理功能,视、听反射正常。肢体可出现无意识动作。可以进食,但不能理解语言,不能执行简单的命令。而痴呆患者能听懂别人的叙述,执行简单的命令,保留一定的劳动与生活能力。

(六)各型失语

患者不能言语或者不能理解他人的言语,但患者一般能有条不紊地处理自己的日常生活和工作。行为合理,情绪正常。也可以借助某种表情或动作与他人进行简单的信息交流。痴呆患者早期一般无明显言语障碍。有自发言语,也能听懂别人的语言。

(七)麻痹性痴呆

麻痹性痴呆属于三期脑实质性梅毒。主要表现为进行性认知功能损害,常合并有某些神经系统体征如瞳孔异常、腱反射减低及共济失调步态等,有特异性血清学及脑脊液免疫学阳性结果。

(八)皮质-纹状体-脊髓变性

皮质-纹状体-脊髓变性通常表现为迅速进展的痴呆,伴小脑性共济失调、肌阵挛。

十、血管性痴呆与血管性认知功能障碍

血管性痴呆传统的诊断标准要求患者有记忆力下降和其他认知领域功能损害,其严重程度达到痴呆标准,该诊断标准具有明显的局限性。首先,血管性痴呆诊断标准是建立在阿尔茨海默病的概念上,但记忆障碍并非是血管性痴呆的典型症状。其次,血管性痴呆的诊断需要认知功能损害程度达到痴呆诊断标准,客观上阻止了识别早期血管性痴呆患者,使其失去有效治疗和防止认知功能损害持续进展的最佳时机。为此,一些学者建议用血管性认知功能障碍(vascular cognitive impairment,VCI)取代血管性痴呆。

血管性认知功能障碍是指由脑血管病引起或与脑血管病及其危险因素密切相关的各种程度的认知功能损害,包括非痴呆血管性认知功能障碍、血管性痴呆和伴有血管因素的阿尔茨海默病即混合性痴呆。血管性认知功能障碍比血管性痴呆所包括的范围更为广泛,包括血管因素引起的所有认知功能障碍。血管危险因素或脑卒中史是诊断血管性认知功能障碍所必需,局灶性神经功能缺损体征,突发性、阶梯样进展的病程特点不是血管性认知功能障碍诊断所必需。Hachinski缺血量表对血管性认知功能障碍诊断非常有用。血管性认知功能障碍概念的提出为血管病所致认知功能损害的早期预防和干预提供了理论依据。

十一、混合性痴呆

混合性痴呆是指既具有阿尔茨海默病典型的临床表现,同时又具备血管性危险因素的痴呆患者。脑血管性损害和原发退行性改变同时存在。至少1/3的阿尔茨海默病患者存在血管性损害,而1/3的血管性痴呆患者存在阿尔茨海默病样病理学改变。阿尔茨海默病患者的血管性损害促进临床症状的发展,存在1次或2次腔隙性卒中时,表现出临床症状的风险增加20倍。最常见的混合性痴呆类型是具有典型阿尔茨海默病临床特征的患者在卒中后症状突然恶化。这种混合性痴呆类型称为"卒中前痴呆"。另一个常见的现象是有"单纯性"阿尔茨海默病症状的痴呆

患者存在血管损害,这种"无症状"血管损害只有在神经影像学检查或组织活检时才能发现。目前很可能低估了在临床诊断为阿尔茨海默病的患者中血管损害对痴呆的促成作用。高龄个体中,单纯性阿尔茨海默病并不能在所有患者中出现临床痴呆症状。腔隙性卒中促成了许多阿尔茨海默病患者痴呆的临床表现。血管损害很可能在晚发性阿尔茨海默病患者中起非常重要的作用。为了描述痴呆的不同类型,Kalaria 和 Ballard 提出了一种连续统一体,其中一端是单纯性阿尔茨海默病,另一端是单纯性血管性痴呆,在两者之间出现了不同的组合。单纯性血管性痴呆和单纯性阿尔茨海默病的诊断通常采用各自的标准(NINDS-AIREN 和 NINCDS-ADRDA),而阿尔茨海默病伴 CVD 或混合性痴呆的诊断则有困难。通过询问照料者以确定先前是否存在 MCI 症状有助于识别卒中导致症状加重的早期阿尔茨海默病患者。在某些患者中,缺血评分也可能提供倾向于血管性病因的证据。

十二、治疗

血管性痴呆的治疗分为预防性治疗和对症治疗。预防性治疗着眼于血管性危险因素的控制,即卒中的一级和二级预防。对症治疗即三级预防,主要包括痴呆的治疗。

(一)一级预防

一级预防主要是控制血管性痴呆危险因素如高血压病、糖尿病、脂代谢紊乱、肥胖、高盐高脂饮食、高凝状态、脑卒中复发、心脏病、吸烟、睡眠呼吸暂停综合征及高同型半胱氨酸血症等。积极治疗卒中急性期的心律失常、充血性心力衰竭、癫痫及肺部感染有助于血管性痴呆预防。颅内外血管狭窄者进行介入治疗、球囊扩张术、颈动脉支架成形术改善脑血供。有高血压病、脑动脉硬化及卒中史者,定期进行认知功能测查。一旦发现认知功能减退,应积极给予治疗。重点预防卒中复发。低灌注引起者应增加脑灌注,禁用降压治疗。

(二)二级预防

二级预防主要是指脑血管病的处理,包括脑卒中急性期与康复期治疗及脑卒中复发的防治。积极改善脑循环、脑细胞供氧,预防新血栓与再梗死等。脑卒中急性期积极治疗脑卒中,防治各种并发症,改善脑功能,避免缺血脑细胞受到进一步损害。

(三)支持治疗

维持良好的心肺功能,保持水、电解质和酸碱平衡;警惕心律失常、心肌梗死和心力衰竭的发生;保证营养摄入,必要时可采取鼻饲或静脉营养。

(四)血压的管理

合理缓慢降压对防治脑卒中极为重要。卒中急性期除非血压过高,一般不主张降压治疗,以免血压过低导致脑灌注锐减而使梗死加重。治疗收缩型高血压[收缩压高于 21.3 kPa (160 mmHg),舒张压低于12.7 kPa(95 mmHg)]比收缩-舒张型高血压[收缩压高于 21.3 kPa (160 mmHg),舒张压高于12.7 kPa(95 mmHg)]更为重要。可口服卡托普利,或静脉注射拉贝洛尔;对血压降低后血容量不足者可给予多巴胺等升压药物。

(五)溶栓及抗凝药物的使用

溶栓及抗凝药物的使用早期识别急性脑血管病,防止缺血半暗区进一步扩大并促使其恢复;预防脑卒中复发;消除或控制卒中后痴呆的危险因素;积极治疗并发症均可预防血管性痴呆的发生与发展。

(六)高压氧治疗

高压氧可增加血氧含量、提高血氧分压、加大血氧弥散距离、改善脑组织病变部位血液供应，保护缺血半影区，促进神经组织的恢复与再生，减轻缺血再灌流脑损伤，减少自由基损伤，以改善血管性痴呆患者的认知功能及精神行为学异常。

(七)三级预防

三级预防主要指对认知功能障碍的处理。主要包括胆碱酯酶抑制药、神经营养和神经保护药、N-甲基-D-天冬氨酸(N-methyl-D-aspartate,NMDA)受体拮抗剂、抗氧化药、改善微循环药、益智药、激素替代治疗和抗生素治疗等。目前，血管性痴呆的治疗分为作用于胆碱能及非胆碱能系统两大类。

1.作用于胆碱能的药物

胆碱酯酶抑制剂，如乙酰胆碱酯酶抑制剂(acetylcholinesterase inhibitor,AchEI)已开始用于轻中度血管性痴呆治疗。代表药物有盐酸多奈哌齐、重酒石酸卡巴拉汀和加兰他敏等。

(1)多奈哌齐(donepezil,安理申)：每天 5～10 mg 口服能改善轻中度血管性痴呆和混合性痴呆患者的认知功能。不良反应有恶心、呕吐、腹泻、疲劳和肌肉痉挛；但在继续治疗中会消失。无肝毒性。

(2)重酒石酸卡巴拉汀(rivastigmine,艾斯能)：为丁酰胆碱酯酶和乙酰胆碱酯酶双重抑制剂。口服吸收好，易通过血-脑屏障，对中枢神经系统的胆碱酯酶具有高度选择性，改善皮质下血管性痴呆患者的注意力、执行功能、日常生活能力和精神行为学异常。

(3)加兰他敏：具有抑制胆碱酯酶和调节烟碱型胆碱受体(nAChR)而增加胆碱能神经传导的双重调节作用。能明显改善血管性痴呆及轻中度阿尔茨海默病伴 CVD 患者的认知功能、整体功能、日常生活活动能力和精神行为学异常。

(4)石杉碱甲(huperzia A)：我国科技人员从植物药千层塔中分离得到的一种选择性、可逆性 AChEI，可选择性降解中枢神经系统的乙酰胆碱，增加神经细胞突触间隙乙酰胆碱浓度，适用于轻中度血管性痴呆患者。

2.非胆碱能药物

(1)脑代谢活化剂：代表药物有吡拉西坦、奥拉西坦、胞磷胆碱、双氢麦角碱、都可喜、脑活素、双氢麦角碱等。吡拉西坦诱导钙内流，改善再记忆过程，还可提高脑葡萄糖利用率和能量储备，促进磷脂吸收及 RNA 与蛋白质合成，具有激活、保护和修复神经细胞的作用。都可喜为阿米三嗪和萝巴新的复方制剂，可加强肺泡气体交换，增加动脉血氧分压和血氧饱和度，有抗缺氧及改善脑代谢和微循环的作用，尚可通过其本身的神经递质作用促进脑组织新陈代谢。双氢麦角碱能改善脑循环，促进脑代谢，直接作用于中枢神经系统多巴胺和 5-羟色胺受体，有增强突触前神经末梢释放递质与刺激突触后受体的作用；改善神经传递功能；抑制 ATP 酶、腺苷酸环化酶的活性，减少 ATP 分解，从而改善细胞能量平衡，使神经元电活动增加。甲氯芬酯可抑制体内某些氧化酶，促进神经元氧化还原作用，增加葡萄糖的利用，兴奋中枢神经系统，改善学习和记忆。另外，胞磷胆碱、脑活素、细胞色素 C、ATP、辅酶 A 等亦可增强脑代谢。

(2)脑循环促进剂：减少脑血管阻力，增加脑血流量或改善血液黏滞度，提高氧利用度，但不影响正常血压。常用的有麦角衍生物，代表药物双氢麦角碱和尼麦角林，能阻断 α 受体，扩张脑血管，改善脑细胞代谢。

(3)脑血管扩张药：代表药物钙通道阻滞剂尼莫地平，属于二氢吡啶类钙通道阻滞剂，作用于

L型钙通道,具有良好的扩张血管平滑肌的作用,增加容量依赖性脑血流量,减轻缺血半暗带钙超载。每天口服90 mg,连续12周,可改善卒中后皮质下血管性痴呆的认知功能障碍。对小血管病特别有效,对皮质下血管性痴呆有一定益处。

(4)自由基清除剂:如维生素E、维生素C及银杏叶制剂。早期给予银杏叶制剂可以改善脑血液循环、清除自由基,保护脑细胞,起到改善痴呆症状及延缓痴呆进展的作用。

(5)丙戊茶碱:抑制神经元腺苷重摄取、CAMP分解酶,还可通过抑制过度活跃的小胶质细胞和降低氧自由基水平而具有神经保护作用,能改善血管性痴呆患者的认知功能和整体功能。

(6)N-甲基-D-天冬氢酸(NMDA)受体阻断剂:代表药物有美金刚,被认为是治疗血管性痴呆最有前途的神经保护剂,能与AChEI联合应用。

(7)精神行为学异常的治疗:抗精神障碍药物用量应较成年人低。抑郁状态宜采用毒性较小的药物,如选择性5-羟色胺再摄取抑制剂和NE再摄取抑制剂。还可配合应用情绪稳定剂如丙戊酸钠等。

(孟宪华)

第四节　阿尔茨海默病

痴呆是由于脑功能障碍所致获得性、持续性认知功能障碍综合征。痴呆患者具有以下认知领域中至少三项受损:记忆、计算、定向力、注意力、语言、运用、视空间技能、执行功能及精神行为异常,并且其严重程度已影响到患者的日常生活、社会交往和工作能力。

一、老年期痴呆常见的病因

(一)神经系统变性性疾病

阿尔茨海默病、额颞叶痴呆、亨廷顿病、帕金森痴呆、进行性核上性麻痹、关岛-帕金森痴呆综合征、脊髓小脑变性、自发性基底节钙化、纹状体黑质变性、异染性脑白质营养不良和肾上腺脑白质营养不良等。

(二)血管性疾病

脑梗死、脑动脉硬化(包括腔隙状态和Binswanger病)、脑栓塞、脑出血、血管炎症(如系统性红斑狼疮与Behcet综合征)、脑低灌注。

(三)外伤

外伤后脑病、拳击家痴呆。

(四)颅内占位

脑瘤(原发性、继发性)、脑脓肿及硬膜下血肿。

(五)脑积水

交通性脑积水(正常颅压脑积水)及非交通性脑积水。

(六)内分泌和营养代谢障碍性疾病

甲状腺、肾上腺、垂体和甲状旁腺功能障碍引起的痴呆;低血糖反应、糖尿病、肝性脑病、非Wilson肝脑变性、Wilson病、尿毒症性脑病、透析性痴呆、脂代谢紊乱、卟啉血症、严重贫血、缺氧

（心脏病、呼吸衰竭）、慢性电解质紊乱和肿瘤；维生素 B_{12}、维生素 B_6 及叶酸缺乏。

（七）感染

艾滋病、真菌性脑膜脑炎、寄生虫性脑膜脑炎、麻痹性痴呆、其他各种脑炎后遗症、亚急性海绵状脑病、Gerstmann-Strausler 综合征和进行性多灶性白质脑病。

（八）中毒

乙醇、某些药物（抗高血压药、肾上腺皮质激素类、非固醇类抗感染药、抗抑郁药、锂、抗胆碱制剂、巴比妥类和其他镇静安眠药、抗惊厥药、洋地黄制剂、抗心律失常药物、阿片类药物及多种药物滥用）。

（九）工业毒物和金属

铝、砷、铅、金、铋、锌、一氧化碳、有机溶剂、锰、甲醇、有机磷、汞、二硫化碳、四氯化碳、甲苯类、三氯甲烷。

阿尔茨海默病（Alzheimer's disease，AD）是一种以认知功能障碍、日常生活能力下降及精神行为异常为特征的神经系统退行性疾病，是老年期痴呆最常见的原因之一。其特征性病理改变为老年斑、神经原纤维缠结和选择性神经元与突触丢失。临床特征为隐袭起病及进行性认知功能损害。记忆障碍突出，可有视空间技能障碍、失语、失算、失用、失认及人格改变等，并导致社交、生活或职业功能损害。病程通常为 4～12 年。绝大多数阿尔茨海默病为散发性，约 5% 有家族史。

二、流行病学

阿尔茨海默病发病率随年龄增长而逐步上升。欧美国家 65 岁以上老人阿尔茨海默病患病率为 5%～8%，85 岁以上老人患病率高达 47%～50%。我国 60 岁以上人群阿尔茨海默病患病率为 3%～5%。目前我国约有 500 万痴呆患者，主要是阿尔茨海默病患者。发达国家未来 50 年内阿尔茨海默病的发病率将增加 2 倍。预计到 2025 年全球将有 2 200 万阿尔茨海默病患者，到 2050 年阿尔茨海默病患者将增加到 4 500 万。发达国家阿尔茨海默病已成为仅次于心血管病、肿瘤和卒中而位居第 4 位的死亡原因。

三、病因学

（一）遗传学因素——基因突变学说

迄今已筛选出 3 个阿尔茨海默病相关致病基因和 1 个易感基因，即第 21 号染色体的淀粉样前体蛋白（β amyloid precursor protein，APP）基因、第 14 号染色体的早老素 1（presenilin1，PS-1）基因、第 1 号染色体的早老素 2（presenilin2，PS-2）基因和第 19 号染色体的载脂蛋白 E（apolipoprotein E，apoE）ε4 等位基因。前三者与早发型家族性阿尔茨海默病有关，apoEε4 等位基因是晚发性家族性阿尔茨海默病的易感基因。

（二）非遗传因素

脑外伤、感染、铝中毒、吸烟、高热量饮食、叶酸不足、受教育水平低下及一级亲属中有唐氏综合征等都会增加阿尔茨海默病患病风险。

四、发病机制

目前针对阿尔茨海默病的病因及发病机制有多种学说，如淀粉样变级联假说、tau 蛋白过度磷酸化学说、神经递质功能障碍学说、自由基损伤学说、钙平衡失调学说等。任何一种学说都不能完全解释阿尔茨海默病所有的临床表现。

(一)淀粉样变级联假说

脑内 β 淀粉样蛋白(β amyloid,Aβ)产生与清除失衡所致神经毒性 Aβ(可溶性 Aβ 寡聚体)聚集和沉积启动阿尔茨海默病病理级联反应,并最终导致 NFT 和神经元丢失。Aβ 的神经毒性作用包括破坏细胞内 Ca^{2+} 稳态、促进自由基的生成、降低 K^+ 通道功能、增加炎症性细胞因子引起的炎症反应,并激活补体系统、增加脑内兴奋性氨基酸(主要是谷氨酸)的含量等。

(二)tau 蛋白过度磷酸化学说

神经原纤维缠结的核心成分为异常磷酸化的 tau 蛋白。阿尔茨海默病脑内细胞信号转导通路失控,引起微管相关蛋白——tau 蛋白过度磷酸化、异常糖基化及泛素蛋白化,使其失去微管结合能力,自身聚集形成神经原纤维缠结。

(三)神经递质功能障碍

脑内神经递质活性下降是重要的病理特征。可累及乙酰胆碱系统(ACh)、兴奋性氨基酸、5-羟色胺、多巴胺和神经肽类等,尤其是基底前脑胆碱能神经元减少,海马突触间隙 ACh 合成、储存和释放减少,谷氨酸的毒性作用增加。

(四)自由基损伤学说

阿尔茨海默病脑内超氧化物歧化酶活性增强,脑葡萄糖-6-磷酸脱氢酶增多,脂质过氧化,造成自由基堆积。后者损伤生物膜,造成细胞内环境紊乱,最终导致细胞凋亡;损伤线粒体造成氧化磷酸化障碍,加剧氧化应激;改变淀粉样蛋白代谢过程。

(五)钙稳态失调学说

阿尔茨海默病患者神经元内质网钙稳态失衡,使神经元对凋亡和神经毒性作用的敏感性增强;改变 APP 剪切过程;导致钙依赖性生理生化反应超常运转,耗竭 ATP,产生自由基,造成氧化损伤。

(六)内分泌失调学说

流行病学研究结果表明,雌激素替代疗法能降低绝经妇女患阿尔茨海默病的危险性,提示雌激素缺乏可能增加阿尔茨海默病发病率。

(七)炎症反应

神经毒性 Aβ 通过与特异性受体如糖基化蛋白终产物受体、清除剂受体和丝氨酸蛋白酶抑制剂酶复合物受体结合,活化胶质细胞。后者分泌补体、细胞因子及氧自由基,启动炎症反应,形成由 Aβ、胶质细胞及补体或细胞因子表达上调等共同构成的一个复杂的炎性损伤网络,促使神经元变性。

五、病理特征

本病的病理特征大体上呈弥散性皮质萎缩,尤以颞叶、顶叶、前额区及海马萎缩明显。脑回变窄,脑沟增宽,脑室扩大。镜下改变包括老年斑(senile plaque,SP)、神经原纤维缠结(neural fibrillar ytangles,NFT)、神经元与突触丢失、反应性星形胶质细胞增生、小胶质细胞活化及血管淀粉样变。老年斑主要存在于新皮质、海马、视丘、杏仁核、尾状核、豆状核、Meynert 基底核与中脑。镜下表现为退变的神经轴突围绕淀粉样物质组成细胞外沉积物,形成直径 $50\sim200~\mu m$ 的球形结构。主要成分为 Aβ、早老素 1、早老素 2、α_1 抗糜蛋白酶、apoE 和泛素等。神经原纤维缠结主要成分为神经元胞质中过度磷酸化的 tau 蛋白和泛素的沉积物,以海马和内嗅区皮质最为常见。其他病理特征包括:海马锥体细胞颗粒空泡变性,轴索、突触异常断裂和皮质动脉及小动脉淀粉样变等。

六、临床表现

本病通常发生于老年或老年前期,隐匿起病,缓慢进展。以近记忆力减退为首发症状,逐渐累及其他认知领域,并影响日常生活与工作能力。早期对生活丧失主动性,对工作及日常生活缺乏热情。病程中可出现精神行为异常,如幻觉、妄想、焦虑、抑郁、攻击、收藏、偏执、易激惹性、人格改变等。最常见的是偏执性质的妄想,如被窃妄想、认为配偶不忠有意抛弃其的妄想。随痴呆进展,精神症状逐渐消失,而行为学异常进一步加剧,如大小便失禁、不知饥饱等,最终出现运动功能障碍,如肢体僵硬、卧床不起。1996 年国际老年精神病学会制定了一个新的疾病现象术语,即"痴呆的行为和精神症状"(the behavioral and psychological symptoms of dementia,BPSD),来描述痴呆过程中经常出现的知觉、思维内容、心境或行为紊乱综合征。这是精神生物学、心理学和社会因素综合作用的结果。

七、辅助检查

(一)神经影像学检查

头颅 MRI:早期表现为内嗅区和海马萎缩。质子磁共振频谱(^{1}H-megnetic resonance spectroscoper,^{1}H-MRS):对阿尔茨海默病早期诊断具有重要意义,表现为扣带回后部皮质肌醇(myo-inositol,mI)升高。额颞顶叶和扣带回后部出现 N-乙酰门冬氨酸(N-acetylaspartate,NAA)水平下降。SPECT 及 PET:SPECT 显像发现额颞叶烟碱型 AChR 缺失及额叶、扣带回、顶叶及枕叶皮质 5-HT 受体密度下降。PET 显像提示此区葡萄糖利用下降。功能性磁共振成像(functional MRI,fMRI):早期阿尔茨海默病患者在接受认知功能检查时相应脑区激活强度下降或激活区范围缩小和远处部位的代偿反应。

(二)脑脊液蛋白质组学

脑脊液存在一些异常蛋白的表达,如 apoE、tau 蛋白、APP 及 AChE 等。

(三)神经心理学特点

通常表现为多种认知领域功能障碍和精神行为异常,以记忆障碍为突出表现,并且日常生活活动能力受损。临床常用的痴呆筛查量表有简明智能精神状态检查量表(mini-mental state examination,MMSE)、画钟测验和日常生活能力量表等。痴呆诊断常用量表有记忆测查(逻辑记忆量表或听觉词语记忆测验)、注意力测查(数字广度测验)、言语流畅性测验、执行功能测查(stroop 色词-干扰测验或威斯康星卡片分类测验)和神经精神科问卷。痴呆严重程度评定量表有临床痴呆评定量表(clinical dementia rating,CDR)和总体衰退量表(global deterioration scale,GDS)。总体功能评估常用临床医师访谈时对病情变化的印象补充量表(CIBIC-Plus)。额叶执行功能检查内容包括启动(词语流畅性测验)、抽象(谚语解释、相似性测验)、反应-抑制和状态转换(交替次序、执行-不执行、运动排序测验、连线测验和威斯康星卡片分类测验)。痴呆鉴别常用量表有 Hachinski 缺血量表评分(HIS)及汉密尔顿焦虑、抑郁量表。

1.记忆障碍

记忆障碍是阿尔茨海默病典型的首发症状,早期以近记忆力减退为主。随病情进展累及远记忆力。情景记忆障碍是筛选早期阿尔茨海默病的敏感指标。

2.其他认知领域功能障碍

其他认知领域功能障碍表现为定向力、判断与思维、计划与组织能力、熟练运用及社交能力下降。

3.失用

失用包括结构性失用(画立方体)、观念-运动性失用(对姿势的模仿)和失认、视觉性失认(对复杂图形的辨认)、自体部位辨认不能(手指失认)。

4.语言障碍

阿尔茨海默病早期即存在不同程度的语言障碍。核心症状是语义记忆包括语义启动障碍、语义记忆的属性概念和语义/词类范畴特异性损害。阿尔茨海默病患者对特定的词类(功能词、内容词、名词、动词等)表现出认知失常,即词类范畴特异性受损。可表现为找词困难、命名障碍和错语等。

5.精神行为异常

阿尔茨海默病病程中常常出现精神行为异常,如幻觉、妄想、焦虑、易激惹及攻击等。疾病早期往往有较严重的抑郁倾向,随后出现人格障碍、幻觉和妄想,虚构不明显。

6.日常生活活动能力受累

阿尔茨海默病患者由于失语、失用、失认、计算不能,通常不能继续原来的工作,不能继续理财。疾病晚期出现锥体系和锥体外系病变,如肌张力增高、运动迟缓及姿势异常。最终患者可呈强直性或屈曲性四肢瘫痪。

(四)脑电图检查

早期 α 节律丧失及电位降低,常见弥散性慢波,且脑电节律减慢的程度与痴呆严重程度相关。

八、诊断标准

(一)美国《精神障碍诊断与统计手册》第 4 版制定的痴呆诊断标准

(1)多个认知领域功能障碍。①记忆障碍:学习新知识或回忆以前学到的知识的能力受损。②以下认知领域至少有 1 项受损:失语,失用,失认,执行功能损害。

(2)认知功能障碍导致社交或职业功能显著损害,或者较原有水平显著减退。

(3)隐匿起病,认知功能障碍逐渐进展。

(4)同时排除意识障碍、神经症、严重失语及脑变性疾病(额颞叶痴呆、路易体痴呆及帕金森痴呆等)或全身性疾病所引起的痴呆。

(二)阿尔茨海默病临床常用的诊断标准

阿尔茨海默病临床常用的诊断标准有 DSM-Ⅳ-R、ICD-10 和 1984 年 Mckhann 等制定的美国国立神经病学或语言障碍和卒中-老年性痴呆及相关疾病协会研究用诊断标准(NINCDS-ADRDA),将阿尔茨海默病分为肯定、很可能、可能等不同等级。

1.临床很可能阿尔茨海默病

(1)痴呆:老年或老年前期起病,主要表现为记忆障碍和一个以上其他认知领域功能障碍(失语、失用和执行功能损害),造成明显的社会或职业功能障碍。认知功能或非认知功能障碍进行性加重。认知功能损害不是发生在谵妄状态,也不是由于其他引起进行性认知功能障碍的神经系统或全身性疾病所致。

(2)支持诊断:单一认知领域功能如言语(失语症)、运动技能(失用症)、知觉(失认症)的进行性损害;日常生活能力损害或精神行为学异常;家族史,尤其是有神经病理学或实验室证据者;非特异性 EEG 改变如慢波活动增多;头颅 CT 示有脑萎缩。

(3)排除性特征:突然起病或卒中后起病。病程早期出现局灶性神经功能缺损体征如偏瘫、感觉缺失、视野缺损、共济失调。起病时或疾病早期出现抽搐发作或步态障碍。

2.临床可能阿尔茨海默病

临床可能阿尔茨海默病有痴呆症状,但没有发现足以引起痴呆的神经、精神或躯体疾病;在起病或病程中出现变异;继发于足以导致痴呆的躯体或脑部疾病,但这些疾病并不是痴呆的病因;在缺乏可识别病因的情况下出现单一的、进行性加重的认知功能障碍。

3.肯定阿尔茨海默病

符合临床很可能痴呆诊断标准,并且有病理结果支持。

根据临床痴呆评定量表、韦氏成人智力量表(全智商)可把痴呆分为轻度、中度和重度痴呆三级。具体标准有以下几点。

(1)轻度痴呆:虽然患者的工作和社会活动有明显障碍,但仍有保持独立生活能力,并且个人卫生情况良好,判断能力几乎完好无损。全智商 55～70。

(2)中度痴呆:独立生活能力受到影响(独立生活有潜在危险),对社会和社会交往的判断力有损害,不能独立进行室外活动,需要他人的某些扶持。全智商 40～54。

(3)重度痴呆:日常生活严重受影响,随时需要他人照料,即不能维持最低的个人卫生,患者已变得语无伦次或缄默不语,不能做判断或不能解决问题。全智商 40 以下。

九、鉴别诊断

(一)血管性痴呆

血管性痴呆可突然起病或逐渐发病,病程呈波动性进展或阶梯样恶化。可有多次卒中史,既往有高血压、动脉粥样硬化、糖尿病、心脏疾病、吸烟等血管性危险因素。通常有神经功能缺损症状和体征,影像学上可见多发脑缺血软化灶。每次脑卒中都会加重认知功能障碍。早期记忆功能多正常或仅受轻微影响,但常伴有严重的执行功能障碍,表现为思考、启动、计划和组织功能障碍,抽象思维和情感也受影响;步态异常常见,如步态不稳、拖曳步态或碎步。

(二)Pick 病

与 Pick 病鉴别具有鉴别价值的是临床症状出现的时间顺序。Pick 病早期出现人格改变、言语障碍和精神行为学异常,遗忘出现较晚。影像学上以额颞叶萎缩为特征。约 1/4 的患者脑内存在 Pick 小体。阿尔茨海默病患者早期出现记忆力、定向力、计算力、视空间技能和执行功能障碍。人格与行为早期相对正常。影像学上表现为广泛性皮质萎缩。

(三)路易体痴呆

路易体痴呆主要表现为波动性持续(1～2 天)认知功能障碍、鲜明的视幻觉和帕金森综合征。视空间技能、近事记忆及注意力受损程度较阿尔茨海默病患者严重。以颞叶、海马、扣带回、新皮质、黑质及皮质下区域广泛的路易体为特征性病理改变。病程 3～8 年。一般对镇静剂异常敏感。

（四）增龄性记忆减退

50 岁以上的社区人群约 50％存在记忆障碍。此类老年人可有记忆减退的主诉,主要影响记忆的速度与灵活性,但自知力保存,对过去的知识和经验仍保持良好。很少出现计算、命名、判断、思维、语言与视空间技能障碍,且不影响日常生活活动能力。神经心理学测查证实其记忆力正常,无精神行为学异常。

（五）抑郁性神经症

抑郁性神经症是老年期常见的情感障碍性疾病,鉴别如表 9-2。

表 9-2 真性痴呆与假性痴呆鉴别

	假性痴呆	真性痴呆
起病	较快	较缓慢
认知障碍主诉	详细、具体	不明确
痛苦感	强烈	无
近事记忆与远事记忆	丧失同样严重	近事记忆损害比远事记忆严重
界限性遗忘	有	无
注意力	保存	受损
典型回答	不知道	近似性错误
对能力的丧失	加以夸张	隐瞒
简单任务	没有竭力完成	竭力完成
对认知障碍的补偿	不设法补偿	依靠日记、日历设法补偿
同样困难的任务	完成有明显的障碍	普遍完成差
情感	受累	不稳定,浮浅
社会技能	丧失较早,且突出	早期常能保存
定向力检查	常答"不知道"	定向障碍不常见
行为与认知障碍严重程度	不相称	相称
认知障碍夜间加重	不常见	常见
睡眠障碍	有	不常有
既往精神病史	常有	不常有

抑郁性神经症诊断标准(《中国精神疾病分类方案与诊断标准》,第 2 版,CCMD-Ⅱ-R)有以下几点。

1.症状

心境低落每天出现,晨重夜轻,持续 2 周以上,至少有下述症状中的 4 项。①对日常活动丧失兴趣,无愉快感;精力明显减退,无原因的持续疲乏感。②精神运动性迟滞或激越。伴发精神症状如焦虑、易激惹、淡漠、疑病症、强迫症状或情感解体(有情感却泪流满面地说我对家人无感情)。③自我评价过低、自责、内疚感,可达妄想程度。④思维能力下降、意志行为减退、联想困难。⑤反复想死的念头或自杀行为。⑥失眠、早醒、睡眠过多。⑦食欲缺乏,体重明显减轻或性欲下降。⑧性欲减退。

2.严重程度

社会功能受损;给本人造成痛苦和不良后果。

3.排除标准

不符合脑器质性精神障碍、躯体疾病与精神活性物质和非依赖性物质所致精神障碍;可存在某些分裂性症状,但不符合精神分裂症诊断标准。

(六)轻度认知功能损害(mild cognitive impairment,MCI)

过去多认为 MCI 是介于正常老化与痴呆的一种过渡阶段,目前认为 MCI 是一种独立的疾病,患者可有记忆障碍或其他认知领域损害,但不影响日常生活。

(七)帕金森痴呆疾病

帕金森痴呆疾病早期主要表现为帕金森病典型表现,多巴类药物治疗有效。疾病晚期出现痴呆及精神行为学异常(错觉、幻觉、妄想及抑郁等)。帕金森痴呆属于皮质下痴呆,多属于轻中度痴呆。

(八)正常颅压性脑积水

正常颅压性脑积水常见于中老年患者,隐匿性起病。临床上表现为痴呆、步态不稳及尿失禁三联征。无头痛、呕吐及视盘水肿等症。腰穿脑脊液压力不高。神经影像学检查有脑室扩大的证据。

(九)亚急性海绵状脑病

亚急性海绵状脑病急性或亚急性起病,迅速出现智能损害,伴肌阵挛,脑电图在慢波背景上出现特征性三相波。

十、治疗

由于本病病因未明,至今尚无有效的治疗方法。目前仍以对症治疗为主。

(一)神经递质治疗药物

1.拟胆碱能药物

拟胆碱能药物主要通过抑制 AChE 活性,阻止 ACh 降解,提高胆碱能神经元功能。有 3 种途径加强胆碱能效应:ACh 前体药物、胆碱酯酶抑制剂(acetylcholinesterase inhibitor,AChEI)及胆碱能受体激动剂。

(1)补充 ACh 前体:包括胆碱及卵磷脂。动物实验表明,胆碱和卵磷脂能增加脑内 ACh 生成,但在阿尔茨海默病患者身上未得到证实。

(2)胆碱酯酶抑制剂(AChEI)为最常用和最有效的药物。通过抑制乙酰胆碱酯酶而抑制乙酰胆碱降解,增加突触间隙乙酰胆碱浓度。第一代 AChEI 他克林,由于肝脏毒性和胃肠道反应而导致临床应用受限。第二代 AChEI 有盐酸多奈哌齐、重酒石酸卡巴拉丁、石杉碱甲、毒扁豆碱、加兰他敏、美曲磷脂等,具有选择性好、作用时间长等优点,是目前治疗阿尔茨海默病的首选药物。

1)盐酸多奈哌齐:商品名为安理申、思博海,是治疗轻中度阿尔茨海默病的首选药物。开始服用剂量为 5 mg/d,睡前服用。如无不良反应,4～6 周后剂量增加到 10 mg/d。不良反应主要与胆碱能作用有关,包括恶心、呕吐、腹泻、肌肉痉挛、胃肠不适、头晕等,大多在起始剂量时出现,症状较轻,无肝毒性。

2)重酒石酸卡巴拉丁:商品名为艾斯能。用于治疗轻中度阿尔茨海默病。选择性抑制皮质和海马 AChE 优势亚型-G1。同时抑制丁酰胆碱酯酶,外周胆碱能不良反应少。开始剂量 1.5 mg,每天 2 次或 3 次服用。如能耐受,2 周后增至 6 mg/d。逐渐加量,最大剂量12 mg/d。

不良反应包括恶心、呕吐、消化不良和食欲缺乏等,随着治疗的延续,不良反应的发生率降低。

3)石杉碱甲:商品名为双益平。这是我国学者从石杉科石杉属植物蛇足石杉(千层塔)提取出来的新生物碱,不良反应小,无肝毒性。适用于良性记忆障碍、阿尔茨海默病和脑器质性疾病引起的记忆障碍。0.2～0.4 mg/d,分2次口服。

4)加兰他敏:由石蒜科植物沃氏雪莲花和水仙属植物中提取的生物碱,用于治疗轻中度阿尔茨海默病。推荐剂量为15～30 mg/d,1个疗程至少8～10周。不良反应有恶心、呕吐及腹泻等。缓慢加大剂量可增强加兰他敏的耐受性。1个疗程至少8～10周。无肝毒性。

5)美曲磷脂:属于长效AChEI,不可逆性抑制中枢神经系统乙酰胆碱酯酶。胆碱能不良反应小,主要是胃肠道反应。

6)庚基毒扁豆碱:毒扁豆碱亲脂性衍生物,属长效AChEI。毒性仅为毒扁豆碱的1/50,胆碱能不良反应小。推荐剂量40～60 mg/d。

(3)胆碱能受体(烟碱受体或毒蕈碱受体)激动剂:以往研究过的非选择性胆碱能受体激动剂包括毛果芸香碱及槟榔碱等因缺乏疗效或兴奋外周M受体而产生不良反应,现已弃用。选择性作用于M_1受体的新药正处于临床试验中。

2.N-甲基-D-天冬氨酸(NMDA)受体拮抗剂

此型代表药物有盐酸美金刚,用于中重度阿尔茨海默病治疗。

(二)以Aβ为治疗靶标

未来治疗将以Aβ为靶点减少脑内Aβ聚集和沉积作为药物干预的目标。包括减少Aβ产生、加快清除、阻止其聚集,或对抗Aβ的毒性和抑制它所引起的免疫炎症反应与凋亡的方法都成为合理的阿尔茨海默病治疗策略。

此类药物目前尚处于研究阶段。α分泌酶激动剂不是首选的分泌酶靶点。APPβ位点APP内切酶(beta site amyloid precursor protein cleavage enzyme,BACE)1和高度选择性γ分泌酶抑制剂可能是较好的靶途径。

(1)Aβ免疫治疗:1999年动物实验发现,Aβ42主动免疫阿尔茨海默病小鼠模型能清除脑内斑块,并改善认知功能。Aβ免疫治疗的可能机制:抗体FC段受体介导小胶质细胞吞噬Aβ斑块、抗体介导的淀粉样蛋白纤维解聚和外周Aβ沉积学说。2001年轻中度阿尔茨海默病患者Aβ42主动免疫Ⅰ期临床试验显示人体较好的耐受性。Ⅱ期临床试验结果提示,Aβ42主动免疫后患者血清和脑脊液中出现抗Aβ抗体。ⅡA期临床试验部分受试者出现血-脑屏障损伤及中枢神经系统非细菌性炎症。炎症的出现可能与脑血管淀粉样变有关。为了减少不良反应,可采取其他措施将潜在的危险性降到最低,如降低免疫剂量、诱发较为温和的免疫反应、降低免疫原的可能毒性、表位疫苗诱发特异性体液免疫反应,或是使用特异性被动免疫而不激发细胞免疫反应。通过设计由免疫原诱导的T细胞免疫反应,就不会直接对Aβ发生反应,因此不可能引起传统的T细胞介导的自身免疫反应。这种方法比单纯注射完整的Aβ片段会产生更多结构一致的Aβ抗体,并增强抗体反应。这一假设已经得到APP转基因鼠和其他种的动物实验的证实。将Aβ的第16～33位氨基酸进行部分突变后,也可以提高疫苗的安全性。通过选择性地激活针对β淀粉样蛋白的特异性体液免疫反应、改进免疫原等方法,避免免疫过程中所涉及的细胞免疫反应,可能是成功研制阿尔茨海默病疫苗的新方法。另外,人源化Aβ抗体的被动免疫治疗可以完全避免针对Aβ细胞反应。如有不良反应出现,可以停止给药,治疗药物会迅速从身体内被清除。虽然主动免疫能够改善阿尔茨海默病动物的精神症状,但那毕竟只是仅由淀粉样蛋白沉积引起行为学损伤的模型。Aβ42 免疫不能对神经元纤维缠结有任何影响。神经元纤维缠结与认知功能损伤密切相关。

（2）金属螯合剂的治疗：Aβ 积聚在一定程度上依赖于 Cu^{2+}/Zn^{2+} 的参与。活体内螯合这些金属离子可以阻止 Aβ 聚集和沉积。抗生素氯碘羟喹具有 Cu^{2+}/Zn^{2+} 螯合剂的功能，治疗 APP 转基因小鼠数月后 Aβ 沉积大大减少。相关药物已进入 Ⅱ 期临床试验。

（三）神经干细胞（nerve stem cell，NSC）移植

神经干细胞移植临床应用最关键的问题是如何在损伤部位定向诱导分化为胆碱能神经元。目前，体内外 NSC 的定向诱导分化尚未得到很好的解决，尚处于实验阶段。

（四）Tau 蛋白与阿尔茨海默病治疗

以 Tau 蛋白为位点的药物研究和开发也成为国内、外学者关注的焦点。

（五）非胆碱能药物

长期大剂量吡拉西坦，茴拉西坦或奥拉西坦能促进神经元 ATP 合成，延缓阿尔茨海默病病程进展，改善命名和记忆功能。银杏叶制剂可改善神经元代谢，减缓阿尔茨海默病进展。双氢麦角碱（喜德镇）：为 3 种麦角碱双氢衍生物的等量混合物，有较强的 α 受体阻断作用，能改善神经元对葡萄糖的利用。可与多种生物胺受体结合，改善神经递质传递功能。1～2 mg，每天 3 次口服。长期使用非甾体抗炎药物能降低阿尔茨海默病的发病风险。选择性COX-2抑制剂提倡用于阿尔茨海默病治疗。辅酶 Q 和单胺氧化酶抑制剂司来吉林能减轻神经元细胞膜脂质过氧化导致的线粒体 DNA 损伤。他汀类药物能够降低阿尔茨海默病的危险性。钙通道阻滞剂尼莫地平可通过调节阿尔茨海默病脑内钙稳态失调而改善学习和记忆功能。神经生长因子和脑源性神经营养因子能够改善学习、记忆功能和促进海马突触重建，减慢残存胆碱能神经元变性，现已成为阿尔茨海默病治疗候选药物之一。

（六）精神行为异常的治疗

一般选择安全系数高、不良反应少的新型抗精神病药物，剂量通常为成人的 1/4 左右。小剂量开始，缓慢加量。常用的抗精神病药物：奥氮平（5 mg）、维斯通（1 mg）或思瑞康（50～100 mg），每晚一次服用，视病情而增减剂量。阿尔茨海默病患者伴发抑郁时首先应加强心理治疗，必要时可考虑给予小剂量抗抑郁药。

十一、预后

目前的治疗方法都不能有效遏制阿尔茨海默病进展。即使治疗病情仍会逐渐进展，通常病程为4～12 年。患者多死于并发症，如肺部感染、压疮和深静脉血栓形成。加强护理对阿尔茨海默病患者的治疗尤为重要。

（孟宪华）

第十章　神经系统疾病的介入治疗

第一节　颅内动脉瘤的介入治疗

一、动脉瘤的治疗选择

颅内动脉瘤的发生率各家报道不一,尸检发现动脉瘤的发生率在 0.2%～7.9%之间,其中破裂与未破裂动脉瘤比率为 5:(3～6)之间。在所有动脉瘤中,儿童动脉瘤占 2%。

动脉瘤的发生机理目前尚不清楚,争议颇多,病理显示颅内动脉与颅外动脉相比,内膜和外膜的弹力组织相对较少,中层的肌细胞亦少,外膜菲薄,内弹力层较明显。颅内大血管位于蛛网膜下腔,与颅外动脉相比明显缺少结缔组织支撑,这些因素可能是造成颅内动脉瘤发生的基本条件。根据发生原因,颅内动脉瘤可归为以下几类:先天缺陷性动脉瘤,因为动脉管壁肌层的先天缺陷引起,最为常见;动脉硬化或高血压性动脉瘤,梭形动脉瘤多见;剥离性动脉瘤,如壁间动脉瘤,动脉黏液瘤,夹层动脉瘤等;感染性动脉瘤,主要是真菌感染,也称"霉菌性动脉瘤";创伤性动脉瘤,因外伤引起。

动脉瘤多发生于动脉分叉处或血流动力学改变的部位。常见的发生部位有:颈内动脉系统(占 85%～95%),其中前交通动脉瘤占 30%,后交通动脉瘤占 25%,大脑中动脉瘤占 25%。椎-基底动脉系统(占 5%～15%),其中基底动脉瘤占 10%,以基底动脉尖动脉瘤最常见,另外还包括小脑上动脉瘤,小脑前下动脉瘤和基底动脉-椎动脉接合处动脉瘤;椎动脉瘤占 5%,主要是小脑后下动脉瘤。有20%～30%的颅内动脉瘤为多发性动脉瘤。

动脉瘤治疗的手段主要有手术和介入两种,如何平衡这两种治疗技术也一直是研究与讨论的热点。国际颅内动脉瘤临床研究协作组[International Subarachnoid Aneurysm Trial(ISAT)Collaborative Group]进行的两项多中心随机临床试验发现,动脉瘤患者介入治疗的死亡率比手术治疗更低,但是存在相对较高的再出血率。总之,对于治疗而言,应该充分考虑患者的个体情况,结合栓塞及手术夹闭的优、劣势,选择最适合患者的治疗方法。

一般来说,以下患者更适合手术夹闭治疗:①年轻患者,手术风险相对较低,预计生存期较长,夹闭后再出血率较介入手术偏低。②大脑中动脉 M1 分叉部动脉瘤。③巨大动脉瘤(最大径＞20 mm),介入治疗后复发率较高。④有占位效应者,不论是巨大动脉瘤内血栓,还是 SAH 后血肿引起的占位效应,开颅行动脉瘤夹闭术,同时解除占位效应,比栓塞更有优势。⑤微小动脉瘤:最大径＜1.5～2.0 mm 者,这类动脉瘤栓塞时破裂的风险较大。⑥宽颈动脉瘤:但随着支架技术的发展,越来越多的宽颈动脉瘤可栓塞治疗。⑦栓塞术后残留的动脉瘤。

与此相对应的,以下情况更适合介入治疗:①老年患者,尤其是 75 岁以上者,选择介入治疗明显降低患者的死亡率。②临床分级较高者:对于 Hunt-Hess 分级 3～4 级,甚至达 5 级者。③手术难以显露到达部位的动脉瘤:如后循环动脉瘤。④动脉瘤的形状为瘤颈宽度≥2 或动脉瘤颈<5 mm 者。⑤后循环动脉瘤。⑥特殊的抗凝药物治疗中的患者。⑦夹闭失败或因医师技术估计开颅手术不能顺利夹闭者。

二、动脉瘤血管内治疗的术前准备

自 1995 年美国 FDA 批准电解可脱卸弹簧圈(guglielmi detachable coils,GDC)之后,颅内动脉瘤的血管内治疗发展迅速,特别是介入材料和血管内治疗技术的发展及数字显影设备的进步,促进了血管内治疗不断向前发展。针对动脉瘤患者开展血管内治疗前应做好充分的准备。

(一)知情同意
签署手术志愿书,告知患者及其家属手术风险,以取得患者及家属的充分理解和配合。

(二)一般检查
血、尿、便常规及肝、肾功能检查,行凝血时间检查对选择血管内治疗患者尤其重要,同时需查胸部 X 片及心电图检查排除心肺疾病。

(三)影像学检查
CT 检查明确蛛网膜下腔出血诊断,同时可进一步观察瘤壁有无钙化,瘤内是否有血栓等;如怀疑有血栓的患者,需行 MRI 及 MRA 进一步了解。必要时实施脑血管造影明确动脉瘤诊断。

三、麻醉与监护

首先,所有的血管内治疗均需在患者全麻下进行,一般采用静脉插管麻醉,同时给予持续的心电监护。对于破裂的动脉瘤患者,血压监测尤其重要,在操作过程中需要适当降低血压。另外,在术中如动脉瘤不慎破裂,更需即刻降低血压,从而为处理动脉瘤提供充裕的条件和时间。

四、动脉瘤血管内治疗的操作方法与技术

(一)弹簧圈栓塞动脉瘤
1.弹簧圈栓塞系统

弹簧圈栓塞系统主要由软的铂金合金及其附着的不锈钢递送金属丝构成。根据松软度、型号、螺旋直径及长度进行分类,目前有多种弹簧圈可供选择,其中有波士顿科学公司的 GDC 和 Matrix,强生公司的 Orbit,Microvention 公司的 Microplex 和 Hydrocoil 及 EV3 公司的 EDC 和 Axium 等。新一代的弹簧圈材料具有二维模式、三维模式、涂层材料及复杂的螺旋模式,以便更加精确地消除动脉瘤瘤腔。弹簧圈系统的解脱方式也分成电解脱、水解脱及机械解脱。

2.单纯弹簧圈栓塞技术

单纯弹簧圈栓塞技术中主要包括微导管塑形技术、三维成篮技术及分部填塞技术。微导管塑形技术即是根据动脉瘤与载瘤动脉的解剖关系将微导管头端进行塑形,使之更容易超选,便于进入动脉瘤。且在弹簧圈填塞时微导管能更稳定。三维成篮技术是指第一枚弹簧圈填塞时通过调整形成三维形状,并尽可能封堵动脉瘤口,弹簧圈尽可能紧贴动脉瘤壁,这样有利于后续的弹

簧圈填塞。分部填塞技术主要针对细长形或不规则形动脉瘤,填塞时分部分进行填塞,最终达到致密栓塞的目的。

在操作中,首先选好工作角度,工作角度能够清晰显示动脉瘤和载瘤动脉,当微导管在微导丝导引下置入动脉瘤腔内,在路图下置入弹簧圈,填入弹簧圈时可将动脉血压降低 15%～20%。第一个弹簧圈的直径应大于瘤颈,等于或者稍大于瘤体最小径,尽可能长一些,使其在瘤腔内能紧贴瘤壁盘成篮状。在栓塞中可使用多个大小相近或者不同的弹簧圈填塞致密,填塞满意后进行解脱。当动脉瘤被最大限度闭塞或手术医师考虑如继续填塞会导致动脉瘤破裂、载瘤动脉面临闭塞等风险时,应当结束手术。

3.支架辅助弹簧圈栓塞技术

支架辅助弹簧圈栓塞技术的运用使原来不能栓塞的复杂动脉瘤及宽颈动脉瘤成为可能。目前应用于颅内的支架均为自膨胀支架,主要有 Neuroform(美国波士顿科学公司)、Solitaire(EV3公司)、Enterprise(强生公司)等。以往操作上通常先将支架推送至动脉瘤口释放,然后再将微导管从支架网孔内超选进入动脉瘤,最后依次填塞弹簧圈,直至动脉瘤致密填塞。支架的应用可防止弹簧圈脱入载瘤动脉内,亦可以改变动脉瘤内的血流动力学,从而促进动脉瘤腔内血栓的形成。但是支架置入后使得血栓及栓子出现的可能性增大,故围术期需应用抗凝及抗血小板治疗。目前支架辅助弹簧圈栓塞术常采用支架后释放技术,先将微导管超选进入动脉瘤,再将支架完全释放或部分释放,使微导管处于支架外,最后从微导管填塞弹簧圈。该技术适用于宽颈动脉瘤和梭形动脉瘤。

球囊辅助弹簧圈栓塞技术:球囊辅助弹簧圈栓塞技术通常又称重塑形技术。术中将顺应性球囊在微导丝导引下送至动脉瘤口,同时将微导管超选进入动脉瘤,充盈球囊封堵动脉瘤口后,于微导管内填塞弹簧圈,在每一枚弹簧圈解脱之前,将球囊抽瘪,造影观察弹簧圈在动脉瘤内是否稳定,如弹簧圈无移位等异常,将其解脱后,再继续在球囊充盈下填塞弹簧圈,直至动脉瘤致密填塞。目前通常使用的球囊主要是 EV3 公司的顺应性球囊 Hyperglide 和高顺应性球囊 Hyperform。

该技术适用于宽颈动脉瘤,对瘤颈特别宽或梭形动脉瘤应选用支架辅助技术。文献报道,应用该技术的动脉瘤填塞率为 77%～83%,但术中动脉瘤的破裂出血率高达 5%,是普通栓塞技术的 2 倍。

双导管填塞技术:双导管填塞技术主要运用于球囊和支架辅助均难以完成的宽颈动脉瘤的填塞。手术中将两根微导管先后置入到动脉瘤内,从两根微导管内依次填塞弹簧圈,并始终保持其中一根微导管内的弹簧圈不解脱,直至动脉瘤完全闭塞,再将弹簧圈全部解脱。双导管技术在防止弹簧圈突入载瘤动脉的可靠性方面不如球囊辅助和支架辅助技术。

(二)液体栓塞剂栓塞动脉瘤

ONXY 胶作为 EV3 公司生产的新型液体栓塞材料,因其不会粘管,可用于一些大型动脉瘤的栓塞,通常是将微导管超选进入动脉瘤,用球囊封堵瘤口后从微导管内注入 ONYX 胶,以达到保证载瘤动脉通畅而动脉瘤闭塞的目的。由于欠缺大规模病例和长期随访资料来评估这一治疗技术,所以还未广泛应用于临床。目前常用栓塞剂的规格是 ONYXHD500。

(三)血流转向装置治疗动脉瘤

以往的实验研究显示血管内支架覆盖动脉瘤口后,可以减慢动脉瘤内的血流,促进动脉瘤内的血栓形成。但常用于临床的支架因网丝过细、网孔过大对血流的影响很小,很难达到治疗的目的。临床上会使用重叠支架或特制的密网孔支架作为血流转向装置治疗动脉瘤。目前,这种治疗多用于复杂性未破裂动脉瘤或夹层动脉瘤。

（四）载瘤动脉闭塞治疗颅内动脉瘤

载瘤动脉闭塞治疗颅内动脉瘤主要分为主干型动脉瘤的载瘤动脉闭塞和末梢型动脉瘤的载瘤动脉闭塞。

如闭塞主干型动脉瘤的载瘤动脉应在术前行血管造影，评估侧支循环的代偿能力，必要时行球囊闭塞试验加以验证。在行闭塞试验时，需有良好心电监护，在正常血压下用球囊临时闭塞载瘤动脉数分钟至半小时，如无神经系统障碍，降低血压至正常值的 2/3 后再行观察。如果术前评估显示侧支循环良好，可选择球囊或弹簧圈闭塞动脉瘤和载瘤动脉。使用球囊闭塞时应选择合适的球囊型号，放置于动脉瘤近端，也可放置于动脉瘤颈处。有时可使用两个球囊以便获得更好的保护，从而防止因血流的冲击而发生球囊移位。使用弹簧圈闭塞时通常将动脉瘤及载瘤动脉一并闭塞。

如闭塞末梢型动脉瘤的载瘤动脉时，应判断该血管的供血区域是否重要及侧支循环代偿情况。当其供血区域有侧支循环代偿或不位于重要的功能区，才考虑闭塞载瘤动脉。闭塞末梢型动脉瘤的载瘤动脉，通常使用弹簧圈或液态栓塞剂将动脉瘤和载瘤动脉一起闭塞。

（五）带膜支架治疗颅内动脉瘤

带膜支架可治疗颅内动脉瘤，但由于颅内血管扭曲且分支较多，带膜支架的使用非常局限，且长期疗效难以确定。因此，目前尚未广泛使用。其释放过程，与冠脉球囊膨胀型支架的释放过程相似。

五、术后处理

所有患者术后均需在麻醉监护室观察，待苏醒后转至神经外科重症监护病房监护过夜。术后 24 小时内需严格心电监护，并每小时评估神经系统功能。根据术中的情况确定术后是否抗凝及抗血小板聚集治疗。必要时行头颅 CT 检查，了解有无出血、梗死及脑积水等颅内并发症，并给予积极的处理。

六、常见并发症及处理

颅内动脉瘤血管内治疗的术后并发症原因是多方面的，常与手术者的技术和经验、动脉瘤的位置、大小、形状及破裂与否有关。主要的并发症有以下几种。

（一）血栓形成

文献报道动脉瘤血管内治疗后血栓形成的发生率为 2.5%～28%，MRI 弥散成像（diffusion-weightedimage，DWI）能发现无症状的梗死或症状性梗死引起的一过性脑缺血改变高达60%～80%。

血栓形成最主要的原因是术中导管及弹簧圈处理不当，未使用足够抗凝处理等。此并发症在需要辅助技术的宽颈动脉瘤处理中发生率更高。其中第一个和最后一个弹簧圈的放置是否妥当是血栓形成关键因素，第一个弹簧圈放置时应尽可能的轻柔并且迅速，减少尝试次数，从而减弱对动脉瘤内已形成的血栓或弹簧圈内血栓的刺激；最后一个弹簧圈放置时，应避免勉强放入已填致密的瘤颈部，以免破坏载瘤动脉管壁，造成后续血栓的形成。

预防措施主要包括术中、术后严密监测患者肝素化程度及全程抗凝。如发现弹簧圈部分拖入载瘤动脉内或使用支架辅助弹簧圈栓塞，可延长肝素抗凝时间至术后 72 小时，并应用抗血小板聚集药物至少6周；如果术中发现瘤腔内有不稳定血栓，可用支架辅助将血栓限制于瘤腔内；如动脉内血栓已形成，需用尿激酶等溶栓药物行动脉内溶栓治疗。

（二）动脉瘤术中破裂

文献报道动脉瘤血管内治疗术中破裂的发生率大概为2%～8%。主要发生于微导管超选进入动脉瘤内及填塞弹簧圈的阶段。

该并发症的发生主要与术者的经验密切相关。同样的，放置第一个及最后一个弹簧圈与动脉瘤破裂的关系最为密切。第一个弹簧圈的选择需将对动脉瘤壁的张力减至最小为宜，因此亲水的柔软的弹簧圈是首选，且选择小于动脉瘤最大径1～2 mm的为宜；最后一个弹簧圈放置时不宜过于勉强。

一旦发生动脉瘤破裂，切忌撤出微导管、导引导管或者弹簧圈等，应中和肝素，严密监护，控制血压。如果在放置微导管时出现动脉瘤破裂，则需快速置入弹簧圈以减少经破口流出的血流；如发生于放置弹簧圈过程中，需继续置入弹簧圈直至出血动脉瘤闭塞，出血停止。术中可予甘露醇脱水，术后立即行头颅CT检查，了解出血量。

（三）血管痉挛

常见于血管内导管、导丝的刺激，见脑血管造影章节。

（四）弹簧圈解旋、移位

一旦发生，应尽可能将弹簧圈取出，无法取出时，可给予升压、抗凝等治疗，位置明确的可开颅取出。

（闫友霞）

第二节　颈内动脉-海绵窦瘘的介入治疗

颈内动脉-海绵窦瘘（CCF）是位于海绵窦区域的异常的动、静脉之间的沟通。追溯到1809年，"搏动性眼球突出"一词此前一直用来描述这种血管疾病。这种疾病的综合征与海绵窦的压力升高有关。CCF的治疗方法包括颈内动脉压迫保守治疗、微创手术及血管内治疗。目前随着血管内技术的进步，CCF的治疗已彻底得到了改良，为临床提供了安全有效的治疗手段。

一、分类和病因学

CCF按照病因学可分为外伤性和自发性，按血流量可分为高流量和低流量，按照与颈内动脉的交通形式可分为直接型和间接型。目前最被广泛接受的分类方法是由Barrow等人提出，此方法将CCF按照动脉供血分为以下四种不同的类型。

A型：直接和ICA交通的瘘管。

B型：CCF由ICA的脑膜动脉分支供血。

C型：CCF由颈外动脉的脑膜动脉分支供血。

D型：CCF由ICA和颈外动脉的脑膜动脉分支共同供血。

A型是属于高流量的直接型CCF，此类型的最常见病因是外伤损坏血管壁，这种损坏可能源于额骨钝性伤、眼球损伤、火器伤或医源性损伤。这些类型的瘘管一般都不能自愈，如有症状可能需要干预。其他的类型都是间接型的,常被称为海绵窦区硬脑膜动静脉瘘。这些间接类型的血流速度都不相同,且有不同的病因学机制。可能和妊娠、海绵窦的血栓、鼻旁窦炎及小的外伤有关。

二、临床表现和病理生理学

CCF 的临床表现是海绵窦内压力升高的直接结果。窦内压力向前传至同侧的眼眶,向后传至下方的岩下窦。眼窝内静脉压力升高表现为经典的三联征:眼球突出、球结膜水肿及头部杂音。在 Venuela 等研究表明,CCF 三联征中前两种症状出现的概率比最后一种大。复视也是CCF 的一种常见症状,病因可能与海绵窦内的第 Ⅲ、Ⅳ、Ⅵ 对脑神经及它们支配的眼外肌功能受限相关。CCF 患者的视力丧失是最严重的视网膜缺血并发症,亦是眼科的急症,需要立即实施治疗。鼻出血和颅内出血比较少见,一般认为与静脉压力的升高有关。这些临床症状在直接型CCF 中多呈急性发作,在间接型 CCF 中呈缓慢进展状态。

三、治疗前评估

CCF 临床诊断并不困难,但在实施最佳的治疗方案之前,仍需细心的体格检查、影像学检查及血管评估。因为实施任何的血管内治疗,治疗前都要对患者的伴随疾病进行仔细评估。如评估患者是否罹患糖尿病、高血压及动脉粥样硬化等相关疾病。头颅增强 CT 可明确是否存在的头颅损伤,如多发性骨折、颅内血肿和海绵窦的显影。MRI 检查可提供是否存在软组织损伤信息,如眼上静脉突出、眼部肌肉挤塞、皮质静脉充血及海绵窦横向膨出。

脑血管造影术对于 CCF 的诊断、分类及血管内介入治疗非常重要。脑血管造影需分别超选双侧颈内动脉、双侧颈外动脉和双侧椎动脉,通过高帧频显影,动态的显示动脉系统及引流静脉,明确瘘口位置及瘘管与 ICA 之间的关系。其他的相关损伤,如外伤性假性动脉瘤、动脉内壁分离及静脉血栓形成等亦可通过脑血管造影术明确。部分 CCF 可伴有动脉盗血现象,此往往会影响眼动脉的供血。

高流量的 CCF 瘘口虽使用选择性的高帧频 DSA 也难以清晰显示,但使用特殊的方法可以降低瘘口的血流流速便于图像的捕捉。Mehringer-Hieshina 方法需要压迫同侧颈总动脉,行同侧 ICA 低流速血管造影;Huber 方法亦需要压迫同侧的颈总动脉,行椎动脉造影,通过后交通动脉获得 CCF 的低速图像。

四、目前的治疗

在症状轻微时,可以采用保守治疗方案,严密监测眼内压、视力及颅内神经病变。保守治疗的方法是指压同侧的颈动脉及颈静脉,促使海绵窦内形成血栓而达到闭塞瘘口的目的。这种方法可以在患者坐立或平躺时,由患者自己的对侧肢体实施完成。如出现缺血或虚弱,有症状的上肢会自动停止压迫。因保守治疗通常对于高流量的 CCF 无效,故高流量的 CCF 需要血管内的治疗。

颈动脉和颈静脉压迫的禁忌证包括:心动过缓和有皮质静脉引流的患者。因为颈动脉受压常会使心动过缓加重。而颈静脉的压迫可以阻断静脉引流,导致皮质静脉压力更加升高,从而形成静脉性梗死或者出血。

对于病情紧急的有症状的患者,血管内治疗方法是其主要的治疗手段。急性视力丧失、鼻出血、蝶窦动脉瘤和精神状态恶化都是急诊介入手术的指征。部分不能进行血管内治疗的有症状患者可以考虑采取经颅底海绵窦填塞治疗。有些研究机构正试图将立体放射外科学应用于治疗CCF。尽管初步的数据提示放射外科治疗对于间接型的CCF可能有效,但目前仍存在短期无法起效、复发率较高、不能处理急症及外伤性CCF等缺陷。

五、血管内技术

CCF的血管内治疗操作方法较多,其目的就是闭塞动脉和海绵窦之间的交通,尽可能保证血管的通畅。可供选择的治疗方法:使用可脱性球囊、栓塞材料和覆膜支架的经动脉栓塞,经静脉栓塞及ICA闭塞。治疗的选择应根据瘘口的解剖学特点、动脉缺损的类型和尺寸、手术者的喜好进行个体化选择。

(一)可脱性球囊

经动脉可脱性球囊栓塞是直接型CCF血管内治疗最常用的方法。3D-血管造影可以显示瘘口周围复杂的解剖结构,有助于球囊进入瘘口。术中球囊通过血流漂浮经瘘口直接流入海绵窦,随后用等渗造影剂充盈球囊,让球囊紧紧压住瘘口球囊尺寸应比瘘口大,避免脱入ICA。往往单个硅树脂球囊就能治疗大多数CCF,但有时也需要使用多个球囊。球囊到位、充盈后,需再次造影检查以确保瘘口闭塞和ICA的通畅。

应用这种技术栓塞瘘口并不是每次都可行。瘘管周围的复杂解剖结构可能阻碍了球囊漂浮进入海绵窦,增加血流压力可以辅助球囊进入海绵窦。早期球囊移位、缩小或被骨片刺破都可能导致不完全的栓塞。随着球囊缩小之后,之前球囊充盈的地方可能形成一个静脉囊。大多数这样的病例中都能自愈,很少发展并出现症状。

(二)弹簧圈和其他栓塞材料联合栓塞

经动脉的CCF栓塞和动脉瘤栓塞技术一样。微导管通过ICA进入海绵窦,然后通过填塞弹簧圈来闭塞海绵窦,达到治疗CCF的目的。在ICA缺损较大时,为了防止弹簧圈脱入血管,可以通过支架辅助避免其发生。其他的栓塞材料还有NBCA、ONYX等。这一技术的难点与通向海绵窦的小动脉旁路有关,导致微导管超选瘘口非常困难。

(三)经静脉的栓塞

经静脉栓塞主要用于治疗间接型的CCF,常通过后方或前方入路完成。后方入路通过股总静脉到颈内静脉、岩下窦,然后进入海绵窦,这种入路最常用。前方入路是通过面静脉到达眼上静脉,再进入海绵窦。通过侧翼丛、岩上窦、皮质静脉及眼下静脉的方法很少使用。只要微导管成功超选进入海绵窦,随后的栓塞便类似于经动脉的方法。弹簧圈、NBCA和ONYX均可用于此项技术。

这一方法的优点是可以一次性治愈CCF、比经动脉栓塞更简单及长期效果好。但在CCF发生的早期因为静脉壁还没有动脉化,静脉壁较薄,经静脉栓塞可能比较危险。微导管能否成功超选进入海绵窦是这一方法的关键所在。

(闫友霞)

第十一章 神经内科疾病的康复治疗

第一节 脑卒中的康复治疗

脑卒中是一组急性脑血管病的总称,包括缺血性的脑血栓形成、脑栓塞、腔隙性脑梗死和脑出血和蛛网膜下腔出血。其常见的病因为高血压、动脉硬化、心脏病、血液成分及血液流变学改变、先天性血管病等。脑卒中是我国的多发病,死亡率和致残率高。幸存者中 70%～80% 残留有不同程度的残疾,近一半患者生活不能自理,为此,开展脑卒中康复,改善患者的功能,提高其生活自理能力和生活质量,使其最大限度地回归社会具有重要的意义。虽然不同类型的脑卒中患者的临床特点、药物治疗等有所不同,但针对其各种障碍所进行的康复治疗措施大致相同,故通常把这些急性脑血管病的康复统称为脑卒中康复。

一、主要障碍

脑卒中患者可出现各种各样的障碍,包括以下几种。

(一)身体功能和结构方面

1.脑卒中直接引起的障碍

运动障碍(如瘫痪、不随意运动、肌张力异常、协调运动异常、平衡功能障碍等);感觉障碍;言语障碍(失语症及构音障碍);失认症和失用症;智力和精神障碍;二便障碍,吞咽功能障碍,偏盲及意识障碍等。

2.病后处理不当而继发的障碍

废用综合征是患者较长时间卧床、活动量不足引起的。如局部活动减少引起的褥疮、肺部感染、关节挛缩、肌肉萎缩、肌力及肌耐力下降、骨质疏松、深静脉血栓等;全身活动减少引起的心肺功能下降,易疲劳,食欲减退及便秘等;卧位低重心引起的直立性低血压、血液浓缩等;感觉运动刺激不足引起的智力下降、反应迟钝、自主神经不稳定、平衡及协调功能下降等。

误用及过用综合征是病后治疗或自主活动方法不当引起的。如肌肉及韧带损伤、骨折、异位骨化、肩痛及髋关节痛、肩关节半脱位、肩手综合征、膝过伸、痉挛加重、异常痉挛模式加重(优势肌和非优势肌的肌张力不平衡加剧)、异常步态及足内翻加重与习惯化等。

3.伴发障碍

营养不良、伴发病(如肌肉骨关节疾病、心肺疾病等)引起的障碍。

(二)活动能力方面

因存在上述功能障碍,患者多不同程度地丧失了生活自理、交流等能力。

(三)社会参与方面

因存在上述障碍,限制或阻碍了患者参与家庭和社会活动,降低了生活质量。

二、康复评定

脑卒中康复评定的目的是确定患者的障碍类型及程度,以便拟定治疗目标、治疗方案,确定治疗效果及进行预后预测等。脑卒中急性期和恢复早期患者病情变化较快,评定次数应适当增加,恢复后期可适当减少。全面评定之间应视情况多次进行简便的针对性单项评定。

(一)功能评定

瘫痪评定常采用 Brunnstrom 评测法及 Fugl-Meyer 评测法,肌张力评定多采用改良的 Ashworth 评定法。失语症评定可采用波士顿诊断性失语检查(Boston diagnostic aphasia examination,BDAE)、西方失语成套测验(western aphasia battery,WAB)、汉语失语成套测验(aphasia battery of Chinese,ABC)。构音障碍评定可采用 Frenchay 构音障碍评定。吞咽障碍评定可采用饮水试验、咽唾液试验及视频荧光造影检查。失认症和失用症评定尚无成熟的成套测验方法,多采用单项评定,如 Albert 试验、线性二等分试验、空心十字试验等。意识障碍评定多采用 Glasgow 昏迷评分。智力评定常采用简明精神状态检查(mini mental status examination,MMSE)。抑郁评定可采用美国流行病学调查中心的抑郁量表(center of epidemiological survey-depression Scale,CES-D)。

(二)活动能力评定

多采用 Barthel 指数(Barthel index of ADL)和功能独立性评定(unctional independence measure,FIM)。

(三)社会参与评定

可采用生活满意度或生活质量评定,如简明健康调查量表(SF-36)。

(四)影响康复和预后的因素评定

如伴发病、社会背景、环境及资源、脑卒中和冠心病危险因素等。

三、康复措施

脑卒中康复的目标是通过以运动疗法、作业疗法为主的综合措施,最大限度地促进功能障碍的恢复,防治失用和误用综合征,减轻后遗症;充分强化和发挥残余功能,通过代偿和使用辅助工具等,以争取患者达到生活自理;通过生活环境改造,精神心理再适应等使患者最大限度地回归家庭和社会。

(一)脑卒中康复医疗的原则

(1)脑卒中康复的适应证和禁忌证多是相对的。对于可以完全自然恢复的轻症患者(TIA 和 Rind)一般无需康复治疗,但高龄体弱者在卧床输液期间,有必要进行。些简单的预防性康复治疗(如关节被动活动),以防止出现失用性并发症。对于重度痴呆、植物状态等重症患者,即使强化康复治疗也难以取得什么效果,重点是加强护理,防治并发症。介于两者之间的情况才是康复治疗的适应证。一般认为病情过于严重或不稳定者(如意识障碍、严重的精神症状、病情进展期或生命体征尚未稳定等),或伴有严重合并症或并发症者(如严重感染、急性心肌梗死、重度失代偿性心功能不全、不稳定性心绞痛、急性肾功能不全等),由于不能耐受、配合康复治疗或有可能加重病情等,不宜进行主动性康复训练,但抗痉挛体位、体位变换和关节被动运动等预防性康复手段,只要不影响抢救,所有患者均可进行。一旦这些禁忌证稳定、得到控制或好转,则多又成为主动康复的适应证。

(2)康复医疗是一个从急性期至后遗症期的连续过程,既要注意急性期预防性康复,恢复期促进恢复的康复,又要注意后遗症期的维持和适应性康复。应该充分利用社区资源进行社区康复。

(3)由有经验的、多学科康复组实施康复以确保最佳的康复效果。采用标准化的评价方法和有效的评价工具。采取目标指向性治疗,在充分进行预后预测的基础上,由患者、家属和专业人员共同制订实用可行的家庭和社会复归目标。以证据为基础的干预应以功能目标为基础。

(4)由于脑卒中患者障碍的复杂性及单一治疗效果的局限性,应采用综合的治疗和刺激手段。治疗环境应尽可能与家庭及社区的环境相近。治疗小组成员之间应加强交流与协作,避免脱节与相互矛盾。康复过程由学习和适应构成,宜让患者反复练习难度分级的各种任务,以使其学会(重获)丧失的技能。患者要与环境相互适应,必要时采取适当的补偿策略。应及时纠正心理障碍,激发患者的康复欲望(动机)和康复训练的兴趣等。对患者和家属进行针对性的教育和培训,使家属积极参与康复计划。

(5)康复评价和干预应从急性期开始,一旦患者神志清楚、病情稳定,就应该开始主动性康复训练,以便尽可能地减少废用(包括健侧)。某些误用很难纠正,故早期正确的训练非常重要。应首先着眼于患侧的恢复性训练,防止习得性失用,不宜过早地应用代偿手段。康复训练要达到足够的量才能取得最佳效果,但宜从小量开始,在不引起或加重异常运动反应的前提下,逐渐增加活动量,可采取少量多次的方法,以免患者过度疲劳或引起危险。

(6)进行伴发病和危险因素的管理对确保康复效果和患者生存至关重要。

(二)急性期的康复治疗

急性期在此是指病情尚未稳定的时期。因严重合并症或并发症不能耐受主动康复训练者及因严重精神症状、意识障碍等不能配合康复训练者,康复处理基本同此期。此期应积极处理原发病和并发症,以便尽可能减少脑损伤并尽快地顺利过渡到下一个康复阶段;制订并实施脑卒中危险因素管理计划,预防脑卒中复发。本期康复的目的主要是预防失用性并发症。

(1)保持抗痉挛体位:其目的是预防或减轻以后易出现的痉挛模式。取仰卧位时,头枕枕头,不要有过伸、过屈和侧屈。患肩垫起防止肩后缩,患侧上肢伸展、稍外展,前臂旋后,拇指指向外方。患髋垫起以防止后缩,患腿股外侧垫枕头以防止大腿外旋。本体位是护理上最容易采取的体位,但容易引起紧张性迷路反射及紧张性颈反射所致的异常反射活动,为"应避免的体位"。"推荐体位"是侧卧位:取健侧侧卧位时,头用枕头支撑,不让向后扭转;躯干大致垂直,患侧肩胛带充分前伸,肩屈曲 90°～130°,肘和腕伸展,上肢置于前面的枕头上;患侧髋、膝屈曲似踏出一步置于身体前面的枕头上,足不要悬空。取患侧侧卧位时,头部用枕头舒适地支撑,躯干稍后仰,后方垫枕头,避免患肩被直接压于身体下,患侧肩胛带充分前伸,肩屈曲 90°～130°,患肘伸展,前臂旋后,手自然地呈背屈位;患髋伸展,膝关节轻度屈曲;健侧上肢置于体上或稍后方,健腿屈曲置于前面的枕头上,注意足底不放任何支撑物,手不握任何物品(图 11-1)。

(2)体位变换:主要目的是预防褥疮和肺感染,另外由于仰卧位强化伸肌优势,健侧侧卧位强化患侧屈肌优势,患侧侧卧位强化患侧伸肌优势,不断变换体位可使肢体的伸屈肌张力达到平衡,预防痉挛模式出现。一般每 60～120 分钟变换体位一次。

(3)关节被动运动:主要是为了预防关节活动受限(挛缩),另外可能有促进肢体血液循环和增加感觉输入的作用。先从健侧开始,然后参照健侧关节活动范围进行患侧运动。一般按从肢体近端到肢体远端的顺序进行,动作要轻柔缓慢。重点进行肩关节外旋、外展和屈曲,肘关节伸展,腕和手指伸展,髋关节外展和伸展,膝关节伸展,足背屈和外翻。在急性期每天做两次,每次每个关节做3～5遍,以后视肌张力情况确定被动运动次数,肌张力越高被动关节运动次数应越多。较长时间卧床者尤其要注意做此项活动。

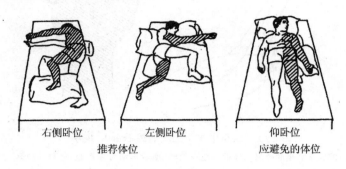

右侧卧位　　　　　左侧卧位　　　　　仰卧位
推荐体位　　　　　　　　　　　　　应避免的体位

图 11-1　抗痉挛体位

(4)饮食管理:有意识障碍和吞咽障碍者经口进食易发生吸入性肺炎,通常需靠静脉补充营养,如3天后仍不能安全足量地经口进食,可鼻饲营养。另外要加强口腔护理。

(5)二便管理:此期患者易出现尿潴留、失禁及便秘,必要时可予导尿,应用开塞露、缓泻剂等。注意预防泌尿系统感染和褥疮。

(6)加强呼吸管理,防治呼吸系统并发症;预防静脉血栓、褥疮等。

(7)对家属进行脑卒中及其护理和康复知识的宣教和培训。

由于翻身和关节被动运动只能预防褥疮、肺炎和关节挛缩,并不能预防失用性肌萎缩等其他失用,也没有明显促进功能恢复的作用,所以要尽早地开始下一阶段的主动训练。

(三)恢复期的康复治疗

恢复期是指病情已稳定,功能开始恢复的时期。一般而言,患者意识清楚、生命体征稳定且无进行性加重表现后1～2天,就应该开始主动性康复训练。在不伴有意识障碍的轻症脑卒中,病后第2天就可在严密观察下开始主动训练,但开始活动量要小。由于蛛网膜下腔出血和脑栓塞近期再发的可能性大,在未行手术治疗的蛛网膜下腔出血患者,要观察1个月左右才谨慎地开始康复训练。在脑栓塞患者康复训练前如查明栓子来源并给予相应处理,应在向患者及家属交代有关事项后再开始训练比较稳妥。

主动性康复训练应遵循瘫痪恢复的规律,先从躯干、肩胛带和骨盆带开始,按坐位、站位和步行,以及肢体近端至远端的顺序进行。一般把多种训练在一天内交替进行,有所偏重。此期要应用各种偏瘫康复技术促进功能的恢复。关于患侧肢体训练,在软瘫期要设法促进肌张力和主动运动的出现;在出现明显痉挛后要降低痉挛,促进分离运动的恢复,改善运动的速度、精细程度和耐力等。要注意非瘫痪侧肌力维持和强化。

1.床上翻身训练

这是最基本的躯干功能训练之一。患者双手手指交叉在一起,患侧拇指在上,双上肢腕肘伸展("Bobath握手",见图11-2),先练习前方上举,并练习伸向侧方。在翻身时,交叉的双手伸向翻身侧,头和躯干翻转,至侧卧位,然后返回仰卧位,再向另一侧翻身。每天进行多次,必要时训练者给予帮助或利用床栏练习。注意翻身时头一定要先转向同侧。向患侧翻身较容易，很快就可独立完成。

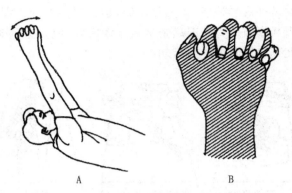

图 11-2　脑卒中早期上肢训练 Bobath 握手

A.健肢带动患肢作肩的屈伸和左右旋转，便于移动身体重心，进行体位转
移和平衡训练；B.双手十指交叉，病侧阴影部分拇指压在健侧拇指上方

2.桥式运动

目的是训练腰背肌群和伸髋的臀大肌，为站立做准备。患者取仰卧位，双腿屈曲，足踏床，慢慢地抬起臀部，维持一段时间后慢慢放下（双桥式运动）；在患者能较容易地完成双桥式运动后，让患者悬空健腿，仅患腿屈曲，足踏床抬臀（单桥式运动），见图 11-3。如能很好地完成本动作，那么就可有效地防止站位时因髋关节不能充分伸展而出现的臀部后突。训练早期多需训练者帮助固定下肢并叩打以刺激臀大肌收缩。

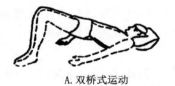

A. 双桥式运动　　　　　　　　　　　　　　　B. 单桥式运动

图 11-3　桥式运动

3.坐位训练

坐位是患者最容易完成的动作之一，也是预防直立性低血压、站立、行走和一些日常生活活动所必需的。在上述训练开始的同时就应进行。

由于老年人和较长时间卧床者易出现直立性低血压，故在首次取坐位时，不宜马上取直立（90°）坐位。可用起立平台或靠背架，依次取 30°、45°、60°、80°坐位（或平台直立位），如前一种体位能坚持 30 分钟且无明显直立性低血压表现，可过渡到下一项，如已能取 80°坐位 30 分钟，则以后取坐位和站位时可不考虑直立性低血压问题。理论上应避免床上半坐位，以免强化下肢伸肌优势。

坐位训练包括坐位平衡训练和耐力训练。在平衡训练的同时耐力也随之得以改善。进行坐位训练时，要求患者双足踏地或踏在支持台上，这对预防足内翻非常必要。另外，一定要在无支撑或无扶助下练习，否则难以取得好的效果。

静态平衡训练要求患者取无支撑下床边或椅子上静坐位，髋关节、膝关节和踝关节均屈曲

90°,足踏地或支持台,双足分开约一脚宽,双手置于膝上。训练者协助患者调整躯干和头至中间位,当感到双手已不再用力时松开双手,此时患者可保持该位置数秒,然后慢慢地倒向一侧。随后训练者要求患者自己调整身体至原位,必要时给予帮助。静态坐位平衡在大多数患者很快就可完成,然后让患者双手手指交叉在一起,伸向前、后、左、右、上和下方并伴有重心相应地移动,此称为自动态坐位平衡训练。当患者在受到突然的推拉外力仍能保持平衡时(被动态平衡),就可认为已完成坐位平衡训练。此后坐位训练主要是耐力训练。在坐位训练的同时,要练习坐位和卧位的转换训练。从健侧坐起时,先向健侧翻身,健侧上肢屈曲置于身体下,双腿远端垂于床边后,头向患侧(上方)侧屈,健侧上肢支撑慢慢坐起。从患侧坐起时稍困难些,也要用健侧上肢支撑坐起,不过要求躯干有较大的旋转至半俯卧位。由坐位到卧位的动作相反。

4.站位训练

一般在进行自动态坐位平衡训练的同时开始站位训练。对一般情况较差、早期进行此训练有困难者,可先站起立平台;躯干功能较好、下肢功能较差者可用长下肢支具。也可利用部分减重支持装置进行站位平衡训练。

起立训练要求患者双足分开约一脚宽,双手手指交叉,上肢前伸,双腿均匀持重,慢慢站起。此时训练者坐在患者前面,用双膝支撑患者的患侧膝部,双手置于患者臀部两侧帮助患者重心前移,伸展髋关节并挺直躯干。坐下时动作相反。要注意防止仅用健腿支撑站起的现象。

静态站位平衡训练是在患者站起后,让患者松开双手,上肢垂于体侧,训练者逐渐除去支撑,让患者保持站位。注意站位时不能有膝过伸。患者能独自保持静态站位后,让患者重心逐渐移向患侧,训练患腿的持重能力。同时让患者双手交叉的上肢(或仅用健侧上肢)伸向各个方向,并伴随躯干(重心)相应地摆动,训练自动态站位平衡。如在受到突发外力的推拉时仍能保持平衡,说明已达到被动态站位平衡。患者可独立站立片刻后就可练习床椅转移。

5.步行训练

一般在患者达到自动态站位平衡、患腿持重达体重的一半以上,并可向前迈步时才开始步行训练。但由于老年人易出现废用综合征,有的患者靠静态站立持重改善缓慢,故某些患者步行训练可适当提早进行,必要时使用下肢支具。不过步行训练量早期要小,以不致使患者过度费力而出现足内翻和尖足畸形并加重全身痉挛为度。对多数患者而言,不宜过早地使用手杖,以免影响患侧训练。

在步行训练前,先练习双腿交替前后迈步和重心的转移。多数患者不必经过平行杠内步行训练期,可直接进行监视下或少许扶持下步行训练。步行训练早期常有膝过伸和膝打软(膝突然屈曲)现象,应进行针对性的膝控制训练。如出现患侧骨盆上提的划圈步态,说明膝屈曲和踝背屈差。在可独立步行后,进一步练习上下楼梯(健腿先上,患腿先下)、走直线、绕圈、跨越障碍、上下斜坡及实际生活环境下的实用步行训练。

近年提倡利用部分减重支持装置提早进行步行训练,认为在步行能力和行走速度恢复方面均有较好的效果。

6.作业治疗

一般在患者能取坐位姿势后开始。内容包括以下几种。①日常生活活动能力训练:如吃饭、个人卫生、穿衣、移动、洗澡及家务活动等,掌握一定的技巧,单手多可完成。必要时可应用生活辅助具,如粗柄勺子、带套圈的筷子、有吸盘固定且把手加长的指甲刀、穿袜器、四脚手杖和助行器等。从训练的角度出发,应尽量使用患手。②工艺活动:如用斜面磨砂板训练上肢粗大的运动,用编织、剪纸等训练两手的协同操作,用垒积木、书写、拧螺丝、拾小物品等训练患手的精细活动。经过一段时间的训练后,如预测瘫痪的利手恢复差,应开始利手转换训练。在患手达一定功能的慢性(发病 6 个月以上)脑卒中患者可试用强制性使用运动疗法,部分患者可取得明显效果。

7.物理治疗和针灸治疗

功能性电刺激、生物反馈及针灸治疗等对增加感觉输入、促进功能恢复与运动控制等有一定的作用。

8.对失语、构音障碍、认知功能障碍等也需进行针对性训练

结合患者情况应尽早实施出院计划。在患者出院前,可先回家住几日,以适应家庭环境,发现问题并给予相应的指导和训练。为使患者适应社会环境,出院前可带患者集体购物、参加社区活动等。

(四)后遗症期康复治疗

后遗症期是患者功能恢复已达平台期,但通过技巧学习、使用辅助器具及与环境相互适应等仍可有一定的能力恢复的时期。经积极训练一般在发病 3~6 个月后进入后遗症期,对于早期活动少或较长时间卧床者,运动功能恢复可持续更长的时间。此期患者的运动耐力和日常生活活动能力仍可进一步提高。

在此期出院回家的患者,由于活动空间限制、家属照顾过多或无暇顾及、患者主动性差等原因,在老年人和移动能力较差者易出现功能和能力的退化,甚至造成卧床不起,故参照原先的训练进行维持性训练是非常必要的。即使那些经训练仍不能恢复步行者,也至少应每天练习翻身和坐位,甚至是被动的坐位,这种最低限度的活动可明显地减少褥疮、肺炎等并发症,减少护理工作量。相当一部分患者可通过上下楼梯、远距离步行等,使运动耐力不断提高,活动空间不断扩大,活动种类逐渐增多,生活质量得以提高。但要注意,所有的活动均要在安全的前提下进行,活动量也应逐渐增加,不可冒进。

对不能适应原来生活环境的患者,可进行必要的环境改造,如尽量住平房或楼房底层,去除门槛,台阶改为坡道或两侧安装扶手,厕所改为坐式并加扶手,地面不宜太滑或太粗糙,所有用品要方便取放和使用等。

患者要定期到医院或社区康复机构接受再评价和指导,并力争恢复一定的工作。

四、常见合并症与并发症的处理

(一)痉挛

痉挛是上运动神经元损伤后特征性表现,在偏瘫侧肌肉均有不同程度的痉挛,优势肌更明显。痉挛有两重性,其有限制关节运动,影响运动模式、运动速度、精细活动和日常生活活动能力,引起挛缩、关节畸形和疼痛不适,不利于清洁护理等不利影响;但在某些患者可能起到有利于循环、下肢支撑及保持某种姿势的作用。因降低痉挛不一定都有利于功能改善,有时甚至有害,故在进行治疗之前,首先应明确治疗的必要性和目的。可先用 2% 利多卡因进行肌肉浸润或神经阻滞,或进行局部缺血试验(在患侧肢体近端加一个能充气的血压计袖带,充气加压至收缩压以上,持续 20~25 分钟),待痉挛减轻或消失后 10 分钟内观察运动功能和日常生活能力有无改善,确定去除痉挛是否有利于功能与能力的改善。

肌肉痉挛的处理主要有以下几个方面。

(1)去除加重痉挛的诱因:①伤害性刺激:尿道感染、褥疮、深静脉血栓、疼痛、膀胱过充盈、骨

折、内生脚指甲等;②精神紧张因素(如焦虑、抑郁);③过度用力、疲劳等。

(2)运动疗法与物理疗法:姿势控制:它是利用中枢神经受损后得以活化的各种姿势反射(紧张性反射)来抑制某些肌群肌张力增加,如各种抗痉挛体位。其效果尚难确定。①肌牵张:任何使痉挛肌受到持续牵张的活动或姿势均可使相应的肌肉肌张力降低。不过其效果短暂,有无积累效果尚难肯定。牵拉可采取主动运动、被动运动、特定姿势及器具(起立平台、支架夹板等)。②冷疗等物理疗法:应用冰袋冷敷或把患肢置于冰水中25~30分钟,可以减轻痉挛,但效果短暂。热疗、水疗及震动也有一定的短暂降低肌痉挛的作用。③肌电生物反馈与功能性电刺激:效果尚不肯定。

(3)口服药物:丹曲林钠、地西泮、巴氯芬等可用于脑卒中后痉挛的治疗,但效果不理想,不良反应大。

(4)局部用药物。①苯酚(石炭酸):石炭酸是一种神经崩解剂,贴近周围神经注射后能减少传递至肌肉的神经冲动,从而减轻痉挛。其疗效可持续数月至数年。不良反应有感觉迟钝、丧失及无力。多采用运动点阻滞。②A型肉毒杆菌毒素:A型肉毒杆菌毒素系肉毒杆菌产生的一种大分子蛋白毒素:把A型肉毒素直接注入靶肌肉后,其在肌肉内弥散,可迅速地与神经肌肉接头处的胆碱能突触前膜受体结合,不可逆地阻滞神经突触兴奋时的钙离子内流,使乙酰胆碱介质释放障碍,从而引起较持久的肌肉松弛。注射后数天起效,作用可持续2~3个月,可反复使用。一般采用多点肌肉浸润注射。先从小量开始,小肌肉2.5~100 U,大肌肉 20~200 U。通常每次剂量不超过80~120 U,1个月总剂量不超过200~290 U,成人总量有人已用到300~400 U。不良反应有局部疼痛和血肿等,但多半轻微而短暂。③酒精:用于已丧失功能且因痉挛严重而影响护理及清洁者。因可引起神经持久的损伤,很少采用。

(5)外科方法:主要用于非手术疗法无效的尖足内翻畸形的矫治,一般用于病后2年以上的患者。

(二)吞咽功能障碍

吞咽功能障碍是脑卒中常见的并发症之一,其发生率高达16%~60.4%,可造成水和其他营养成分摄入不足,易出现咽下性肺炎,甚至窒息,即使为轻度,对饮食生活的乐趣、发音清晰的交流等也有不利影响。吞咽功能障碍主要见于延髓性麻痹和假性延髓性麻痹,单侧皮质脑干束受损者也可出现一过性的吞咽功能障碍。

正常的吞咽过程可分为三期。口腔期(由口腔至咽入口处)为随意运动;咽期(由口咽到食管入口处)为反射运动;食管期(由食管入口至胃)为蠕动运动。脑卒中患者为口腔期和咽期障碍。因口唇、颊肌、咀嚼肌、舌及软腭等麻痹,食物从口唇流出,不能被充分咀嚼和搅拌,不能保存在固有口腔并形成食团,舌不能充分上举,口腔内压不能充分升高,食团向咽部移动困难,食管入口处诸肌运动障碍,造成入口开大不全等阻碍食物进入食管。咽反射差、软腭上抬及喉头上抬不良等导致食物逆流入鼻腔或误入气管。

对疑有吞咽障碍者重点检查三叉神经、面神经、舌咽神经、迷走神经及舌下神经有无障碍。在临床上可通过饮水试验和咽唾沫试验进行简单筛选。因30%~40%的吞咽障碍患者无呛咳,故必要时可行视频荧光造影检查。

在意识障碍者,先采用非经口摄取营养的方法,同时预防颈部的伸展位挛缩。一旦意识清楚且病情稳定,能服从指示,可进行相应的检查,判断有无吞咽功能障碍。

吞咽功能障碍的处理主要有以下几个方面。

1.间接的吞咽训练

患者意识清楚,可取坐位者,即可开始本训练。

(1)基础训练:口腔颜面肌及颈部屈肌的肌力强化,颈部及下颌关节活动度训练,改善运动及降低全身肌肉痉挛的训练。

(2)改善咽反射的训练:用冷冻的湿棉签等反复刺激软腭及咽后壁。

(3)闭锁声门练习:患者双手压在桌子上或墙壁上的同时,训练大声发"啊"。训练随意地闭合声带,可有效地防止误咽。

(4)声门上吞咽:包括让患者充分吸气、憋住、咽唾液,其后呼气,最后咳嗽等一连串训练。这是利用停止呼吸时声门闭锁的原理,最后咳嗽是为了排出喉头周围残存的食物。适用于咽下过程中引起误咽的患者。

2.进食训练

一般在患者神志清楚、病情稳定、有咽反射,并可随意充分地咳嗽后就可练习进食。

(1)进食的体位:躯干后倾位误咽少,程度轻,故刚开始练习进食时,以躯干后倾轻度颈前屈位进食为好。在偏瘫者,健侧在下的侧卧位,颈部稍前屈易引起咽反射,多可减少误咽。另外,颈部向患侧旋转可减少梨状隐窝残留食物。

(2)阶段性进食训练:选择训练用食物要考虑到食物形态、黏度、表面光滑度、湿度、流动性、需咀嚼程度、营养成分含量及患者的喜好等。液状食物易于在口腔移动,但对咽刺激弱,易出现误咽;固态食物需充分咀嚼、搅拌,不易移至咽部,易加重口腔期障碍,但易于刺激咽反射,误咽少。既容易在口腔内移动又不易出现误咽的是均质胶冻状样或糊状食物,如蛋羹、面糊、果冻等。一般选用上述种类的食物进行训练,逐渐过渡到普食和水。

一口进食量以1小汤匙为宜,进食速度不宜过快,每进食一小食团后,要反复吞咽数次,应注意酸性和含脂肪多的食物吸入易发生肺炎。

应定时进行口腔护理,防止食物残渣存留,保持口腔卫生。误咽唾液也是常见的吸入性肺炎的原因。为防止食管反流误吸,在餐后应保持数十分钟坐位。吞咽功能障碍者摄入不足,早期易出现水、电解质紊乱,以后逐渐出现低蛋白等营养不良表现,应密切观察患者的营养状况。对摄入不足者应通过鼻饲等补充。

吞咽功能障碍经1个月左右的训练,90%以上可经口进普食。肺部感染和窒息是其常见的死亡原因。

3.低频脉冲电治疗

低频脉冲电治疗有助于维持或增强吞咽相关肌肉的肌力,改善吞咽功能。

(三)肩关节半脱位

肩关节半脱位在上肢呈弛缓性瘫痪时发生率很高,如在卒中患者中发生率为23%～60%,而我们统计约为78.3%,高于国外报道,这与我国有许多患者未进行早期康复有关。

1.特征表现

(1)肩胛带下降,肩关节腔向下倾斜,严重时在肩峰与上肢肱骨之间可出现凹陷,轻者可用触诊方法触及凹陷。

(2)肩胛骨下角的位置比健侧低。

(3)病侧呈翼状肩。

2.病因

肩关节天生就不稳定,有很大的活动度,以利于手和手指进行技巧性活动。与髋关节相比,其关节盂相对较浅,2/3 的肱骨头位于关节盂外。肩关节周围肌肉弥补了肩关节的不稳定性。正常情况下,肩胛骨关节盂朝向上、前及外侧。向上倾斜的关节盂在预防向下脱位中起着重要作用,因为肱骨头向下移位时必须先向外侧移动。臂处于内收位,关节囊上部及喙肱韧带紧张,被动地阻止了肱骨头的侧向移动,也就防止了向下脱位,这被称为"肩关节的锁定机制"。当肱骨外展时,该锁定机制不再起作用。由于臂抬起来向侧面外展或向前运动时,关节囊上部松弛,失去了支持作用,肩关节的稳定性必须由肌肉收缩来提供。防止盂肱关节脱位最重要的是水平走向的肌肉纤维,特别是冈上肌、三角肌的后部肌纤维和冈下肌。

肩关节半脱位主要有以下 4 个原因。

(1)解剖结构的不稳定性:由于肩关节的解剖结构特点决定其不稳定性。

(2)肩关节固定机构起不到固定作用:上述的肌肉群被称为"肩关节的固定机构"。该固定机构把肱骨头保持在肩关节腔内,维持肩关节正常功能,保持上肢和手功能的完整性。此外关节囊上部和鹰嘴肱韧带的紧张,使上肢处于内收位,起到防止向下方脱位的作用。当冈上肌、冈下肌、三角肌后部纤维支配的中枢或周围神经损害引起肌力低下和无力时,使原有固定机制失效,不能起到加固关节囊的作用,关节囊的紧张性也随之消失,不可避免地使肱骨头从肩关节腔内自由脱出,形成半脱位。亦与有关的固定肌肉群反射或主动活动的能力丧失有关。

(3)肩胛带周围肌肉的张力不均衡:肩胛带张力丧失或提肩胛肌主动活动丧失,另一方面颈区增高的神经张力上提了锁骨和肩胛骨,而软瘫的躯干肌不能从下面对抗肩胛带的上提,这些因素更诱发了肩关节半脱位。

(4)病侧上肢自身重力牵拉:当患者坐起或站立时,上肢呈与地面垂直位,病侧上肢的自身重量有向下牵拉的作用,诱发上肢从肩关节腔内脱出,形成肩关节半脱位。

3.防治

(1)肩关节半脱位的预防:当患者上肢处于弛缓性瘫痪时,保持肩胛骨的正确位置是早期预防肩关节半脱位的重要措施。①在卧位时,应采取病侧侧卧位,使病侧上肢能负荷体重。在平卧位应在肩后部垫枕头,使肩关节向前突出。②在坐位时,如病侧上肢肌张力低,可因本身肢体重力牵拉使肱骨头脱出。为此应把病侧上肢的前臂放置在胸前的平板上,平板可起到托起病侧上肢的作用,同时嘱患者每天多次用健侧手把病侧上肢上举过头,持续几分钟,坐在轮椅上也应按上述方法执行。③在立位时,应用健侧手把病侧上肢托起来,也可用三角巾吊带支持病侧上肢,起到固定作用。

关于三角巾吊带的预防作用,有些学者提出异议,认为三角巾吊带对病侧上肢会带来不良影响。主要不良影响有以下几个方面:①易使病侧失认,与来自全身运动功能的分离;②如病侧上肢处于屈肌痉挛模式时,屈肌痉挛模式可被强化;③当变换方向,从椅子上站起来,为达到平衡,或者用上肢的另一手操作达到稳定时,妨碍使用病侧上肢来保持姿势及支持;④在步行时,妨碍病侧上肢的摆动及来自病侧上肢的刺激引导。⑤因固定静止不动,妨碍静脉及淋巴回流及局部循环受压。

根据我们实际体会认为,当病侧上肢,特别是肩部周围肌张力很低的情况下,用三角巾可起到辅助预防的作用,减少脱位程度,比不用的好。因为一旦形成脱位,要复位是艰难的。当病侧上肢肩部周围肌张力增高,出现屈肌共同运动模式时,不宜再用三角巾吊带固定,否则会带来上述的不良影响。

(2)肩关节半脱位的治疗：治疗可从以下几个方面进行。①矫正肩胛骨位置，按照肱骨头在肩关节腔内位置进行纠正，恢复肩部的固定机制。如治疗师协助患者把病侧上肢垂直上举过头，使肩关节承重病侧上肢重量，可促进肩关节固定机制的恢复，有助于肩胛骨恢复到正常位置。又可让患者处于坐位，病侧上肢伸展，病侧手指、腕伸展放在病侧边另一椅子上，然后让患者向病侧倾斜，使病侧上肢承重上半身体重，又保证肩胛骨正确位置排列，恢复固定机制。②刺激肩关节周围稳定肌的活动和张力。通过逐步递加强度刺激，直接促进与肩关节固定有关的肌群的活动。治疗师一手把患者的病侧上肢伸展前伸，另一手快速把肱骨头向上提，诱发牵张反射，提高三角肌、冈上肌的肌张力及活动性。另外，治疗师可用手握患者病侧上肢手，让病侧上肢伸展向前上举与水平呈 45°，此时，治疗师用抓握患者病侧上肢手的手向患者施加压力，沿肩关节方向做快速、反复的挤压，并使患侧肩部不向后退，同时与治疗师的推力相对抗。也可使患肩保持前伸上举位置，治疗师用另一手从近端到远端快速按摩患者的患侧上肢处于伸展位的冈上肌、肱二头肌、三角肌，这手法可刺激这些肌肉的活动及张力。③直接刺激肩关节周围肌肉，降低肩胛带周围不利的神经系统张力，恢复其主动的肌肉控制。例如，治疗师用一只手帮助患者反复侧屈颈部的同时，可用另一只手臂固定患侧肩部，防止患肩发生任何形式的代偿运动。治疗师的手放在患侧肩上，保持肩胛带向下，用手掌保持其肩胛骨不成为翼状，前臂紧贴患侧胸壁以稳定其胸廓和上部躯干。当治疗师帮助患者保持正确的肩胛带姿势并保持肋骨向下、向中线时，肩关节半脱位会立即完全消失。

在不损伤肩关节及周围组织的条件下，做被动无痛性全关节的肩关节活动。如患者用健手帮助病侧上肢伸展上举及治疗师帮助病侧上肢伸展作肩的外展、外旋。

(四)肩痛

通常发生在脑卒中后的早期，61%的患者偏瘫后发生肩痛，其中 2/3 在卒中后 4 周内出现肩痛，其余的在随后 2 个月内发生。疼痛给康复带来不良影响，诱发患者产生情绪障碍及心理障碍。

1.病因

根据文献报告肩痛的原因有以下几方面：①中枢神经损害的疾病；②痉挛；③失用及误用综合征；④肩关节挛缩；⑤肩手综合征；⑥肩关节半脱位；⑦异位骨化；⑧骨质疏松。

2.发生机制

肩痛的发生与肩关节特有的解剖结构有关。肩关节是由 7 个关节组成，各关节的相互协调、共同运动才能保证肩关节的无痛运动。肩胛骨、肱骨的各部分的协调一致，才能使上肢完全上举成为可能。当一个人正常站立，上肢处于体侧时，肩胛骨和肱骨均处于 0°位置。当上肢伸展外展 90°时，肩关节的运动和肩胛骨的外旋之比为 2∶1。也就是说肩关节运动 60°，肩胛骨外旋 30°。当上肢上举达 180°屈曲时，肱盂关节运动 120°，而肩胛骨外旋 60°。这样，在正常肌张力下，伸展不受影响，这是一种平滑的、步调一致的模式运动。如肩胛骨外旋改变了肩关节腔的解剖排列，外旋就受限，也不能使伸展完全上举或外展。

肱骨外旋、肱骨大结节能通过肩峰突起的后方，是保证上肢完全外展的必要条件。当上肢在内旋状态时，肱骨大结节被喙肩弓阻挡，就使 60°以上的外展受限。因此为使大结节能自由地通过喙肩峰韧带下面，在肩关节腔内肱骨头顺利地向下运动，肱骨必须呈外旋状态。

一旦肩关节一部分或全部的结构，因异常的低肌张力或肌张力不平衡而发生紊乱，会产生肩关节疼痛,像上肢的痉挛屈曲、肩胛骨的下降、后退和肱骨的内旋,均是发生紊乱的条件,如存在这种紊乱条件,无论是主动的还是被动的上肢外展上举时,肩峰突起与肱骨头之间的组织受到两个坚硬骨头的机械性挤压就会引起疼痛。

近来,Alexander 发现二头肌长头,肩关节的旋转袖套对肩的盂肱关节的垂直起到稳定性作用,二头肌长头肌腱的作用在于对盂肱关节窝内的中央的长头可减少垂直的移位,所以当发生移位或冈上肌插入旋转袖套内,就可破坏盂肱关节稳定性。按 Cailliet 的理论,当关节和肌腱被向下牵拉时,就可产生肩关节损伤和疼痛。肩部被撞击易损伤冈上肌腱结构,也是诱发肩痛的原因。而且,晚期的肩痛 30%～40%被发现是肩关节的旋转袖套被撕裂引起的。

此外,在肩关节部分或全部结构紊乱状态下,频繁地做不正确的肩关节活动,可诱发疼痛出现,最常见的有下列几个。

(1)在肩胛骨未处于必要位置,肱骨外旋的状态下,握上肢远端上提的被动肩关节活动就可能诱发肩痛。正确的,应一手托起肱骨头,使肱骨处于外旋状态下上提可避免疼痛产生。

(2)在协助患者从床上转移到轮椅上,抓握患者的病侧上肢牵拉,患者移动时不能支持患者躯干重量,使患者的肩关节强制外展,引起肩关节损伤,产生疼痛。又如在协助步行训练时,把患者病侧手放在治疗师肩上,面对面行走,此时,一旦产生不平衡或突然运动,使病侧上肢突然强力外展,造成肱骨头挤压肩峰,诱发疼痛。

(3)治疗师在协助患者坐位转移时,用两手放在患者的腋窝下面用力上拔,这时由于体重,使丧失保护反应的病侧肩发生强制性外展,产生疼痛。

(4)用滑轮作病侧上肢关节活动范围训练,由于处于内旋位的上肢上举,强制性损伤自己的肩。

3.临床表现

40%的患者在早期否认自己有肩痛,但是临床检查发现有疼痛存在,即在肱二头肌头部有触痛,冈上肌有触痛。这说明早期肩痛是隐匿性的,所以简单地听患者主诉是不够的,必须对患者作早期检查,早期发现和早期治疗。实际上,肩痛在原发病后就可出现。有的主诉是一般安静时不痛,上举时出现,肩部活动后加重,夜间频发。病侧上肢有下垂沉重感,上举前伸平均在 100°,侧方平均在 70°～100°时发生疼痛,撞击征阳性。鹰嘴突和结节间有凹陷、压痛,被动运动外旋受限制,疼痛从肩部可放射到上肢。

4.预防

如果能避免引起疼痛的因素,就可以防止肩痛的发生。

早期即进行扩大肩关节活动范围训练,确保正常活动范围,避免易挛缩的肢位。

在做被动肩关节活动时,要用正确的手法,避免因错误的手法引起疼痛。做上肢被动运动时,必须先做肩胛骨的活动,然后做上肢远端活动,这时务必使肩胛骨持续维持在前上方向。

一旦被动时有疼痛产生,应立即停止,避免损伤组织。

5.治疗

包括药物治疗、物理治疗及运动治疗等。

(1)药物治疗:可选择一些镇痛剂口服,如扶他林、阿司匹林、吲哚美辛等,也可局部用镇痛剂外涂。

局部封闭治疗:1%普鲁卡因 1 mL,加上氢化可的松 5 mL,局部痛点注射。

局部麻醉治疗:有学者报道在肩峰下腔内局部麻醉有效率可达到 50%。①10 mL 的针管,

0.8 mm×(40～50)mm 的针头一个,0.5％普鲁卡因 8～10 mL。②治疗师在患者的身后,患者取坐位,上肢保持内旋,超过腰部。③助手的大拇指固定患者的肩峰后角上,指示固定肩峰。④治疗师持针在后角下刺入,斜向肩峰喙突方向推进,经过三角肌,冈下肌和关节内直到针头触到关节软骨停止向前,推入药物。此方法好处是无血管和神经损伤,比较安全。

(2)物理治疗:局部作温热治疗,如红外线、微波、超短波及局部离子透入,均有一定效果。

(3)运动疗法:如上所述肩痛是由于肩关节结构紊乱及不正确的运动所致,那么用正确的运动手法来纠正关节腔内紊乱的结构是最主要的方法。

疼痛早期处理:当疼痛很轻,仍应在无痛范围内做肩关节被动活动,但必须在做活动前,先做躯干回旋运动,抑制痉挛。鼓励患者用自己健侧上肢带动病侧上肢活动,这很重要。药物患者一旦有肩痛,就采取屈曲姿势,使肩固定,限制活动,屈肌张力更进一步增高,肩胛骨下降、后退更为明显,肩关节固定于内旋。如果这种"疼痛-不动-固定"的恶性循环不中断,只要 2～3 天,疼痛范围就会扩大,症状加重。另外要注意的是防止发生反复损伤肩关节,也就是在协助患者转移、穿衣、步行时,必须用正确的方法。在卧床时,应采取病侧在下的卧位,使肩充分向前。

严重肩痛的处理:必须根据疼痛严重程度,制订不同方法。尊重患者愿望,建立起相互信任、合作的关系。告诉患者不做运动治疗会带来更严重后果,清除患者的恐惧心理。同时进行其他训练,如平衡、行走、上下楼梯等,让患者看到运动疗法的确切效果。①床上姿势:有肩痛及肩固定的患者应采取病侧卧位,但必须从仰卧位逐步过渡到完全侧卧位。开始是 1/4 侧卧位,持续时间约 15 分钟,或直至有疼痛时恢复仰卧位或健侧卧位。病侧卧位持续时间逐步延长,在几天后达到完全病侧卧位。②患者取坐位,治疗师坐在患者的病侧旁,用一手放在病侧上肢腋下,指示患者把躯干重心向另一侧方向移动,当患者重心移动时,用在腋下的手提升肩胛带,反复、有节奏地做这一运动,每次运动范围要大于前一次。躯干伸展可抑制阻碍肩关节自由活动的痉挛,也可以由患者把自己病侧手平放在病侧的旁边的平台上,然后让患者把体重移向病侧上肢上,治疗师帮助患者的肘部伸直,这也可取得效果。③擦桌子运动:患者两手交叉抓握,病侧手大拇指在上,桌面上放一毛巾,交叉双手放在毛巾上,把毛巾向前推,起到躯干的运动带动肩关节运动的效果。④抑制肩胛骨突前运动时过度紧张法:患者平卧,病侧下肢屈膝位,倒向健侧,治疗师来回摆动患者的骨盆。由于病侧躯干来回有节律地摇动,可使病侧全部痉挛降低。接着,治疗师在病侧上肢肘关节伸直的状态下,把病侧上肢上举到无不舒服的位置,同时继续转动患者的骨盆,这时患者会感到肩关节周围肌肉松弛。⑤患者坐在椅子上,两手交叉抓握,放在前面的大球上,身体前倾推动大球离开双膝,然后再躯干向后,这样髋关节屈曲的运动,同时带动肩关节向上举的运动。由于两手放在大球上得到了支撑,因此一般不会引起肩痛,患者可控制大球向前移动的距离、移动的数量。⑥上肢自动运动:在正确的方法的指导下,患者用健侧手抓握病侧手上举上肢,带动肩部运动。正确的方法是在治疗师帮助下,学习把病侧上肢向前,保证肩胛骨突前及肘关节处在伸直位的条件下尽可能上举病侧上肢。最初患者可能仅上举几厘米,但是在正确方法指导下坚持做下去,每天做几次,肩痛就会逐步消失。如果方法不正确,不仅起不到治疗作用,反而会加重肩痛。如在病侧上肢屈曲状态上举,病侧肩后退情况下上举均会加重肩痛。

(五)肩手综合征

肩手综合征常见于中枢性上运动神经瘫痪的患者中,如卒中、脑外伤等,特别是在卒中患者更为常见,发生率在 5％～32％,其中约 74.1％发生在发病后 1～3 个月,最早在发病后第 3 天,迟至 6 个月后发生。

所谓肩手综合征是指在原发病恢复期间病侧上肢的手突然出现水肿、疼痛及病侧肩疼痛,使手的运动功能受限制。严重的是可引起手及手指变形,手功能完全丧失。因此,应对肩手综合征给予足够的重视,及早治疗。

1.病因及发生机制

尽管有不少关于肩手综合征的病因及机制的报告,但至今尚未得到令人信服的证明及假设。把其原因归属于肢体瘫痪及肢位不当,似乎过于简单。因为大多数患者并不出现肩手综合征。例如,有的患者经治疗后,肩手综合征症状缓解,但其肢体瘫痪、不良肢位仍然存在,但肩手综合征的早期症状不再复发。

尽管如此,患者的一些特有的因素是具有诱发作用的,就是长时间的一些特有的因素,如病侧上肢不活动及不良肢位。许多患者的关节活动范围无限制,亦无疼痛,但突然地发生肩手综合征,这支持上述的假设。从理论上假设,机械作用可直接诱发水肿,继发性外伤也可诱发水肿,肌无力而失去泵作用,使水肿不能清除。总之水肿、疼痛、关节活动范围受限,交感神经累及,造成一个恶性循环,也就是说引起水肿的原因是多样的,它们均可能发展成为肩手综合征。

(1)长时间的腕关节强制性掌屈:患者长期卧床,病侧上肢位于躯干侧,因不注意,使病侧手的腕关节长时间处于强制性的掌屈位或在坐位时也处于同样状态。

试验证明,在强制性的腕掌屈时,手的静脉循环受到阻断。当腕关节处于中间位时,把造影剂注入手静脉内,在 X 线下观察造影剂流动状态是回流通畅,当被试验者的手掌屈时,就可见到造影剂流动不畅,如在肩下降、上肢内收肌群张力增加、痉挛明显的偏瘫患者,进一步压迫腕关节,使造影剂的回流更受阻。因此,妨碍静脉循环的腕关节屈曲机制也许是发生肩手综合征的最基本原因。

当考虑患者有肩手综合征的进程时,上述这个试验具有实际意义。

以下是发生肩手综合征的几个具体问题:①为什么大多数患者的肩手综合征发生在病后的1~3 个月期间? 因为此期间的患者难以得到在急性期那样的护理及监视。因而患者的病手在相当长的时间中处于强制性的掌屈位,没有及时发现并得到纠正。②当上肢肌张力相对较低时,已存在病侧腕关节及肩关节屈曲,而腕关节的伸肌群也存在张力低下,对腕关节屈曲起不到对抗作用,以保持正常位置。③一些患者存在着忽视症,忽视病侧上肢的存在,而不注意不良肢位的存在。实际上,深感觉障碍的存在,也可使患者感觉不到不良肢位的存在。④为什么肩手综合征的早期水肿在手背占优势? 这与解剖上手的静脉及淋巴管几乎都在手背有关。⑤肩手综合征的水肿是非常局限,且都终止在腕关节近端,这是因为无论昼夜,患者腕关节始终处于一定程度的掌屈,特别是当没有对这不正确的姿势给予纠正及监视,腕关节掌屈会越来越重。

(2)过度腕关节伸展:这可产生炎症样的水肿及疼痛。在康复治疗中,有时治疗师无意识超越患者关节活动范围的过度的强制性活动,使关节及周围组织损伤。例如,治疗师把患者的病侧手放在躯体旁的治疗台上,把肘关节伸展,体重移向病侧上肢时,易使腕关节过度背屈。这种情况下,频繁地无节制训练,就超越了该病手的正常背屈的关节活动范围,造成水肿。这多数发生在较晚的时期,且多数是早期即开始过度康复的患者。

(3)长时间病侧手背静脉输液:在患者的急性期需输液时,不少护士喜欢在患者病侧手背上静脉输液,如长时间反复,易诱发手背水肿。

(4)病侧手外伤:一些患者可因各种原因引起病侧手的外伤,如跌倒、灼伤。

上述的各因素都是外在因素,不能完全阐明机制,为此有学者提出颈交感神经受刺激的学说,认为中枢神经急剧发生改变,刺激交感神经,强化了从病变到颈髓的向心性冲动,在脊髓颈段后角内形成病理性反射环路。

2.临床表现

肩手综合征的临床表现可分 3 期。

(1)第一期:患者的病侧手突然水肿,且很快使运动范围明显受限制。水肿主要出现在病侧手的背部,包括掌指关节、拇指及其他四指。皮肤失去皱褶,特别是指节、近端、远端的指间关节,水肿触及有柔软感和膨胀感,且常终止于腕关节及近端。手肌腱被掩盖而看不出。手的颜色发生改变,呈橘红或紫色,特别是当手处于下垂状态时。水肿表面有微热及潮湿感。指甲逐步发生变化,与健手相比,表现为苍白、不透明。同时伴病侧上肢肩及腕关节疼痛,关节活动范围受限制,特别是前臂被动外旋、腕关节背屈更为显著。如作超过腕关节可活动范围的被动屈曲时,患者有明显疼痛感,甚至在作病侧上肢负荷体重的治疗时也可引起。指间关节明显受限,突出的指骨因水肿而完全看不出。手指外展炎症受限,使健侧手指难以插入病侧手指间,使两手相互交叉抓握非常困难,近端的指间关节发硬,因此仅能作稍稍屈曲,不能完全伸展。若被动屈曲该关节,患者有疼痛感,而远端指间关节可伸展,但屈曲几乎不能。如果该关节轻度屈曲有些发硬,任何企图被动屈曲,就会产生疼痛及受限。

第一期持续 3~6 个月,20%是两侧性的,这期如出现症状立即开始治疗,常可控制其发展,且自然治愈。如不及时治疗就很快转入第二期。

(2)第二期:手的症状更为明显,手及手指有明显的难以忍受的压痛加重,肩痛及运动障碍和手的水肿减轻,血管运动性变化,如皮肤温度增高、发红几乎每一患者均残存。病侧手皮肤、肌肉明显萎缩,常可出现类似 Dupuytren 挛缩的手掌肌腱肥厚和手掌呈爪形,手指挛缩。X 线可见病侧手骨质疏松样变化。肉眼可看到在腕骨间区域的背侧中央及掌骨和腕骨结合部出现坚硬隆起。

第二期平均持续 3~6 个月,预后不良,为了把障碍减少到最低程度,积极治疗是必需的。

(3)第三期:水肿完全消失,疼痛也完全消失,但未经治疗的手的活动能力永久丧失,形成固定的有特征性畸形手。腕屈曲偏向尺侧,背屈受限制,掌骨背侧隆起固定无水肿;前臂外旋受限,拇指和示指间部分萎缩,无弹性,远端及近端的指间关节固定于轻度屈曲位,即使能屈曲,也是在很小程度范围内,手掌呈扁平,拇指和小指显著萎缩,压痛及血管运动性变化也消失。

第三期是不可逆的终末阶段,病侧手成为完全失用,成为终身残疾。

3.预防

肩手综合征的预防,首先应尽可能地避免产生水肿的因素,应注意以下几点。

在床上及轮椅上必须保持正确的姿势,特别是病侧上肢的位置。如果患者尚不能保持自己的病侧腕关节不处于完全掌屈位时,应让患者坐轮椅,把病侧手放在胸前的搁板上,直到患者能充分进行照料自己病侧上肢为止。这可以预防水肿的发生。

在病侧上肢负重训练时,训练的强度及持续时间应适当控制。必要时,治疗师应协助患者作这一训练的控制。在作这类患者上肢负重训练前,治疗师应确定躯干递加活动范围。一旦在治疗中,患者有不适及疼痛主诉时,治疗师必须改变患者手的位置,例如,在坐位,把病侧上肢伸展置于病侧躯体旁,病侧手放在治疗台上,体重向侧方移动时,手略外旋,可减少腕关节角度,即使这样,还有疼痛,则应停止这样的训练。

尽可能地不用病侧手背静脉输液,应提倡锁骨下静脉输液。

必须防止对病侧手的任何外伤。

4.治疗

一旦发现病侧手水肿、疼痛,关节活动范围减小,就应开始积极的治疗,可取得很好效果。即使已发生 2～3 个月,也应治疗,可取得控制其发展,减轻程度的效果。因为延误治疗时机,症状固定化,那么要使病侧手恢复到原来的正常颜色和大小,克服挛缩几乎是不可能的了。治疗的目的在于尽快消除发展及疼痛、僵硬。

(1)防止腕关节掌屈:为促进静脉回流及防止掌指关节持久地屈曲,无论在床上,还是在坐位,均应维持腕关节背屈 24 小时是非常重要的,如在坐位时,把病侧手放在膝上,使掌指关节伸展,也可用一种使腕关节维持背屈的夹板托起手掌,然后用绷带给予固定。

(2)向心性缠绕压迫手指:即用直径 1～2 mm 的绳子从远端缠绕病侧手每一指,然后用同样方法缠绕手掌由远到近,至腕关节止,然后再一一解开绳子。这种方法每天可以反复进行。这种方法简便、省钱、省时间,家属也可按此法去做,其效果是非常好的。由于水肿的减轻,循环立即改善,同时用其他方法配合,则效果更好。

(3)冰水浸泡法:把患者的手浸泡在冰水中,冰与水之比为 2∶1,浸泡时间以患者能耐受程度为准。

(4)冷水-温水交替浸泡法:冰水浸泡法对患者常感到难以耐受,冷水-温水交替更易被患者接受。冷水温度约 10 ℃,温水约 40 ℃,先浸泡温水 10 分钟,然后浸泡在冷水中 20 分钟。可反复进行多次,每天至少在 3 次。我们发现在肩手综合征的第一期效果很好,可促进血管扩张-收缩的反应,改善交感神经紧张性。

(5)主动运动:应鼓励患者主动运动病侧的手,如果完全不能动,那么应用健手协助病手活动,以及病侧上肢活动。让患者在平卧时,把病侧上肢上举过头,这可刺激肘伸肌的活动性,肌肉收缩可起到一种泵的作用,促进静脉回流,减轻水肿,或者用健手握病手上举上肢,来回左右摆动,也是有效的。但是病侧上肢体重负重训练是禁忌的。因为这是发生肩手综合征因素之一。

(6)被动运动:肩关节被动活动范围,对肩痛有预防作用,手及指的被动活动必须轻柔,在无疼痛情况下小范围内活动。要注意,病侧上肢的外旋活动范围下降是与腕关节活动受限有关。因此治疗师应从扩大腕关节活动入手治疗。也可在平卧位进行,把病侧上肢上举,促进静脉回流。

(7)其他治疗:可用 1％可卡因 7 mL 加可的松 2 mg 的混合液作病侧星状神经节阻断,每周 2～3 次。亦可用皮质激素口服治疗,如泼尼松 30 mg/d。对疼痛部位作局部麻醉或神经阻断注射,可取得一次性效果。

肩手综合征常发生腱鞘炎及腱鞘肥厚,限制关节运动及产生疼痛,亦可用可卡因加皮质激素作腱鞘内注射,如无改善可作腱鞘切除。但必须在发病 4 个月后进行,不然有可能反而加重症状。

合并骨质疏松的,可给予维生素 D 口服或注射。

总之,肩手综合征的治疗原则是早期发现、早期治疗,特别是发病 3 个月内是治疗最佳时期,一旦慢性化,就缺乏有效的治疗方法。

（娄迎晨）

第二节 癫痫的康复治疗

癫痫是一组由大脑神经元异常放电引起的短暂性以大脑功能障碍为特征的慢性脑部疾病，具有突然发作、反复发生的特点，可以表现为运动、感觉、意识、精神等多方面的功能障碍。国际抗癫痫联盟和国际癫痫病友联合会联合提出的癫痫的定义是：至少一次痫性发作；临床发作是由于脑内存在慢性持久性异常所致；伴随有相应的神经生物学、认知、精神心理及行为等多方面的功能障碍。这一定义突出了癫痫慢性脑功能障碍的本质，强调了癫痫所伴随的多种障碍。

一、癫痫的检查和评定方法

(一)神经电(磁)生理检查

1.脑电图（EEG）在癫痫中的应用

EEG 对癫痫诊断的阳性率为 40%～60%，是癫痫最有效的辅助诊断工具，结合多种激发方法，如过度换气、闪光刺激、药物、睡眠等，及特殊电极如蝶骨电极、鼻咽电极，至少可以在 80% 患者中发现异常放电，EEG 表现为棘波、尖波、棘（尖）波综合和其他发作性节律波。发作期和间歇期均可记录到发作波，发作波的检出是诊断癫痫重要的客观指标，对癫痫灶的定位、分型、抗癫痫药物的选择、药物剂量的调整、停药指征、预后判断均有较大的价值。

EEG 可分为头皮脑电图和深部脑电图，头皮脑电图定位效果差，深部电极脑电图定位效果好，因其创伤性患者难以接受，而且安装部位有限，不能反映全脑状况，临床使用受到限制。在我国 EEG 已成为癫痫的常规检查方法。目前，偶极子 64 导脑电图、动态脑电图和视频脑电等可以长时间记录患者在日常活动中脑电图，并可记录发作时的录像，与脑电图进行同步分析，使癫痫的诊断更准确、定位更精确。

2.脑磁图（MEG）在癫痫中的应用

MEG 是一种无创性测定脑电活动的方法，其测量的磁场主要来源于大脑皮层锥体细胞树突产生的突触后电位。在单位脑皮质中，数千个锥体细胞几乎同时产生神经冲动，形成集合电流，产生与电流方向正切的脑磁场。人脑产生的磁场强度极其微弱，在评价神经磁信号时需要极为敏感的测量装置，把极微弱的信号从过多的背景噪音中提取出来。因此，脑磁场测量设备必须具有可靠的磁场屏蔽系统、灵敏的磁场测量装置及信息综合处理系统。其特点有：磁场不受头皮软组织、颅骨等结构的影响；有良好的空间和时间分辨率；对人体无侵害，检测方便。目前 MEG 的传感器允许同时记录多达 300 个通道，对癫痫灶的定位非常准确，但设备和检查费用昂贵。

(二)影像学检查

1.CT、MRI 在癫痫中的应用

CT、MRI 的临床应用，对癫痫的病因、性质和定位有很大的帮助，明显提高了癫痫病灶的检出率。MRI 作为 20 世纪 90 年代发展起来的无创性脑功能成像技术，具有良好的时间和空间分辨率，其中功能性磁共振（fMRI）、磁共振频谱仪（MRS）、磁共振弛豫（MRR）等相继应用于癫痫的临床和研究。fMRI可用于癫痫手术治疗前运动、语言记忆功能区的定位。MRS可以在分子水平上无损伤地研究神经系统的活动,可以观察不同类型癫痫的神经代谢特点,测评药物及手术的疗效。

2.正电子发射断层扫描(PET)和单光子发射断层扫描(SPECT)在癫痫中的应用

近年来,发展起来的脑功能影像学检查,如PET、SPECT不仅能准确发现病变部位,而且可直接测定局部功能状态,是致痫灶定位的有效方法。

PET是目前癫痫灶定位最精确和直观化的手段之一,可从生化、代谢、血流灌注、功能、化学递质及神经受体等方面对癫痫灶进行显像和定量分析,从而可能为EEG、CT、MRI检查阴性的癫痫患者提供致痫灶的定位诊断。目前临床使用最多的是^{18}F-FDGPET。Engel最早发现发作间期致痫灶的局部葡萄糖代谢降低,而发作期原来葡萄糖代谢降低区反而增高,这种发作间期低代谢而发作期高代谢的区域,可确定为致痫灶。18F-FDGPET能较敏感地探测到功能性癫痫灶,并予以定位,目前已被公认为癫痫外科术前最佳的无创伤性定位方法。但^{18}F-FDGPET的代谢改变区并非均是癫痫灶,与EEG、MRI相结合,相互弥补不足,可大大地提高癫痫的诊断和定位特异性。

SPECT可直接反映脑血流灌注的变化,间接反映全脑代谢功能,不受同位素摄取时间的限制,在癫痫发作间期,病灶呈低血流区,在发作期呈高血流区,使得通过脑血流及脑代谢功能进行痫灶定位成为可能,有研究显示,利用发作期与发作间期减影技术,癫痫定位的效果良好,对癫痫的手术治疗有指导作用。

(三)神经心理学检查

癫痫患者常常合并智能减退、认知障碍和情感、心理异常,临床上常使用各种神经心理量表对患者智力、情感、心理、行为等方面进行评价,根据存在的问题制定出针对性的康复治疗方案。常用的神经心理检查量表有癫痫患者生存质量专用量表(QOLIE-31)、韦氏记忆量表、汉密尔顿抑郁量表、焦虑量表等。

二、治疗

癫痫治疗在近10年有了较大的进展,主要体现在:抗癫痫新药在临床越来越多的使用;癫痫外科定位及术前评估的完善和手术治疗;生酮饮食等。

(一)病因治疗

对于病因明确的痫性发作,应针对病因进行治疗,如低血糖症、低血钙症等代谢紊乱者;维生素B_6缺乏者;颅内占位性病变;药物导致的痫性发作等。

(二)药物治疗

明确诊断后,正确的抗癫痫药物(AEDs)治疗是控制癫痫发作的首选方案。合理、规范、有规律的AEDs治疗,可使近60%~70%得到完全控制且停药后无发作,但有20%~30%的患者经系统、合理的药物治疗无效,称为难治性癫痫。AEDs需要长期服用,因此,应综合考虑治疗的时机、药物潜在的毒副作用、患者的职业、心理、经济和家庭、社会环境等诸多情况。AEDs用药的原则:①根据癫痫发作类型及特殊的病因,结合患者的具体情况合理选药(表11-1);②合理选择用药时机;③坚持单药治疗原则,必要时多药配伍治疗;④适当调整用药剂量,足疗程用药;⑤密切检测药物的毒副作用;⑥缓慢换药,谨慎减量、撤药等。

表 11-1　不同类型癫痫或癫痫综合征(AEDs)的选择

发作类型或综合征	首选 AEDs	次选 AEDs
部分性发作(单纯及复杂部分性发作、继发全身强直 阵挛发作)	卡马西平、托吡酯、奥卡西平、丙戊酸、苯巴比妥、扑米酮	苯妥英钠、乙酰唑胺、氯巴占、氯硝西泮、拉莫三嗪、加巴喷丁
全身强直 阵挛发作	丙戊酸、卡马西平、苯妥英钠、苯巴比妥、托吡酯	氯巴占、氯硝西泮、乙酰唑胺、拉莫三嗪
失神发作	乙琥胺、丙戊酸	乙酰唑胺、托吡酯
强直发作	卡马西平、苯巴比妥、丙戊酸	苯妥英钠、氯巴占、氯硝西泮
失张力及非典型失神发作	丙戊酸、氯巴占、氯硝西泮	乙酰唑胺、氯巴占、苯巴比妥、拉莫三嗪
肌阵挛发作	丙戊酸、氯硝西泮、乙琥胺	乙酰唑胺、氯巴占、苯巴比妥、苯妥英钠
婴儿痉挛症	促肾上腺皮质激素、托吡酯、氯硝西泮	氨己烯酸、硝基西泮

我们从最近的癫痫治疗指南可以看到如下新趋势。

(1)下列情况应开始新药治疗:不能从传统抗癫痫治疗中获益;不适合传统抗癫痫药治疗的情况,如属于禁忌证范围、与正在服用的药物有相互作用(特别是避孕药等)、明显不能耐受传统抗癫痫治疗、处于准备生育期等。

(2)尽量单药治疗:第一次单药治疗失败,换一种药物仍然采取单药治疗(换药过程应谨慎进行);下列情况下才考虑联合治疗:①先后应用两种药物单药治疗仍没有达到发作消失;②权衡疗效与安全性后,认为患者所受到的利益大于带给他的不利(如不良反应)。

(3)药物治疗应取得疗效与安全性的最佳平衡。

(4)个性化治疗:对于儿童,要考虑对认知功能、语言能力的影响;处于生育年龄的妇女,尽量选择新药治疗,考虑与口服避孕药的相互作用、致畸性等;老年人,考虑药物的相互作用和对认知功能的损害。

(5)对患者生活质量和认知功能的影响 1990 年以来,FDA 已陆续批准 8 种新型抗癫痫药:托吡酯(TPM)、加巴喷丁(GBP)、奥卡西平(OXC)、拉莫三嗪(LTG)、左乙拉西坦(LEV)、噻加宾(TGB)、唑尼沙胺(ZNS)。从新的指南和专家共识中,我们可以发现:新药已经有明显的趋势进入一线的治疗选择,疗效肯定,安全性好,临床使用经验正在逐步完善;第一、二甚至第三个药都最好选择单药治疗;应根据患者具体的特点做出个性化的治疗选择;取得药物疗效及安全性的最佳平衡,提高患者的生活质量应是癫痫治疗的最终目标;新一代广谱抗癫痫药的疗效和安全性得到临床专家的广泛认可,在美国等国家已作为一线药物的治疗选择之一,更可作为某些特殊患者(生育妇女和老年患者等)的首选用药。

(三)癫痫持续状态的治疗

癫痫持续状态(status epilepticus,SE)是癫痫连续发作之间意识尚未完全恢复又频繁再发;或癫痫发作持续 30 分钟以上不自行停止。癫痫持续状态是内科常见的急症,若不及时治疗可因高热、循环衰竭或神经元兴奋性毒性损伤导致永久性脑损害,致残率和死亡率很高。任何类型的癫痫均可出现癫痫状态,其中全面性强直-阵挛发作状态最常见,危害性也最大。其治疗的目的是:迅速控制抽搐;预防脑水肿、低血糖、酸中毒、过高热、呼吸循环衰竭等并发症;积极寻找病因。

(1)迅速控制抽搐:可使用地西泮、异戊巴比妥钠、10%水合氯醛、副醛等药物。

(2)对症处理:保持呼吸道通畅,吸氧;进行心电、血压、呼吸监护;查找诱发癫痫状态的原因并治疗。

（3）保持水、电平衡，甘露醇静脉滴注防治脑水肿。

（4）对于难治性癫痫持续状态：硫喷妥钠及静脉滴注咪达唑仑有效；也有研究显示异丙酚开始用于控制难治性癫痫持续状态，其疗效逐渐得到重视，目前还需要进一步利用大样本随机对照试验结果评价其疗效和安全性。

（四）外科治疗

以往对癫痫的手术治疗存在一定的误区，认为任何癫痫患者均可实施手术治疗，癫痫患者手术后可万事大吉，不用再服用任何药物，但事实并非如此。手术治疗主要适用于难治性癫痫。

原则上，癫痫手术的适应证是年龄在 12～50 岁之间，AEDs 难以控制的癫痫发作，排除精神发育迟缓或精神病，智商在 70 分以上的癫痫患者。手术方式多种多样，按手术原理可以分为切除癫痫放电病灶；破坏癫痫放电的扩散通路；强化抑制结构 3 种手术方式，具体手术方式为脑皮质病灶切除术、前颞叶切除术、选择性杏仁核、海马切除术；多处软膜下横纤维切断术（MST）；大脑半球切除术；胼胝体切开术；脑立体定向毁损术；电刺激术；伽马刀（γ-刀）治疗术；迷走神经刺激等。手术方式根据癫痫发作的类型和癫痫灶的部位进行选择。外科手术治疗的效果主要取决于病例及手术方式选择是否适当、致痫灶的定位是否准确和致痫灶是否彻底切除。

（五）预防

预防各种已知的致病因素，如产伤、颅脑外伤、颅内感染等，及时控制婴幼儿期可能导致脑缺氧的情况如抽搐和高热惊厥等，推行优生优育，降低癫痫的发病率。

三、康复

虽然，使用目前的抗癫痫药物能使 2/3 的患者的癫痫发作得到控制，但这些患者仍然存在着许多与癫痫有关的问题，如抗癫痫药物的不良反应、心理-社交障碍、长期服药常使患者合并智能减退、认知障碍等。其余 1/3 的患者由于频繁的癫痫发作，需要定期随访及进行多学科评估以确保康复计划的全面性和为患者个体定制。康复的目标是消除或减少疾病导致的医学和社会的后果。对患者的辅导和教育是一项重要的因素。

长期治疗的精神和经济负担、痫性发作时间的不确定性和行为的失控性、社会的偏见等多方面的压力，使患者常伴有明显的心理和行为异常。以往癫痫治疗多注重控制发作，忽略了患者的自身感受，随着医疗模式的改变，国内外学者已经注意到患者的情感、心理及家庭和社会环境等方面在癫痫治疗中的重要作用，在正规的抗癫痫药物治疗的同时全面考虑其身体、心理和社会等因素，提高其生存质量，使癫痫患者得到真正的康复。

癫痫的康复涉及医疗、心理、教育、职业、社会等诸多方面，康复原则是除对因、对症治疗外，尽早进行个体化、综合性康复训练，提高患者的生活质量。

（一）体育疗法

通过一定程度的体育训练，可以增强体质，调整各器官间的协调和平衡功能，减少药物的蓄积；增强信心，消除自卑心理，缓解忧愁和抑郁情绪。运动方式、运动量应根据患者病情和身体情况合理安排，避免进行危险的过量的体育活动。

（二）智能减退、认知障碍

癫痫患者常常伴有智力减退、认知功能障碍，是其预后不良的重要因素，其发生机制是多方面的，如痫样放电导致神经元功能紊乱，造成的脑组织持续性损害；癫痫灶的代谢异常；幼年期起病的癫痫造成的脑组织发育障碍;发作期伴发的低氧血症、高碳酸血症、兴奋性神经递质的过度释放,造成的神经元不可逆损害;另外,某些癫痫综合征在慢波睡眠相出现的持续性痫样放电导致的睡眠障碍;某些 AEDs 引起的神经元兴奋性降低,均可影响认知功能。影响癫痫患者认知功能的因素多种多样,如癫痫灶的部位、发病年龄和发作类型、抗癫痫药物的毒副作用、家庭社会因素、患者本人受教育程度等。所以,控制癫痫发作,避免选用对认知功能影响大的抗癫痫药物,控制用药种类,密切监测药物认知损害的不良反应,从而把认知功能损害控制到最小限度。

癫痫患者的认知功能损害表现不一,主要有注意力、推理能力、视觉空间能力、视运动协调能力受损、抽象概括能力、计划判断能力、表达能力的减退和记忆力障碍等,其中以记忆力障碍最常见。对于记忆障碍而言,记忆力全面改善虽然不太可能,但是学习助记术有助于解决最常见的日常记忆问题。在记忆康复计划中,应考虑下列问题:日常生活中认知功能障碍的心理教育疗效的需要、个性和情感反应的影响,以及对记忆问题的个人感受。训练目标必须是定制的、小的尽可能具体的、完全能够满足患者的需要和希望。

应对患者进行单独的、针对性神经心理评定,以确定认知功能康复的范围。认知功能障碍常用的康复方法是通过认知功能评价,针对患者存在的认知缺陷,对患者进行重复训练,通过反复练习建立起自动性行为,训练应注重目的性、趣味性和实用性。避免使用已经缺损的认知功能,使用其他方法帮助患者补偿缺损的认知成分,如对记忆障碍的患者可以使用一些外部存储工具(如工作日程表、笔记等),将复杂事务分解成简单成分,或者通过联想等方式帮助记忆。

(三)心理和精神障碍

适当的体力劳动和脑力劳动对健康是有利的,应当鼓励。

癫痫患者由于家庭、社会、抗癫痫药物的毒副作用等因素常存在异常心理,不仅可以加重躯体疾病,而且导致癫痫患者的行为退化和异常。异常行为和心理常表现为抑郁、恐惧、攻击性、焦虑、逆反等负性情绪;自卑、性格孤僻、社会交往障碍;适应能力差,喜欢固定不变的生活方式;学习障碍、怕困难、缺乏自信、易放弃的退缩行为;对治疗措施产生无望和歪曲的判断,治疗依从性差等。

心理治疗是癫痫治疗过程中重要的治疗方法,全面评定患者存在的心理障碍,针对性地开展心理治疗,减轻患者心理负担,稳定情绪,经过综合训练,提高患者的学习、工作能力和适应性,提高抗挫折和自控能力。目前常用的心理治疗方法有支持性心理治疗、催眠术、松弛训练、生物反馈疗法、森田疗法等。另外,也可短期针对性使用药物治疗,如抗抑郁药物、抗焦虑药等。

(四)提高家庭和社会支持,改善患者的生存质量

癫痫患者应有良好的生活习惯和饮食习惯,避免过饱、疲劳、睡眠不足或情感波动。食物以清淡为主,忌辛辣,最好能戒烟酒。除带有明显危险性的工作(如驾驶、高空作业、游泳等),不宜过分限制。更重要的是解除其精神负担,不要因自卑感而脱离群众;让其树立战胜疾病的信心;医师需要对患者耐心解释,使其对疾病有正确的认识。

癫痫患者往往存在生活、就业、婚姻、与亲友关系不融洽、经济水平偏低等家庭和社会问题。强大的家庭和社会支持是患者正确面对疾病、战胜疾病的基础。随着社会的发展和进步,癫痫患者的生活质量日益为人们重视,生活质量包括发作状态、情感生活、任务与休闲性活动、健康状态、经济状态、家庭关系、社会交往、记忆功能等多个方面。

影响癫痫患者生活质量的因素有患者的智力水平、认知功能、患者受教育水平、家庭和社会的支持等多种因素。家庭康复是癫痫治疗中的重要一环,许多患者需要家庭的看护和照料,让患

者的亲友了解癫痫的基本知识,给癫痫患者以足够的关心、理解、尊重和支持,督促患者按时、按规定服用药物,提高药物治疗的依从性,合理安排日常生活,避免不良嗜好的养成,释放负性不良情绪,保持良好心理状态,增强患者的责任感,鼓励患者积极参加有益的社交活动,克服自卑心理,指导患者承担力所能及的社会工作,同时避免危险活动和工作,让患者在自我实现中体会到自身的价值,从而提高战胜疾病的信心。

社会支持在癫痫患者康复中具有重要的作用。通过立法保护癫痫患者的学习、受教育、婚姻、生育、就业等的合法权益,增加患者的各项福利和医疗保险,改善癫痫患者的经济状况。向全社会进行癫痫科普教育,纠正社会上某些人群对癫痫患者的歧视和错误看法。促进癫痫患者参与社会活动,培养乐观豁达的性格,减少自卑感,提高抗癫痫药物治疗的依从性,减轻疾病的症状,减缓疾病的发展,提高患者的生活质量。

(五)职业康复

在国外,有一些非营利性机构为癫痫患者提供职业康复服务,以培训患者并协助其找到工作。职业康复服务主要包括以下内容。

(1)诊断性评估:评估其残疾状况,确定职业需要技能的目前状况。

(2)辅导:确定目标,做出选择,确定职业需要培训的技能并提供支持。

(3)培训:基本和特殊职业技能,记忆和注意的代偿技巧,工作搜寻策略,面试技巧,工作指导,个人简历书写和合法权利。

(4)咨询:在职培训计划和其他支持性工作经历和职业教育。

(5)工作安排:在竞争性的工作岗位、在家或支持性的社区就业或有保护的工场。

(6)协助:与相关的专业机构进行协助。

(娄迎晨)

第三节　运动神经元病的康复治疗

一、概述

运动神经元病是一组病因未明,选择性侵犯脊髓前角细胞、脑干运动神经元和/或锥体束的慢性进行性变性疾病。临床以上和/或下运动神经元损害引起的瘫痪为主要表现。本病为持续性进展性疾病。目前尚没有有效的治疗能阻止或延缓临床及病理进程,康复治疗可在一定程度上减轻患者的痛苦,并最大限度地提高患者的生活质量和独立能力。

世界各地运动神经元病总的发病率为(1～2)/10万,患病率为(4～6)/10万。运动神经元病发病年龄可从10～80岁不等,但多数在中年以后发病,平均年龄是40～50岁。男性发病率高于女性,比例为(1.5～2)∶1。随着发病年龄增加,这一比例逐渐下降,70岁发病者男女比例约为1∶1。从发病到死亡(或依赖呼吸肌)的平均存活时间是2～4年,5年存活率为19%～39%,10年存活率为8%～22%。平均存活时间与发病年龄、性别、临床症状(有无延髓性麻痹)及疾病进展情况有关。其中发病年龄是判断存活时间的重要因素之一,年轻患者存活时间相对较长。调查发现40～50岁发病者平均存活时间是45个月,而80岁发病者平均存活时间仅为20～25个月。

确切病因目前尚不清楚,可能是患者自身因素和环境因素相互作用所致。运动神经元病的神经变性可能是遗传、免疫、中毒、慢病毒感染、兴奋性氨基酸毒性作用、氧化应激及环境等多种因素相互作用的结果。

运动神经元病选择性侵犯运动皮质第 5 层的 Betz 细胞、脑干下部运动神经元、脊髓前角细胞,主要改变是神经细胞变性,数目减少。支配眼外肌运动神经核和支配骨盆肌肉的 Onuf 核一般不受影响,故患者眼球运动和膀胱直肠控制常保留。颈髓前角细胞变性最显著,是最常并早期受累的部位。镜下见变性神经元的突出特征是胞浆内透明的 Lewy 样或 skein 样包涵体。颈髓前角和 X、XI、XII 对脑神经核神经元消失常伴有胶质细胞增生。受累骨骼肌表现为脂肪浸润和失神经支配后萎缩,残存肌肉间神经纤维发芽,运动终板体积增加。运动神经元病临床进展速度不仅取决于神经元变性的速度,还取决于神经再支配的作用效果。皮质脊髓束和皮质延髓束弥漫性变性;锥体束变性最先发生在脊髓下部,并逐渐向上发展。

本病临床通常分为四型。

(一)肌萎缩性侧索硬化症(ALS)

累及脊髓前角细胞、脑干运动神经核和锥体束,表现为上、下运动神经元损害并存的特点。①多在40岁以后发病,男性多于女性。②起病时多出现单个肢体局部无力,远端肢体受累比近端重。首发症状常为上肢无力,尤其是手部肌肉无力、不灵活,以后出现手部小肌肉如大、小鱼际肌或蚓状肌萎缩,渐向近端上臂、肩胛带发展,多数患者疾病早期都有肌肉痛性痉挛或肌束颤动,对侧肢体可同时或先后出现类似症状;下肢痉挛性瘫痪,呈"剪刀步态",肌张力增高,腱反射亢进,病理征阳性;少数患者发病时先出现下肢无力,走路易跌倒,行走困难。③大多数 ALS 患者感觉系统不受影响,少数患者有麻木和感觉异常。④患者眼球运动和膀胱直肠控制常保留。⑤延髓麻痹常晚期出现。⑥病程持续进展,快慢不一,生存期平均3~5年,最终因呼吸肌麻痹或并发呼吸道感染死亡。

典型 ALS 患者认知功能不受影响,有报道 4%~6% 的患者伴有痴呆,主要是注意障碍。PET 扫描提示除运动皮质 ALS 患者大脑其他部位也有葡萄糖代谢下降,提示 ALS 患者额叶和皮层下组织功能异常。抑郁是 ALS 患者常见症状之一,据报道约 75% 的患者有中重度抑郁症状。

(二)进行性脊肌萎缩症

主要累及脊髓前角细胞,也可累及脑神经运动核。①多在 30 岁左右发病,男性多见。②表现为肌无力、肌萎缩和肌束颤动等下级神经元损害表现;首发症状常为手部小肌肉萎缩、无力,渐向近端上臂、肩胛带发展;远端萎缩明显,肌张力降低,腱反射减弱,无感觉障碍和括约肌功能障碍。③累及延髓可以出现延髓麻痹,常死于肺感染。

(三)进行性延髓麻痹

累及脑桥和延髓的运动神经核。①多在 40~50 岁以后起病。②常以舌肌最早受侵,出现舌肌萎缩,伴有颤动,以后软腭、咽、喉肌、咀嚼肌等亦逐渐萎缩无力,以致患者构音不清、吞咽困难、饮水呛咳、咀嚼无力等。咽喉和呼吸肌无力使咳嗽反射减弱。软腭上举无力、咽反射消失、舌肌萎缩,有肌束颤动。双侧皮质脑干束受累可出现假性延髓性麻痹,患者有强哭、强笑,下颌反射亢进,真性和假性延髓性麻痹症状体征可以并存。③本病进展迅速,预后差;患者多在发病后 1~3 年内死于呼吸肌麻痹、肺部感染等。

(四)原发性侧索硬化症

选择性损害锥体束。①少见,多在 40 岁以后发病。②病变常首先累及下胸段皮质脊髓束,出现进行性强直性双下肢瘫痪,渐及双上肢,表现为四肢瘫,肌张力增高,病理征阳性。③病程进行性加重,皮质延髓束变性可出现假性延髓性麻痹。④一般不伴感觉障碍,也不影响膀胱功能。

根据发病缓慢隐袭,逐渐进展加重,具有双侧基本对称的上或下,或上下运动神经元混合损害症状,而无客观感觉障碍等临床特征,并排除了有关疾病后,一般诊断并不困难。

脑脊液、血清酶学检查(磷酸肌酸激酶、乳酸脱氢酶等)、脑电图、CT、诱发电位(SEP、BAEP)多为正常。MRI 可显示脊髓萎缩。

肌电图可见纤颤、正尖和束颤等自发电位,运动单位电位的时限宽、波幅高、可见巨大电位,重收缩时运动单位电位的募集明显减少。做肌电图时应多选择几块肌肉包括肌萎缩不明显的肌肉进行检测,有助于发现临床上的肌肉病损。运动神经传导速度可正常或减慢,感觉神经传导速度正常。

目前尚无治疗运动神经元病的特效治疗方法。一般以对症支持治疗为主。

近年来获 FDA 批准的利鲁唑,既是谷氨酸拮抗剂,也是钠通道阻滞剂,据报道能延长 ALS 患者存活期,改善功能退化评分比率,推迟其机械换气时间。利鲁唑大规模临床研究证实利鲁唑能显著提高 ALS 患者生存率,但不能改善患者的运动功能。推荐最初使用剂量是50 mg,每天 2 次。常见不良反应有恶心、无力、肝脏谷丙转氨酶增高。建议用药后前 3 个月每个月复查肝功能,以后每 3 个月复查 1 次。应用神经营养因子治疗本病尚处于研究之中。未来运动神经元病的治疗可能将致力于联合应用上述多种治疗方法,结合抗氧化、抗凋亡和基因治疗等,最终将延缓或终止疾病的进展。

大约 50% 的患者起病后 3~4 年死亡,5 年存活率是 20%,10 年存活率是 10%,少数患者起病后可存活长达 20 年。年长者和以延髓性麻痹、呼吸肌无力起病者寿命明显缩短,而年轻患者和病变只累及上运动神经元或下运动神经元者预后较好。运动神经元病患者通常死于肺部感染、呼吸衰竭,少数死于摔伤。

二、康复

(一)诊断及相关问题

大约 80% 的病例诊断相对较为容易,有经验的神经内科医师甚至可在接诊后几分钟内即可做出诊断。约 10% 的病例诊断相对困难,还有 10% 的病例可能在发病后几个月才能被诊断。当发病时症状和体征相对较为局限或病变仅累及上或下运动神经元时较难立即做出诊断。

在等待寻找进行性肌肉无力的病因过程中,患者和其家庭可能非常焦虑。当被告运动神经元病的诊断时,多数患者和其家庭将很难完全理解这一疾病对其意味着什么。故医师必须要考虑到患者及其家庭对该诊断的情感反应。患者及其家庭要认识到:症状将会随时间逐渐进展,目前没有方法治愈该病,没有治疗方法使已经出现的症状得到恢复。同时还要让患者和其家庭了解以下的"正面"信息:①强调还有许多神经功能仍然保留,包括视力、听力、智力、感觉及膀胱直肠功能等。②病情进展速度变化较大,部分患者疾病进展缓慢,可存活若干年。③一些治疗、辅助器具和矫形器等可有助于缓解某些症状。④许多研究正在探索运动神经元病的发病机制,已发现某些治疗可延缓疾病进程等。

(二)物理治疗和作业治疗

疾病早期患者仍能行走,生活可自理,治疗主要是维持功能独立性和生活自理能力,预防并发症如跌倒、痉挛、疼痛等,维持肌肉力量,对患者和其家庭开展疾病宣传教育。肌力训练和耐力训练要注意训练强度,以肌肉不疲劳为原则,训练过量会导致肌肉疲劳,加重肌肉无力和肌纤维变性。推荐进行等长肌力训练,训练的运动量以不影响每天的日常生活能力为标准。治疗师可指导患者和其家庭护理人员进行关节主动或被动活动及安全有效地移动,关节活动度训练可在家中作为常规治疗每天进行。

疾病后期主要是指导患者转移,床和轮椅上体位摆放,抬高瘫痪肢体减少远端肢体水肿。肌肉无力可改变关节的生物力学,易发生扭伤和肌腱炎,可应用各种支具改善功能。肩带肌肉无力可使用肩部吊带减少对局部韧带、神经和血管的牵拉。远端肢体无力影响手功能者,使用腕部支具使腕背伸30°～35°可提高抓握功能。万能袖带能帮助不能抓握的患者完成打字或自己进食等任务。颈部及脊柱伸肌无力常导致头部下垂和躯干屈曲,需佩戴颈托或头部支持器。下肢无力常发生跌倒,上肢同时无力跌倒时更为危险,可佩戴下肢支具减少跌倒发生。疾病逐渐进展,可使用步行拐杖、手拐、步行器,最终需使用轮椅。即使患者仍能行走,也推荐间断使用轮椅以减少能量消耗。设计良好的轮椅有助于预防痉挛和皮肤破损,增强患者的独立生活能力和社会参与能力。电动轮椅可帮助部分患者在没有护理情况下独立生活,甚至有些患者可以参加工作。

(三)构音障碍

大多数运动神经元病患者有构音障碍,言语交流困难。早期主要是软腭无力、闭唇不能、舌运动困难。疾病后期出现声带麻痹和呼吸困难。可训练患者减慢讲话速度,增加停顿,仅说关键词,提高讲话清晰度,通过讲话提高呼吸功能。进行舌肌、唇肌和膈肌肌力训练,但应注意训练强度,避免过度疲劳加重肌肉无力。上颚抬举训练有助于减少鼻音。严重者可借助纸、笔或简单的写字板、高科技的计算机等装置进行交流。

(四)吞咽障碍和营养不良

吞咽障碍是运动神经元病患者常见症状,可发生于口腔前期和吞咽的四个阶段即口腔预备期、口腔期、口咽期和食管期。异常姿势和上肢无力可致口腔前期进食困难,闭唇无力使口腔内容物漏出,舌肌无力致食团从口腔进入咽部缓慢和不协调,软腭上举无力易使口腔内容物反流进鼻腔等。患者常担心进食缓慢,易漏掉食物及发生呛咳,更易发生吞咽障碍。治疗师应鼓励患者尽可能在轻松舒适的环境中进食,指导其保持正确的进食姿势和改变食物形状如半流状或糊状食物,食物的形状应利于患者吞咽。进食前吸吮冰块或冰饮料降低痉挛肌肉的张力,改善吞咽反射。

几乎所有的患者都有水和营养摄入不足的问题。常见原因有:吞咽障碍;患者常避免进食某种食物;进食时间明显长于其他人,伴流涎、鼻腔反流、呛咳或窒息发生等;上肢无力;患者害怕吞咽或抑郁等心理因素也干扰进食等。研究认为营养不良与严重呼吸肌无力和肺功能下降密切相关。因此应定期记录患者的热量供给、体重情况。严重者可选择鼻饲或间歇口腔食道管进食法、胃造瘘术、肠造瘘术或经皮内镜胃造瘘术(PEG)。对于晚期终末患者多采取鼻饲营养,部分患者有鼻和口咽部不适感,如长期进行肠道营养可选用PEG。PEG可避免肠造瘘术带来的痛性痉挛和腹泻等并发症,但易进入空气和发生反流,少数患者合并局部或腹膜感染,患者一般不愿接受PEG,但放置后多数患者反应良好,据报道放置PEG者存活时间显著延长。

（五）流涎

流涎是严重困扰运动神经元病患者的症状之一。正常人每天分泌唾液 1 500～2 000 mL，每天自主吞咽 600 余次。流涎主要是由于唇闭合无力和吞咽能力下降所致。流涎的治疗除训练患者唇闭合和吞咽能力外，可使用抗胆碱能药物控制唾液分泌。常用药物有阿密曲替林、阿托品、东莨菪碱等，也可服用苯海索。如唾液较多可使用便携式吸引器吸出口腔内积存的唾液。如上述方法均无效，可考虑阶段性小剂量腮腺照射疗法。

（六）呼吸衰竭

多数运动神经元病患者由于呼吸肌无力，易合并肺炎，最终死于呼吸衰竭。少数患者早期膈肌受累可出现呼吸无力或呼吸衰竭。膈肌和肋间外肌无力导致吸气压和吸气量下降；肋间内肌和腹肌无力导致呼气压力和呼气量下降。患者常出现呼吸肌疲劳。呼吸肌无力常导致出现以下症状：平卧时呼吸困难、咳嗽和说话无力、白天困倦、入睡困难、多梦、清晨头痛、神经过敏、多汗、心动过速及食欲减退等。治疗上注意预防肺部感染的发生，如发现肺部感染的征象，应使用抗生素。指导护理人员进行肺部物理治疗和体位排痰引流。患者反复严重呼吸困难，出现焦虑和恐惧症状可予小剂量劳拉西泮（0.5～1 mg）改善症状。

定期评价呼吸功能，监测肺活量、最大通气量、潮气量、血氧饱和度和血气分析等。仰卧位肺活量多首先下降，夜间肺通气不足通常比白天严重。当呼吸道分泌物较多，排出不畅，气体交换量不足，用力肺活量（FVC）降至正常值的 50% 以下，或 FVC 下降迅速，出现呼吸困难时，应及时进行人工辅助呼吸以延长生命。无创间歇正压通气（NIPPV）是常用的辅助通气方法，通气装置方便携带，价格相对便宜。NIPPV 能减少呼吸肌负担，改善气体交换，减轻晨起头痛症状，提高训练耐力，延缓肺功能下降，提高生活质量，延长患者存活时间。

（七）疼痛

运动神经元病早期通常无疼痛症状，而疾病晚期常出现疼痛。有研究报道 45%～64% 的运动神经元病患者有疼痛症状。疼痛可能与关节僵硬、肌肉痛性痉挛、皮肤压疮、严重痉挛及便秘等有关。疾病晚期患者交流困难，很难寻找疼痛原因。物理治疗和非甾体抗炎药可控制关节僵硬导致的疼痛。护理上应注意无论白天或夜间都要使患者处于舒服的体位。如为痛性痉挛、痉挛或便秘等原因可选择相应药物对症治疗。

（八）痛性痉挛

运动神经元病早期常出现肌肉痛性痉挛，可应用硫酸奎宁治疗，剂量为 200～400 mg/d。苯妥英钠、巴氯芬和地西泮等药物也有助于缓解痛性痉挛。

（九）痉挛

上运动神经元受累可出现痉挛，肌肉松弛药物可治疗痉挛。部分患者由于肌张力下降后自觉肌无力加重，而不能耐受药物治疗。常用药物有巴氯芬、苯二氮䓬类药物如地西泮等。

（十）便秘

便秘是困扰运动神经元病患者的常见症状。可能与腹肌无力、盆底肌肉痉挛、卧床、脱水、饮食结构改变纤维食物减少和使用抗胆碱能药等有关。严重便秘和腹胀可加重呼吸功能恶化。应指导患者增加液体和纤维食物摄入，调整药物。适当使用缓泻剂如番泻叶、甲基纤维素和乳果糖等，必要时可使用开塞露协助排便。

（十一）情感心理问题

几乎所有运动神经元病患者得知诊断后会出现焦虑和抑郁等反应。因此有必要对患者提供帮助和建议。在运动神经元病患者整个病程中焦虑和抑郁可能持续存在,部分患者需服用抗抑郁药物。严重抑郁症状发病率并不是非常高,大约为2.5%。但患者因担心疾病会给家庭带来沉重的负担,常有自杀的念头。病变累及双侧皮质脊髓束,患者可出现情绪不稳定、强哭和强笑等情感异常。可应用阿米替林或丙咪嗪等抗抑郁药物治疗,有报道左旋多巴对部分情感异常患者有效。

(十二)终末治疗

如没有人工辅助通气,大多数患者将死于呼吸衰竭。疾病晚期药物治疗的唯一目的是减轻患者的痛苦。吗啡可减轻患者的不适感和呼吸困难等症状,可经 PEG、皮下注射或静脉注射给药。地西泮和氯丙嗪有助于缓解焦虑症状。许多患者希望在家中死去,社区卫生部门应提供必需的医疗和护理。如在医院接受终末治疗,应允许患者家人和其熟悉的医护人员陪伴患者。

(娄迎晨)

第四节　多发性硬化的康复治疗

多发性硬化(multiple sclerosis,MS)是发生在中枢神经系统的脱髓鞘疾病,临床表现以病变部位多及具有反复的复发缓解过程为特点,即具有时间和空间的多发性,以髓鞘脱失、神经胶质细胞增生、不同程度的轴索病变和进行性神经功能紊乱为主要特点。MS 的病因还未明确,但大量流行病学调查结果显示:MS 具有基因和环境易感性,其中环境因素引发的个体自身免疫机制起着重要的作用。因其发病率较高、呈慢性病程、倾向于年轻人罹患,故成为重要的神经系统疾病之一。

一、流行病学

MS 的发病年龄呈单峰分布,以20～40 岁多见,高峰在30 岁左右,10 岁以下及60 岁以上少见。MS 患病情况与性别有关,女性发病率较高,性别差异在低年龄患者中较明显。

流行病学研究显示,MS 的发病率与地理纬度、种族、移民等有很大的关系。总体上讲,MS 存在着地理分布上的差异,可以分为3 个区域:高危险区(是指患病率≥30/10 万的地区)包括多数北欧国家、美国北部、加拿大、澳大利亚南部及新西兰等,患病率为(30～80)/10 万;中危险区[是指患病率介于(5～29)/10 万的地区]包括欧洲南部、美国南部、东南亚、印度、南非和部分北非国家,其中美国南部和欧洲南部为(6～14)/10 万;低危险区(是指患病率＜5/10 万的地区)包括中国、日本、拉丁美洲等。中国目前缺乏流行病学资料。近年来,各地收治的 MS 患者有增多趋势,说明 MS 在我国亦不罕见。

二、病因与发病机制

病因尚不明确。综合流行病学、遗传学和免疫学资料,MS 的发病可能是某些遗传因素决定的易感个体,于儿童期被特定的外界因素(如环境因素、病毒感染等)所诱发,经过一定潜伏期后发生 MS。其发病机制与自身免疫机制有关。

三、病理

病变可累及视神经、视交叉、脊髓、脑干、小脑与大脑半球，以白质受累为主。

脑外观常无明显特征，仅患病多年的病脑显示脑沟增宽。脊髓急性横贯性病损时，病变阶段肿胀。少数慢性病例，可见脊髓轻度萎缩。

切面可见脑室扩大，在视神经、视交叉、脊髓、脑干、小脑与大脑白质内，有多发性的脱髓鞘病灶。脊髓病变以颈髓受累为多见，好侵犯皮质脊髓束与后索，病变严重时涉及多个阶段。脑部病损分布大致对称，脑室与导水管周围是特征性的好发部位，在大脑皮质、灰白质交界处与白质浅层可能有仅几毫米的明显小于脑室周围的小病灶。

镜下：急性期髓鞘崩解、脱失，小胶质细胞增生，炎性细胞浸润常围绕小静脉形成"血管套"。慢性期炎性细胞逐渐消退，遗留髓鞘脱失、星形细胞增生与胶质化的硬化斑。病程早期可见轴索的断裂或丧失，且与神经功能障碍的程度相关。病变也可累及灰质神经元，从组织学的角度来讲，皮质损害的发生率常被低估。另外可累及周围神经系统，主要表现在神经根，病灶呈斑块样分布，光镜下可见"洋葱球"样改变。

四、临床表现

起病快慢不一，以亚急性起病为多。病程多呈波动变化，缓解和复发为本病的重要特征。

MS 一个最主要的症状是球后或视神经炎，也常是首发症状，临床表现为数天内多是一侧眼视力减退与视野缺损，少数患者可以致盲。视野缺损常是先累及色觉视野，最多见中心暗点，病情进展可累及双侧，极少患者双侧同时发病。病损靠近视盘时，可有视盘肿胀，边缘模糊。约有近 1/3 的患者初次发病可以完全恢复，其他患者即便发病时视力减退很明显、视盘苍白，也可以明显改善。视力的改善一般在发病两周之后，类固醇皮质激素可以加快恢复速度。

由于病理损害的部位不同，临床表现不尽相同，常见的表现如下。

（一）精神症状

多数患者表现为欣快或是情绪高涨愉快，情绪易激动，可见强哭强笑。可出现抑郁症、焦虑等，抑郁症的发生率约为 50%，常表现为情绪低落、兴趣感缺乏和主观能动性丧失等，严重者可出现自杀现象。少数患者可出现躁狂表现。所有患者都不同程度地出现认知功能的减退，记忆力、定向力、注意力均减退，最后甚至出现全面性的痴呆。

（二）脑神经功能障碍

脑干部位的病损是一大组病变，除视神经和/或视交叉部位脱髓鞘病变引起的视野、视力等多发性硬化的特征性改变外。脱髓鞘病变发生于脑桥，可造成脑神经核损伤。波及动眼神经和展神经，出现眼球运动功能障碍。内侧纵束的病变更多见，引起核间性眼肌瘫痪，对于年轻患者的双侧的核间性眼肌瘫痪应考虑此病的可能。临床上表现为复视，以及瞳孔的不等大、缩小、光反应迟钝等，可有霍纳氏征。眼球震颤也是常见症状之一，多与病变波及小脑和脑干有关，可以是水平性、垂直性及旋转性的，直视时可以有轻度摆动性眼震样动作，也可见扫视性眼球摆动；三叉神经核受损可以有面部感觉减退，发麻，异样感，部分患者角膜反射减退及三叉神经痛。面神经核受损可以导致类似面神经炎改变，临床上可以是同侧面肌痉挛或是起自同侧眼轮匝肌并扩展到整个面肌的面肌抽搐，有患者进展到周围性面瘫。前庭神经核也可受到波及，常见症状为突发性眩晕，发作时伴有眼震和呕吐，也可由第四脑室底部前庭神经根脱髓鞘病变引起。延髓的多发性硬化病灶出现假性延髓性麻痹症状,临床上表现为构音障碍,言语不清晰,欠流利,有时为使语言清晰,出现语言顿挫,严重患者可因声带麻痹而失音。吞咽功能也可受到伤害,咽部和舌后部感觉障碍,腭上提运动减弱,咽反射减弱,出现呛咳、误咽、咀嚼困难、咽下困难甚至出现张闭口不能。

(三)运动功能障碍

皮质脊髓束受损可引起痉挛性瘫痪,小脑和脊髓小脑通路受损造成小脑性共济失调,以及深感觉障碍导致感觉性共济失调。在疾病后期可以出现感觉刺激(如床被的接触)引起的痛性屈肌痉挛反应。

(四)感觉障碍

常由于脊髓丘脑束、脊髓后索损害引起。最常见的主诉是麻刺感、麻木感,也可有束带感、烧灼感、寒冷感或痛性感觉异常。疼痛作为早期症状也是常见的,多见于背部、小腿部或上肢。检查时所能发现的感觉障碍随病灶的部位而定,可以为周围型、脊髓型、皮质型、内囊型或不规则型。深感觉障碍相对浅感觉障碍少见,一旦出现,表现较为明显。颈脊髓损害时的特征性表现为Lhermitte征,表现为屈颈时出现自后颈部向下放射的触电样感觉异常,由于颈髓损害累及后索与背根进入脊髓而受到刺激而引起。偶尔也可遇到不典型的脊髓半横断征,也可表现为游走性的感觉异常。早期感觉症状一般持续不久,常在数周后缓解。疾病后期可出现持续的脊髓横贯性感觉障碍。

(五)其他

少数患者发病开始即出现尿急、尿频、尿潴留或尿失禁等膀胱功能障碍,或出现肠道的功能障碍,表现为便秘或大便失禁。该组患者中男性常伴有性功能障碍即阳痿和性欲低下。也有患者首先表现为典型的三叉神经痛幻肢觉、体像障碍、顽固性呃逆甚至偏瘫、失语,极个别患者还首先出现臂、咽和腰骶疼痛及痛温觉减退,常常给临床诊断带来困难。大约有3%的患者还有明显的大脑病变相关的局灶性癫痫。

五、临床分型

主要依据临床病程特点分为以下几种类型(表11-2)。

表11-2　MS的临床分型

临床病程分型	特点
复发缓解型(RRMS)	临床呈急性发作,在数天或数周(治疗或非治疗后)后病情趋于缓解,临床神经功能几乎完全恢复
继发进展型(SPMS)	常在复发缓解型的基础上,每次发作后临床神经功能不能完全恢复,神经功能呈阶梯样减退
原发进展型(PPMS)	临床发病后病情呈进行性发展,神经功能进行性减退
进展复发型(PRMS)	在病情进行性发展的基础上,患者仍有发作,此类型相对较少

临床上为方便评价患者的病情轻重,Hyllested将患者的残疾分为5级(表11-3)。
另外有神经功能残疾评价量表,如残疾状态扩展评分(EDSS)等。

表 11-3 Hyllested 的残疾分级

分级	特点
一	各方面事情均能自己处理,日常活动无需他人照料,书写正常
二	轻度病残,行走困难,户外活动需用手杖,户内活动无需他人帮助,双上肢运动轻度障碍,书写相对困难
三	中度病残,行走困难,户外活动需用双拐或他人帮助,户内活动需扶靠家具,部分日常生活需他人照顾
四	重度病残,各种日常生活完全需要他人照顾
五	完全病残,卧床不起,大小便失禁,生活完全处于监护状态下

六、实验室检查

(一)脑脊液检查

脑脊液(CSF)细胞数正常或轻度增高,不超过 50×10^6/L。约 40% 的患者蛋白轻度增高。约 70% 的患者 IgG 指数增高,IgG 指数>0.7 提示有鞘内 IgG 合成及 MS 可能;IgG 寡克隆带是诊断 MS 的 CSF 免疫学常规检查,只有 CSF 中存在 IgG 寡克隆带而血浆中缺如才支持 MS 的诊断;CSF 中球蛋白、IgG 升高与寡克隆带出现均非本病特异,尚可见于多种神经系统疾病,如中枢神经系统感染(梅毒、病毒、细菌、原虫或寄生虫)、肿瘤(特别是肺源性脑转移)、脱髓鞘(急性播散性脑脊髓炎、急性感染性多发性神经根神经炎、肾上腺白质营养不良症)及脑血管性疾病,也见于系统性红斑狼疮、球蛋白血症并发中枢神经系统损害及多种原因导致的痴呆等。此外,在 MS 活动时,患者 CSF 中可见到髓鞘碱性蛋白含量升高(正常值为 4),是髓索遭到破坏的近期指标。

(二)电生理检测

包括视觉诱发电位(VEP)、脑干听觉诱发电位(BAEP)、体感诱发电位(SEP)等。目的在于检出亚临床病灶,帮助诊断;也有利于监护病况。但对 MS,所有检测项目均非异常,解释时宜注意结合临床表现,全面考虑。

(三)MRI

MRI 是诊断 MS 最为敏感的脑成像技术,可显示多发的脱髓鞘斑块。近年来,MRI 新技术的一些量化研究方法(如磁化传递直方图分析、弥散成像、磁共振波谱等)不断应用于 MS,在确定 MS 斑块的病理特异性、检测常规 MRI 无法显示的脑白质内的微观病变等方面有很大进展,从而为 MS 的早期诊断、疗效随访及预后推测提供了依据。

七、诊断

目前,临床上采用 Poser(1983)诊断标准。青壮年发病;中枢神经系统病损、病灶多发;病程波动,有缓解和复发这些典型表现,是诊断的主要依据。还应与一些酷似多发性硬化的疾病或综合征相鉴别,如急性播散性脑脊髓炎、亚急性联合变性、颅内多发病灶的血管源性疾病的多发脑梗死、抗磷脂抗体综合征、系统性红斑狼疮性血管炎、特发性主动脉炎及各种颅内炎症性疾病等。

八、治疗

(一)发作期治疗

(1)在急性发作时首先选用皮质类固醇药物治疗,可抑制炎症、缩短病程,常用的方法有以下几种。①甲泼尼龙:NICE 的 MS 诊断和治疗指南推荐甲泼尼龙大剂量、短程应用,每天 500~1 000 mg,静脉注射,连用3~5 天;或每天 500~200 mg 口服,连用 3~5 天;不允许频繁使用

(1年内不能超过3次)或随意延长大剂量激素使用时间(超过3周);②其他常用方法:包括ACTH、地塞米松、口服泼尼松等。

(2)β-干扰素治疗主要应用于复发缓解型MS患者。国外报道应用IFNβ-1b,小剂量为1.6 mIU,每周应用2次,皮下注射,连续2年;大剂量8 mIU,用法同前。另一种为IFNβ-1a,每周应用1次,每次剂量6 mIU,肌肉注射,连续应用2年。对RRMS的复发率减少30%～40%。glatirameracetate(co-paxone):主要用于复发缓解型MS患者。国外报道可与干扰素联合应用,用量20 mg/d,皮下注射,连续应用1～2年。

(二)缓解期的治疗

重点应为预防复发。

(1)免疫抑制剂:主要有硫唑嘌呤、环磷酰胺及环孢霉素。常用于复发频率较高的患者。但毒副作用较高,患者常在治疗过程中因毒副作用而必须停药。硫唑嘌呤常用剂量为100～200 mg/d,可连用数月,其后期效果可维持数年。环磷酰胺400～500 mg/d,10～14天为1个疗程,后期效果也可维持数年。

(2)转移因子及丙种球蛋白:转移因子常用剂量为1 U,皮下注射,每周应用1次,连用1个月;每月1次,用6个月;其后每2个月1次,用1～2年。丙种球蛋白每月应用1次,共3个月,其后每3或6个月应用1次,间歇应用1～2年。

(3)干扰素治疗:见发作期治疗。

(4)自体外周造血干细胞移植(APB-SCT):主要用于进展型MS的治疗。

最新的治疗指南不建议使用环磷酰胺等免疫抑制剂,不使用结核菌素等免疫调节剂,不主张长期的皮质醇激素治疗、全身的放疗,高压氧治疗也不推荐。

(三)对症治疗

一些患者出现疲劳症状,多有情绪反应、睡眠欠佳、慢性疼痛、营养匮乏及某些药物的不良反应等原因,去除诱因不见好转者,有人使用金刚烷胺治疗获满意效果,常用量200 mg/d,但未做常规使用。

九、预后

MS的自然病程无明显规律性,病程难以估计,平均病程25～35年。轻者10年后仍无明显功能障碍。严重者数月至数年致残,极少数病例进展迅速,几周内死亡。约80%～90%的患者呈缓解复发病程;复发多见于疾病的早期,其病后1年内复发率约30%,2～10年者约20%,10～30年者约10%;多数患者随着复发次数的增多,神经功能障碍加重。少数患者首次发病后,临床完全缓解,不再复发;约有10%的患者病情逐渐恶化,没有缓解,常称为原发进展型MS,多见于呈痉挛性截瘫的脊髓型患者。发病年龄、早期病变部位和复发的频率与预后有关。若早期出现小脑及皮质脊髓束损害或慢性进行、慢性复发病程者,或肢体痉挛伴挛缩等现象者,预后不佳;若早期出现视力减退、感觉异常者,病程多呈良性。对生育年龄轻度的RRMS患者,可以考虑妊娠生育,有报道妊娠期间可以明显降低复发率,但生育后有加剧病情的可能。死亡原因多数由于继发感染、体力衰弱及少数患者直接由于脑病病损死亡。

十、康复

MS康复治疗的意义是最大限度地恢复患者的功能性的活动能力的水平(即患者的失能和

依赖降低到最低水平），并尽可能地恢复他们的社会活动能力。康复与其他的治疗相结合共同致力于"改变多发性硬化复发的危险性"。多发性硬化患者病程长，临床表现多种多样，神经功能障碍表现不同，康复治疗宜早期参与，在疾病的发作期和缓解期康复的原则和目的不同，正确的康复治疗至关重要。

循证医学结果显示，及早、合理的康复常常取得令人难以想象的临床效果，康复是不能被其他治疗方法包括药物所代替的。康复的实施与其他疾病一样需要一个完整的团队参与，亦即康复小组，至少应有康复医师、康复护士、康复治疗师、心理工作者，语言治疗师和社会工作者，本人的积极参与和家人朋友的支持和关怀也是不可或缺的。

MS 的康复治疗目标是预防疾病进展，避免临床复发，最大限度地恢复受损的神经功能。康复治疗前首先进行功能评定，其评定方法与其他疾病的评价方法是一样的，这里不再赘述。有一点需要强调，在患者病情出现新的变化，或者所处环境有改变时，康复的调整也是必要的，康复首先是评判疾病的发作阶段，对已经是有复发经历的患者应了解复发的原因或诱因。然后制订一个科学的康复计划，这个计划应包括：①MS 患者的康复愿望和期望值。②评价患者客观的病情，与患者的主观愿望进行对比：鉴别和治疗任何可以治愈的病损，确定与康复目标相关的特效的运动和其他的主动活动，可用适宜的康复器材，根据需要进行环境改造，指导如何进行某些辅助性的任务训练。③设立与康复目标相一致的训练进程，康复目标不要随意改变，除非有进一步的需求或干涉。

MS 发作期患者在病情有所缓解时，即应开始康复训练。最早开始被动活动训练主要是要保持各关节的正常活动范围，在原发疾病稳定后，就应有计划地开始进行主动的康复训练。由于劳累可能是多发性硬化的复发的诱因，因此要掌握患者的康复训练量，不能遵循脑卒中的康复训练原则。其差异首先是更强调多发性硬化患者开始锻炼时强度不宜太大，训练时间不宜过长，患者每天锻炼 2～3 次，每次锻炼 20～30 分钟，以患者略感疲劳为度。待肌力有所恢复增强时，再逐步加大运动量。其次两者的神经损伤机制不同，MS 患者不但有中枢性神经损伤的特点，也常伴周围神经损伤的表现。如有的患者病变主要部位在颈段脊髓，四肢活动都严重受损，功能康复和锻炼活动更接近于脊髓损伤的训练。但应强调的是尽管疲劳是多发性硬化的典型的临床特点之一，但过度疲劳才是诱发复发的重要因素。临床上部分患者由于病情复发，病程延长，其肌肉的肌力减退，耐力下降，活动范围也越来越小，出现失用性肌肉萎缩，抵抗力下降，较坚持康复训练的患者更易感染，引起疾病加重，从而形成恶性循环。因此有必要在疾病早期对患者进行健康宣教，疾病使神经功能遭受破坏，患者活动受限；功能康复锻炼能够最大限度地恢复神经功能，帮助患者功能恢复，生活自理，重返家庭和社会。

进入缓解期后，应逐步增加康复训练的强度和时间。持续有规律的康复训练可以帮助患者恢复肌肉的张力，增加肌肉耐力和骨骼的强度。注重提高患者的日常生活能力的训练，鼓励有能力的患者多参与家庭活动和必要的社会劳动。康复训练方法与脑卒中的训练大同小异，针对多发性硬化的特点予以归纳。

（一）物理疗法（PT）

应该根据患者的不同功能障碍来制定科学的康复训练计划。对于软瘫的肢体首先要注意良肢位的摆放，进行被动的全关节活动范围训练，利用大脑的可塑性和功能重组理论，应用神经生理学和运动再学习理论，诱发主动活动的出现，加强力弱肌肉的运动能力。也可利用中频电疗和针灸方法保持肌肉的张力和肌肉容积。非软瘫期的患者，则根据具体情况，提高各关节的控制力,可以安排肌肉力量和耐力锻炼,有异常运动模式的患者则应注重异常模式的纠正;有小脑病变者或本体感觉障碍者,则应加强协调和平衡功能的训练等。早期的科学的康复训练可以避免废用和误用综合征的出现。对于肌肉痉挛严重或出现痉挛性疼痛的患者,通过训练和指导,如仍然妨碍功能恢复者,应进行抗痉挛治疗。对伴神经性疼痛者可应用卡马西平或苯妥英钠等药物治疗。

(二)作业疗法(OT)

针对患者特殊的日常生活和职业工作而设计的一些作业,对患者进行训练,以期缓解症状和改善功能的一种治疗方法。以前,国外的作业疗法主要采用木工、黏土和编织三大类。现在又引入了一些科学技术较强的项目,如书法、绘画、计算机操作、制陶和其他手工艺等,也包括穿衣、洗漱、吃饭,以及侧重培训协调,使用辅助设施等。这些项目涉及患者上臂和手的基本功能训练。作业内容的安排必须考虑患者的具体情况,根据患者的能力和需求,以保持患者康复的兴趣和积极性,以获得最大限度的配合,获取最理想化的效果。有的患者需要继续工作,则应该依据其工作特点,安排相关的内容。

(三)日常生活活动训练

日常生活活动分成3个层次:个体、家庭和社会。国外多由一个有经验的康复治疗小组对患者做出评价,个体水平主要是穿衣、吃饭、洗漱、如厕等;家庭水平主要是烹饪、洗熨衣服、打扫室内卫生、处理家庭财务账目等;社会水平主要是购物、乘坐公共交通、安全适应环境等。训练目的是提高患者的独立生活能力,参照患者发病前后的具体情况、患者主观的康复意向,以及客观上患者的可能恢复程度。康复小组在患者康复一段时间后要及时再评价,逐步完善调整训练内容。日常生活活动训练要求对环境进行必要的改造,应满足增加患者的独立活动能力,减少康复护理的强度,使其生活活动更加安全。

值得注意的是,部分患者病变累及到自主神经系统,引起心血管功能的改变,从而妨碍康复训练的进行。此时康复训练更应慎重,这些治疗者必须了解患者的心肺功能,首先改善心血管功能状况,训练中实时监测心肺情况,确保康复治疗的安全性和有效性。

(四)言语和吞咽治疗

根据患者的失语状况、构音障碍及吞咽障碍的情况,确定治疗方案。短期的吞咽困难可以采用鼻饲的方法,长期的吞咽困难在国外多采用经皮内窥镜胃管植入术。言语障碍常影响患者与他人的交流,言语治疗主要是尽可能地提高和维持患者的言语清晰度;恢复不理想者应选择非口语语言的交流方式来取代日常的言语交流。后者需要患者家属、护理人员和其他经常需要和患者沟通的人在言语治疗师的帮助下,探讨如何提高患者交流能力的方法。

(五)二便功能训练

对神经源性膀胱患者,应进行尿流动力学检查,依其结果可参照脊髓损伤后的康复原则进行治疗。

(六)视力

对 MS 视神经受到波及可以引起视力下降,或是侵犯动眼神经后眼球运动受到限制,临床康复多采用补偿的办法。

(娄迎晨)

第十二章 神经内科疾病的护理

第一节 眩 晕

一、概述

眩晕是目眩与头晕的总称。目眩即眼花或眼前发黑,视物模糊;头晕即感觉自身或外界景物旋转,站立不稳。两者常同时并见,故统称为眩晕。《医学心悟》:"眩,谓眼黑;晕者,头旋也,故称头旋眼花是也。"本病轻者闭目即止,重者如坐舟船,旋转不定,不能站立,或伴恶心、呕吐、汗出等;严重者可突然昏倒。眩晕多属肝的病变,可由风、火、痰、虚等多种原因引起。本病又可称为"头眩""头风眩""旋运"等。现代医学中的内耳性眩晕、脑动脉硬化、高血压、贫血等,以眩晕为主症时,可参照本节进行辨证治疗。

二、病因病机

(一)肝阳上亢

肝为风木之脏,体阴而用阳,其性刚劲,主动主升,阳盛体质之人,阴阳平衡失其常度,阴亏于下,阳亢于上,则见眩晕;或忧郁、恼怒太过,肝失条达,肝气郁结,气郁化火伤阴,肝阴耗伤,风阳易动,上扰头目,发为眩晕;或肾阴素亏不能养肝,水不涵木,木少滋荣,阴不维阳,肝阳上亢,肝风内动,发为眩晕。

(二)肾精不足

肾为先天之本,藏精生髓,聚髓为脑,若先天不足,肾阴不充,或年老肾亏,或久病伤肾,或房劳过度,肾失封藏,导致肾精亏耗,不能生髓充脑,脑失所养,而生眩晕。

(三)气血亏虚

脾胃为后天之本,气血生化之源,如忧思劳倦或饮食失节,损伤脾胃;或先天禀赋不足,或年老阳气虚衰,而致脾胃虚弱,不能运化水谷,而生气血;或久病不愈,耗伤气血;或失血之后,气随血耗,气虚则清阳不振,清气不升;血虚则肝失所养,而虚风内动,皆能发生眩晕。

(四)痰浊中阻

饮食不节、肥甘厚味太过,损伤脾胃,或忧思、劳倦伤脾,以致脾阳不振,健运失职,水湿内停,积聚成痰;或肺气不足,宣降失司,水津不得通调输布,津液留聚而生痰;或肾虚不能化气行水,水泛而为痰;或肝气郁结,气郁湿滞而生痰。痰阻经络,清阳不升,清空之窍失其所养,所以头目眩晕。若痰浊中阻更兼内生之风、火作祟,则痰夹风、火,眩晕更甚;若痰湿中阻,更兼内寒,则有眩晕昏仆之虑。

(五)瘀血内阻

跌仆坠损,头脑外伤,瘀血停留,阻滞经脉,而致气血不能荣于头目;或瘀停胸中,迷闭心窍,心神飘摇不定;或妇人产时感寒,恶露不下,血瘀气逆,并走于上,迫乱心神,干扰清空,皆可发为眩晕。

总之,眩晕一证,以内伤为主,尤以肝阳上亢、气血虚损及痰浊中阻为常见。前人所谓"诸风掉眩,皆属于肝""无痰不作眩""无虚不作眩"等,均是临床实践经验的总结。眩晕多系本虚标实,实指风、火、痰、瘀,虚则指气血阴阳之虚;其病变脏腑以肝、脾、肾为重点,罢三者之中,又以肝为主。

三、诊断与鉴别诊断

(一)诊断

眩晕的诊断,主要依据目眩、头晕等临床表现,患者眼花或眼前发黑,视外界景物旋转动摇不定,或自觉头身动摇,如坐舟车,同时或兼见耳鸣、耳聋、恶心、呕吐、汗出、怠懈、肢体震颤等症状。

(二)鉴别诊断

1.厥证

厥证以突然昏倒,不省人事,或伴有四肢逆冷,发作后一般常在短时内逐渐苏醒,醒后无偏瘫、失语、口眼㖞斜等后遗症。但特别严重的,也可以一蹶不复而死亡为特点。眩晕发作严重者,有欲仆或晕旋仆倒的现象与厥证相似,但一般无昏迷及不省人事的表现。

2.中风

中风以猝然昏仆,不省人事,伴有口眼㖞斜,偏瘫,失语;或不经昏仆而仅以㖞僻不遂为特征。本证昏仆与眩晕之甚者似,但其昏仆则必昏迷不省人事,且伴㖞僻不遂,则与眩晕迥然不同。

3.痫证

痫证以突然仆倒,昏不知人,口吐涎沫,两目上视,四肢抽搐,或口中如作猪羊叫声,移时苏醒,醒后一如常人为特点。本证昏仆与眩晕之甚者似,且其发作前常有眩晕、乏力、胸闷等先兆,痫证发作日久之人,常有神疲乏力,眩晕时作等症状出现,故亦应与眩晕进行鉴别。鉴别要点在于痫证之昏仆,亦必昏迷不省人事,更伴口吐涎沫,两目上视,四肢抽搐,或口中如作猪羊叫声等表现。

四、辨证分析

眩晕虽病在清窍,但与肝、脾、肾三脏功能失常有密切关系。故辨证首先分清脏腑虚实。又因病因之不同,当分清风、火、痰、瘀、虚之变。

(一)肝阳上亢

1.症状

眩晕,耳鸣,头胀痛,易怒,失眠多梦,脉弦。或兼面红、目赤、口苦、便秘尿赤,舌红苔黄,脉弦数;或兼腰膝酸软,健忘,遗精,舌红少苔,脉弦细数;甚或眩晕欲仆,泛泛欲呕,头痛如掣,肢麻振颤,语言不利,步履不正。

2.病机分析

肝阳上亢,上冒巅顶,故眩晕、耳鸣、头痛且胀,脉见弦象;肝阳升发太过,故易怒;阳扰心神,故失眠多梦;若肝火偏盛,循经上炎,则兼见面红、目赤、口苦,脉弦且数;火热灼津,故便秘尿赤,舌红苔黄;若属肝肾阴亏,水不涵木,肝阳上亢者,则兼见腰膝酸软,健忘遗精,舌红少苔,脉弦细数。若肝阳亢极化风,则可出现眩晕欲仆,泛泛欲呕,头痛如掣,肢麻振颤,语言不利,步履不正等风动之象。此乃中风之先兆,宜加防范。

(二)气血亏虚

1.症状

眩晕,动则加剧;劳累即发,神疲懒言,气短声低,面白少华,或萎黄,或面有垢色,心悸失眠,纳减体倦,舌色淡、质胖嫩、边有齿印,苔少或厚,脉细或虚大;或兼食后腹胀,大便溏薄;或兼畏寒肢冷,唇甲淡白;或兼诸失血证。

2.病机分析

气血不足,脑失所养,故头晕目眩,活动劳累后眩晕加剧,或劳累即发;气血不足,故神疲懒言,面白少华或萎黄;脾肺气虚,故气短声低;营血不足,心神失养,故心悸失眠;气虚脾失健运,故纳减体倦,舌色淡、质胖嫩、边有齿印,苔少或厚,脉细或虚大,均是气虚血少之象。若偏于脾虚气陷,则兼见食后腹胀,大便稀溏。若脾阳虚衰,气血生化不足,则兼见畏寒肢冷,唇甲淡白。

(三)肾精不足

1.症状

眩晕,精神萎靡,腰膝酸软,或遗精,滑泄,耳鸣,发落,齿摇,舌瘦嫩或嫩红,少苔或无苔,脉弦细或弱或细数。或兼见头痛颧红,咽干,形瘦,五心烦热,舌嫩红,苔少或光剥,脉细数,或兼见面色㿠白或黧黑,形寒肢冷,舌淡嫩、苔白或根部有浊苔,脉弱尺甚。

2.病机分析

肾精不足,无以生髓,脑髓失充,故眩晕,精神萎靡;肾主骨,腰为肾之府,齿为骨之余,精虚骨骼失养,故腰膝酸软,牙齿动摇;肾虚封藏固摄失职,故遗精滑泄;肾开窍于耳,肾精虚少,故时时耳鸣;肾其华在发,肾精亏虚,故发易脱落;肾精不足,阴不维阳,虚热内生,故颧红,咽干,形瘦,五心烦热,舌嫩红、苔少或光剥,脉细数。精虚无以化气,肾气不足,日久真阳亦衰,故面色㿠白或黧黑,形寒肢冷,舌淡嫩,苔白或根部有浊苔,脉弱尺甚。

(四)痰浊内蕴

1.症状

眩晕,倦怠或头重如蒙,胸闷或时吐痰涎,少食多寐,舌胖、苔浊腻或白厚而润,脉滑或弦滑,或兼结代,或兼见心下逆满,心悸怔忡;或兼头目胀痛,心烦而悸,口苦尿赤,舌苔黄腻,脉弦滑而数;或兼头痛耳鸣,面赤易怒,胁痛,脉弦滑。

2.病机分析

痰浊中阻,上蒙清窍,故眩晕;痰为湿聚,湿性重浊,阻遏清阳,故倦怠头重如蒙;痰浊中阻,气机不利,故胸闷;胃气上逆,故时吐痰涎;脾阳为痰浊阻遏,故少食多寐;舌胖、苔浊腻或白厚而润,脉滑或兼结代,均为痰浊内蕴之征。若为阳虚不化水,寒饮内停,上逆凌心,则兼见心下逆满,心悸怔忡;若痰浊久郁化火,痰火上扰则头目胀痛,口苦;痰火扰心,故心烦而悸;痰火劫津,故尿赤;苔黄腻,脉弦滑而数,均为痰火内蕴之象。若痰浊夹肝阳上扰,则兼头痛耳鸣,面赤易怒,胁痛,脉弦滑。

(五)瘀血阻络

1.症状

眩晕,头痛,或兼见健忘,失眠,心悸,精神不振,面或唇色紫暗,舌有紫斑或瘀点,脉弦涩或细涩。

2.病机分析

瘀血阻络,气血不得正常流布,脑失所养,故眩晕;时作头痛,面唇紫暗,舌有紫斑瘀点,脉弦涩或细涩,均为瘀血内阻之征;瘀血不去,新血不生,心神失养,故可兼见健忘、失眠、心悸、精神不振。

五、治疗

(一)治疗原则

眩晕之治法,以滋养肝肾、益气补血、健脾和胃为主。若肝阳上亢,化火生风者,则清之、镇之、潜之、降之;痰浊上逆则荡涤之;兼外感则表散之;兼气郁则疏理之。均为急则治标之法。且眩晕多属本虚;标实之证,故常须标本兼顾。

(二)治法方药

1.肝阳上亢

治法:平肝潜阳,清火息风。

方药:天麻钩藤饮加减。本方以天麻、钩藤平肝风治风晕为主药,配以石决明潜阳,牛膝、益母草下行,使偏亢之阳气复为平衡;加黄芩、山栀以清肝火,使肝风肝火平息;再加杜仲、桑寄生养肝肾;夜交藤、茯神以养心神、固根本。

若肝火偏盛,可加龙胆草、丹皮以清肝泄热;或改用龙胆泻肝汤加石决明、钩藤等以清泻肝火;若兼腑热便秘者,可加大黄、芒硝以通腑泄热。若肝阳亢极化风,宜加羚羊角(或羚羊角骨)、牡蛎、代赭石之属以镇肝熄风,或用羚羊角汤加减(羚羊角、钩藤、石决明、龟甲、夏枯草、生地黄、黄芩、牛膝、白芍、丹皮)以防中风变证的出现。若肝阳亢而偏阴虚者,加滋养肝肾之药,如牡蛎、龟甲、鳖甲、首乌、生地、淡菜之属。若肝肾阴亏严重者,应参考肾精不足证结合上述化裁治之。

2.气血亏虚

治法:补益气血,健运脾胃。

方药:归脾汤加减。方中黄芪、党参益气生血;白术、茯苓、炙甘草健脾益气;当归、龙眼肉养血补血;远志、酸枣仁养血安神;木香行气,使补而不滞。

若脾失健运,大便溏薄者,加炒山药、莲子肉、炒薏苡仁,以健脾止泻;若气虚兼寒,症见形寒肢冷,腹中隐痛者,加肉桂、干姜以温散寒邪;若血虚者,可加熟地、阿胶、何首乌以补血养血。

若中气不足,清阳不升,时时眩晕,懒于动作,面白少神,大便溏薄,宜补中益气,升清降浊,用补中益气汤加减。

若眩晕由失血引起者,应查清失血原因而治之。如属气不摄血者,可用四君子汤加黄芪、阿胶、白及、田三七之属;若暴失血而突然晕倒者,可急用针灸法促其复苏,内服方可用六味回阳饮;重用人参,以取血脱益气之意。

3.肾精不足

治法:补益肾精,充养脑髓。

方药:河车大造丸加减。本方以党参、茯苓、熟地、天冬、麦冬大补气血而益真元;紫河车、龟甲、杜仲、牛膝以补肾益精血;黄柏以清妄动之相火。可选加菟丝子、山萸肉、鹿角胶、女贞子、莲子等以增强填精补髓之力。

若眩晕较甚者,可选加龙骨、牡蛎、鳖甲、磁石、珍珠母之类,以潜浮阳。若遗精频频者,可选加莲须、芡实、桑螵蛸、沙苑子、覆盆子等以固肾涩精。

偏于阴虚者,宜补肾滋阴清热,可用左归丸加知母、黄柏、丹参。方中熟地、山萸肉、菟丝子、牛膝、龟甲补益肾阴;鹿角胶填精补髓;加丹参、知母、黄柏以清内生之虚热;偏于阳虚者,宜补肾助阳,可用右归丸。方中熟地、山萸肉、菟丝子、杜仲为补肾主药;山药、枸杞、当归补肝脾以助肾;附子、肉桂、鹿角胶益火助阳。可酌加巴戟天、淫羊藿、仙茅、肉苁蓉等以增强温补肾阳之力。在病情改善后,可根据辨证选用六味丸或八味丸(金匮肾气丸),较长时间服用,以固其根本。

4.痰浊内蕴

治法:燥湿祛痰,健脾和胃

方药:半夏白术天麻汤加减。本方半夏燥湿化痰,白术健脾祛湿,天麻息风止头眩为主药;其余茯苓、甘草、生姜、大枣俱是健脾和胃之药,再加橘红以理气化痰,使脾胃健运,痰湿不留,眩晕乃止。

若眩晕较甚,呕吐频作者,可加代赭石、旋覆花、胆南星之类以除痰降逆,或改用旋覆代赭汤;若舌苔厚腻水湿盛重者,可合五苓散;若脘闷不食,加白蔻仁、砂仁化湿醒胃;若兼耳鸣重听,加青葱、石菖蒲通阳开窍;若脾虚生痰者可用六君子汤加黄芪、竹茹、胆星、白芥子之属;若为寒饮内停者,可用苓桂术甘汤加干姜、附子、白芥子之属以温阳化寒饮,或用黑锡丹。

若为痰郁化火,宜用温胆汤加黄连、黄芩、天竺黄等以化痰泄热或合滚痰丸以降火逐痰。若动怒郁勃,痰、火、风交炽者,用二陈汤下当归龙荟丸,并可随证酌加天麻、钩藤、石决明等息风之药。若兼肝阳上扰者,可参用上述肝阳上亢之法治之。

5.瘀血阻络

治法:去瘀生新,行血通经。

方药:血府逐瘀汤加减。方中当归、生地、桃仁、红花、赤芍、川芎等为活血消瘀主药;枳壳、柴胡、桔梗、牛膝以行气通络,疏理气机。

若兼气虚,身倦乏力,少气自汗,宜加黄芪,且应重用(30～60 g以上),以行气行血。若兼寒凝,畏寒肢冷,可加附子、桂枝以温经活血。若兼骨蒸劳热,肌肤甲错,可加丹皮、黄柏、知母。重用干地黄,去柴胡、枳壳、桔梗,以清热养阴,祛瘀生新。

若为产后血瘀血晕,可用清魂散,加当归、延胡索、血竭、没药、童便,本方以人参、甘草益气活血;泽兰、川芎活血祛瘀;荆芥理血祛风;合当归、延胡索、血竭、没药、童便等活血祛瘀药,全方具有益气活血,祛瘀止晕的作用。

六、眩晕的中医护理

(一)辨证施护

1.肝阳上亢型

(1)患者常因情绪激动而诱发眩晕,应做好说服解释工作,使患者注意克制情志变化,并努力创造幽雅和谐的养病环境,使其心情舒畅。

(2)病室应通风,光线柔和,整洁安静,避免噪音刺激。

(3)饮食以清淡为主,可多食用山楂、淡菜、紫菜、芹菜、海蜇、荸荠,香菇等,禁食辛辣、油腻及过咸之品。

(4)针刺风池、太冲、合谷或肝俞、肾俞、三阴交等穴位,可以缓解眩晕。

(5)眩晕严重时,不能起床活动,需卧床休息,做好基础护理。当眩晕缓解后,还需休息一段时间,起坐动作不宜太快,少作旋转、弯腰动作,行走时可用拐杖扶持。怕光线刺激的患者可戴太阳镜,以减少眩晕发作。

(6)保持大便通畅,必要时可给予缓泻剂。

2.肾精亏损型

(1)根据证型安排病床。阳虚者宜住温暖处,阳光充足,避免风寒;阴虚者应注意室内通风良好,光线不可过强,保持安静。

(2)使患者睡眠充足,失眠时可针刺神门、内关,或口服琥珀胶囊4粒等镇静剂。

(3)中药早晚温服。若眩晕发作有定时,可于发作前1小时服药,或能缓解症状。若伴呕吐时,可将药液浓缩,少量多次频服,必要时用鼻饲给药。

(4)饮食以营养丰富,易消化,有补益作用的食物,如黑芝麻、胡桃肉、红枣、山药、甲鱼、羊肝、猪肾等血肉有情之品。阴虚患者忌食羊肉、辛辣。

(5)针刺肾俞、肝俞、三阴交、脾俞、百会,也可耳穴埋针,疗效均可。

3.气血两虚型

(1)注意保持病室安静,温暖的环境,在做各种护理操作时动作尽量轻柔,不要碰撞或摇动床位,以免加重病情。

(2)重病患者,以卧床休息为主,康复期可安排参加户外活动,如散步、气功等体育锻炼。

(3)饮食宜少食多餐,以细软、滋补为主,鼓励患者食用种粗粮、蜂蜜、山楂、香蕉、西瓜等。

(4)针灸常用穴位有气海、三阴交、足三里、脾俞。梅花针与捏脊疗法可以改善脾胃功能,有助于患者增进食欲。

4.痰浊中阻型

(1)痰湿较盛的患者应居住在宽敞明亮、通风、干燥、温度适宜的房间。

(2)观察患者眩晕及呕吐情况。一般眩晕多为发作性,发作时视物不清,两眼发黑,轻者自觉如腾云驾雾,闭目后症状可减;重者如四周事物均在旋转,站立不稳;并伴恶心呕吐,发作数小时或数日后逐渐减轻。如眩晕渐起,其他症状持续不愈,逐渐加重,应做好病情观察记录,并通知医师。

(3)针刺中脘、丰隆、内关、风池,如眩晕严重,不省人事者,加针人中穴。

(4)可多食薏米、红小豆、西瓜、玉米、冬瓜、竹笋等清热利湿之物,禁忌甜黏、生冷、肥腻饮食。

(二)健康指导

(1)因本病每遇疲劳、郁怒等诱因而反复发作,故应使患者注意劳逸结合,动静结合,节制房事,戒烟酒,养成起居规律的良好习惯。

(2)病愈后仍需注意饮食调养,以清淡可口为宜,禁忌醯酒和辛辣刺激性食物。

(3)眩晕恢复后,仍不宜从事高空作业,避免游泳,观水、乘船及作各种旋转度大的动作和游戏,必要时可先服乘晕宁、清眩丸等药物或用胶布、麝香虎骨膏贴脐,预防眩晕发作。

(4)坚持体育锻炼,选择适当运动方法,如静功、松劲功、太极拳等,以达到调节周身气血,逐渐恢复受损脏腑功能,减轻症状的目的。

(5)定期检查血压情况,发现异常变化应及早治疗。

(李　璐)

第二节 神　昏

神昏是以神志丧失且不易逆转为特征的一种病证,又称昏迷、昏不知人,昏谵、昏愦等。

神昏有程度不同,现代医学分为轻、中、重三度。中医虽未明确分度标准,但从所用术语含义来看,大致有轻重之别。轻者称神志蒙眬,时清时昧,重者昏谵、神昏、昏不识人、不知与人言等,最重者常称昏愦,或其状如尸、尸厥等。

神昏只是一个症,不作为病证名称理解,是很多疾病发展到危重阶段时所出现的一个共同病理反映。

现代医学中的昏迷,是由于大脑皮层和皮下网状结构发生高度抑制,脑功能严重障碍的一种病理状态。由急性传染性疾病、感染性疾病、内分泌及代谢障碍性疾病、水电解质平衡紊乱、中毒、物理性损害等引起的昏迷,可参照中医神昏辨证论治。

一、病因病机

(一)阳明腑实

感受寒邪,或温热、湿热之邪,入里化热,热与糟粕相合,结于胃肠,浊气上熏于心,扰于神明而神昏谵语。《伤寒论》中的神昏谵语,皆因阳明腑实所致。正如陆九芝所说:"胃热之甚,神为之昏,从来神昏之病;皆属胃家。"温病中因阳明腑实而致昏迷的记载亦颇多。如《温病条辨·中焦篇》第六条:"阳明温病,面目俱赤,肢厥,甚则通体皆厥,不瘛疭,但神昏,不大便七八日以外,小便赤,脉沉伏,或并脉亦厥,胸腹坚满,甚则拒按,喜凉饮者,大承气汤主之。"《温热病篇》第六条:"湿热证,发痉,神昏笑妄,脉洪数有力,开泄不效者,湿热蕴结胸膈,宜仿凉膈散,若大便数天不通者,热邪闭结胃肠,宜仿承气急下之例。"阳明腑实是热性病发生昏迷的重要因素,因而通下法在救治昏迷患者中占有重要位置。

(二)热闭心包

热闭心包而产生昏迷的理论,是温病学首创,是温病学的一大贡献。除伤寒阳明腑实所造成的神昏之外,又提出了热闭心包的理论,为救治神昏开辟了新的途径。热闭心包有两个传变途径,一是逆传,由卫分证不经气分,而直陷心营,阻闭心包,使神明失守而昏迷。这种逆传,往往是由于所感受有温热之邪毒力太盛,或素体阴虚,外邪易于内陷,或误治引起内陷,这就是叶天士所说的"逆传心包"。另一个传变途径是顺传,由卫分经气分,再传入心营而出现神昏,这种昏迷虽较逆传者出现较晚,但是由于邪热不解,对阴液的耗伤较重。

(三)湿热酿痰蒙蔽心包

感受湿热之邪,湿热交蒸酿痰,痰浊蒙蔽心包,心明失守而神昏。这是叶天士所说的"湿与温合,蒸郁而蒙蔽于上,清窍为之壅塞,浊邪害清也"。

湿为阴邪,热为阳邪,湿遏则热伏,热蒸则湿横,湿热郁蒸,最易闭窍动风,所以薛生白在《湿热病篇》中说"是证最易耳聋干呕,发痉发厥",《湿热病篇》全篇中有许多条都记载了昏厥的症状。《温病条辨·上焦篇》第四十四条亦有"湿温邪入心包,神昏肢厥"的记载。至于吸收秽浊之气而昏迷者,亦有称为发痧者,其实质也是湿热秽浊之邪,如《温病条辨·中焦篇》第五十六条:"吸受秽湿,三焦分布,热蒸头胀,身痛呕逆,小便不通,神识昏迷,舌白不渴……"《湿温病篇·十四条》"温热证,初起即胸闷不知人,瞀乱大叫痛,湿热阻闭中上二焦……"皆是由湿热秽浊之气而致昏迷者。

(四)瘀热交阻

由于湿热之邪入营血,煎熬阴液,则血行凝涩而成瘀血。热瘀交阻于心窍而神昏。或素有瘀血在胸膈,加之热邪内陷,交阻于心窍,亦可发生神昏,正如叶天士所说"再有热传营血,其人素有瘀伤宿血在胸膈中,挟热而搏,其舌必紫而暗,扪之湿,当加入散血之品,如琥珀、丹参、桃仁、丹皮等。不尔,瘀血与热为伍,阻遏正气,遂变如狂发狂之证"。何秀山亦说:"热陷包络神昏,非痰迷心窍,即瘀阻心窍。"(《重订通俗伤寒论》犀地清络饮,何秀山按)。

"热入血室"及"下焦蓄血"所产生的昏迷谵狂,其机理与瘀血交阻相似,只是交阻的部位不同而已。热入血室在胞宫,下焦蓄血者在膀胱(部位尚有争议),热入血室者,乃妇人于外感热病过程中,经水适来适断,热邪乘虚陷入血室,与血搏结,瘀热冲心,扰于神明,遂发昏狂,正如薛生白于《湿热病篇》第三十二条所说:"湿热证,经水适来,壮热口渴,谵语神昏,胸腹痛,或舌无苔,脉滑数,邪陷营分,宜大剂犀角、紫草、茜草、贯众、连翘、鲜菖蒲、银花露等味。"

伤寒下焦蓄血者,是因为太阳表证不解,热邪随经入腑,与血搏结而不行,瘀热冲心,扰乱神明,其人发狂。如《伤寒论》所说:"太阳病六七日,表证仍在,反不结胸,其人发狂者,以热在下焦,少腹当鞭满,小便自利者,下血乃愈,抵当汤主之。"

瘀热交阻的部位,虽然有在心、在胸膈、在下焦、在胞宫之异,但因心主血脉,血分之瘀热,皆可扰于心神而发昏谵或如狂发狂,其病机有共同之处。

(五)气钝血滞

外邪入里化热,病久不解,必伤于阴,络脉凝瘀,阴阳两困,气钝血滞,灵机不运,神识昏迷、呆顿。这种昏迷,薛生白在《湿热病篇》第三十四条中阐述得很清楚。他说:"湿热证,七八日,口不渴,声不出,与饮食也不欲,默默不语,神识昏迷,进辛开凉泄、芳香逐秽,俱不效,此邪入厥阴,主客浑受,宜仿吴又可三甲散,醋地鳖虫、醋炒鳖甲、土炒穿山甲、生僵蚕、柴胡、桃仁泥等味。"薛生白在本条自注中,对气钝血滞的昏迷又作了进一步的解释,他说:"暑热先伤阳分,然病久不解,必及于阴,阴阳两困,气钝血滞而暑湿不得外泄,遂深入厥阴,络脉凝瘀,使一阳不能萌动,生气有降无升,心主阻遏,灵气不通,所以神不清而昏迷默默也。破滞破瘀,斯络脉通而邪得解矣。"这种昏迷,在热病后期的后遗症多见,表现昏迷或呆痴、失语等。

(六)心火暴盛

素体肝肾阴虚,加之五志过极,或嗜酒过度,或劳逸失宜,致肝阳暴涨,阳升风动,心火偏亢,神明被扰,瞀乱而致昏迷。这一病机是由刘河间所倡导,他在《素问玄机原病式·火类》中说:"由于将息失宜,而心火暴甚,肾水虚衰,不能制之,则阴虚阳实,而热气怫郁,心神昏冒,筋骨不用,而卒倒无知也,多因喜怒思悲恐之五志有所过极而卒中者,由五志过极,皆为热甚故也。"

(七)正虚邪实

正气不足,邪气乘之,神无所倚而致昏迷,《灵枢·九宫八风篇》中说:"其有三虚而偏中于邪风,则为击仆偏枯矣。"击仆即卒然昏仆,如物击之速。《金匮要略·中风历节篇》说:"络脉空虚,贼邪不泻……入于腑,即不识人,邪入于脏,舌即难言,口吐涎。"不识人,即昏迷之谓。《东垣十书·中风辨》说:"有中风者,卒然昏愦,不省人事,痰涎壅盛,语言蹇涩等证,此非外来风邪,乃本气自病也。"东垣之论,以气虚为主。

(八)痰蒙清窍

脾失健运,聚湿生痰,痰郁化热,蒙蔽清窍,猝然昏仆。

对中风昏仆,朱丹溪以痰立论,他在《丹溪心法·中风篇》说:"中风大率主血虚有痰,治痰为先,次养血行血。"

(九)肝阳暴涨,上扰清窍

暴怒伤肝,肝阳暴涨,气血并走于上,或夹痰火,上扰清窍,心神昏冒而卒倒不知。《素问·生气通天论》曰:"阳气者,大怒则形气绝,而血菀于上,使人薄厥。"《素问·调经论》曰:"血之与气,并走于上,则为大厥,厥则暴死,气复返则生,不返则死。"张山雷根据上述经文加以阐发,著《中风斠诠》,强调镇肝潜阳,摄纳肝肾,故以"镇摄潜阳为先务,缓则培其本"。

二、诊断要点

(一)临床表现

临床神识不清,不省人事,且持续不能苏醒为特征。患者的随意运动丧失,对周围事物如声音、光等的刺激全无反应。

(二)鉴别诊断

(1)与癫痫鉴别:癫痫,卒然仆倒,昏不知人,伴牙关紧闭、四肢抽搐、僵直,发作片刻又自行停止,复如常人,并有反复发作,每次发作症状相似的特点。而昏迷,可伴抽搐,亦可无抽搐僵直,一旦昏迷后,非经治疗则不易逆转,且无反复发作史。

(2)与厥证鉴别:厥证,发作呈突然昏仆,常伴四肢厥冷,少有抽搐,短时间即可复苏,醒后无偏瘫、失语、口眼㖞斜等后遗症。且每次发作都有明显诱因,如食厥之因于食,酒厥之因于酒,暑厥之因于暑,气厥之因于气等。昏迷除外伤外,都是在原发病恶化的基础上发生的,神志复苏以后,原发病仍然存在。

(3)与脏躁鉴别:脏躁往往在精神刺激下突然发病,多发于青壮年妇女,可表现为抽搐、失语、瘫痪、暴喘等多种状态,发作时神志不丧失,可反复发作,发作后常有情感反应,如哭笑不能抑制,或忧郁寡欢等,每次发作大致相似,与昏迷可资鉴别。

三、辨证论治

(一)闭证

1.热陷心包

主证:昏愦不语,灼热肢厥,或伴抽搐、斑疹、出血、便干溲赤、面赤目赤,可因邪气大盛、正气不支而身热骤降、四肢厥冷、大汗淋漓、面色苍白。舌干绛而蹇,脉细数而疾,或细数微弱。

治法:清心开窍,泄热护阴。

方药:清营汤加减。水牛角 30～50 g(先煎),生地黄、玄参、麦冬、丹参、连翘各 15 g,竹叶心 6 g,黄连 10 g,甘草6 g。水煎服。

加减:抽搐者加羚羊角 5 g(先煎),钩藤 20 g,地龙 15 g。

2.阳明热盛

主证:身热大汗,烦渴引饮,躁扰不安,渐至谵语神昏,四肢厥冷,面赤目赤。若成阳明腑实证,则大便鞕结,腹部坚满。舌红苔黄,脉洪大。甚则舌苔黄燥或干黑起芒刺,脉沉实或沉小而躁疾。

治法:清气泄热。

方药:大承气汤。大黄 15 g,芒硝、枳实各 12 g,厚朴 10 g,水煎服。加减:口渴引饮者,加石膏 30 g、知母 15 g。

3.湿热酿痰,蒙蔽心窍

主证:神志蒙眬或时清时昧,重者亦可昏愦不语,少有狂躁,身热不扬,午后热甚,胸脘满闷。舌红苔黄腻,脉濡滑或滑数。

治法:宣扬气机,化浊开窍。

方药:菖蒲郁金汤加减。石菖蒲、郁金各 15 g,栀子、连翘、牛蒡子、牡丹皮、菊花各 12 g,竹沥适量(冲服),姜汁适量(冲服),玉枢丹 1 粒(研冲)。水煎服。

4.瘀热交阻

主证:昏谵或狂,胸膈窒塞疼痛拒按,身热夜甚,唇甲青紫。下焦蓄血者,少腹硬满急结,大便鞭,其人如狂。热入血室者,经水适来适断,谵语如狂,寒热如疟。舌绛紫而润,或舌蹇短缩,脉沉伏细数。

治法:清热化瘀,通络开窍。

方药:犀地清络饮。犀角汁 20 mL(冲),粉丹皮 6 g,青连翘 4.5 g(带心),淡竹沥 60 mL(和匀),鲜生地 24 g,生赤芍 4.5 g,桃仁 9 粒(去皮),生姜汁 2 滴(同冲),鲜茅根 30 g,灯芯草 1.5 g,鲜石菖蒲汁 10 mL(冲服)。

5.气钝血滞

主证:大病之后,神情呆痴,昏迷默默,口不渴,声不出,与饮食亦不欲,语言蹇涩,肢体酸痛拘急,胁下锥刺,肌肉消灼。舌黯,脉沉涩。

治法:破滞化瘀,通经活络。

方药:通经逐瘀汤。刺猬皮 9 g,薄荷 9 g,地龙 9 g,皂刺 6 g,赤芍 6 g,桃仁 6 g,连翘 9 g,金银花 9 g。

加减:血热,加山栀、生地;风冷,加麻黄、桂枝;虚热,加银柴胡、地骨皮;喘咳,加杏仁、苏梗。

6.五志过极,心火暴盛

主证:素有头晕目眩,卒然神识昏迷,不省人事,肢体僵直抽搐,牙关紧闭,两手握固,气粗口臭,喉中痰鸣,大便秘结。舌红苔黄腻,脉弦滑而数。

治法:凉肝熄风,清心开窍。

方药:镇肝熄风汤。怀牛膝 30 g,生赭石 30 g,川楝子 6 g,生龙骨 15 g,生牡蛎 15 g,生龟板 15 g,生杭芍、玄参、天冬各 15 g,生麦芽、茵陈各 6 g,甘草 4.5 g。

7.痰浊阻闭

主证:神识昏朦,痰声辘辘,胸腹痞塞,四肢欠温,面白唇暗。舌淡苔白腻,脉沉缓滑。

治法:辛温开窍,豁痰熄风。

方药:涤痰汤送服苏合香丸。半夏、胆星、橘红、枳实、茯苓、人参、菖蒲、竹茹、甘草、生姜、大枣。

(二)脱证

1.亡阴

主证:神昏舌强,身热汗出,头汗如洗,四肢厥冷,喘促难续,心中憺憺,面红如妆,唇红而艳。舌绛干萎短,脉虚数或细促。

治法:救阴敛阳。

方药:生脉散加味。人参12 g(另炖),麦冬20 g,五味子、山萸肉各15 g,黄精、龙骨、牡蛎各30 g。水煎服。

2.阳脱

主证:神志昏迷,目合口开,鼻鼾息微,手撒肢厥,大汗淋漓,面色苍白,二便自遗,唇舌淡润,甚则口唇青紫,脉微欲绝。

治法:回阳救逆。

方药:参附汤。人参15 g,制附子12 g。水煎服。

四、预后预防

(一)预后

(1)昏迷患者,可以红灵丹、通关散等搐鼻取嚏,有嚏者生,无嚏者死,为肺气已绝。

(2)正衰昏迷,寸口脉已无,趺阳脉尚存者,为胃气未败,尚可生;若趺阳脉已无,为胃气已绝,胃气绝者死。

(3)厥而身温汗出,入腑者吉;身冷唇青,入脏者凶,指甲青紫者死。或醒或未醒,或初病或久病;忽吐出紫红色者死。

(4)口干、手撒、目合、鼻鼾、遗溺,为五脏绝,若已见一二症,惟大剂参、附,兼灸气海、丹田,间有活者。

(5)若高热患者,突然出现体温骤降,冷汗淋漓,四肢厥冷,脉微欲绝者,为邪气太盛,正气不支而亡阳,先急予参、附回阳。待阳复后可复热,当转而清热解毒。不可固守原方,继续扶阳。

(二)预防调护

(1)本病预防主要是及时治疗各种可引起神昏的病证,防止其恶化。

(2)神昏不能进食者,可用鼻饲,给予足够的营养,并输液吸氧等。

(3)神昏患者应定期翻身按摩,及时作五官及二便的清洁护理等。

五、神昏的中医护理

(一)护理评估

(1)生命体征、神志、瞳孔等变化。

(2)既往史、现病史和服药史。

(3)生活方式、排泄状况。

(4)心理-社会状况。

(5)辨证:闭证(阳闭、阴闭)、脱证。

(二)护理要点

1.一般护理

(1)按中医内科急症一般护理常规进行。

(2)保持呼吸道通畅,患者取仰卧位,去枕,举颌仰额位。有呕吐者头偏向一侧,以防窒息。随时吸出咽喉部分泌物及痰涎。

(3)中暑神昏患者,应将其放置在阴凉通风的病室;烦躁不安者,加床挡或用约束带妥善约束,防止发生意外;有义齿者应取下;抽搐者用牙垫或包有纱布的压舌板置于上下齿之间,防止舌咬伤。

(4)四肢厥冷者,注意肢体的保暖,严防冻伤、烫伤。伴有肢瘫者,保持肢体功能位,定时翻身。

(5)遵医嘱留置导尿,记录 24 小时液体出入量。

(6)加强口腔、眼睛、皮肤护理。可用盐水或中药口腔护理;不能闭目者,覆盖生理盐水湿纱布;保持皮肤清洁,定时翻身、拍背,预防压疮的发生。

2.病情观察,做好护理记录

(1)遵医嘱设专人护理,做好危重患者护理记录。

(2)密切观察体温、脉搏、呼吸、血压、神志、瞳孔、面色、肢温、汗出、二便等情况。

(3)出现异常,立即报告医师,配合抢救。

(4)出现昏迷程度加深、高热、抽搐、呕吐、出血、黄疸等,立即报告医师,配合抢救。

3.给药护理

严格遵医嘱用药。

4.饮食护理

(1)遵医嘱鼻饲,保证足够的营养及水分。

(2)保持大便通畅,遵医嘱给予通便药或按摩腹部。

5.情志护理

患者若清醒之时,易产生恐惧、紧张、求生等心理变化,应为患者创造一个安全、舒适的治疗与康复氛围,避免不良的精神刺激。

6.临证(症)施护

(1)气息急促、面色青紫、肢体抽搐者,应遵医嘱给予吸氧,随时吸出气道的分泌物。

(2)神昏高热者,遵医嘱给予针刺治疗。

(3)脱证亡阳者,遵医嘱迅速给药,注意保暖。

(4)突然昏迷、口噤手握、牙关紧闭、不省人事者,遵医嘱针刺人中等穴。

(5)谵语狂躁、大便秘结者,遵医嘱鼻饲中药通便,必要时灌肠。

(6)尿潴留者可按摩膀胱区或遵医嘱行导尿术。

(三)健康指导

(1)保持情绪稳定乐观,避免各种诱发因素。

(2)平素起居有常,作息定时,避免过劳。

(3)注意饮食调摄,做到饮食有节,进食清淡、营养丰富、易消化之食物,忌食肥甘、油腻、生冷、烟酒之品。保持大便通畅。

(4)积极防治有关的感染性疾病;加强原发病如高血压、动脉粥样硬化症、糖尿病等的治疗;避免药物中毒,预防中暑、烫伤等意外。

(5)根据自身的具体情况,采取适当的体育锻炼。

(李　璐)

第三节　脑　卒　中

脑卒中又称中风或脑血管意外,是一组以急性起病、局灶性或弥漫性脑功能缺失为共同特征的脑血管病,通常指包括脑出血、脑梗死、蛛网膜下腔出血。脑卒中主要由于血管壁异常、血栓、栓塞及血管破裂等所造成的神经功能障碍性疾病。我国脑卒中呈现高发病率、高复发率、高致残率、高死亡率的特点。据世界卫生组织调查结果显示,我国脑卒中发病率高于世界平均水平。世界卫生组织 MONICA 研究表明,我国的脑卒中发生率正以每年 8.7% 的速率上升。我国居民第三次死因调查报告显示,脑血管病已成为国民第一位的死因。我国脑卒中的死亡率高于欧美国家 4～5 倍,是日本的 3.5 倍,甚至高于泰国、印度等发展中国家。MONICA 研究也表明,脑卒中病死率为 20%～30%。世界卫生组织对中国脑卒中死亡的人数进行了预测,如果死亡率维持不变,到 2030 年,我国每年将有近 400 万人口死于脑卒中。如果死亡率增长 1%,到 2030 年,我国每年将有近 600 万人口死于脑卒中,我国现幸存脑卒中患者近 700 万,其中致残率高达 75%,约有 450 万患者不同程度丧失劳动能力或生活不能自理。脑卒中复发率超过 30%,5 年内再次发生率达 54%。

一、脑出血的护理评估

脑出血(intra cerebral hemorrhage,ICH)是指原发于脑内动脉、静脉和毛细血管的病变出血,以动脉出血为多见,血液在脑实质内积聚形成脑内血肿。脑内出血临床病理过程与出血量和部位有关。小量出血时,血液仅渗透在神经纤维之间,对脑组织破坏较少;出血量较大时,血液在脑组织内积聚形成血肿,血肿的占位效应压迫周围脑组织,撕裂神经纤维间的横静脉使血肿进一步增大,血液成分特别是凝血酶、细胞因子 IL-1、TNF-α、血红蛋白的溶出等致使血肿周围的脑组织可在数小时内形成明显脑水肿、缺血和点状的微出血,血肿进一步扩大,导致邻近组织受压移位以至形成脑疝。脑内血肿和脑水肿可向内压迫脑室使之移位,向下压迫丘脑、下丘脑,引起严重的自主神经功能失调症状。幕上血肿时,中脑受压的危险性很大;小脑血肿时,延髓易于受下疝的小脑扁桃体压迫。脑内血肿可破入脑室或蛛网膜下腔,形成继发性脑室出血和继发性蛛网膜下腔出血。

(一)病因分析

高血压动脉硬化是自发性脑出血的主要病因,高血压患者约有 1/3 的机会发生脑出血,而 93.91% 脑出血患者中有高血压病史。其他还包括脑淀粉样血管病、动脉瘤、动脉-静脉畸形、动脉炎、血液病等。

(二)临床观察

高血压性脑出血以 50 岁左右高血压患者发病最多。由于与高血压的密切关系以致在年轻高血压患者中,个别甚至仅 30 余岁也可发生。脑出血虽然在休息或睡眠中也会发生,但通常是在白天情绪激动、过度用力等体力或脑力活动紧张时即刻发病。除有头昏、头痛、工作效率差、鼻出血等高血压症状外,平时身体一般情况常无特殊。脑出血发生前常无预感。极个别患者在出血前数小时或数天诉有瞬时或短暂意识模糊、手脚动作不便或说话含糊不清等脑部症状。高血压性脑出血常突然发生,起病急骤,往往在数分钟到数小时内病情发展到高峰(图 12-1)。

1.壳核出血

大脑基底节为最常见的出血部位,约占脑出血的 60%。由于损伤到内囊故称为内囊出血。除具有脑出血的一般症状外,内囊出血的患者常有头和眼转向出血病灶侧,呈"凝视病灶"状和"三偏"症状,即偏瘫、偏身感觉障碍和偏盲。

(1)偏瘫:出血病灶对侧的肢体偏瘫,瘫痪侧鼻唇沟较浅,呼气时瘫侧面颊鼓起较高。瘫痪肢体由弛缓性瘫痪逐渐转为痉挛性瘫痪,上肢呈屈曲内收,下肢强直,腱反射转为亢进,可出现踝阵挛,病理反射阳性,呈典型上运动神经元性偏瘫。

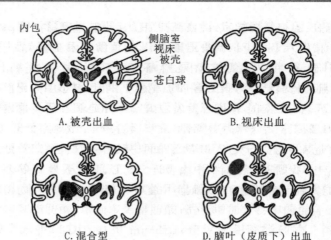

图 12-1　高血压性脑出血

（2）偏身感觉障碍：出血灶对侧偏身感觉减退，用针刺激肢体、面部时无反应或反应较另一侧迟钝。

（3）偏盲：在患者意识状态能配合检查时还可发现病灶对侧同向偏盲，主要是由于经过内囊的视放射受累所致。

另外，主侧大脑半球出血可伴有失语症，脑出血患者亦可发生顶叶综合征，如体象障碍（偏瘫无知症、幻多肢、错觉性肢体移位等）、结构性失用症、地理定向障碍等。记忆力、分析理解、计算等智能活动往往在脑出血后明显减退。

2.脑桥出血

常突然起病，出现剧烈头痛、头晕、眼花、坠地、呕吐、复视、讷吃、吞咽困难、一侧面部发麻等症状。起病初意识可部分保留，但常在数分钟内进入深度昏迷。出血往往先自一侧脑桥开始，表现为交叉性瘫痪，即出血侧面部瘫痪和对侧上下肢弛缓性瘫痪。头和两眼转向非出血侧，呈"凝视瘫肢"状。脑桥出血常迅速波及两侧，出现两侧面部和肢体均瘫痪，肢瘫大多呈弛缓性。少数呈痉挛性或呈去脑强直。双侧病理反射呈阳性。头和两眼位置回到正中，两侧瞳孔极度缩小。这种"针尖样"瞳孔见于1/3的脑桥出血患者，为特征性症状，系由于脑桥内交感神经纤维受损所致。脑桥出血常阻断下丘脑对体温的正常调节而使体温急剧上升，呈持续高热状态。由于脑干呼吸中枢的影响常出现不规则呼吸，可于早期就出现呼吸困难。脑桥出血后，如两侧瞳孔散大、对光反射消失、呼吸不规则、脉搏和血压失调、体温不断上升或突然下降，则提示病情危重。

3.小脑出血

小脑出血多发生在一侧小脑半球，可导致急性颅内压增高，脑干受压，甚至发生枕大孔疝。起病急骤，少数病情凶险异常，可即刻出现神志深度昏迷，短时间内呼吸停止；多数患者于起病时神志清楚，常诉一侧后枕部剧烈头痛和眩晕，呕吐频繁，发音含糊；瞳孔往往缩小，两眼球向病变对侧同向凝视，病变侧肢体动作共济失调，但瘫痪可不明显，可有脑神经麻痹症状、颈项强直等。病情逐渐加重，意识渐趋模糊或昏迷，呼吸不规则。

4.脑室出血

脑室出血（intraventricular hemorrhage，IVH）多由于大脑基底节处出血后破入到侧脑室，以致血液充满整个脑室和蛛网膜下腔系统。小脑出血和脑桥出血也可破入到第四脑室，这种情况极其严重。意识往往在 1～2 小时内陷入深度昏迷,出现四肢抽搐发作或四肢瘫痪。双侧病理反射呈阳性。四肢常呈弛缓性瘫痪,所有腱反射均引不出,可阵发出现强直性痉挛或去脑强直状态。呕吐咖啡色残渣样液体,高热、多汗和瞳孔极度缩小,呼吸深沉带有鼾声,后转为浅速和不规则。

(三)辅助检查

1.CT 检查

CT 检查可显示血肿部位、大小、形态,是否破入脑室,血肿周围有无低密度水肿带及占位效应、脑组织移位等。24 小时内出血灶表现为高密度,边界清楚(图 12-2)。48 小时以后,出血灶高密度影周围出现低密度水肿带。

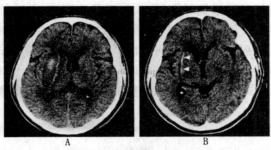

图 12-2 壳核外囊型脑出血的演变 CT

脑出血发病 40 天后 CT 平扫(图 12-2A)显示右侧壳核外囊区有一个卵圆形低密度病灶,其中

心密度略高,同侧侧脑室较对侧略小;2.5 个月后复查 CT(图 12-2B)平扫可见原病灶部位呈裂

隙状低密度,为后遗脑软化灶,并行伴有条状血肿壁纤维化高密度(白箭头),同侧侧脑室扩大

2.数字减影血管造影(DSA)

脑血管 DSA 对颅内动脉瘤、脑血管畸形等的诊断均有重要价值(图 12-3)。颈内动脉造影正位像可见大脑前、中动脉间距在正常范围,豆纹动脉外移(黑箭头)。

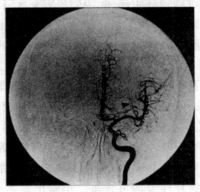

图 12-3 内囊出血 DSA

3.MRI

MRI 具有比 CT 更高的组织分辨率,且可直接多方位成像,无颅骨伪影干扰,又具有血管流空效应等特点,使对脑血管疾病的显示率及诊断准确性,比 CT 更胜一筹。CT 能诊断的脑血管疾病,MRI 均能做到;而对发生于脑干、颞叶和小脑等的血管性疾病,MRI 比 CT 更佳;对脑出血、脑梗死的演变过程,MRI 比 CT 显示更完整;对 CT 较难判断的脑血管畸形、烟雾病等,MRI

比 CT 更敏感。

4. TCD

多普勒超声检查最基本的参数为血流速度与频谱形态。血流速度增加可表示高血流量、动脉痉挛或动脉狭窄;血流速度减慢则可能是动脉近端狭窄或循环远端阻力增高的结果。

(四)内科治疗

(1)静脉补液:静脉给予生理盐水或乳酸 Ringer 溶液静点,维持正常的血容量。

(2)控制血糖:既往有糖尿病病史和血糖>200 mg/L 应给予胰岛素。低血糖者最好给予 10%~20%葡萄糖静脉输液,或静脉推注 50%葡萄糖溶液纠正。

(3)血压的管理:有高血压病史的患者,血压水平应控制在平均动脉压(MAP)17.3 kPa (130 mmHg)以下。颅内压(ICP)监测增高的患者,脑灌注压(CPP)[CPP=(MAP−ICP)]应保持>9.3 kPa(70 mmHg)。刚手术后的患者应避免平均动脉压>14.7 kPa(110 mmHg)。心力衰竭、心肌缺血或动脉内膜剥脱,血压>26.66/14.67 kPa(200/110 mmHg)者,应控制平均动脉压在 17.33 kPa(130 mmHg)以下。

(4)控制体温:体温>38.5 ℃的患者及细菌感染者,给予退烧药及早期使用抗生素。

(5)维持体液平衡。

(6)禁用抗血小板和抗凝治疗。

(7)降颅压治疗:甘露醇(0.25~0.50 g/kg 静脉滴注),每隔 6 小时给 1 次。通常每天的最大量是2 g/kg。

(8)纠正凝血异常:常用药物如华法林、鱼精蛋白、6-氨基己酸、凝血因子Ⅷ和新鲜血小板。

(五)手术治疗

1. 开颅血肿清除术

对基底节区出血和皮层下出血,传统手术为开颅血肿清除。壳核出血一般经颞叶中回切开入路。1972 年 Suzuki 提倡经侧裂入路,以减少颞叶损害。对脑室积血较多可经额叶前角或经侧脑室三角区入路清除血肿,并行脑室外引流术。传统开颅术因时间较长,出血较多,手术常需全麻,术后并发症较多,易发生肺部感染及上消化道出血,而使年龄较大、心肺功能较差的患者失去手术治疗的机会。优点在于颅压高、有脑疝的患者可同时行去骨片减压术。

2. 颅骨开窗血肿清除术

用于壳核出血、皮层下出血及小脑出血。壳核出血在患侧颞部做一向前的弧形皮肤切口,分开颞肌,颅骨钻孔后扩大骨窗至 3 cm×3 cm 大小,星形剪开脑膜,手术宜在显微镜下进行,既可减小皮层切开及脑组织切除的范围,还能窥清出血点。在颞中回做 1.5 cm 皮层切开,用窄脑压板轻轻牵开脑组织,见血肿后用吸引器小心吸除血块,其内侧壁为内囊方向不易出血,应避免压迫或电灼,而血肿底部外侧常见豆纹动脉出血点,用银夹夹闭或用双极电凝止血,其余地方出血常为静脉渗血,用吸收性明胶海绵片压迫即可止血。小脑出血如血肿不大,无扁桃体疝也可在患侧枕外粗隆水平下 2 cm,正中旁开 3 cm 为中心做皮肤切口,钻颅后咬除枕鳞部成 3 cm 直径骨窗即可清除小脑出血。该手术方法简单、快捷、失血较少,在局麻下也可完成,所以术后意识恢复较快、并发症特别是肺部感染相对减少,即使高龄、一般情况差的患者也可承受该手术。

3. 钻颅血肿穿刺引流术

多采用 CT 引导下立体定向穿刺加引流术。现主要有 3 种方法:以 CT 示血肿中心为靶点,局麻下颅骨钻孔行血肿穿刺,首次抽吸量一般达血肿量的 1/3~1/2,然后注入尿激酶 6 000 U,

6～12小时后再次穿刺及注药,或同时置入硅胶引流管作引流,以避免反复穿刺而损伤脑组织。Niizuma用此方法治疗除脑干外的其他各部位出血175例,半年后随访优良率达86%,死亡率11%。优点在于操作简单、安全、局麻下能完成,同时应用尿激酶可较全清除血肿,高龄或危重患者均可采用,但在出血早期因血肿无液化效果不好。

4.锥颅血肿碎吸引流术

以CT示血肿中心为靶点,局麻下行锥颅血肿穿刺,置入带螺旋绞丝的穿刺针于血肿中心,在负压吸引下将血块粉碎吸出,根据吸除量及CT复查结果,血肿清除量平均可达70%。此法简单易行,在急诊室和病床旁均可施行,高龄及危重患者也可应用。但有碎吸过度损伤脑组织及再出血危险,一般吸出量达血肿量50%～70%即应终止手术。

5.微创穿刺冲洗尿激酶引流术

是带锥颅、穿刺、冲洗引流为一体的穿刺管,将其置入血肿中心后用含尿激酶、肝素的生理盐水每天冲洗1次,现已有许多医院应用。

6.脑室外引流术

单纯脑室出血和脑内出血破入脑室无开颅指征者,可行脑室外引流术。一般行双额部钻孔引流,1980年Suzuki提出在双侧眶上缘、中线旁开3cm处分别钻孔,置管行外引流,因放入引流管与侧脑室体部大致平行,可引流出后角积血。也有人主张双侧置管,一管作冲洗另一管用于引流,或注入尿激酶加速血块的溶解。

7.脑内镜辅助血肿清除术

颅骨钻孔或小骨窗借助脑镜在直视下清除血肿,其对脑组织的创伤小,清除血肿后可以从不同角度窥清血肿壁。

二、蛛网膜下腔出血的护理评估

颅内血管破裂后血液流入蛛网膜下腔时,称为蛛网膜下腔出血(subarachnoid hemorrhage,SAH)。自发性蛛网膜下腔出血可由多种病因所致,临床表现为急骤起病的剧烈头痛、呕吐、意识障碍、脑膜刺激征和血性脑脊液,占脑卒中的10%～15%。其中半数以上是先天性颅内动脉瘤破裂所致,其余是由各种其他的病因所造成的。

(一)病因分析

引起蛛网膜下腔出血的病因很多,在SAH的病因中以动脉瘤破裂占多数,达76%,动-静脉畸形占6%～9%,动-静脉畸形合并动脉瘤占2.7%～22.8%。较常见的:①颅内动脉瘤及动静脉畸形的破裂。②高血压、动脉硬化引起的动脉破裂。③血液病,如白血病、血友病、恶性贫血等。④颅内肿瘤,原发者有胶质瘤、脑膜瘤等;转移者有支气管性肺癌等。⑤血管性变态反应,如多发性结节性动脉炎系统性红斑狼疮等。⑥脑与脑膜炎症,包括化脓性、细菌性、病毒性、结核性等。⑦抗凝治疗的并发症。⑧脑血管闭塞性疾病引起出血性脑梗死。脑底异常血管网病(moyamoya)常以蛛网膜下腔出血为主要表现。⑨颅内静脉的血栓形成。⑩妊娠并发症。

(二)临床观察

蛛网膜下腔出血任何年龄均可发病,以青壮年多见,最常见的表现为颅内压增高症状、意识障碍、脑膜刺激征、脑神经损伤症状、肢体活动障碍或癫痫等。

1.出血前症状及诱因

部分患者于数天或数周前出现头痛、头昏、动眼神经麻痹或颈强直等先驱症状,又称前兆渗漏。其产生与动脉瘤扩大压迫邻近结构有关(图 12-4)。只有 1/3 患者是在活动状态下发病,如解大小便、弯腰、举重、咳嗽、生气等。

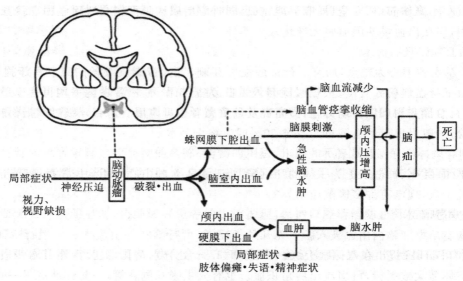

图 12-4　动脉瘤破裂

2.出血后观察

由于脑血管突然破裂,起病多很急骤。患者突感头部劈裂样剧痛,分布于前额、后枕或整个头部,并可延及颈、肩、背、腰及两腿部。伴有面色苍白、全身出冷汗、恶心呕吐。半数以上的患者出现不同程度的意识障碍。轻者有短暂的神志模糊,重者则昏迷逐渐加深。有的患者意识始终清醒,但表现为淡漠、嗜睡,并有畏光、胆小、怕响、拒动,有的患者出现谵妄、木僵、定向及记忆障碍、幻觉及其他精神症状。有的患者伴有部分性或全身性癫痫发作。起病初期,患者血压上升,1～2 天后逐渐恢复至原有水平,脉搏明显加快,有时节律不齐,呼吸无明显改变。起病 24 小时后可逐渐出现发热、脉搏不稳、血压波动、多汗、皮肤黏膜充血、腹胀等。重症患者立即陷入深昏迷,伴有去大脑强直发作及脑疝形成,可很快导致死亡。老年患者临床表现常不典型,头痛多不明显,而精神症状和意识障碍则较多见。

3.护理查体

颈项强直明显,克尼格征及布鲁辛斯基征阳性。往往发病 1～2 天内出现,是蛛网膜下腔出血最常见的体征。眼底检查可见视盘周围、视网膜前的玻璃体下出血。

(三)辅助检查

1.CT 检查

利用血液浓缩区判定动脉瘤的部位。急性期(1 周内)多数可见脑沟、脑池或外侧裂中有高密度影。在蛛网膜下腔高密度区中出现局部特高密度影者,可能为破裂的动脉瘤。脑表面出现局部团块影像者,可能为脑血管畸形。

2.DSA 检查

脑血管 DSA 是确定颅内动脉瘤、脑血管畸形等的"金标准"。一般选在发病后 3 天内或 3 周后。

3.脑脊液检查

脑脊液压力一般均增高,多为均匀一致血性。

4.血液检查

监测血糖、血脂等化验检查。

5.MRI 检查

急性期不宜显示病变,亚急性期 T_1 加权像上蛛网膜下腔呈高信号,MRI 对超过 1 周的蛛网膜下腔出血有重要价值。

三、脑梗死的护理评估

(一)疾病概述

脑梗死是指局部脑组织(包括神经细胞、胶质细胞和血管)由于血液供应缺乏而发生的坏死。引起脑梗死的根本原因是供应脑部血液的颅外或颅内动脉中发生闭塞性病变而未能获得及时、充分的侧支循环,使局部脑组织的代谢需要与可能得到的血液供应之间发生超过一定限度的供不应求现象所致。

血液供应障碍的原因,有以下 3 个方面。

1.血管病变

最重要而常见的血管病变是动脉粥样硬化和在此基础上发生的血栓形成。其次是高血压病伴发的脑小动脉硬化。其他还有血管发育异常,如先天性动脉瘤和脑血管畸形可发生血栓形成,或出血后导致邻近区域的血供障碍、脉管炎,如感染性的风湿热、结核病和国内已极罕见的梅毒等所致的动脉内膜炎等。

2.血液成分改变

血管病变处内膜粗糙,使血液中的血小板易于附着、积聚及释放更多的五羟色胺等化学物质;血液成分中脂蛋白、胆固醇、纤维蛋白原等含量的增高,可使血液黏度增高和红细胞表面负电荷降低,致血流速度减慢;以及血液病如白血病、红细胞增多症、严重贫血等和各种影响血液凝固性增高的因素均使血栓形成易于发生。

3.血流速度改变

脑血流量的调节受到多种因素的影响。血压的改变是影响局部血流量的重要因素。当平均动脉压低于 9.3 kPa(70 mmHg)和高于 24.0 kPa(180 mmHg)时,由于血管本身存在的病变,血管狭窄,自动调节功能失调,局部脑组织的血供即将发生障碍。

一些全身性疾病如高血压、糖尿病等可加速或加重脑动脉粥样硬化,亦与脑梗死的发生密切相关。通常临床上诊断为脑梗死或脑血栓形成的患者中,大多数是动脉粥样硬化血栓形成性脑梗死,简称为动脉硬化性脑梗死。

此外,导致脑梗死的另一类重要病因是脑动脉的栓塞即脑动脉栓塞性脑梗死,简称为脑栓塞。脑栓塞患者供应脑部的血管本身多无病变,绝大多数的栓子来源于心脏。

(二)动脉硬化性脑梗死的护理评估

动脉粥样硬化血栓形成性脑梗死,简称动脉硬化性脑梗死,是供应脑部的动脉系统中的粥样硬化和血栓形成使动脉管腔狭窄、闭塞,导致急性脑供血不足所引起的局部脑组织坏死,临床上常表现为偏瘫、失语等突然发生的局灶性神经功能缺失。

1.病因分析

动脉硬化性脑梗死的基本病因是动脉粥样硬化,最常见的伴发病是高血压,两者之间虽无直接的病因联系,但高血压常使动脉粥样硬化的发展加速、加重。动脉粥样硬化是可以发生在全身各处动脉管壁的非炎症性病变。其发病原因与脂质代谢障碍和内分泌改变有关,确切原因尚未阐明。

脑动脉的粥样硬化和全身各处的动脉粥样硬化相同,主要改变是动脉内膜深层的脂肪变性和胆固醇沉积,形成粥样硬化斑块及各种继发病变,使管腔狭窄甚至闭塞。管腔狭窄需达80%~90%方才影响脑血流量。硬化斑块本身并不引起症状。如病变逐渐发展,则内膜分裂、内膜下出血(动脉本身的营养血管破裂所致)和形成内膜溃疡。内膜溃疡处易发生血栓形成,使管腔进一步变狭窄或闭塞;硬化斑块内容物或血栓的碎屑可脱入血流形成栓子。

2.临床观察

脑动脉粥样硬化性发展,较同样程度的冠状动脉粥样硬化一般在年龄方面晚10年。60岁以后动脉硬化性脑梗死发病率增高。男性较女性稍多。高脂肪饮食者血胆固醇高而高密度脂蛋白胆固醇偏低时,易有动脉粥样硬化形成。在高血压、糖尿病、吸烟、红细胞增多症患者中,均有较高发病率。

动脉硬化性脑梗死占卒中的60%~80%。本病起病较其他脑卒中稍慢些,常在数分钟到数小时、半天,甚至一两天达到高峰。数天到1周内逐渐加重到高峰极为少见。不少患者在睡眠中发生。约占小半数的患者以往经历过短暂脑缺血发作。

起病时患者可有轻度头痛,可能由于侧支循环血管代偿性扩张所致。头痛常以缺血侧头部为主,有时可伴眼球后部疼痛。动脉硬化性脑梗死发生偏瘫时意识常很清楚。如果起病时即有意识不清,要考虑椎-基底动脉系统脑梗死。大脑半球较大区域梗死、缺血、水肿可影响间脑和脑干的功能,而在起病后不久出现意识障碍。

脑的局灶损害症状主要根据受累血管的分布而定。如颈动脉系统动脉硬化性脑梗死的临床表现主要为病变对侧肢体瘫痪或感觉障碍;主侧半球病变常伴不同程度的失语、非主侧半球病变伴偏瘫无知症,患者的两眼向病灶侧凝视。如病灶侧单眼失明伴对侧肢体运动或感觉障碍,为颈内动脉病变无疑。颈内动脉狭窄或闭塞可使整个大脑半球缺血造成严重症状,也可仅表现轻微症状。这种变异极大的病情取决于前、后交通动脉,眼动脉,脑浅表动脉等侧支循环的代偿功能状况。如瘫痪和感觉障碍限于面部和上肢,以大脑中动脉供应区缺血的可能性为大。大脑前动脉的脑梗死可引起对侧的下肢瘫痪,但由于大脑前交通动脉的侧支循环供应,这种瘫痪亦可不发生。大脑后动脉供应大脑半球后部、丘脑及上脑干,脑梗死可出现对侧同向偏盲,如病变在主侧半球时除皮质感觉障碍外还可出现失语、失读、失写、失认和顶叶综合征。椎-基底动脉系统动脉硬化性脑梗死主要表现为眩晕、眼球震颤、复视、同向偏盲、皮质性失明、眼肌麻痹、发音不清、吞咽困难、肢体共济失调、交叉性瘫痪或感觉障碍、四肢瘫痪。可有后枕部头痛和程度不等的意识障碍。

3.辅助检查

(1)血生化、血流变学检查、心电图等。

(2)CT 检查:早期多正常,24~48 小时后出现低密度灶(图 12-5)。

(3)MRI:急性脑梗死及伴发的脑水肿,在 T_1 加权像上均为低信号,T_2 加权像上均为高信号,如伴出血,T_1 加权像上可见高信号区(图 12-6)。

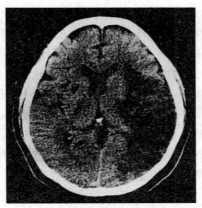

图 12-5　CT 左侧颞顶叶大片状低密度梗死灶

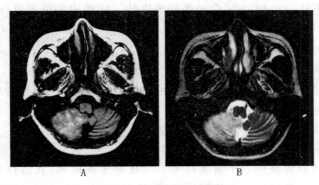

图 12-6　小脑出血性梗死

小脑出血性梗死发病 4 天 MRI 平扫横断 T_1 加权像(A)可见右侧小脑半球脑沟
消失,内部混杂有斑点状高信号;T_2 加权像(B)显示右侧小脑半球为均匀高信号

(4)TCD 和颈动脉超声检查:发现有血管高度狭窄或局部血流异常。

(5)脑脊液检查脑脊液多正常。

4.防治

患动脉粥样硬化者应摄取低脂饮食,多吃蔬菜和植物油,少吃胆固醇含量丰富的食物和动物
内脏、蛋黄和动物油等。如伴有高血压、糖尿病等,应重视对该病的治疗。注意防止可能引起血
压骤降的情况,如降压药物过量、严重腹泻、大出血等。生活要有规律。注意劳逸结合、避免身心
过度疲劳。经常进行适当的保健体操,加强心血管的应激能力。对已有短暂性脑缺血发作者,应
积极治疗。这是防止发生动脉硬化性脑梗死的重要环节。

(三)脑栓塞的护理评估

由于异常的物体(固体、液体、气体)沿血液循环进入脑动脉或供应脑的颈部动脉,造成血流
阻塞而产生脑梗死,称为脑栓塞,亦属于缺血性卒中。脑栓塞占卒中发病率的 10%~15%。
2/3 患者的复发均发生在第一次发病后的 1 年之内。

1.病因分析

脑栓塞的栓子来源可分为心源性、非心源性、来源不明性三大类。

2.临床观察

脑栓塞的起病年龄不一。因多数与心脏病尤其是风湿性心脏病有关,所以发病年龄以中青

年居多。起病急骤,大多数并无任何前驱症状。起病后常于数秒钟或很短时间内症状发展到高峰。个别患者可在数天内呈阶梯式进行性恶化,是由反复栓塞所致,脑栓塞可仅发生在单一动脉,也可广泛多发,因而临床表现不一。除颈内动脉栓塞外患者一般并不昏迷。一部分患者可在起病时有短暂的意识模糊、头痛或抽搐。神经系统局灶症状突然发生,并限于一个动脉支的分布区。约 4/5 栓塞发生在脑底动脉环前半部的分布区,因而临床表现为面瘫、上肢单瘫、偏瘫、失语、局灶性抽搐等颈内动脉-大脑中动脉系统病变的表现。偏瘫也以面部和上肢为重,下肢较轻。感觉和视觉可能有轻度影响。但一般不明显。抽搐大多数为局限性,如为全身性大发作,则提示梗死范围广泛,病情较重。1/5 的脑栓塞发生在脑底部动脉环的后半部的分布区,可出现眩晕、复视、共济失调、交叉性瘫痪等椎-基底动脉系统病变的表现。

3.辅助检查

(1)血生化、血流变学检查等。

(2)CT 检查:一般于 24～48 小时后出现低密度灶。病程中如低密度区中有高密度影,则提示为出血性梗死。

(3)颈动脉和主动脉超声检查可发现有不稳定斑块。

(4)TCD 栓子检测可发现脑血流中有过量的栓子存在。

(5)脑脊液检查:感染性梗死者脑脊液中的白细胞增加,出血性梗死者可见红细胞。脂肪栓塞时,可见脂肪球。

(6)心电图:有心房颤动。必要时做超声心动。

4.治疗

防治心脏病是防治脑栓塞的一个重要环节。一旦发生脑栓塞,其治疗原则上与动脉硬化性脑梗死相同。患者应取左侧卧位。右旋糖酐、扩血管药物、激素均有一定作用。由于风湿性二尖瓣病变等心源性脑栓塞的充血性梗死区极易出血,故抗凝治疗必须慎用。

四、短暂性脑缺血发作的护理评估

短暂性脑缺血发作(transient ischemic attacks,TIA)是颈内动脉系统或椎-基底动脉系统的短暂性血液供应不足,表现为突然发作的局限性神经功能缺失,在数秒钟、数分钟及数小时,最长不超过 24 小时完全恢复,而不留任何症状和体征,常反复发作。该定义是在 20 世纪 50 年代提出来的。随着临床脑卒中的研究,尤其是缺血性卒中起病早期溶栓治疗的应用,国内外有关 TIA 的时限提出争议。最近美国 TIA 工作组推荐的定义为 TIA 是由于局部脑组织或者视网膜缺血,引起短暂的神经功能异常发作,典型的临床症状持续不超过 1 小时,没有临床急性梗死的证据。一旦出现持续的临床症状或者临床症状虽很短,但是已经出现典型的影像学异常就应该诊断为脑梗死而不是 TIA。

(一)病因分析

引起 TIA 动脉粥样硬化是最主要的原因。主动脉弓、颈总动脉和颅内大血管动脉粥样斑块脱落,是引起动脉至动脉微栓塞最常见的原因。余详见脑出血。

(二)临床观察

TIA 发作好发于中年以后,50～70 岁多见,男性多于女性。起病突然,历时短暂,症状和体征出现后迅速达高峰,持续时间为数秒至数分钟、数小时,24 小时内完全恢复正常而无后遗症。各个患者的局灶性神经功能缺失症状常按一定的血管支配区而反复刻板地出现,多则一天数次,少则数周、数月甚至数年才发作 1 次,椎-基底动脉系统 TIA 发作较频繁。根据受累的血管不同,临床上将 TIA 分为两大类:颈内动脉系和椎-基底动脉系 TIA。

1.颈内动脉系统 TIA

症状多样,以大脑中动脉支配区 TIA 最常见。常见的症状可有患侧上肢和/或下肢无力、麻木、感觉减退或消失,亦可有失语、失读、失算、书写障碍,偏盲较少见,瘫痪通常以上肢和面部较重。短暂的单眼失明是颈内动脉分支眼动脉缺血的特征性症状,为颈内动脉系统 TIA 所特有。如果发作性偏瘫伴有瘫痪对侧的短暂单眼失明或视觉障碍,则临床上可诊断为失明侧颈内动脉短暂性脑缺血发作。上述症状可单独或合并出现。

2.椎-基底动脉系统 TIA

有时仅表现为头昏、眼花、走路不稳等含糊症状而难以诊断,局灶性症状以眩晕为最常见,一般不伴有明显的耳鸣。若有脑干、小脑受累的症状如复视、构音障碍、吞咽困难、交叉性或双侧肢体瘫痪等感觉障碍、共济失调,则诊断较为明确,大脑后动脉供血不足可表现为皮质性盲和视野缺损。倾倒发作为椎-基底动脉系 TIA 所特有,患者突然双下肢失去张力而跌倒在地,而无可觉察的意识障碍,患者可即刻站起,此乃双侧脑干网状结构缺血所致。枕后部头痛、猝倒,特别是在急剧转动头部或上肢运动后发作,上述症状均提示椎-基底动脉系供血不足并有颈椎病、锁骨下动脉盗血征等存在的可能。

3.共同症状

症状既可见于颈内动脉系统,亦可见于椎-基底动脉系统。这些症状包括构音困难、同向偏盲等。发作时单独表现为眩晕(伴或不伴恶心、呕吐)、构音困难、吞咽困难、复视者,最好不要轻易诊断为 TIA,应结合其他临床检查寻找确切的病因。上述两种以上症状合并出现,或交叉性麻痹伴运动、感觉、视觉障碍及共济失调,即可诊断为椎-基底动脉系统 TIA 发作。

4.发作时间

TIA 的时限短暂,持续 15 分钟以下,一般不超过 30 分钟,少数也可达 12～24 小时。

(三)辅助检查

1.CT 和 MRI 检查

多数无阳性发现。恢复几天后,MRI 可有缺血改变。

2.TCD 检查

了解有无血管狭窄及动脉硬化程度。VBI 患者早期发现脑血流量异常。

3.单光子发射计算机断层扫描

单光子发射计算机断层扫描(singlephoton emission computed tomography,SPECT)脑血流灌注显像可显示血流灌注降低区。发作和缓解期均可发现异常。

4.其他

血生化检查血液成分或流变学检查等。

(四)临床治疗

1.抗血小板聚集治疗

阿司匹林是治疗 TIA 首选的抗血小板药物。对服用阿司匹林仍有 TIA 发作者,可改用噻氯匹定或氯吡格雷。

2.抗凝治疗

肝素或低分子肝素。

3.危险因素的干预

控制高血压、糖尿病;治疗冠状动脉性疾病和心律不齐、充血性心力衰竭、瓣膜性心脏病;控制高脂血症;停用口服避孕药;终止吸烟;减少饮酒;适量运动。

4.外科治疗

对于颈动脉狭窄达 70％以上的患者可做颈动脉内膜剥脱术。颅内动脉狭窄的血管内支架治疗正受到重视,但对 TIA 预防效果正在评估中。

五、脑卒中的常见护理问题

(一)意识障碍

患者出现昏迷,说明患者病情危重,而正确判断患者意识状态,给予适当的护理,则可以防止不可逆的脑损伤。

(二)气道阻塞

分泌物及胃内容物的吸入造成气道阻塞或通气不足可引起低氧血症及高碳酸血症,导致心肺功能的不稳定,缺氧加重脑组织损伤。

(三)肢体麻痹或畸形

大脑半球受损时,对侧肢体的运动与感觉功能便发生了障碍,再加上脑血管疾病初期,肌肉呈现张力迟缓的现象,紧接着会发生肌肉张力痉挛,若发病初期未给予适当的良肢位摆放,则肢体关节会有僵硬、挛缩的现象,将导致肢体麻痹或畸形。

(四)语言沟通障碍

左侧大脑半球受损时,因语言中枢的受损部位不同而产生感觉性失语、表达性失语或两者兼有,因而与患者间会发生语言沟通障碍的问题。

(五)吞咽障碍

因口唇、颊肌、舌及软腭等肌肉的瘫痪,食物团块经口腔向咽部及食管入口部移动困难,食管入口部收缩肌不能松弛,食管入口处开大不全等阻碍食物团块进入食管,导致食物易逆流入鼻腔及误入气管。吞咽障碍可致营养摄入不足。

(六)恐惧、绝望、焦虑

脑卒中患者在卒中突然发生后处于急性心理应激状态,由于生理的、社会的、经济的多种因素,可引起患者一系列心理变化:害怕病治不好而恐惧;对疾病的治疗无信心,自己会成为一个残疾的人而绝望;来自对工作、家庭等的忧虑,担心自己并不会好,成为家庭和社会的负担。

(七)知觉刺激不足

由于中枢神经的受损,在神经传导上,可能在感觉刺激传入时会发生障碍,以致知觉刺激无法传达感受,尤其是感觉性失语症的患者,会失去语言讯息的刺激感受。此外,患者由于一侧肢体麻痹,因此所感受的触觉刺激也减少,常造成知觉刺激不足。

(八)并发症

1.神经源性肺水肿

脑卒中引起下丘脑功能紊乱,中枢交感神经兴奋,释放大量儿茶酚胺,使周围血管收缩,血液从高阻的体循环向低阻的肺循环转移,肺血容量增加,肺毛细血管压力升高而诱发肺水肿;中枢神经系统的损伤导致体内血管活性物质大量释放,使肺毛细血管内皮和肺泡上皮通透性增高,肺毛细血管流体静压增高,致使动-静脉分流,加重左心负担,出现左心功能衰竭而加重肺部淤血;

颅内高压引起的频繁呕吐,患者昏迷状态下误吸入酸性胃液,可使肺组织发生急性损伤,引起急性肺水肿。由于脑卒中,呼吸中枢处于抑制状态,支气管敏感部位的神经反应性及敏感性降低,咳嗽能力下降,不能有效排出过多的分泌物而流入肺内造成肺部感染。平卧、床头角度过低增加向食管反流及分泌物逆流入呼吸道的机会。

2.发热

体温升高的原因包括体内产热增加、散热减少和下丘脑体温调节中枢功能异常。脑卒中患者发热的原因可分为感染性和非感染性。

3.压疮

由于脑卒中患者发生肢体瘫痪或长期卧床而容易发生压疮,临床又叫压迫性溃疡。它是脑卒中患者的严重并发症之一。

4.应激性溃疡

脑卒中患者常因颅内压增高,下丘脑及脑干受损而引起上消化道应激性溃疡出血。多在发病后 7～15 天,也有发病后数小时就发生大量呕血而致患者死亡者。

5.肾功能损害

由于脑损伤使肾血管收缩,肾血流减少,造成肾皮质损伤,肾小管坏死;另外脑损伤神经体液调节紊乱直接影响肾功能;脑损伤神经体液调节紊乱,心肺功能障碍,造成肾缺血、缺氧;脑损伤神经内分泌调节功能紊乱,肾素-血管紧张素分泌增加,肾缺血加重。加之使用脱水药,肾血管和肾小管的细胞膜通透性改变,易出现肾缺血、坏死。

6.便失禁

脑卒中引起上运动神经元或皮质损害,可出现粪嵌塞伴溢出性便失禁。长期粪嵌塞,直肠膨胀感消失和外括约肌收缩无力导致粪块外溢;昏迷、吞咽困难等原因导致营养不良及低蛋白血症,肠道黏膜水肿,容易发生腹泻。

7.便秘

便秘是由于排便反射被破坏、长期卧床、脱水治疗、摄食减少、排便动力不足、焦虑及抑郁所致。

8.尿失禁

脑卒中可直接导致高反射性膀胱或 48 小时内低张力性膀胱;当皮质排尿中枢损伤,不能接收和发出排尿信息,出现不择时间和地点的排尿,表现为尿失禁。由于脑桥水平以上的中枢抑制解除,膀胱表现为高反射性,或者脑休克导致膀胱表现为低反射性,引起膀胱-骶髓反射弧的自主控制功能丧失,导致尿失禁;长期卧床导致耻骨尾骨肌和尿道括约肌松弛,使患者在没有尿意的情况下尿液流出。

9.下肢深静脉血栓

下肢深静脉血栓(deepvein thrombosis,DVT)是指血液在下肢深静脉系统的不正常凝结若未得到及时诊治可导致下肢深静脉致残性功能障碍。有资料显示卧床 2 周的发病率明显高于卧床 3 天的患者。严重者血栓脱落可继发致命性肺栓塞(pulmonary embolism,PE)。

六、脑卒中的护理目标

(1)抢救患者生命,保证气道通畅。

(2)摄取足够营养。

(3)预防并发症。

（4）帮助患者达到自我照顾。

（5）指导患者及家属共同参与。

（6）稳定患者的健康和保健。

（7）帮助患者达到期望。

七、脑卒中的护理措施

（一）脑卒中的院前救护

发生脑卒中要启动急救医疗服务体系，使患者得到快速救治，并能在关键的时间窗内获得有益的治疗。脑卒中处理的要点可记忆为 7"D"：检诊（Detection）、派送（Dispatch）、转运（Delivery）、收入急诊（Door）、资料（Data）、决策（Decision）、药物（Drug）。前 3 个"D"是基本生命支持阶段，后 4 个"D"是进入医院脑卒中救护急诊绿色通道流程。在脑卒中紧急救护中护理人员起着重要的作用。

1.分诊护士职责

（1）鉴别下列症状、体征为脑血管常见症状，需分诊至神经内科：①身体一侧或双侧，上肢、下肢或面部出现无力、麻木或瘫痪。②单眼或双眼突发视物模糊，或视力下降，或视物成双。③言语表达困难或理解困难。④头晕目眩、失去平衡，或任何意外摔倒，或步态不稳。⑤头痛（通常是严重且突然发作）或头痛的方式意外改变。

（2）出现下列危及生命的情况时，迅速通知神经内科医师，并将患者护送至抢救室：①意识障碍。②呼吸、循环障碍。③脑疝。

（3）对极危重患者监测生命体征：意识、瞳孔、血压、呼吸、脉搏。

2.责任护士职责

（1）生命体征监测。

（2）开辟静脉通道，留置套管针。

（3）采集血标本：血常规、血生化（血糖、电解质、肝肾功能）、凝血四项。

（4）行心电图（ECG）检查。

（5）静脉输注第一瓶液体：生理盐水或林格液。

3.护理员职责

（1）对佩戴绿色通道卡片者，一对一地负责患者。

（2）运送患者行头颅 CT 检查。

（3）对无家属陪同者，必要时送血、尿标本。

（二）院中护理

1.观察病情变化，防止颅内压增高

（1）患者急性期要绝对卧床休息，避免不必要的搬动，保持环境安静。出血性卒中患者应将床头抬高 30°，缺血性卒中患者可平卧。意识障碍者头偏向一侧，如呼吸道有分泌物应立即协助吸出。

（2）评估颅内压变化，密切观察患者生命体征、意识和瞳孔等变化，评估患者吞咽、感觉、语言和运动等情况。

（3）了解患者思想情况，防止过度兴奋、情绪激动。对癫痫、偏瘫和有精神症状的患者，应加用床档或适当约束，防止坠床发生意外。感觉障碍者，保暖时注意防止烫伤。患者应避免用力咳嗽、用力排便等，保持大便通畅。

(4)若有发热,应设法控制患者的体温。

2.评估吞咽情况,给予营养支持

(1)暂禁食:首先评价患者吞咽和胃肠功能情况,如是否有呕吐、腹胀、排便异常、未排气及肠鸣音异常、应激性溃疡出血量在100 mL以上者,必要时应暂禁食。

(2)观察脱水状态:很多患者往往会出现相对脱水状态,脱水所致血细胞比容和血液黏稠度增加,血液明显减少,使动脉血压降低。护理者可通过观察颈静脉搏动的强或弱、周围静脉的充盈度和末梢体温来判断患者是否出现脱水状态。

(3)营养支持:在补充营养时,应尽量避免静脉内输液,以免增加缺血性脑水肿的蓄积作用,最好的方法是鼻饲法。多数吞咽困难患者需要2周左右的营养支持。有误吸危险的患者,则需将管道末端置于十二指肠。有消化道出血的患者应暂停鼻饲,可改用胃肠外营养。经口腔进食的患者,要给予高蛋白、高维生素、低盐、低脂、富有纤维素的饮食,还可多吃含碘的食物。

(4)给予鼻饲喂养预防误吸护理:评估胃管的深度和胃潴留量。鼻饲前查看管道在鼻腔外端的长度,嘱患者张口查看鼻饲管是否盘卷在口中。用注射器注入10 mL空气,同时在腹部听诊,可听到气过水声;或鼻饲管中抽吸胃内容物,表明鼻饲管在胃内。无肠鸣音或胃潴留量过100～150 mL应停止鼻饲。抬高床头30°呈半卧位减少反流,通常每天喂入总量以2 000～2 500 mL为宜,天气炎热或患者发热和出汗多时可适当增加。可喂入流质饮食,如牛奶、米汤、菜汁、西瓜水、橘子水等,药品要研成粉末。在鼻饲前后和注药前后,应冲洗管道,以预防管道堵塞。对于鼻饲患者,要注意固定好鼻饲管。躁动患者的手要适当地加以约束。

(5)喂食注意:对面肌麻痹的患者,喂食时应将食物送至口腔健侧近舌根处。进食时宜采用半卧位、颈部向前屈的姿势,这样既可以利用重力使食物容易吞咽,又可减少误吸。每口食物量要从少量开始,逐步增加,寻找合适的"一口量"。进食速度应适当放慢,出现食物残留口腔、咽部而不能完全吞咽情况时,应停止喂食并让患者重复多次吞咽动作或配合给予一些流质来促进残留食物吞入。

3.心脏损害的护理

心脏损害是脑卒中引起的循环系统并发症之一,大都在发病1周左右发生,如心电图显示心肌缺血、心律不齐和心力衰竭等,故护理者应经常观察心电图变化。在患者应用脱水剂时,应注意尿量和血容量,避免脱水造成血液浓缩或入量太多加重心脏负担。

4.应激性溃疡的护理

应注意患者的呕吐物和大便的性状,鼻饲患者于每天喂食前应先抽取胃液观察,同时定期检查胃中潜血及酸碱度。腹胀者应注意肠鸣音是否正常。

5.泌尿系统并发症的护理

对排尿困难的患者,尽可能避免导尿,可用诱导或按摩膀胱区的方法以助患者排尿。患者由于限制活动,处于某些妨碍排尿的位置;也可能是由于失语不能表达所致。护理者应细心观察,主动询问,定时给患者便器,在可能情况下尽量取直立姿势解除排尿困难。

(1)尿失禁的男患者可用阴茎套连接引流尿袋,每天清洁会阴部,以保持会阴部清洁舒适。

(2)女性尿失禁患者,留置导尿管虽然影响患者情绪,但在急性期内短期的应用是必要的,因为它明显增加了患者的舒适感并减少了压疮发生的机会。

(3)留置导尿管期间要每天进行会阴部护理。密闭式集尿系统除因阻塞需要冲洗外,集合系统的接头不可轻易打开。应定时查尿常规,必要时做尿培养。

6.压疮的护理

可因感染引起骨髓炎、化脓性关节炎、蜂窝织炎,甚至迅速通过表浅组织引起败血症等,这些并发症往往严重威胁患者的生命。

(1)压疮好发部位:多在受压和缺乏脂肪组织保护、无肌肉包裹或肌层较薄的骨骼隆突处,如枕骨粗隆、耳郭、肩胛部、肘部、脊椎体隆突处、髋部、骶尾部、膝关节的内外侧、内外踝、足跟部等处。

(2)压疮的预防措施。①压疮的预防要求做到“七勤”:勤翻身、勤擦洗、勤按摩、勤换洗、勤整理、勤检查、勤交代。定时变换体位,1～2小时翻身1次。如皮肤干燥且有脱屑者,可涂少量润滑剂,以免干裂出血。另外还应监测患者的清蛋白指标。②患者如有大、小便失禁,呕吐及出汗等情况,应及时擦洗干净,保持干燥,及时更换衣服、床单,褥子应柔软、干燥、平整。③对肢体瘫痪的卧床患者,配备气垫床以达到对患者整体减压的目的,气垫床使用时注意根据患者的体重调节气垫床充其量。骨骼隆突易受压处,放置海绵垫或棉圈、软枕、气圈等,以防受压水肿、肥胖者不宜用气圈,以软垫更好,或软枕置于腿下,并抬高肢体,变换体位,更为重要。可疑压疮部位使用减压贴保护。④护理患者时动作要轻柔,不可拖拽患者,以防止关节牵拉、脱位或周围组织损伤。翻身后要仔细观察受压部位的皮肤情况,有无将要发生压疮的迹象,如皮肤呈暗红色。检查鼻管、尿管、输液管等是否脱出、折曲或压在身下。取放便盆时,动作更轻巧,防止损伤皮肤。

7.下肢深静脉血栓的护理

长期卧床者,首先在护理中应帮助他们减少形成静脉血栓的因素,例如,抬高下肢20°～30°,下肢远端高于近端,尽量避免膝下垫枕,过度屈髋,影响静脉回流。另外,肢体瘫痪者增加患肢活动量,并督促患者在床上主动屈伸下肢作跖屈和背屈运动,内、外翻运动,足踝的“环转”运动;被动按摩下肢腿部比目鱼肌和腓肠肌,下肢应用弹力长袜,以防止血液滞留在下肢。还应减少在下肢输血、输液,并注意观察患肢皮温、皮色,倾听患者疼痛主诉,因为下肢深静脉是静脉血栓形成的好发部位,鼓励患者深呼吸及咳嗽和早期下床活动。

8.发热的护理

急性脑卒中患者常伴有发热,主要原因为感染性发热、中枢性发热、吸收热和脱水热。

(1)感染性发热:多在急性脑卒中后数天开始,体温逐渐升高,常不规则,伴有呼吸、心率增快,白细胞总数升高。应做细菌培养,应用有效抗生素治疗。

(2)中枢性发热:是病变侵犯了下丘脑,患者的体温调节中枢失去调节功能,导致发热。主要表现两种情况:其一是持续性高热,发病数小时后体温升高至39～40 ℃,持续不退,躯干和肢体近端大血管处皮肤灼热,四肢远端厥冷,肤色灰暗,静脉塌陷等,患者表现深昏迷、去大脑强直(一种病理性体征)、阵挛性或强直性抽搐、无汗、肢体发凉,患者常在1～2天内死亡。其二是持续性低热,患者表现为昏迷、阵发性大汗、血压不稳定、呼吸不规则、血糖升高、瞳孔大小多变,体温多在37～38 ℃。对中枢性发热主要是对病因进行治疗,同时给予物理降温,如乙醇擦浴、头置冰袋或冰帽等。但应注意缺血性脑卒中患者禁用物理降温法,可行人工冬眠。

物理降温。①乙醇、温水擦浴:可通过在皮肤上蒸发,吸收而带走机体大量的热;②冰袋降温:冰袋可放置在前额或体表大血管处(如颈部、腋下、腹股沟、窝等处);③冰水灌肠:要保留30分钟后再排出,便后30分钟测量体温。

人工冬眠疗法:分冬眠Ⅰ号和冬眠Ⅱ号,应用人工冬眠疗法可降低组织代谢,减少氧的消耗,并增强脑组织对创伤和缺氧的耐受力,减轻脑水肿和降低颅内压,改善脑缺氧,有利于损伤后的脑细胞功能恢复。

人工冬眠注意事项：①用药前应测量体温、脉搏、呼吸和血压。②注入冬眠药半小时内不宜翻身和搬动患者，防止直立性低血压。③用药半小时后，患者进入冬眠状态，方可行物理降温，因镇静降温作用较强。④冬眠期间，应严密观察生命体征变化及神经系统的变化，如有异常及时报告医师处理。冬眠期间每2小时测量生命体征1次，并详细记录，警惕颅内血肿引起脑疝。结束冬眠仍应每4小时测体温1次，保持观察体温的连贯性。⑤冬眠期间应加强基础护理，防止并发症发生。⑥减少输液量，并注意水、电解质和酸碱平衡。⑦停止冬眠药物和物理降温时，首先停止物理降温，然后逐渐停用冬眠药，以免引起寒战或体温升高，如有体温不升者要适当保暖，增加盖被和热水袋保温。

（3）吸收热：是脑出血或蛛网膜下腔出血时，红细胞分解后吸收而引起反应热。常在患者发病后3～10天发生，体温多在37.5℃左右。吸收热一般不需特殊处理，但要观察记录出入量并加强生活护理。

（4）脱水热：是由于应用脱水剂或补水不足，使血浆渗透压明显升高，脑组织严重脱水，脑细胞和体温调节中枢受损导致发热。患者表现体温升高，意识模糊，皮肤黏膜干燥，尿少或比重高，血清钠升高，血细胞比容增高。治疗给予补水或静脉输入5％葡萄糖，待缺水症状消失后，根据情况补充电解质。

（三）介入治疗的护理

神经介入治疗是指在X线下，经血管途径借助导引器械（针、导管、导丝）递送特殊材料进入中枢神经系统的血管病变部位，如各种颅内动脉瘤、颅内动静脉畸形、颈动脉狭窄、颈动脉海绵窦瘘、颅内血管狭窄及其他脑血管病。治疗技术分为血管成形术（血管狭窄的球囊扩张、支架植入）、血管栓塞术（固体材料栓塞术、液体材料栓塞术、可脱球囊栓塞术、弹簧圈栓塞术等）、血管内药物灌注（超选择性溶栓、超选择性化疗、局部止血）。广义的神经介入治疗还包括经皮椎间盘穿刺髓核抽吸术、经皮穿刺椎体成形术、微创穿刺电刺激等，以及在影像仪器定位下进行和神经功能治疗有关的各种穿刺、活检技术等。相比常规开颅手术的优点是血管内治疗技术具有创伤小，恢复快，疗效好的特点（图12-7）。

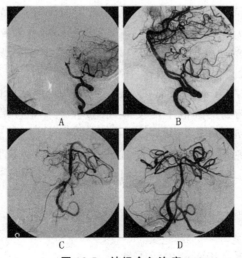

图12-7 神经介入治疗

A.大脑后动脉栓塞；B.大脑后动脉栓塞溶栓治疗后；C.大脑基底动脉不全栓塞；D.大脑基底动脉栓塞溶栓治疗后

1.治疗前护理

(1)遵医嘱查血、尿、便常规,血型及生化,凝血四项和出凝血时间等。

(2)准备好物品:注射泵,监护仪器,药品如甘露醇、天普乐新等。

(3)建立可靠的静脉通路(套管针),尽量减少患者的穿刺,防止出血及瘀斑。

(4)须手术者术前手术区域备皮,沐浴,更衣。遵医嘱局麻4~6小时、全麻9~12小时前,需禁食、水、药。遵医嘱给予留置导尿。监测生命体征,遵医嘱给术前药。

(5)心理护理:术前了解患者思想动态,减轻心理负担,创造安静的修养环境,使患者得到充分休息。

2.治疗中护理

(1)密切观察给药时间及患者的病情变化,遵医嘱调节好给药的速度及浓度,并做好详细记录,以利于了解病情。

(2)注意血压的变化,溶栓过程中每15分钟测量1次,如出现异常应及时处理。

(3)患者如在溶栓过程中出现烦躁、意识障碍加重、瞳孔异常等生命体征的改变,并伴有鼻出血和四肢肌力瘫痪加重等各种异常反应时,应及时通知医师停止溶栓。

(4)患者如在用药过程中出现寒战、高热等不良反应时,应停止溶栓。

(5)护理者应准确、熟练地遵医嘱给药。

3.治疗后护理

(1)神经系统监测:严密观察病情变化,如意识、瞳孔、生命体征、感觉、运动、语言等。特别是血压、心率的异常变化。

(2)行腹股沟穿刺者穿刺区加压包扎制动24小时,观察有无出血及血肿。避免增加腹压动作,咳嗽时用手压迫穿刺部位,防止出血。观察穿刺肢体皮肤的色泽、温度,15分钟测量1次足背动脉搏动共2小时。保持动脉鞘通畅,防止脱落。鼓励患者多饮水,增加血容量,促进造影剂的排泄。

(3)注意观察四肢的肌力,防止血栓再形成而引起的偏瘫、偏身感觉障碍。

(4)24小时监测出凝血时间、凝血酶原时间、纤维蛋白原,防止血栓再形成。

(5)应用抗凝药前做出、凝血功能及肝、肾功能测定。用肝素初期应每小时测定出、凝血时间,稳定后可适当延长。注意观察穿刺处、切口是否渗血过多或有无新的渗血,有无皮肤、黏膜、消化道、泌尿道出血,反复检查大便潜血及尿中有无红细胞。

(6)用肝素时主要观察APTT,为正常的1.5~2.5倍;用法华林时主要监测AT,应降至正常的20%~50%。注意观察药物的其他不良反应,肝素注意有无过敏如荨麻疹、哮喘、发热、鼻炎等;注意华法林有无皮肤坏死、无脱发、皮疹、恶心、腹泻等不良反应。

(7)使用速避凝皮下注射时应选择距肚脐4.5~5 cm处的皮下脂肪环行注射,并捏起局部垂直刺入,拔出后应按压片刻。注射前针头排气时要避免肝素挂在针头外面,造成皮下组织微小血管出血。

(8)术后遵医嘱行颈动脉超声,观察支架的位置及血流情况。

(四)其他护理措施

1.患者早期康复训练,提高患者的生活质量

(1)早期康复的内容:①保持良好的肢体位置。②体位变换。③关节的被动活动。④预防吸入性肺炎。⑤床上移动训练。⑥床上动作训练。⑦起坐训练。⑧坐位平衡训练。⑨日常生活活

动能力训练。⑩移动训练等。

（2）早期康复的时间：康复治疗开始的时间应为患者生命体征稳定，神经病学症状不再发展后 48 小时。有人认为，康复应从急性期开始，只要不妨碍治疗，康复训练越早，功能恢复的可能性越大，预后就越好。脑卒中后，只要不影响抢救，马上就可以康复治疗、保持良肢位、体位变换和适宜的肢体被动活动等，而主动训练则应在患者神志清醒、生命体征平稳且精神症状不再进展后 48 小时开始。由于 SAH 近期再发的可能性很大，故对未手术的患者，应观察 1 个月左右再谨慎地开始康复训练。

（3）影响脑卒中预后和康复的主要因素：①不利因素。影响脑卒中预后和康复的不利因素有发病至开始训练的时间较长；病灶较大；以前发生过脑血管意外；年龄较大；严重的持续性弛缓性瘫痪；严重的感觉障碍或失认症；二便障碍；完全失语；严重认知障碍或痴呆；抑郁症状明显；以往有全身性疾病，尤其是心脏病；缺乏家庭支持。②有利因素。对脑卒中患者预后和康复的有利因素有发病至开始训练的时间较短；病灶较小；年轻；轻偏瘫或纯运动性偏瘫；无感觉障碍或失认症；反射迅速恢复；随意运动有所恢复；能控制小便；无言语困难；认知功能完好或损害甚少；无抑郁症状；无明显复发性疾病；家庭支持。

（4）早期的康复治疗和训练：正确的床上卧位关系到康复预后的好坏。为预防并发症，应使患者肢体置于良好体位，即良肢位。这样既可使患者感觉舒适，又可使肢体处于功能位置，预防压疮和肢体挛缩，为进一步康复训练创造条件。

保持抗痉挛体位：其目的是预防或减轻以后易出现的痉挛模式。取仰卧位时，头枕枕头，不要有过伸、过屈和侧屈。患肩垫起防止肩后缩，患侧上肢伸展、稍外展，前臂旋后，拇指指向外方。患髋垫起以防止后缩，患腿股外侧垫枕头以防止大腿外旋。本体位是护理上最容易采取的体位，但容易引起紧张性迷路反射及紧张性颈反射所致的异常反射活动，为"应避免的体位"。"推荐体位"是侧卧位：取健侧侧卧位时，头用枕头支撑，不让向后扭转；躯干大致垂直，患侧肩胛带充分前伸，肩屈曲 90°～130°，肘和腕伸展，上肢置于前面的枕头上；患侧髋、膝屈曲似踏出一步置于身体前面的枕头上，足不要悬空。取患侧侧卧位时，头部用枕头舒适地支撑，躯干稍后仰，后方垫枕头，避免患肩被直接压于身体下，患侧肩胛带充分前伸，肩屈曲 90°～130°，患肘伸展，前臂旋后，手自然地呈背屈位；患髋伸展，膝轻度屈曲；健肢上肢置于体上或稍后方，健腿屈曲置于前面的枕头上，注意足底不放任何支撑物，手不握任何物品（图 12-8）。

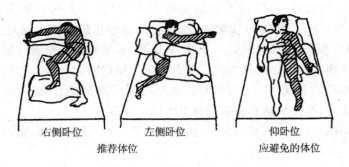

右侧卧位　　　　左侧卧位　　　　仰卧位

推荐体位　　　　　　　　　应避免的体位

图 12-8　抗痉挛体位

体位变换：主要目的是预防压疮和肺感染，另外由于仰卧位强化伸肌优势，健侧侧卧位强化患侧屈肌优势，患侧侧卧位强化患侧伸肌优势，不断变换体位可使肢体的伸屈肌张力达到平衡，预防痉挛模式出现。一般每 60～120 分钟变换体位一次。

关节被动运动：主要是为了预防关节活动受限（挛缩），另外可能有促进肢体血液循环和增加感觉输入的作用。先从健侧开始，然后参照健侧关节活动范围进行患侧运动。一般按从肢体近端到肢体远端的顺序进行，动作要轻柔缓慢。重点进行肩关节外旋、外展和屈曲，肘关节伸展，腕和手指伸展，髋关节外展和伸展，膝关节伸展，足背屈和外翻。在急性期每天做两次，每次每个关节做 3～5 遍，以后视肌张力情况确定被动运动次数，肌张力越高被动关节运动次数应越多。较长时间卧床者尤其要注意做此项活动。

2.心理护理措施

(1)护理者对患者要热情关心，多与患者交流，在病情允许的情况下，鼓励患者做自己力所能及的事情，减少过多、过细的照顾，给予患者心理上战胜疾病的信念。

(2)注意发挥药物的生理效应，在患病急性期要及时向患者通报疾病好转的消息，减少患者过分的担心和不必要、不准确的对自身疾病的猜疑等。

(3)鼓励患者参与治疗护理计划，教育患者重建生活、学习和工作内容，开始新的生活，使患者能早日回归家庭、回归社会。

3.语言沟通障碍的护理

(1)评估：失语的性质、理解能力，记录患者能表达的基本语言。观察患者手势、表情等，及时满足患者需要。向护理者/患者解释语言锻炼的目的、方法，促进语言功能恢复。如鼓励讲话、不耻笑患者，消除其羞怯心理，为患者提供练习机会。

(2)训练：包括肌群运动、发音训练、复述训练。

肌群运动：指进行唇、舌、齿、软腭、咽、喉与颌部肌群运动，包括缩唇、叩齿、卷舌、上下跳举舌、弹舌、鼓腮、吹气-叹气、咳嗽-清嗓子等活动。

发音训练：先练习易发或能够发的音，由无意义的词→有意义的词→短语→句子。举例：你→你好→你住院→你配合医师治疗。发单音后训练发复音，教患者先做吹的动作然后发 p 音。

复述训练：复述单字和词汇。命名训练让患者说出常用物品的名称。①词句训练与会话训练：给患者一个字音，让其组成各种词汇造句并与其会话交流。②听觉言语刺激训练：听语指图、指物、指字，并接触实物叫出物名。方法如下。a.手势法：与患者共同约定手势意图，如上竖拇指表示大便，下竖拇指表示小便；张口是吃饭，手掌上、下翻动是翻身。手捂前额表示头痛，手在腹部移动表示腹部不适。除偏瘫或双侧肢体瘫者和听力或听理解力障碍患者不能应用外，其他失语均可应用。b.实物图片法：利用一些实物图片，进行简单的思想交流以满足生理需要，解决实际困难。利用常用物品如茶杯、便器、碗、人头像、病床等，反复教患者使用。如茶杯表示要喝水，人头像表示头痛，病床表示翻身。此种方法最适合于听力障碍的交流。c.文字书写法：适用于文化素质高，无机械书写障碍和视空间书写障碍的患者，在认识疾病的特点后，医护人员、护理者有什么要求，可用文字表达，根据病情和需要进行卫生知识宣教。

(3)沟通：包括对理解能力有缺陷的患者（感受性失语）的沟通、对表达能力有缺陷的患者（运动性失语）的沟通。

对理解能力有缺陷的患者（感觉性失语）的沟通：①交谈时减少外来的干扰。②若患者不注意，他将难以了解对方说了些什么，所以需将患者精神分散的情形减至最低。③自患者视野中除去不必要的东西，关掉收音机或电视。④一次只有一人对患者说话。⑤若患者精神分散，则重复叫患者的名字或拍其肩膀，走进其视野，使其注意。

对表达能力有缺陷的患者(运动性失语)的沟通:①用简短的"是""不是"的问题让患者回答。②说话的时候缓慢,并给予患者充分的时间以回答问题。③设法了解患者的某些需要,主动询问他们是否需要哪一件东西。④若患者所说的话,我们听不懂,则应加以猜测并予以澄清。⑤让患者说有关熟悉的事物,例如家人的名字、工作的性质,则患者较易表达。⑥可教导患者用手势或用手指出其需要或身体的不适。⑦利用所有的互动方式刺激患者说话。⑧患者若对说出物体的名称有困难,则先对患者说一遍,例如,先对患者说出"水"这个字,然后写下"水",给患者看,让患者跟着念或拿实物给患者看。

4.控制危险因素,建立良好生活方式

(1)了解脑卒中的危险因素:包括不可改变的危险因素、明确且可以改变的危险因素、明确且潜在可改变的危险因素和较少证据的危险因素。

不可改变的危险因素。①年龄:是主要的危险因素,脑卒中发病随年龄的升高而增高,55岁以上后每增加10年卒中危险加倍,60~65岁后急剧增加,发病率和死亡率分别是60岁以前的2~5倍。②性别:一般男性高于女性。③家族史:脑卒中家族史是易发生卒中的一个因素。父母双方直系亲属发生卒中或心脏病时年龄<60岁即为有家族史。④种族:不同种族的卒中发病率不同,可能与遗传因素有关。社会因素如生活方式和环境,也可能起一部分作用。非洲裔的发病率大于亚洲裔。我国北方各少数民族卒中率水平高于南方。⑤出生低体重:出生体重<2 500 g者发生卒中的概率高于出生体重≥4 000 g者两倍以上(中间出生体重者有明显的线性趋势)。

明确且可以改变的危险因素如下。①高血压:是脑卒中的主要危险因素,大量研究资料表明,90%脑卒中归因于高血压,70%~80%的脑卒中患者都患有高血压,无论是缺血还是出血性脑卒中都与高血压密切相关。在有效控制高血压后,脑卒中的发病率和病死率随之下降。②吸烟:是缺血性脑卒中独立的危险因素,长期吸烟者发生卒中的危险性是不吸烟者的6倍。戒烟者发生卒中的危险性可减少50%。吸烟会促进狭窄动脉的血栓形成,加重动脉粥样硬化,可使不明原因卒中的发生风险提高将近3倍。③心房纤颤:是发生缺血性脑卒中重要的危险因素,随年龄的增长,心房纤颤患者血栓栓塞性脑卒中的发生率迅速增长。心房颤动可使缺血性脑卒中的年发病率增加0.5%~12%。其他血管危险因素调整后单独心房颤动可以增加卒中的风险3~4倍。④冠心病:心肌梗死后卒中危险性为每年1%~2%。心肌梗死后1个月内脑卒中危险性最高可达31%。有冠心病史患者的脑卒中危险性增加2~2.2倍。⑤高脂血症:总胆固醇每升高1 mmol/L,脑卒中发生率就会增加25%。⑥无症状颈动脉狭窄:50%~99%的无症状性颈动脉狭窄者脑卒中的年发病率在1%~3.4%。⑦TIA/卒中史:TIA是早期脑卒中的危险因素,高达10%的未经治疗的缺血性脑卒中患者将在1个月内发生再次脑卒中。高达15%的未经治疗的缺血性脑卒中患者将在1年内发生再次脑卒中。高达40%的未经治疗的缺血性脑卒中患者将在5年内发生再次脑卒中。⑧镰状细胞病:5%~25%镰状细胞性贫血患者有发生TIA/脑卒中的风险。

明确且潜在可改变的危险因素如下。①糖尿病:是缺血性脑卒中独立的危险因素,2型糖尿病患者发生卒中的危险性增加2倍。②高同型半胱氨酸血症:血浆同型半胱氨酸每升高5 μmol/L,脑卒中风险增高1.5倍。

较少证据的危险因素:肥胖、过度饮酒、凝血异常、缺乏体育锻炼、口服避孕药、激素替代治疗和口服替代治疗、呼吸暂停综合征。

(2)脑卒中危险因素干预建议如下。①控制高血压:定时测量血压,合理服用降压药,全面评估缺血性事件的病因后,高血压的治疗应以收缩压低于 18.7 kPa(140 mmHg),舒张压低于 12.0 kPa(90 mmHg)为目标。对于患有糖尿病的患者,建议血压 < 17.3/11.3 kPa (130/85 mmHg)。降压不能过快,选用平稳降压的降压药,降压药要长期规律服用;降压药最好在早晨起床后立即服用,不要在睡前服用。②冠状动脉疾病、心律失常、充血性心力衰竭及心脏瓣膜病应给予治疗。③严格戒烟:采取咨询专家、烟碱替代治疗及正规的戒烟计划等戒烟措施。④禁止酗酒,建议正规的戒酒计划。轻到中度的乙醇摄入(1~2 杯)可减少卒中的发生率。饮酒者男性每天饮酒的乙醇含量不应超过 20~30 g(相当于葡萄酒 100~150 mL;啤酒 250~500 mL;白酒 25~50 mL;果酒 200 mL),女性不应超过 15~20 g。⑤治疗高脂血症:限制食物中的胆固醇量;减少饱和脂肪酸,增加多烯脂肪酸;适当增加食物中的混合碳水化合物、降低总热量,假如血脂维持较高水平(LDL>130 mg/dL),建议应用降脂药物。治疗的目标应使 LDL <100 mg/dL。⑥控制糖尿病:监测血糖,空腹血糖应<7 mmol/L,可通过控制饮食、口服降糖药物或使用胰岛素控制高血糖。⑦控制体重:适度锻炼,维持理想体重,成年人每周至少进行3~4 次适度的体育锻炼活动,每次活动的时间不少于 30 分钟。运动后感觉自我良好,且保持理想体重,则表明运动量和运动方式合适。⑧合理膳食:根据卫健委发布的中国居民膳食指南及平衡膳食宝塔,建议每天食物以谷薯类及豆类为主,辅以蔬菜和水果,适当进食蛋类、鱼虾类、畜禽肉类及奶类,少食菜用油和盐。

(3)注意卒中先兆,及时就诊:卒中虽然多为突然发病,但有些脑卒中在发病前有先兆,生活中要多加注意,如发现一侧手脚麻木、无力、全身疲倦;头痛、头昏、颈部不适;恶心、剧烈呕吐;视力模糊;口眼歪斜要立即到医院就诊。

(李　璐)

第四节　重症肌无力

重症肌无力(MG)是乙酰胆碱受体抗体(AchR-Ab)介导的,细胞免疫依赖及补体参与者的神经-肌肉接头处传递障碍的自身免疫性疾病。病变主要累及神经-肌肉接头突触后膜上乙酰胆碱受体(AchR)。临床特征为部分或全身骨骼肌易疲劳,通常在活动后加重、休息后减轻,具有晨轻暮重等特点。MG 在一般人群中发病率为 8/10 万~20/10 万,患病率约为 50/10 万。

一、病因

(1)重症肌无力确切的发病机制目前仍不明确,但是有关该病的研究还是很多的,其中,研究最多的是有关重症肌无力与胸腺的关系,以及乙酰胆碱受体抗体在重症肌无力中的作用。大量的研究发现,重症肌无力患者神经-肌肉接头处突触后膜上的乙酰胆碱受体(AchR)数目减少,受体部位存在抗 AchR 抗体,且突触后膜上有 IgG 和 C_3 复合物的沉积。

(2)血清中的抗 AchR 抗体的增高和突触后膜上的沉积所引起的有效的 AchR 数目的减少,是本病发生的主要原因。而胸腺是 AchR 抗体产生的主要场所,因此,本病的发生一般与胸腺有密切的关系。所以,调节人体 AchR,使之数目增多,化解突触后膜上的沉积,抑制抗 AchR 抗体的产生是治愈本病的关键。

（3）很多临床现象也提示本病和免疫机制紊乱有关。

二、诊断要点

（一）临床表现

本病根据临床特征诊断不难。起病隐袭,主要表现受累肌肉病态疲劳,肌肉连续收缩后出现严重肌无力甚至瘫痪,经短暂休息后可见症状减轻或暂时好转。肌无力多于下午或傍晚劳累后加重,晨起或休息后减轻,称之为"晨轻暮重"。首发症状常为眼外肌麻痹,出现非对称性眼肌麻痹和上睑下垂,斜视和复视,严重者眼球运动明显受限,甚至眼球固定,瞳孔光反射不受影响。面肌受累表现皱纹减少,表情困难,闭眼和示齿无力;咀嚼肌受累使连续咀嚼困难,进食经常中断;延髓肌受累导致饮水呛咳,吞咽困难,声音嘶哑或讲话鼻音;颈肌受损时抬头困难。严重时出现肢体无力,上肢重于下肢,近端重于远端。呼吸肌、膈肌受累,出现咳嗽无力、呼吸困难,重症可因呼吸肌麻痹继发吸入性肺炎可导致死亡。偶有心肌受累可突然死亡,平滑肌和膀胱括约肌一般不受累。感染、妊娠、月经前常导致病情恶化,精神创伤、过度疲劳等可为诱因。

（二）临床试验

肌疲劳试验,如反复睁闭眼、握拳或两上肢平举,可使肌无力更加明显,有助诊断。

（三）药物试验

1.新斯的明试验

以甲基硫酸新斯的明 0.5 mg 肌内注射或皮下注射。如肌力在半至 1 小时内明显改善时可以确诊,如无反应,可次日用 1 mg、1.5 mg,直至 2 mg 再试,如 2 mg 仍无反应,一般可排除本病。为防止新期的明的毒碱样反应,需同时肌内注射阿托品 0.5～1.0 mg。

2.氯化腾喜龙试验

适用于病情危重、有延髓性麻痹或肌无力危象者。用 10 mg 溶于 10 mg 生理盐水中缓慢静脉注射,至 2 mg 后稍停 20 秒,若无反应可注射 8 mg,症状改善者可确诊。

（四）辅助检查

1.电生理检查

常用感应电持续刺激,受损肌反应及迅速消失。此外,也可行肌电图重复频率刺激试验,低频刺激波幅递减超过 10％,高频刺激波幅递增超过 30％为阳性。单纤维肌电图出现颤抖现象延长,延长超过 50 微秒者也属于阳性。

2.其他

血清中抗 AchR 抗体测定约 85％患者增高。胸部 X 线摄片或胸腺 CT 检查,胸腺增生或伴有胸腺肿瘤,也有辅助诊断价值。

三、鉴别要点

（1）本病眼肌型需与癔症、动眼神经麻痹、甲状腺毒症、眼肌型营养不良症、眼睑痉挛鉴别。

（2）延髓肌型者,需与真假延髓性麻痹鉴别。

（3）四肢无力者需与神经衰弱、周期性瘫痪、感染性多发性神经炎、进行性脊肌萎缩症、多发性肌炎和癌性肌无力等鉴别。特别由支气管小细胞肺癌所引起的 Lambert-Eaton 综合征与本病十分相似,但药物试验阴性。肌电图（EMG）有特征异常,静息电位低于正常,低频重复电刺激活动电位渐次减小,高频重复电刺激活动电位渐次增大。

四、规范化治疗

(一)胆碱酯酶抑制剂

主要药物是溴吡斯的明,剂量为 60 mg,每天 3 次,口服。可根据患者症状确定个体化剂量,若患者吞咽困难,可在餐前 30 分钟服药;如晨起行走无力,可起床前服长效溴吡斯的明 180 mg。

(二)皮质激素

皮质激素适用于抗胆碱酯酶药反应较差并已行胸腺切除的患者。由于用药早期肌无力症状可能加重,患者最初用药时应住院治疗,用药剂量及疗程应根据患者具体情况做个体化处理。

1.大剂量泼尼松

开始剂量为 60~80 mg/d,口服,当症状好转时可逐渐减量至相对低的维持量,隔天服 5~15 mg/d,隔天用药可减轻不良反应发生。通常 1 个月内症状改善,常于数月后疗效达到高峰。

2.甲泼尼龙冲击疗法

反复发生危象或大剂量泼尼松不能缓解,住院危重病例、已用气管插管或呼吸机可用,每天 1 g,口服,连用 3~5 天。如 1 个疗程不能取得满意疗效,隔 2 周可再重复 1 个疗程,共治疗 2~3 个疗程。

(三)免疫抑制剂

严重的或进展型病例必须做胸腺切除术,并用抗胆碱酯酶药。症状改善不明显者可试用硫唑嘌呤;小剂量皮质激素未见持续疗效的患者也可用硫唑嘌呤替代大剂量皮质激素,常用剂量为 2~3 mg/(kg·d),最初自小剂量 1 mg/(kg·d) 开始,应定期检查血常规和肝、肾功能。白细胞计数低于 $3×10^9$/L 应停用;可选择性抑制 T 和 B 淋巴细胞增生,每次 1 g,每天 2 次,口服。

(四)血浆置换

用于病情急骤恶化或肌无力危象患者,可暂时改善症状,或于胸腺切除术前处理,避免或改善术后呼吸危象,疗效持续数天或数月,该法安全,但费用昂贵。

(五)免疫球蛋白

通常剂量为 0.4 g/(kg·d),静脉滴注,连用 3~5 天,用于各种类型危象。

(六)胸腺切除

60 岁以下的 MG 患者可行胸腺切除术,适用于全身型 MG 包括老年患者,通常可使症状改善或缓解,但疗效常在数月或数年后显现。

(七)危象的处理

1.肌无力危象

肌无力危象最常见,常因抗胆碱酯药物剂量不足引起,注射依酚氯铵或新斯的明后症状减轻,应加大抗胆碱酯药的剂量。

2.胆碱能危象

抗胆碱酯酶药物过量可导致肌无力加重,出现肌束震颤及毒蕈碱样反应,腾喜龙静脉注射无效或加重,应立即停用抗胆碱酯酶药,待药物排出后重新调整剂量或改用其他疗法。

3.反拗危象

抗胆碱酯酶药不敏感所致。腾喜龙试验无反应。应停用抗胆碱酯酶药,输液维持或改用其他疗法。

(八)慎用和禁用的药物

奎宁、吗啡及氨基苷类抗生素、新霉素、多黏菌素、巴龙霉素等应禁用,地西泮、苯巴比妥等应慎用。

五、护理

(一)护理诊断

1.活动无耐力

与神经-肌肉联结点传递障碍;肌肉萎缩、活动能力下降;呼吸困难、氧供需失衡有关。

2.废用综合征

与神经肌肉障碍导致活动减少有关。

3.吞咽障碍

与神经肌肉障碍(呕吐反射减弱或消失,咀嚼肌肌力减弱,感知障碍)有关。

4.生活自理缺陷

与眼外肌麻痹、眼睑下垂或四肢无力、运动障碍有关。

5.营养不足,低于机体需要量

与咀嚼无力、吞咽困难致摄入减少有关。

(二)护理措施

(1)轻症者适当休息,避免劳累、受凉、感染、创伤、激怒。病情进行性加重者须卧床休息。

(2)在急性期,鼓励患者充分卧床休息。将患者经常使用的日常生活用品(如:便器、卫生纸、茶杯等)放在患者容易拿取的地方。根据病情或患者的需要协助其日常生活活动,以减少能量消耗。

(3)指导患者使用床档、扶手、浴室椅等辅助设施,以节省体力和避免摔伤。鼓励患者在能耐受的活动范围内,坚持身体活动。患者活动时,注意保持周围环境安全,无障碍物,以防跌倒,路面防滑,防止滑倒。

(4)给患者和家属讲解活动的重要性,指导患者和家属对受累肌肉进行按摩和被动/主动运动,防止肌肉萎缩。

(5)选择软饭或半流质饮食,避免粗糙干硬、辛辣等刺激性食物。根据患者需要供给高蛋白、高热量、高维生素的食物。吃饭或饮水时保持端坐、头稍微前倾的姿势。给患者提供充足的进餐时间、喂饭速度要慢,少量多餐,交替喂液体和固体食物,让患者充分咀嚼、吞咽后再继续喂。把药片碾碎后制成糊状再喂药。

(6)注意保持进餐环境安静、舒适;进餐时,避免讲话或进行护理活动等干扰因素。进食宜在口服抗胆碱酯酶药物后 30～60 分钟,以防呛咳。如果有食物滞留,鼓励患者把头转向健侧,并控制舌头向受累的一侧清除残留的食物或喂食数口汤,让食物咽下。如果误吸液体,让患者上身稍前倾,头稍微低于胸口,便于分泌物引流,并擦去分泌物。在床旁备吸引器,必要时吸引。患者不能由口进食时,遵医嘱给予营养支持或鼻饲。

(7)注意观察抗胆碱酯酶药物的疗效和不良反应,严格执行用药时间和剂量,以防因用量不足或过量导致危象的发生。

(三)应急措施

(1)一旦出现重症肌无力危象,应迅速通知医师;立即给予吸痰、吸氧、简易呼吸器辅助呼吸,做好气管插管或切开，人工呼吸机的准备工作；备好新斯的明等药物，按医嘱给药，尽快解除危象。

（2）避免应用一切加重神经肌肉传导障碍的药物，如吗啡、利多卡因、链霉素、卡那霉素、庆大霉素和磺胺类药物。

（四）健康指导

1.入院教育

（1）给患者讲解疾病的名称，病情的现状、进展及转归。

（2）根据患者需要，给患者和家属讲解饮食营养的重要性，取得他们的积极配合。

2.住院教育

（1）仔细向患者解释治疗药物的名称、药物的用法、作用和不良反应。

（2）告知患者常用药治疗方法、不良反应、服药注意事项，避免因服药不当而诱发肌无力危象。

（3）肌无力症状明显时，协助做好患者的生活护理，保持口腔清洁防止外伤和感染等并发症。

3.出院指导

（1）保持乐观情绪、生活规律、饮食合理、睡眠充足，避免疲劳、感染、情绪抑郁和精神创伤等诱因。

（2）注意根据季节、气候，适当增减衣服，避免受凉、感冒。

（3）按医嘱正确服药，避免漏服、自行停服和更改药量。

（4）患者出院后应随身带有卡片，包括姓名、年龄、住址、诊断证明，目前所用药物及剂量，以便在抢救时参考。

（5）病情加重时及时就诊。

（宋秋云）

参考文献

[1] 汪仁斌.神经肌肉疾病[M].北京：北京大学医学出版社,2021.

[2] 张曙.现代神经系统疾病诊疗与监护[M].天津：天津科学技术出版社,2020.

[3] 冯光坤.神经内科基础与临床诊治[M].长春：吉林大学出版社,2019.

[4] 胡春荣.神经内科常见疾病诊疗要点[M].北京：中国纺织出版社,2022.

[5] 高雪茹.新编神经内科临床路径[M].天津：天津科学技术出版社,2019.

[6] 刘广志,樊东升.临床神经病学手册[M].北京：北京大学医学出版社,2021.

[7] 魏佳军,曾非作.神经内科疑难危重病临床诊疗策略[M].武汉：华中科技大学出版社,2021.

[8] 李小刚.脑血管病基础与临床[M].北京：科学技术文献出版社,2020.

[9] 潘继明.神经外科临床理论与实践[M].北京：科学技术文献出版社,2020.

[10] 单波.现代神经外科临床诊治[M].北京：科学技术文献出版社,2020.

[11] 沈风彪.神经外科诊断治疗精要[M].南昌：江西科学技术出版社,2020.

[12] 吕传真,周良辅.实用神经病学[M].上海：上海科学技术出版社,2020.

[13] 张兵钱.神经系统常见病诊护[M].北京：科学技术文献出版社,2020.

[14] 李田.神经内科疾病诊疗常规[M].北京：科学技术文献出版社,2019.

[15] 樊书领.神经内科疾病诊疗与康复[M].开封：河南大学出版社,2021.

[16] 张晋霞.神经内科常见病诊治精要[M].长春：吉林科学技术出版社,2019.

[17] 翟颖.神经内科疾病诊断与治疗[M].北京：科学技术文献出版社,2019.

[18] 孙光涛.神经系统疾病诊疗学[M].北京：中国纺织出版社,2020.

[19] 刘建丰,李静,刘文娟.神经系统常见症状鉴别诊断[M].北京：化学工业出版社,2020.

[20] 刘春华.神经系统常见疾病的诊断与治疗[M].北京：电子工业出版社,2020.

[21] 戚晓昆,黄旭升,张金涛.神经系统疑难病案解析[M].北京：人民卫生出版社,2020.

[22] 王翠兰.神经系统疑难案例精粹[M].济南：山东大学出版社,2020.

[23] 吴海科.神经内科诊断与治疗[M].西安：西安交通大学出版社,2019.

[24] 曾干,欧阳国华,姚建华.新编神经系统与精神病学[M].天津：天津科学技术出版社,2018.

[25] 宋丽娟.神经内科疾病诊治方案[M].沈阳：沈阳出版社,2020.

[26] 席富强.神经内科疾病诊治与介入应用[M].北京：科学技术文献出版社,2020.

[27] 周霞.神经内科疾病临床诊治与新进展[M].北京：科学技术文献出版社,2020.

[28] 王强.神经内科疾病临床诊治与进展[M].北京：中国纺织出版社,2020.

[29] 张智博.神经系统常见疾病最新诊治指南解读[M].长沙：中南大学出版社,2018.

[30] 宋立华.神经内科疾病临床诊疗学[M].长春:吉林科学技术出版社,2019.

[31] 陈哲.常见神经系统疾病诊治[M].天津:天津科学技术出版社,2020.

[32] 郑世文.临床神经系统疾病诊疗[M].北京:中国纺织出版社,2020.

[33] 张爱萍.神经系统疾病诊治与康复[M].天津:天津科学技术出版社,2020.

[34] 王璇.神经内科诊断与治疗学[M].西安:西安交通大学出版社,2018.

[35] 郭玉峰.神经系统疾病药物治疗与防控[M].北京:科学技术文献出版社,2020.

[36] 秦鑫,冯志慧,许海娜,等.高分辨率磁共振成像在急性脑梗死及短暂性脑缺血发作患者大脑中动脉粥样硬化斑块特征观察中的价值[J].中国医学装备,2022,19(8):57-61.

[37] 刘磊,王绍珍,董雪涛,等.介入治疗破裂小型颅内动脉瘤的安全性和临床效果观察[J].中国临床医生杂志,2022,50(9):1080-1083.

[38] 孟岚,任浩,罗芳.经皮穿刺半月神经节脉冲射频治疗三叉神经痛复发的影响因素分析[J].中国微创外科杂志,2022,22(3):202-207.

[39] 吴广征.神经节苷脂联合甲泼尼龙琥珀酸钠治疗急性脊髓炎疗效观察[J].实用中西医结合临床,2021,21(14):125-126.

[40] 张建勋,高秀先,陈秀,等.帕金森病患者治疗前后认知功能改变定量脑电图变化[J].中国老年学杂志,2022,42(22):5513-5516.